Helmut Balzert, Jürgen Priemer

Java 6: Anwendungen programmieren

Von der GUI-Programmierung bis zur Datenbank-Anbindung

Unter Mitwirkung von
Mutlu Özdemir

W3L-Verlag | Herdecke | Witten

Autoren:
Prof. Dr. Helmut Balzert
E-Mail: hb@W3L.de
Prof. Dr. Jürgen Priemer
E-Mail: juergen.priemer@fh-gelsenkirchen.de
Dipl.-Inform. Mutlu Özdemir
E-Mail: oezdemir@swt.rub.de

Bibliografische Information Der Deutschen Bibliothek:
Die Deutsche Bibliothek verzeichnet diese Publikation in der Deutschen Nationalbibliografie. Detaillierte bibliografische Daten sind im Internet über `http://dnb.ddb.de/` abrufbar.

Gesamtgestaltung: Prof. Dr. Heide Balzert, Herdecke

Herstellung: M.Sc. Kerstin Kohl, Benjamin Ludwig, Witten

Satz: Das Buch wurde aus der E-Learning-Plattform W3L automatisch generiert. Der Satz erfolgte aus der Lucida, Lucida sans und Lucida casual.

Druck und Verarbeitung: buch bücher dd ag, Birkach

Vorwort

Herzlichen Dank, dass Sie sich für dieses Buch entschieden haben. Es hilft Ihnen, Ihre Programmierkenntnisse auf eine professionelle Basis zu stellen.

Programmieren erfordert heute wesentlich mehr Kenntnisse und Erfahrungen als noch vor 20 oder 30 Jahren. Früher waren Kenntnisse und Fertigkeiten in der strukturierten und prozeduralen Programmierung ausreichend. Die Konzepte der objektorientierten Programmierung in den 90er Jahren eröffneten neue Programmiermöglichkeiten, erhöhten aber auch die Komplexität. Heute gelten die Konzepte der strukturierten, der prozeduralen und der objektorientierten Programmierung als das Basiswissen jedes Programmierers und jeder Programmiererin.

strukturiert, prozedural objektorientiert

Auf diesem Basiswissen setzt dieses Buch auf. Wenn Sie noch Nachholbedarf bei diesem Wissen haben, dann können Sie dieses Wissen z. B. in den folgenden Büchern lernen oder auffrischen:

Voraus-setzungen

- Java 5: Der Einstieg in die Programmierung – Strukturiert und prozedural programmieren [Balz08] und
- Java 5: Objektorientiert programmieren – Vom objektorientierten Analysemodell bis zum objektorientierten Programm [Balz06].

Zu beiden Büchern gibt es Online-E-Learning-Kurse mit qualifizierten Zertifikaten.

Parallel zur objektorientierten Programmierung wurden PCs um grafische Bildschirme ergänzt. Mit dem Computer MacIntosh der Firma Apple begann 1985 der Siegeszug der grafischen Benutzungsoberflächen (GUIs) und der Mausbedienung. Dies führte zu einer neuen Herausforderung bei der Programmierung: Die Ereignisverarbeitung sowie die Programmierung und Gestaltung von GUIs hielt Einzug in die Programmierung. Fast jede heutige Anwendung, ob auf einem PC oder einem Handy, verfügt über eine grafische Oberfläche.

zur Historie

Der erste Teil dieses Buches befasst sich daher intensiv mit der Theorie und Praxis der GUI-Gestaltung und -Programmierung. Gerade die GUI-Gestaltung – und damit die Grundlagen der Software-Ergonomie – kommen in der Ausbildung oft zu kurz. Obwohl die Bedienbarkeit oder Gebrauchstauglichkeit – neudeutsch *Usability* – einer Anwendung heute oft über die Akzeptanz und den Markterfolg entscheidet.

GUIs

Viele Anwendungen benötigen eine langfristige Datenhaltung – Persistenz genannt. In den meisten Fällen werden heute dazu relationale Datenbanken verwendet. Die Grundkonzepte und die

Persistenz

Ansteuerung relationaler Datenbanken über Java werden in diesem Buch vermittelt.

Anwendungen

Den Kern des Buches bilden drei Anwendungen aus drei unterschiedlichen Anwendungsbereichen, die jeweils durch eine Fallstudie präsentiert werden:

- Betriebswirtschaftlich/administrative Anwendungen: Fallstudie AVplus (Auftragsverwaltung)
- Technische Anwendungen: Fallstudie Wetterstation
- Intelligente Spiele: Fallstudie Othello

In allen drei Bereichen wird auf spezifische Eigenschaften eingegangen. Exkurse zur Nebenläufigkeit und zu XML[1] bereiten auf spezielle Programmierkonzepte vor.

Fallstudien

Bei der Ausbildung zum Programmierer werden die einzelnen Programmierkonzepte in der Regel an Hand von kleinen Beispielen vermittelt. In der Praxis hat man es dagegen fast immer mit umfangreichen Programmen zu tun. Umfangreiche Programme können nur durch den Einsatz professioneller Entwicklungsumgebungen und durch systematisches Vorgehen bewältigt werden. Als professionelle Entwicklungsumgebung wird hier die IDE Eclipse verwendet. Im kostenlosen E-Learning-Kurs zu diesem Buch finden Sie eine Einführung in diese Entwicklungsumgebung. Die hier vorgestellten Fallstudien zeigen, wie man systematisch von einem Pflichtenheft über ein objektorientiertes Modell zu einem objektorientierten Entwurf und von dort zur objektorientierten Programmierung gelangt.

vom Anfänger zum Profi

Die Inhalte dieses Buches helfen Ihnen, sich vom Programmieranfänger hin zum Programmierprofi weiterzuentwickeln. Sie lernen, mit einer professionellen Entwicklungsumgebung zu arbeiten, Sie lernen methodisch ein Softwaresystem zu entwickeln, Sie lernen umfangreiche Programme in verschiedenen Anwendungsdomänen zu erstellen und zu verstehen. Sie lernen den Industriestandard UML *(Unified Modeling Language)* zur Modellierung und auch zur Generierung einzusetzen.

Code

In diesem Buch finden Sie an manchen Stellen mehrere Seiten Programmcode ausgedruckt. Es ist notwendig, dass Sie umfangreichere Programme lesen und verstehen können. Zusätzlich können und sollten Sie natürlich alle Programme im kostenlosen E-Learning-Kurs zu diesem Buch auf Ihr Computersystem herunterladen (siehe unten).

Javadoc

Jedes Java-Programm sollte ausführlich und systematisch dokumentiert werden. Üblich ist die Javadoc-Systematik, die spe-

[1] Der Exkurs zu XML wurde dem Buch »Basiswissen Web-Programmierung – XHTML, CSS, JavaScript, XML, PHP, JSP, ASP.Net, Ajax« von Heide Balzert entnommen. Ebenfalls ein Buch aus dem W3L-Verlag.

ziell ausgezeichnete Kommentare in Java-Programmen verwendet (siehe Javadoc Tool Home Page (http://java.sun.com/j2se/javadoc/)). Aus diesen Kommentaren wird automatisch eine HTML-Dokumentation erzeugt. Aus Platzgründen sind die in diesem Buch abgedruckten Quelltexte in der Regel nicht mit Javadoc-Kommentaren ausgezeichnet. Außerdem wird die Funktionsweise des jeweiligen Programms ausführlich im Text erklärt. Sie sollten beim Erstellen Ihrer Programme aber die Möglichkeiten von Javadoc auf jeden Fall nutzen.

neue Didaktik

Um Ihnen das Lernen zu erleichtern, wurde für die W3L-Lehrbücher eine neue Didaktik entwickelt. Der Buchaufbau und die didaktischen Elemente sind auf der vorderen Buchinnenseite beschrieben.

kostenloser E-Learning-Kurs

Zu diesem Buch gibt es den kostenlosen E-Learning-Kurs »Schnelleinstieg GUI« sowie Installationsanleitungen für die verwendete Entwicklungsumgebung und eingesetzten Softwarewerkzeuge. Sie finden den Kurs auf der Website www.W3L.de unter Akademie/Online-Kurse. Gehen Sie bei Erst-Kunde? auf den Link Zur W3L-Registrierung. Gehen Sie nach der Registrierung auf TAN einlösen und geben Sie folgende Transaktionsnummer (TAN) ein: 2458356135.

kostenpflichtiger E-Learning-Kurs

Zusätzlich gibt es zu diesem Buch einen umfassenden Online-Kurs mit Mentor-/Tutorunterstützung und zahlreichen Tests und Aufgaben, der mit qualifizierten Zertifikaten abschließt. Sie finden ihn ebenfalls auf www.W3L.de.

Forum

Auch das vorliegende Buch kann nicht alle Fragen zum Thema »Java 6: Anwendungen programmieren« beantworten. Der W3L-Verlag hat daher ein Forum *Living Books* eingerichtet, auf dem die Autoren dieses Buches, das Expertennetzwerk von W3L und Leser-Experten Ihre Fragen beantworten: www.W3L-LivingBooks.de.

Dank

Für die Durchsicht des Buches sowie für zahlreiche Hinweise danken die Autoren Prof. Dr. Andreas Steins, FH Südwestfalen, Prof. Dr. Silke Seehusen, FH Lübeck, und stud.-inform. Patrick Gotthardt. Herr Gotthardt hat außerdem das Kapitel »Eigene Layout-Manager in Java«, S. 208, in diesem Buch geschrieben.

Faszination

Beim Durcharbeiten dieses Buches sehen Sie, wie umfangreiche Anwendungen in verschiedenen Anwendungsgebieten entstehen und funktionieren. Sie können Ihnen als Beispiele für eigene Anwendungen in diesen Gebieten dienen. Freuen Sie sich, dass Sie dann auch in der Lage, sind eigene einsetzbare Anwendungen nach dem Stand der Technik zu entwickeln. Seien Sie fasziniert von Ihren Fähigkeiten und Ihren Programmierergebnissen.

Ihre Autoren

Helmut Balzert und Jürgen Priemer

Inhalt

1 Aufbau und Gliederung *

Vorkenntnisse

Dieses Buch setzt voraus, dass Sie strukturiertes, prozedurales und objektorientiertes Programmieren in Java in den Konzepten und in der Praxis beherrschen. Die Programmierung von grafischen Benutzungsoberflächen (GUIs) und die Grafikprogrammierung werden *nicht* vorausgesetzt, sondern werden in diesem Buch vermittelt.

Ziele und Inhalte

Hauptziel dieses Buches ist es, Sie von den Anfängen der Programmierung einen Schritt weiter hin zum professionellen Programmieren zu bringen.

GUIs

Ein großer Themenbereich, der heutzutage theoretisch und praktisch gut beherrscht werden sollte, ist die Konzeption und Programmierung von grafischen Benutzungsoberflächen (GUIs).

Damit Sie ein erstes intuitives Gefühl für die Programmierung von GUIs und die damit verbundenen Konzepte bekommen, wird mit einer Einführung in dieses Gebiet begonnen:

- »GUIs – Der Schnelleinstieg«, S. 5

Wie jedes Programm so muss auch ein GUI-Programm getestet werden. Dafür sind besondere Techniken und Werkzeuge erforderlich:

- »Testen von GUIs«, S. 41

Ohne Hilfsmittel ist es schwierig, eine grafische Benutzungsoberfläche zu programmieren. Daher gibt es grafische Editoren, die es – ähnlich wie bei einem Zeichenprogramm – ermöglichen, Interaktionselemente mit *drag and drop* auf Fensterflächen anzuordnen:

- »GUI-Grafikeditoren«, S. 49

Neben klassischen Java-Anwendungen, die auf einem Computersystem ablaufen, gibt es noch Java-Applets – eine Innovation der Sprache Java –, die in einem Webbrowser ablaufen. Java-Applets stellen immer eine Grafikoberfläche zur Verfügung:

- »Applets – Java-Anwendungen im Web-Browser«, S. 53

Neben der Positionierung von Interaktionselementen auf Fenstern ist oft auch eine zusätzliche oder auch ausschließliche grafische Gestaltung nötig. Dazu werden die Grundlagen vermittelt:

- »Grafikprogrammierung – eine Einführung«, S. 65

Benutzer interagieren mit der grafischen Benutzungsoberfläche. Im Java-Programm müssen diese Ereignisse des Benutzers bemerkt werden und es muss aufgabengerecht reagiert werden:

- »Die Java-Ereignisverarbeitung im Detail«, S. 87

Nach diesen vorbereitenden Themen folgt anschließend eine ausführliche Einführung in die Theorie und Praxis der GUI-Gestaltung und -Programmierung – ein oft vernachlässigtes Thema:

- »GUI-Gestaltung – Theorie und Praxis«, S. 111

Nach dem Durcharbeiten dieser Kapitel sollten Sie in der Lage sein, eigenständig grafische Benutzungsoberflächen systematisch mit GUI-Grafikeditoren zu erstellen, an Anwendungen anzubinden und zu testen. Dabei sollten Sie gegen keine grundlegenden Prinzipien der Software-Ergonomie verstoßen.

Generierung

Eine systematische Softwareentwicklung durchläuft – vereinfacht ausgedrückt – immer die Aktivitäten

- Pflichtenheft erstellen,
- Objektorientiertes Modell erstellen (OOA-Modell),
- Objektorientierten Entwurf ableiten (OOD-Modell) und
- Objektorientiert programmieren (OOP).

Für das OOA- und das OOD-Modell setzt man heute die grafische Modellierungssprache UML *(Unified Modeling Language)* ein (siehe »Exkurs: Das Wichtigste zur UML« im kostenlosen E-Learning-Kurs zu diesem Buch). Zur Erstellung solcher Modelle gibt es entsprechende UML-Werkzeuge. Aufgrund der Informationen, die ein OOA- oder OOD-Modell enthält, ist es möglich, durch Generatoren Programmgerüste automatisch zu erzeugen *(Forward Engineering)*. Ergänzt man dann manuell diese Programmgerüste um eigenen Programmcode, dann ist es möglich, automatisch das UML-Modell zu aktualisieren *(Reverse Engineering)*. In diese Technik wird eine Einführung gegeben:

- »Modellgetriebene Entwicklung «, S. 241

Jetzt sollten Sie in der Lage sein, mithilfe eines entsprechenden Werkzeugs aus Modellen Code zu erzeugen und umgekehrt aus Code Modelle zu generieren.

Persistenz

In vielen Anwendungen werden durch relationale Datenbanken (RDB) Informationen langfristig aufbewahrt. Eine Einführung in RDBs sowie ihre Ansteuerung durch Java erlaubt es Ihnen, die Daten Ihrer Anwendung persistent zu speichern:

- »Persistenz mit relationalen Datenbanksystemen«, S. 245

Nebenläufigkeit

Bei der klassischen Programmierung wartet eine Methode, die eine andere Methode aufruft, bis die gerufene Methode beendet ist und u. U. ein Ergebnis an die rufende Methode abgeliefert hat. In manchen Anwendungsfällen ist es aber *nicht* nötig, dass die rufende Methode wartet, weil z. B. kein Ergebnis zurück erwartet wird. In solchen Fällen können mehrere Methoden quasi-parallel ihre Arbeit erledigen. Ein Exkurs führt in die sogenannte nebenläufige Programmierung mit Java ein:

- »Exkurs: Nebenläufigkeit«, S. 277

Anwendungen

Der Schwerpunkt dieses Buches liegt in der Präsentation von drei Fallstudien aus drei verschiedenen Anwendungsdomänen, wobei ein zusätzlicher kleiner Exkurs in XML einführt:

- »Betriebswirtschaftlich/administrative Anwendungen«, S. 295
- »Exkurs: XML«, S. 395
- »Technische Anwendungen«, S. 427
- »Spielen mit (maschineller) Intelligenz«, S. 453

Ziel ist es, Ihnen anhand von Fallstudien ein systematisches Vorgehen zu vermitteln und Ihnen zu zeigen, wie umfangreichere Programme erstellt werden. Dabei sollen Sie auch sehen, welche Besonderheiten unterschiedliche Anwendungsdomänen haben.

Vor dem Start

JDK 6

Bevor Sie loslegen, stellen Sie sicher, dass Sie das JDK für Java 6 auf Ihrem Computersystem installiert haben. Im kostenlosen E-Learning-Kurs zu diesem Buch finden Sie eine entsprechende Installationsanleitung.

Eclipse

In diesem Buch wird gezeigt, wie umfangreiche Anwendungen in verschiedenen Anwendungsgebieten in Java erstellt werden. Es ist daher notwendig, von Anfang an eine professionelle Entwicklungsumgebung einzusetzen. Für die Java-Entwicklung gibt es mehrere kostenlose und kostenpflichtige Entwicklungsumgebungen. Vielfach eingesetzt werden die Open-Source-Umgebungen Eclipse und Netbeans. Beide Umgebungen haben Vor- und Nachteile. In diesem Buch wird Eclipse verwendet. Sie können jedoch auch jede andere Entwicklungsumgebung verwenden – jedoch können zu anderen Umgebungen keine Hilfestellungen gegeben oder Fragen beantwortet werden.

In kostenlosen E-Learning-Kurs zu diesem Buch finden Sie einen Schnelleinstieg in Eclipse. Für spezielle Zwecke werden in diesem Buch weitere Softwarewerkzeuge eingesetzt und deren Installation und Nutzung an der entsprechenden Stelle erklärt.

Java-Doku

Es wird in diesem Buch immer wieder nötig sein, auf die Dokumentation von verwendeten Klassen zuzugreifen. Die Java-Dokumentation zu Java 6 finden Sie auf folgender Website:

- Java 6 Doku (`http://java.sun.com/javase/6/docs/api/`)

Am besten Sie hinterlegen diesen Link als Bookmark in Ihrem Browser.

Programme

Alle Programme, die in diesem Buch erklärt werden, finden Sie im kostenlosen E-Learning-Kurs zu diesem Buch zum Herunterladen. Verwenden Sie diese Programme, um eigene Programme – ausgehend von den vorgestellten Programmen – zu entwickeln *(learning by example, learning by analogy)*.

2 GUIs - Der Schnelleinstieg *

zur Historie

Die Revolution kam 1981. Das erste kommerzielle Computersystem Xerox 8010 – genannt Star – mit grafischer Benutzungsoberfläche und Mausbedienung wurde von der Firma Xerox PARC vorgestellt. Bekannter wurde jedoch der PC Lisa (Abb. 2.0-1), den der Computerhersteller Apple 1983 auf den Markt brachte (Abb. 2.0-2). Ein kommerzieller Erfolg wurde jedoch erst der Lisa-Nachfolger Macintosh, der 1985 erschien. Folgende Websites informieren über die GUI-Historie:
Guidebook GUI Gallery (`http://www.guidebookgallery.org/`) und GUI-Gallery (`http://toastytech.com/guis/`).

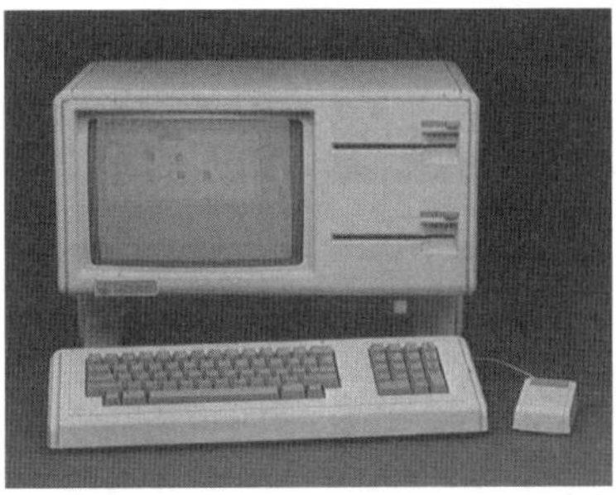

Abb. 2.0-1: Apple-Computer Lisa (1983).

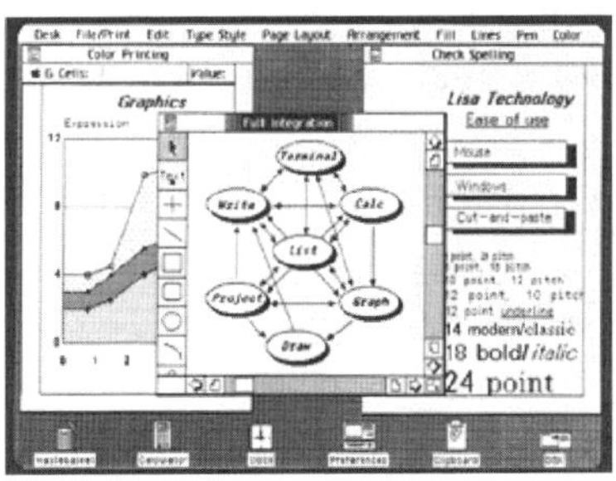

Abb. 2.0-2: Grafische Benutzungsoberfläche des Apple-Computers Lisa (1983).

Damit begann der Siegeszug der **GUIs** *(**G**raphical **U**ser **I**nterface)*. Damit verbunden war eine zunehmende Bedeutung der Software-Ergonomie, die sich darum kümmert, die Benutzungsoberfläche den menschlichen Fähigkeiten optimal anzupassen.

Bei textorientierten Bedienungsoberflächen – z. B. über eine Konsole – findet immer ein Wechsel zwischen Computerausgabe und Benutzereingabe statt. Der Programmierer steuert den Dialog. GUIs führten zu einem Paradigmenwechsel: Der Benutzer klickt auf einen Bereich seiner Wahl auf dem Grafikbildschirm und löst damit Aktionen und Funktionen aus. Der Computer – genauer gesagt das Programm – wartet, bis der Benutzer etwas tut. Aus dem programmierergesteuerten Dialog wird ein **benutzergesteuerter Dialog**.

Fenster

Um etwas auf einer grafischen Benutzungsoberfläche anzuzeigen, wird in der Regel – sozusagen als Träger – ein **Fenster** benötigt. Auf die Fensterfläche können verschiedene Elemente positioniert werden, die dann dazu dienen, Informationen ein- und auszugeben:

- »Zuerst das Fenster, dann der Inhalt«, S. 6

JFC

Java stellt für die GUI-Programmierung verschiedene Pakete und Klassen zur Verfügung:

- »Die Java Foundation Classes«, S. 13

Eine umfangreiche Vererbungshierarchie stellt eine Vielzahl von Methoden für verschiedene Fensterarten in Java zur Verfügung:

- »Die Fensterklassen und die Klasse Toolkit«, S. 15

Neben der grafischen Gestaltung eines Computerbildschirms muss der Programmierer die Aktivitäten des Benutzers erkennen und die von ihm ausgelösten Ereignisse verarbeiten:

- »Ereignisverarbeitung: Der Einstieg«, S. 25

Mithilfe der Ereignisverarbeitung und dem Einsatz von Druckknöpfen und Textfeldern können erste interaktive Anwendungen mit grafischen Oberflächen entwickelt werden:

- »Druckknöpfe und Textfelder«, S. 32

2.1 Zuerst das Fenster, dann der Inhalt *

Beim Einsatz grafischer Benutzungsoberflächen (GUIs) kommuniziert der Benutzer in der Regel über Fenster mit der Anwendung. Auf einem Fenster werden i. Allg. die Elemente positioniert, die dann zur Ein- und Ausgabe von Informationen verwendet werden. In Java kann für diese Zwecke z. B. ein Fenster der Klasse `JFrame` verwendet werden. Die Klasse `JFrame` stellt einen *Top-Level Container* zur Verfügung, der eine »Inhalts-Scheibe« *(content pane)* enthält. Auf der *Content Pane* müssen alle sichtbaren Komponenten angeordnet werden. Ein Text kann mit der Klasse `JLabel` realisiert und dann auf der *Content Pane* platziert werden.

Eine **Java-Anwendung** *(application)* kann auf zwei Arten mit dem Benutzer kommunizieren:

- über ein Konsolenfenster
- über eine grafische Benutzungsoberfläche (GUI)

Textausgabe im Konsolenfenster

Beispiel 1a: HelloKonsole

Soll der Text »Hello World« in einem Konsolenfenster ausgegeben werden, dann kann dies durch folgendes Programm geschehen:

```
public class HelloKonsole
{
    public static void main(String args[])
    {
        System.out.println("Hello World!");
    }
}
```

Textausgabe in einem Fenster

Soll ein Text auf einer grafischen Benutzungsoberfläche ausgegeben werden, dann ist dies *nicht* ganz so einfach. Zunächst wird ein Fenster benötigt, auf das ein Text »gezeichnet« werden kann. Ein Fenster stellt einen Container zur Verfügung, dem etwas hinzugefügt werden kann.

JFrame

Ein **leeres Fenster** – allerdings mit Anwendungsmenüknopf *(title bar icon)* (auch Systemmenü genannt), Titelbalken *(title bar)* sowie Knöpfen für Piktogrammgröße, Vollbildgröße und Fenster schließen – stellt die Klasse `JFrame` aus dem Paket `javax.swing` zur Verfügung (Abb. 2.1-1).

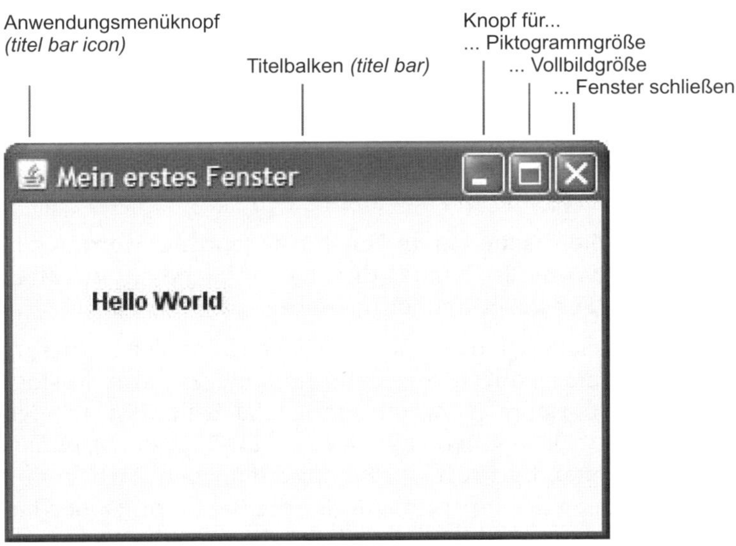

Abb. 2.1-1: Ein einfaches Java-Fenster mit Zeichenfläche und Textausgabe.

Methoden

Die Methode `setSize()` der Klasse `JFrame` erlaubt es, die Höhe und Breite des Fensters in Pixeln festzulegen. Bei einem Fenster zählt der Titelbalken mit zur Höhe. `setVisible(true)` sorgt dafür, dass das Fenster auf dem Bildschirm sichtbar wird. Die Methode `setDefaultCloseOperation(JFrame.EXIT_ON_CLOSE)` bewirkt, dass die Applikation beendet wird, nachdem der Benutzer den Knopf für `Fenster schließen` gedrückt hat.

Layoutmanager

Um die Anordnung von Komponenten in einem Fenster oder auf einer Zeichenfläche für den Programmierer zu erleichtern, gibt es in Java vordefinierte, sogenannte Layout-Manager (siehe »Layout-Manager«, S. 201). Möchte man keinen Layout-Manager benutzen, muss man die Methode `setLayout(null)` aufrufen, sonst wird ein voreingestellter Layout-Manager verwendet.

Koordinaten

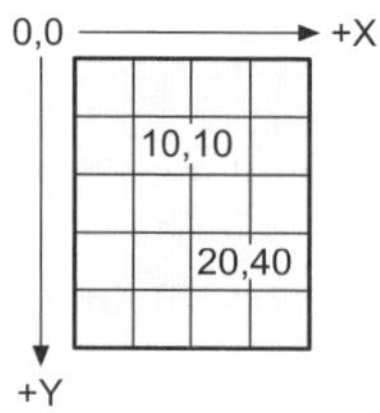

Abb. 2.1-2: Das Java-Koordinatensystem.

Über jedem Grafikbereich – ein Fenster gehört auch dazu – liegt in Java ein **Koordinatensystem**, dessen Ursprung in der linken oberen Ecke liegt (Abb. 2.1-2). Positive x-Werte verlaufen nach rechts, positive y-Werte nach unten. Alle Pixel-Angaben sind ganze Zahlen.

`JLabel`

Die einfachste Möglichkeit, einen Text auf einer GUI darzustellen, ist die Verwendung der Klasse `JLabel`. Diese Klasse stellt einen Ansichtsbereich *(display area)* für einen Text, ein Bild oder beides zur Verfügung.

Im Konstruktor kann eine Zeichenkette angegeben werden, die auf einer Zeichenfläche dargestellt werden soll. Sie ist vom Benutzer *nicht* editierbar.

Die Methode `setBounds (int x, int y, int width, int height)` erlaubt es, die Größe des Ausgabebereichs und ihre Position in Bezug auf das übergeordnete Element festzulegen. Die linke obere Ecke wird durch `x` und `y` festgelegt, die Größe durch `width` und `height`. Alle Werte sind in Pixel anzugeben.

add()

Soll eine Zeichenfläche einem Fenster zugeordnet werden – hier der Klasse `JFrame` –, dann muss die Zeichenfläche mit der Methode `add()` dem Fenster hinzugefügt werden.

Swing & *Threads*

Bei einer grafischen Benutzungsoberfläche kann der Benutzer jederzeit Ereignisse durch die Maus und die Tastatur auslösen. Damit das Programm jederzeit auf solche Ereignisse reagieren kann, gibt es in Java einen sogenannten **EDT** *(Event Dispatching Thread)*, der ständig prüft, ob Benutzereingaben vorliegen. Zusätzlich ist der EDT dafür zuständig, die Benutzungsoberfläche nach Änderungen zu aktualisieren. Bei dem EDT handelt es sich um einen Programmteil des Java-Programms, der nebenläufig zu dem restlichen Programm tätig ist. Unter Nebenläufigkeit versteht man, dass Teile eines Programms nicht nacheinander ablaufen, sondern parallel oder zeitlich gegeneinander versetzt aktiv sind. Den Teil eines Programms, der nebenläufig aktiv ist, bezeichnet man als *Thread* (übersetzt: Faden). Eine Einführung in diese Thematik finden Sie im Kapitel »Exkurs: Nebenläufigkeit«, S. 277.

Beim Einsatz von Swing sind einige Besonderheiten zu beachten, die im Kapitel »Dann die Praxis: Swing und Nebenläufigkeit«, S. 284, behandelt werden. GUI-Komponenten sollten immer im EDT gezeichnet und aktualisiert werden. Damit dies sichergestellt ist, sollten Sie für die Programmierung folgende Schablone verwenden:

Schablone

```
public static void main(String args[])
{
        SwingUtilities.invokeLater(new Runnable()
        {
            public void run()
            {
                // GUI-Aufbau
            }
        });
}
```

Um zu einem kompakten Programm zu kommen, wird in dieser Schablone eine innere, anonyme Klasse `new Runnable() {...}` verwendet. Auf diese Programmiermöglichkeiten wird im Kapitel »Innere Klassen in Java«, S. 97, eingegangen.

Sie sehen an diesen Vorbemerkungen bereits, dass die GUI-Programmierung nicht ganz einfach ist. Wenn Sie sich aber zunächst an die Schablone halten, dann gelingen Ihnen schnell die ersten GUI-Programme.

Beispiel 1b: `HelloGUI`

Das folgende Programm `HelloGUI` erzeugt ein einfaches Fenster mit einem Text (siehe Abb. 2.1-1).

```
package de.w3l.anw;

import javax.swing.*;

public class HelloGUI
{
    public static void main(String args[])
    {
        SwingUtilities.invokeLater(new Runnable()
        {
            public void run()
            {
                //Fenster vorbereiten
                JFrame meinFenster =
                    new JFrame("Mein erstes Fenster");
                meinFenster.setSize(300, 200);
                meinFenster.setDefaultCloseOperation
                    (JFrame.EXIT_ON_CLOSE);
```

```
                //Kein Layout-Manager
                meinFenster.setLayout(null);

                //Informations-Text vorbereiten
                JLabel meinText = new JLabel("Hello World");
                //Größe d. Zeichenfläche setzen
                //(x, y, Breite, Höhe)
                meinText.setBounds(40,35,100,28);

                //Informationstext zum Fenster hinzufügen
                meinFenster.add(meinText);

                //Fenster anzeigen
                meinFenster.setVisible(true);
            }
        });
    }
}
```

Probieren Sie das Programm mit verschiedenen Parametern für die Methoden aus.

Details und weitere Möglichkeiten

Top-Level Container

In Java wird die Klasse `JFrame` als ein *Top-Level Container* bezeichnet. Jede GUI-Komponente, die auf dem Bildschirm sichtbar sein soll, muss Teil einer Hierarchie sein, die einen *Top-Level Container* als Wurzel hat. Weitere *Top-Level Container* sind die Klassen `JDialog` (siehe »Die Java-Fensterhierarchie«, S. 127) und `JApplet` (siehe »Hello World als Applet«, S. 53).

Content Pane

Jeder *Top-Level Container* besitzt eine sogenannte »Inhalts-Scheibe« *(content pane)*, die direkt oder indirekt die sichtbaren Komponenten dieses Containers aufnimmt.

Menübalken

Einem *Top-Level Container* kann optional ein Menübalken *(menu bar)* zugeordnet werden. Dieser Balken befindet sich per Konvention innerhalb des *Top-Level Containers*, aber außerhalb der *Content Pane*. Ein Menübalken wird mithilfe der Klasse `JMenuBar` erzeugt. Sowohl für den Menübalken als auch für einen Anzeigebereich der Klasse `JLabel` kann die Hintergrundfarbe durch die Methode `setBackground(java.awt.Color farbname)` festgelegt werden. Damit die Hintergrund-Farbe sichtbar ist, muss vorher der Aufruf `setOpaque(true)` erfolgen (*opaque* = undurchsichtig).

`JLabel`

Mit `setForeground(java.awt.Color farbname)` kann die Schriftfarbe, mit `setHorizontalAlignment(int alignment)` kann die Positionierung auf der Zeichenfläche festgelegt werden. Erlaubt sind folgende Angaben: `SwingConstants.LEFT`, `SwingConstants.CENTER`, `SwingConstants.RIGHT`, `SwingConstants.LEADING` (Voreinstellung für Text) oder `SwingConstants.TRAILING`. Standardmäßig wird der Text in dem angegebenen Bereich vertikal zentriert dargestellt.

Um eine Anzeigefläche von `JLabel` dem Fenster hinzuzufügen, muss – genaugenommen – die Anzeigefläche der *Content Pane* zugeordnet werden:

`meinFenster.getContentPane().add(meinText);`

Ab Java 5 ist jedoch auch die abgekürzte Form `meinFenster.add(meinText);` erlaubt.

Die Abb. 2.1-3 zeigt die »umhüllende« Hierarchie *(containment hierarchy)* für ein Fenster, das aus einem Menübalken und einem Anzeigebereich mit Text besteht.

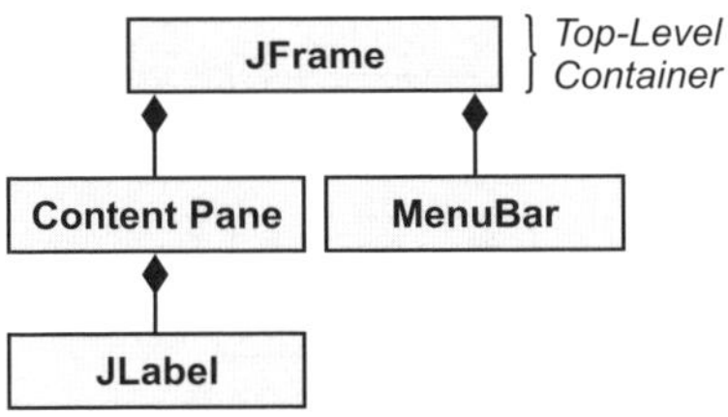

Abb. 2.1-3: Beispielhierarchie ausgehend von einem *Top-Level Container*.

Beispiel 1c: HelloGUI2

Das folgende Programm `HelloGUI2` nutzt diese Möglichkeiten:

```
package de.w3l.anw;

import javax.swing.*;

public class HelloGUI
{
    public static void main(String args[])
    {
        SwingUtilities.invokeLater(new Runnable()
        {
            public void run()
            {
                //Fenster vorbereiten
                JFrame meinFenster =
                    new JFrame("Mein erstes Fenster");
                meinFenster.setSize(300, 200);
                meinFenster.setDefaultCloseOperation
                    (JFrame.EXIT_ON_CLOSE);
                //Kein Layout-Manager
                meinFenster.setLayout(null);

                //Informations-Text vorbereiten
                JLabel meinText = new JLabel("Hello World");
                //Größe d. Zeichenfläche setzen
                //(x, y, Breite, Höhe)
                meinText.setBounds(40,35,100,28);

                //Informationstext zum Fenster hinzufügen
                meinFenster.add(meinText);
```

```
                    //Fenster anzeigen
                    meinFenster.setVisible(true);
                }
            });
        }
    }
```

Vererbung

Wie die vielen gleichartigen Methodenbezeichnungen schon nahelegen, besitzen die Klassen `JFrame`, `JMenuBar` und `JLabel` gemeinsame Oberklassen. Die Abb. 2.1-4 zeigt einen Teil der Vererbungshierarchie und die im Beispiel verwendeten Klassen.

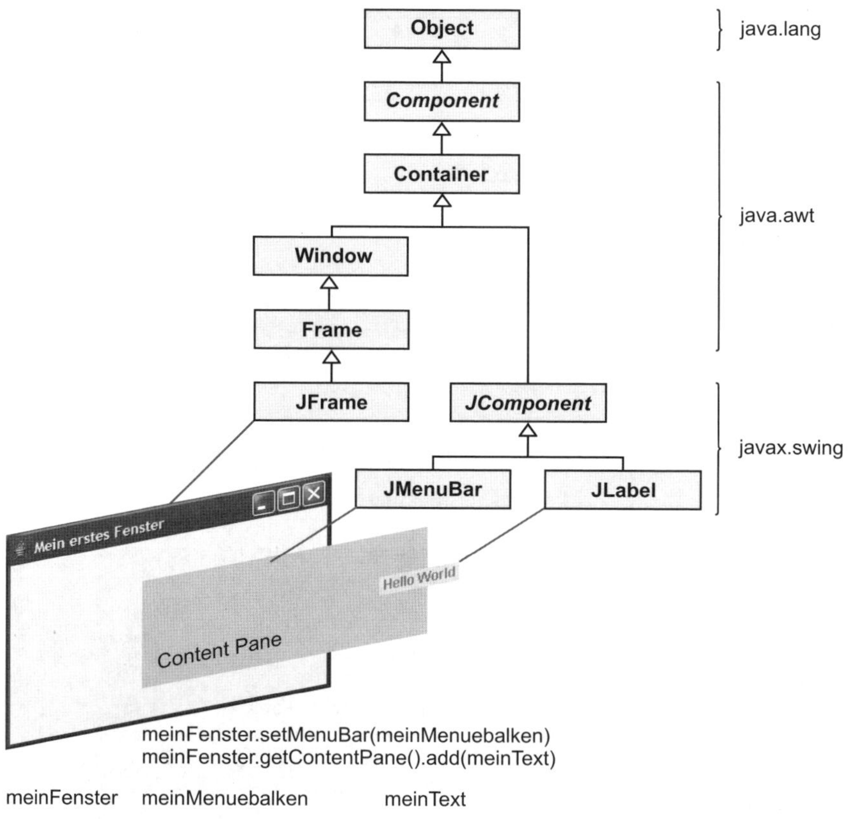

Abb. 2.1-4: Ausgabe von »Hello World« mit den notwendigen Klassen.

Modifizieren Sie das Beispiel durch Änderung der Parameterwerte. Sehen Sie sich die Dokumentation der Klassen im Web an.

2.2 Die *Java Foundation Classes* *

Grundlage jeder grafischen Benutzungsoberfläche ist die Java-Klassenbibliothek AWT. Mehr Flexibilität und Umfang bieten die Swing-Klassen, die auf dem AWT aufbauen. Zusätzlich gibt es noch ein »Java 2D API«, ein »Java 3D API«, ein »*Accessibility* API« und Klassen für das »*Drag & Drop*«.

Java stellt für die GUI-Programmierung die *Java Foundation Classes* (JFC) zur Verfügung, die aus mehreren Paketen bestehen:

- **AWT** *(**a**bstract **w**indow **t**oolkit)*: Diese Klassenbibliothek heißt »abstrakt«, weil sich der Programmierer keine Gedanken darüber machen muss, wie die Elemente der Oberfläche, z. B. Eingabefelder und Druckknöpfe, auf ein konkretes System, z. B. Windows Vista, umgesetzt werden. Da die AWT-Klassen über sogenannte *Peer*-Klassen auf die GUI- und Betriebssystem-Ressourcen des jeweiligen Computersystems zugreifen, werden die Interaktionselemente auch in der jeweils üblichen Darstellung der jeweiligen Plattform angezeigt.
- **Swing**: Ist ein Rahmenwerk (*framework*), das zum Teil auf dem AWT aufsetzt, aber dessen Funktionalität deutlich erweitert. Die Swing-Oberflächenkomponenten beginnen mit dem Großbuchstaben J. Der Hauptunterschied zwischen AWT und Swing besteht darin, dass Swing kein bestimmtes GUI-System auf dem Computersystem voraussetzt, sondern mit grundlegenden Grafikoperationen die Oberflächen selber zeichnet und verwaltet. Dadurch lassen sich beliebige Interaktionselemente definieren, und es gibt keine Einschränkungen bei der Gestaltung. Swing ist flexibler und verfügt über mehr vorgefertigte Interaktionselemente als das AWT und hat dieses nahezu verdrängt. Allerdings nutzen die *Top-Level Container* ihre AWT-Pendants. »Swing« war übrigens der Projektname bei der Entwicklung dieses Rahmenwerks.
- **Java 2D API** *(**a**pplication **p**rogrammers **i**nterface)*: Stellt erweiterte Möglichkeiten zur 2D-Bildverarbeitung und erweiterte Zeichenfunktionen zur Verfügung.
- **Java 3D API**: Stellt eine objektorientierte Erweiterung auf Grundlage von Open GL für die Darstellung dreidimensionaler Räume zur Verfügung.
- **Accessibility API**: Ermöglicht die Programmierung barrierefreier Oberflächen. Es werden beispielsweise Lesegeräte für Blinde, eine Lupe für den Bildschirm sowie berührungsempfindliche Bildschirme und eine Spracherkennung unterstützt.
- ***Drag & Drop***: Ermöglicht das Übertragen von Daten mittels Ziehen und Fallenlassen *(drag and drop)* und erlaubt dadurch den einfachen und effizienten Datenaustausch sowohl zwischen verschiedenen Java-Anwendungen als auch zwischen

Java-Anwendungen und anderen betriebssystemspezifischen Anwendungen.

look & feel

In diesem Buch wird hauptsächlich das Swing-Paket verwendet. Es bietet neben seiner Vielfalt auch die Möglichkeit, statisch und dynamisch zwischen verschiedenen Darstellungsformen *(look and feel)* – kurz **LAF** oder **L&F** genannt – hin- und herzuschalten. Es werden folgende Darstellungsformen unterstützt:

- Metal-Stil (eigener Java-Stil, auch Java-LAF genannt),
- Windows-Stil,
- Motif-Stil (Stil, der auf vielen Linux/Unix-Systemen verwendet wird),
- GTK-Stil (Stil, der auf Linux/Unix-Systemen mit GTK verwendet wird),
- Mac-Stil (Stil, der von Apple-Betriebssystemen verwendet wird).

Aus rechtlichen Gründen kann der Windows-Stil nur auf Windows-Computersystemen und der Mac-Stil nur auf Mac-Computersystemen angezeigt werden. Die Umstellung erfolgt mithilfe der Klassenmethode `setLookAndFeel()` der Klasse `UIManager`.

Zum Metal-Stil kann zusätzlich ein GUI-Thema *(theme)* oder GUI-Motiv festgelegt werden. Dieses legt die Farbe und die Schrift für den Metal-Stil fest. Standardmäßig ist `OceanTheme` eingestellt. Alternativ kann `DefaultMetalTheme` gewählt werden.

Beispiel: `LAFEinstellung`

Folgende Methoden in dem Programm `LAFEinstellung` bewirken ein Umschalten der Swing-Komponenten auf das gewünschte L&F:

```
package de.w3l.anw;
import javax.swing.UIManager;

class LAFEinstellung
{
  public static void setMotifLookAndFeel()
  {
    try
    {
      UIManager.setLookAndFeel
            ("com.sun.java.swing.plaf.motif.MotifLookAndFeel");
    }
    catch(Exception e) { e.printStackTrace(); }
  }
  public static void setNativeLookAndFeel()
  {
    try
    {
      UIManager.setLookAndFeel(
            UIManager.getSystemLookAndFeelClassName());
    }
```

```
        catch(Exception e) { e.printStackTrace(); }
    }
    public static void setJavaLookAndFeel()
    {
        try
        {
            UIManager.setLookAndFeel(
                    UIManager.getCrossPlatformLookAndFeelClassName());
        }
        catch(Exception e) { e.printStackTrace(); }
    }
}
```

Probieren Sie die Wirkung am Programm `HelloGUI2` (siehe »Zuerst das Fenster, dann der Inhalt«, S. 6) aus. Ergänzen Sie das entsprechende Paket um die Klasse `LAFEinstellung`. Fügen Sie an das Ende des Programms `HelloGUI2` einen Aufruf einer Methode von `LAFEinstellung` hinzu, z. B. von `LAFEinstellung.setMotifLookAndFeel();`.

Frage

Führen Sie das Programm aus: Was sehen Sie?

Antwort

Sie werden keine Veränderung feststellen, da der Fensterrahmen durch die LAF-Einstellungen *nicht* verändert wird.

Fügen Sie in die Klasse `HelloGUI2` hinter den Codeabschnitt Informationstext die folgenden Zeilen ein und führen Sie das Programm mit unterschiedlichen Aufrufen von Methoden von `LAFEinstellung` aus:

```
//Druckknopf
JButton einDruckknopf = new JButton("Aktion");
einDruckknopf.setBounds(40,75,100,28);
meinFenster.add(einDruckknopf);
```

Jetzt werden Sie Unterschiede feststellen, da ein Druckkopf in den unterschiedlichen *Look and Feels* verschieden dargestellt wird.

2.3 Die Fensterklassen und die Klasse Toolkit *

Fensterklassen stehen in Java am Ende der Vererbungshierarchie `Object`, `Component` und `Container`. Ausgangspunkt für Swing-Oberflächen ist die Fensterklasse `JFrame`. Die Klasse `Toolkit` stellt die Verbindung zur jeweiligen System- und Bildschirmumgebung her.

Die Klasse `JFrame`stellt in der Regel den Ausgangspunkt für Fenster in Java-Anwendungen dar. Wie fast alle Klassen, die für die Programmierung grafischer Oberflächen zur Verfügung stehen, ist auch die Klasse `JFrame` in eine umfangreiche Klassenhierarchie eingebunden. Die Abb. 2.3-1 zeigt die Hierarchie der Java-Fensterklassen und ihre Zuordnung zu Paketen.

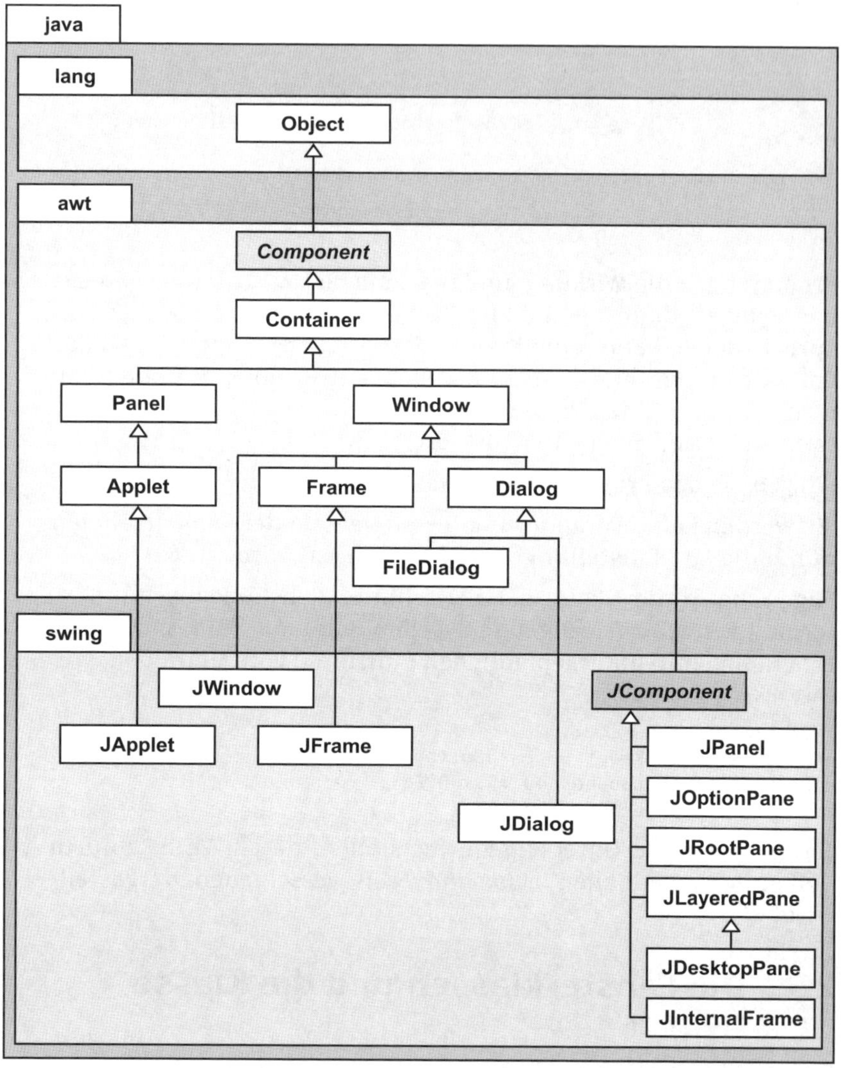

Abb. 2.3-1: Hierarchie der Fensterklassen und ihre Zuordnung zu Paketen.

Wie die Abbildung zeigt, ist die direkte Oberklasse von `JFrame` die AWT-Klasse `Frame`, die wiederum Unterklasse von `Window` ist. Über `Window` befinden sich die Klasse `Container`, die abstrakte Klasse `Component` und schließlich `Object`. Diese Vererbungshierarchie führt dazu, dass die Klasse `JFrame` über 300 Methoden von ihren Oberklassen erbt! Zum Verständnis von `JFrame` ist es notwendig, einiges über ihre Oberklassen zu wissen.

Die abstrakte Klasse `Component`

`Component` ist eine abstrakte Klasse für alle Oberflächenkomponenten. Eine Komponente besitzt eine grafische Darstellung, die auf dem Bildschirm angezeigt werden kann und mit der der Benutzer interagieren kann. Dazu stellt sie eine Zeichenfläche zur Verfügung, auf die gezeichnet werden kann. Für jede Zeichenfläche gilt das Java-Koordinatensystem (Nullpunkt ist die linke, obere Ecke). Die Klasse `Component` vererbt folgende wichtige Methoden:

Methoden

- `public void setForeground(Color color)`: Setzt die Vordergrundfarbe.
- `public void setBackground(Color color)`: Setzt die Hintergrundfarbe.
- `public void setSize(int width, int height)`: Legt die Breite und Höhe neu fest.
- `public Dimension getWidth()`: Liefert die aktuelle Breite.
- `public Dimension getHeight()`: Liefert die aktuelle Höhe.
- `public void setLocation(int x, int y)`: Setzt die Komponente an die neue horizontale und vertikale Position für die linke obere Ecke.
- `public int getX()`: Liefert die horizontale Position der Komponente.
- `public int getY()`: Liefert die vertikale Position der Komponente.
- `public void paint(Graphics g)`: Zeichnet die Komponente (siehe »Der Grafikkontext und die Methode paint()«, S. 65).
- `public void setEnabled(boolean enabled)`: Ist `enabled == true`, dann kann die Komponente auf Benutzeraktionen reagieren und Ereignisse auslösen (Voreinstellung: `enabled = true`).
- `public void setBounds(int x, int y, int width, int height)`: `width` und `height` legen die Breite und Höhe der Komponente fest. `x` und `y` geben die horizontale und vertikale Position der linken obere Ecke an.
- `public void setVisible(boolean visible)`: Ist `visible == true`, dann wird die Komponente angezeigt. Liegt sie im Hintergrund, dann wird sie wieder in den Vordergrund geholt.

Die Klasse `Container`

Die Klasse `Container` dient als Behälter dazu, innerhalb einer Komponente andere Komponenten aufzunehmen, zusammenzufassen und zu gruppieren. Container können auch Container enthalten. Dadurch ist ein hierarchischer Aufbau der grafischen Oberfläche möglich. In Java stehen folgende Behälter zur Verfügung:

- Flächen *(panels)*,
- einfaches Fenster *(window)*,
  - Standardfenster *(frame)*,
  - Dialogfenster *(dialog)*.

Für Container gibt es in Java sogenannte *Layoutmanager*, die die Elemente in einem Container nach verschiedenen Kriterien anordnen. Will man keine automatische Anordnung, dann muss der *Layoutmanager* ausgeschaltet werden, da für jede Komponente bereits bei der Erzeugung ein *Layoutmanager* voreingestellt wird:

- `public void setLayout(LayoutManager mgr)`: Diese Methode legt fest, welche `LayoutManager`-Instanz für diesen Container verwendet werden soll. Soll keiner verwendet werden, ist als Parameter das Schlüsselwort `null` anzugeben. Dann müssen alle Elemente innerhalb des Containers manuell positioniert werden.

`Panel` `JPanel`

`Panel` ist die einfachste Klasse mit den Eigenschaften von `Component` und `Container`. Sie wird dazu verwendet andere Komponenten und Container aufzunehmen und zu schachteln. `JPanel` ist das Swing-Pendant zur AWT-Klasse `Panel` und ist von der Swing-Klasse `JComponent` abgeleitet.

`Window` `JWindow`

Die Klassen `Window` und `JWindow` stellen ein Fenster *ohne* Rahmen, *ohne* Titelleiste und *ohne* Menüs zur Verfügung. Diese einfachen Fenster sind für Anwendungen geeignet, die ihre Rahmenelemente selbst zeichnen oder die volle Kontrolle über das gesamte Fenster benötigen.

Die Klasse `Window` besitzt folgende wichtige Methoden:

- `public boolean isShowing()`: Liefert `true`, wenn das Fenster auf dem Bildschirm sichtbar ist.
- `public void pack()`: Das Fenster nimmt die Größe ein, die allen seinen Unterelementen erlaubt, ihre bevorzugte Größe anzunehmen.
- `public void setVisible(boolean visible)`: Ist `visible == true`, dann wird das Fenster angezeigt. Liegt das Fenster im Hintergrund, dann wird es wieder in den Vordergrund geholt.
- `public void toFront()`: Holt das Fenster in den Vordergrund und übergibt ihm den Fokus.

`Frame` `JFrame`

Ein Standardfenster *mit* Rahmen, *mit* Titelleiste und *mit* optionalem Menübalken stellen die Klassen `Frame` und `JFrame` zur Verfügung. Einem Standardfenster kann ein Piktogramm zugeordnet werden, das angezeigt wird, wenn ein Fenster minimiert ist. Es kann festgelegt werden, ob das Fenster vom Benutzer in der Größe verändert werden kann. Außerdem können verschiedene Mauszeiger gewählt werden.

Die Swing-Klassen `JWindow`, `JFrame`, `JDialog` und `JApplet` sind Unterklassen der entsprechenden AWT-Klassen. Im Gegensatz zu allen anderen Swing-Klassen sind diese Swing-Fensterklassen *nicht* leichtgewichtig, sondern müssen durch das jeweilige Betriebssystem dargestellt werden (siehe auch »Zuerst die Theorie: Software-Ergonomie«, S. 112).

Die Klasse `Frame`

Die Klasse `Frame` stellt folgende wichtige Methoden zur Verfügung, die durch die Vererbung auch `JFrame` zur Verfügung stehen:

- `public void setTitle(String title)`: Neuen Text für die Titelleiste.
- `public String getTitle()`: Abfrage des Titeltextes.
- `public void setIconImage(Image image)`: Ordnet dem Fenster ein Piktogramm zu, das in der Titelleiste und beim Minimieren des Fensters angezeigt wird.
- `public void setResizable(boolean resizable)`: Legt fest, ob das Fenster vom Benutzer in der Größe verändert werden kann (`resizeable = true`) oder nicht (`resizeable = false`).
- `public void setUndecorated(boolean undecorated)`: Die nativen Dekorationen, wie z. B. die Titelleiste und der Fensterrahmen, lassen hiermit sich an- (`undecorated = false`) und abschalten (`undecorated = true`). Die Methode kann nur ausgeführt werden, wenn das Fenster *nicht* sichtbar ist. Unter Dekoration versteht man hier die Ausschmückung oder Verzierung von Fenstern.
- `public boolean isUndecorated()`: Liefert `true`, wenn die nativen Dekorationen abgeschaltet sind, sonst `false`. Die Voreinstellung ist mit Dekoration.

Die abstrakte Klasse `Toolkit`

Die Klasse `Toolkit` abstrahiert von bildschirmabhängigen und systemabhängigen Implementierungen. Für jede Plattform gibt es eine Implementierung der Klasse. Folgende Methoden sind interessant:

- `public static Toolkit getDefaultToolkit()`: Diese Klassenmethode gibt die aktive Implementierung der Klasse `Toolkit` für die aktuelle Plattform zurück.
- `public abstract Dimension getScreenSize()`: Gibt die aktuelle Größe des Bildschirms zurück.
- `public abstract int getScreenResolution()`: Gibt die aktuelle Bildschirmauflösung in *dots-per-inch* zurück.
- `public abstract void beep()`: Gibt einen Piepton aus.

2.4 Komposition vs. Vererbung *

Eine Klasse kann Leistungen einer anderen Klasse durch Vererbung oder durch Komposition nutzen. Beide Möglichkeiten haben Vor- und Nachteile, die je nach Anwendung abgewogen werden müssen.

Zum Erstellen eigener Fenster gibt es zwei grundsätzlich verschiedene Architekturansätze:

- **Komposition**: Es werden einige Methoden der Klasse `Frame` bzw. `JFrame` benutzt.
- **Vererbung**: Die eigenen Fenster werden zu Unterklassen von `Frame` bzw. `JFrame` und erben dadurch alle Methoden der übergeordneten Klassen.

Beide Ansätze haben Vor- und Nachteile. Im Folgenden werden beide Ansätze anhand eines Beispiels gegenübergestellt und dann die Vor- und Nachteile diskutiert.

Beispiel 1a

Eine Klasse `FensterBauer` soll folgende Funktionalität für ein neues Fensterobjekt zur Verfügung stellen:

- Angabe eines Fenstertitels
- Angabe der Fenstergröße
- Angabe der Fensterposition
- Angabe, ob das Fenster mit oder ohne Dekoration sein soll
- Angabe, ob das Fenster vom Benutzer in der Größe veränderbar sein soll oder nicht.
- Angabe, für welchen *Look and Feel*-Stil das Fenster erzeugt werden soll (MOTIF, NATIVE, JAVA).

Zum Einstellen des Stils wird die Klasse `LAFEinstellung` (siehe »Die Java Foundation Classes«, S. 13) benutzt. Für die Stile selbst wird eine Enumeration verwendet:

```
public enum Stil { MOTIF, NATIVE, JAVA }
```

Die GUI-Klasse `FensterBauerGUI`, von der aus die Fenstererzeugung aufgerufen wird, soll Folgendes tun:

- Es soll die aktuelle Bildschirmgröße festgestellt und eine Fensterposition so berechnet werden, dass das erste Fenster mittig auf dem Bildschirm angeordnet wird.
- Ein zweites Fenster soll so groß wie 1/4 der Bildschirmgröße sein. Es soll ohne Dekoration angezeigt werden.

Konvention

Ein wichtiges Entwurfsprinzip der Softwaretechnik ist es, die Interaktionen des Benutzers von den eigentlichen, sogenannten Fachkonzeptklassen strikt zu trennen. Für die Benutzungsoberfläche ist daher immer eine eigene GUI-Klasse zu programmieren, die auch die `main`-Methode beinhaltet. In der

Regel übernimmt die GUI-Klasse die gesamte Steuerung der Anwendung und nutzt je nach Bedarf die Dienstleistungen der Fachkonzeptklassen. Um die GUI-Klasse klar von anderen Klassen zu unterscheiden, erhält der entsprechende Klassenname in diesem Buch immer das Suffix `GUI`.

Komposition

Beim Kompositionsprinzip stellt die Klasse `FensterBauer` eine Klassenmethode `getFenster()` zur Verfügung, die Methoden der benutzten Klasse `JFrame` verwendet.

Beispiel 1b
FensterbauerKom

```
package de.w3l.anw;

import java.awt.Dimension;
import java.awt.Point;
import javax.swing.JFrame;

public class FensterBauerKom
{
   // Konstruktor ist eine Klassenmethode
   public static JFrame getFenster(String titel,
         Dimension groesse, Point position,
         boolean groesseVeraenderbar,
         boolean mitDekoration, Stil stil)
    {
         switch(stil)
         {
         case MOTIF:
             LAFEinstellung.setMotifLookAndFeel(); break;
         case JAVA:
             LAFEinstellung.setJavaLookAndFeel(); break;
         default:
             LAFEinstellung.setNativeLookAndFeel(); break;
         }
         JFrame einFenster = new JFrame(titel);
         einFenster.setUndecorated(!mitDekoration);
         einFenster.setLocation(position);
         einFenster.setSize(groesse);
         einFenster.setResizable(groesseVeraenderbar);
         einFenster.setDefaultCloseOperation
                (JFrame.EXIT_ON_CLOSE);
         einFenster.setVisible(true);
         return einFenster;
    }
}
```

Die GUI-Klasse sieht wie folgt aus, wobei aus Gründen der Übersichtlichkeit der GUI-Aufbau in die private Methode `initGUI();` ausgelagert ist:

```
package de.w3l.anw;

import javax.swing.*;
import java.awt.*;

public class FensterBauerKomGUI
{
    public FensterBauerKomGUI()
    {
        initGUI();
    }
    private void initGUI()
    {
        Dimension d, g; Point pos;
        // aktuelle Bildschirmgröße feststellen
        d = Toolkit.getDefaultToolkit().getScreenSize();
        // neue Fenstergröße festlegen
        g = new Dimension(300,200);
        / /neue Fensterposition so festlegen, dass
        // Fenster mittig angeordnet wird
        pos = new Point();
        pos.x = (d.width - g.width) / 2;
        pos.y = (d.height - g.height) / 2;
        // Piep als Hinweis auf das Fenster
        Toolkit.getDefaultToolkit().beep();
        // Fenster erzeugen
        JFrame erstesFenster =
            FensterBauerKom.getFenster
               ("1. Fenster", g, pos,true, true, Stil.MOTIF);
         JLabel meinText =
            new JLabel("Mittig angeordnet, Größe veränderbar,
                mit Dekoration, MOTIF");
        meinText.setBounds(10,40,500,30);
        meinText.setForeground(java.awt.Color.BLUE);
        // Informations-Text zur Zeichenfläche hinzufügen
        erstesFenster.setLayout(null);
        erstesFenster.getContentPane().setBackground
                (java.awt.Color.YELLOW);
        erstesFenster.getContentPane().add(meinText);

        // Fenster so groß wie 1/4 der Bildschirmgröße
        Dimension viertelBildschirm =
            new Dimension((int)(d.getWidth() / 2),
                          (int)(d.getHeight() / 2));
        // Fenster erzeugen
        JFrame zweitesFenster =
            FensterBauerKom.getFenster("2. Fenster",
                 viertelBildschirm, new Point(50, 20),
                 false, false, Stil.JAVA);
        meinText = new JLabel
              ("Größe 1/4 Bildschirm, Größe fest,
              ohne Dekoration, JAVA, mit Layout-Manager");
        meinText.setForeground(java.awt.Color.BLUE);
        // Informations-Text zur Zeichenfläche hinzufügen
        zweitesFenster.getContentPane().setBackground
```

```
                (java.awt.Color.GREEN);
        zweitesFenster.getContentPane().add(meinText);
    }
    public static void main(String[] args)
    {
        SwingUtilities.invokeLater(new Runnable()
         {
            public void run()
            {    //Aufruf des Konstruktors
                 new FensterBauerKomGUI();
             }
        });
    }
}
```

Vererbung

Bei der Vererbung ist die Klasse `FensterBauer` eine Unterklasse der Klasse `JFrame`.

Beispiel 1c
FensterBauerVer

```
package de.w3l.anw;

import java.awt.Dimension;
import java.awt.Point;
import javax.swing.JFrame;

public class FensterBauerVer extends JFrame
{
    public FensterBauerVer(String titel, Dimension groesse,
        Point position, boolean groesseVeraenderbar,
        boolean mitDekoration, Stil stil)
    {
        if(stil == Stil.MOTIF)
            LAFEinstellung.setMotifLookAndFeel();
        else if(stil == Stil.JAVA)
            LAFEinstellung.setJavaLookAndFeel();
        else //if(stil == Stil.NATIVE) //default
            LAFEinstellung.setNativeLookAndFeel();
        setTitle(titel); setUndecorated(!mitDekoration);
        setLocation(position); setSize(groesse);
        setResizable(groesseVeraenderbar);
        setDefaultCloseOperation(JFrame.EXIT_ON_CLOSE);
        setVisible(true);
    }
}
```

In der Klasse `FensterBauerVerGUI` müssen die Aufrufe zur Erzeugung der Fenster geändert werden. Der 1. Aufruf sieht wie folgt aus:

```
FensterBauerVer erstesFenster = new FensterBauerVer
      ("1. Fenster", g, pos,true, true, Stil.MOTIF);
```

Vergleich

Hinweis

In diesem Buch wird intensiv von der UML *(unified modeling language)* Gebrauch gemacht, der Standardnotation für die objektorientierte Modellierung. Wenn Sie die UML noch nicht kennen, dann finden Sie hier eine kurze Einführung:

- »Exkurs: Das Wichtigste zur UML« im kostenlosen E-Learning-Kurs zu diesem Buch

Die Abb. 2.4-1 verdeutlicht die Unterschiede beider Architekturkonzepte durch UML-Klassendiagramme.

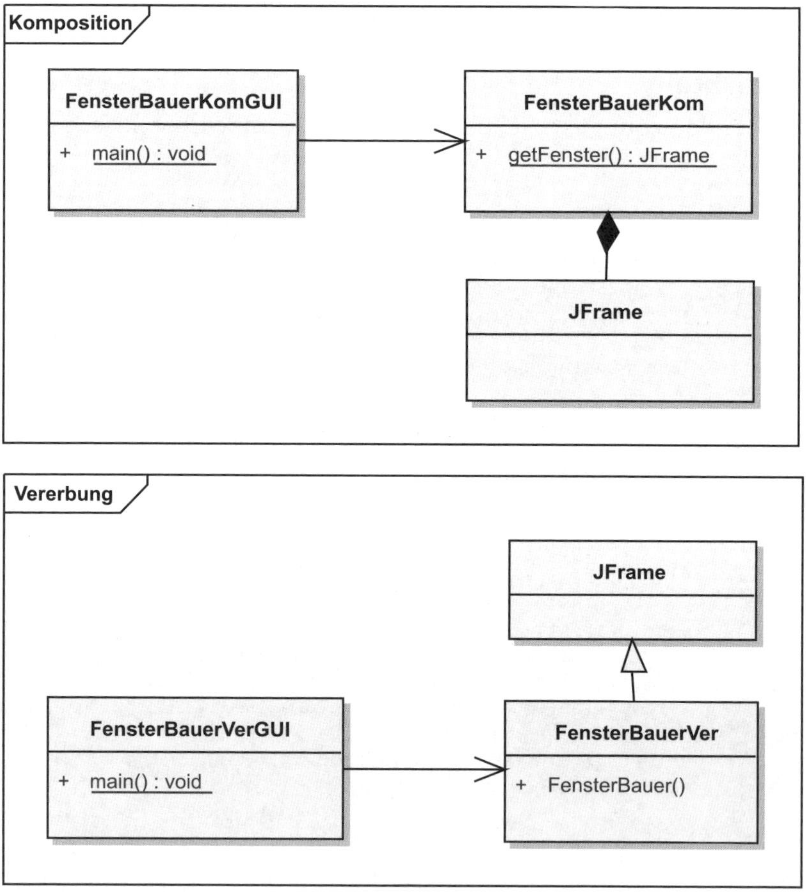

Abb. 2.4-1: Komposition vs. Vererbung am Beispiel FensterBauer.

Frage

Welche Vor- und Nachteile haben Ihrer Meinung nach die beiden Architekturkonzepte?

Antwort

Das Konzept der Vererbung ist immer dann sinnvoll, wenn eine Unterklasse alle geerbten Eigenschaften nutzt und um eigene Eigenschaften erweitert. Es muss eine sogenannte »ist-ein«-Beziehung *(is-a)* zwischen der Unterklasse und der Oberklasse bestehen. In dem Beispiel 1c müsste die Klasse eigentlich semantisch richtig `Spezialfenster` oder so ähnlich heißen. Dann kann man sagen: Ein `Spezialfenster` »ist ein« `JFrame`.

Der Nachteil einer Vererbung besteht immer darin, dass die Unterklasse von Veränderungen der Oberklasse betroffen ist. In diesem Beispiel gehört die Klasse `JFrame` jedoch zum Java-Sprachumfang und Änderungen dürften keine oder wenn dann nur in geringen Umfang auftreten.

Bei einer Komposition erhält die neue Klasse i. Allg. eine (private) Referenz auf ein Exemplar der vorhandenen Klasse. Man spricht von einer Komposition, da die vorhandene Klasse eine Komponente der neuen Klasse wird. Jede Objektmethode in der neuen Klasse ruft eine korrespondierende Methode in der vorhandenen Klasse auf und gibt das Ergebnis zurück. Dies bezeichnet man als *forwarding* (Nachsendung). Die Methoden in der neuen Klasse heißen dementsprechend *forwarding methods*. Die Signaturen der neuen Klasse, im Beispiel 1b `FensterBauerKom`, sind unabhängig von Änderungen der vorhandenen Klasse, hier `JFrame`. Selbst neue Methoden der vorhandenen Klasse haben keine Auswirkungen auf die neue Klasse. Bei diesem Konzept wird deutlich gemacht, dass nur Teile der Methoden der vorhandenen Klasse genutzt werden. Nachteilig ist, dass zusätzliche *forwarding methods* geschrieben werden müssen.

Eine ausführliche Behandlung der beiden Architekturkonzepte mit ihren Vor- und Nachteilen finden Sie in [Bloc05, S. 71–83] und in [Fowl05, S. 352–357]. Literatur

Führen Sie die beiden Programme auf Ihrem Computersystem aus und variieren Sie die verschiedenen Parameter, um ein Gefühl für die verwendeten Methoden zu erhalten.

2.5 Ereignisverarbeitung: Der Einstieg *

Interagiert ein Benutzer mit einer grafischen Benutzungsoberfläche, dann löst er Ereignisse aus. Ereignisbeobachter können sich bei Ereignisquellen registrieren. Ereignisquellen informieren alle registrierten Ereignisbeobachter, wenn ein Ereignis eingetreten ist. Die Beobachter entscheiden dann, ob und welche Aktionen auszuführen sind. Dieses Verfahren heißt Beobachter-Muster *(observer pattern)*.

Besitzt ein Programm eine grafische Benutzungsoberfläche, dann bedient der Benutzer das Programm durch Tastatureingaben und Mausklicks. Diese Benutzeraktivitäten lösen Ereignisse aus, die vom jeweiligen Betriebssystem bzw. GUI-System an das Programm weitergegeben werden. Das Programm wird dabei über alle Arten von Ereignissen und Zustandsänderungen informiert. Dazu zählen neben Mausklicks und Tastatureingaben auch Bewegungen des Mauszeigers und Veränderungen an der Größe oder Lage der Fenster. Es gibt verschiedene Konzepte, wie Ereignisse in einer Programmiersprache verarbeitet werden. In Java bietet sich das Beobachter-Muster an.

Das Beobachter-Muster

In der Softwaretechnik beschreibt ein **Muster** *(pattern)* ein Problem und ein Lösungsmuster für dieses Problem, das sich in der Praxis bewährt hat. Das Beobachter-Muster ist ein sogenanntes **Entwurfsmuster** *(design pattern)*. Entwurfsmuster liefern erprobte, allgemeine Lösungen für häufig wiederkehrende Entwurfsprobleme.

Das **Beobachter-Muster** *(observer pattern)* – auch Verleger-Abonnenten-Muster *(publisher-subscriber pattern)* oder Delegations-Ereignis-Modell *(delegation event model)* (in Java) genannt – wird immer dann verwendet, wenn der Status kooperierender Komponenten synchronisiert werden muss. Dazu informiert ein Verleger eine Anzahl von Abonnenten über Änderungen seines Zustands. In der objektorientierten Welt sorgt das Beobachter-Muster dafür, dass bei der Änderung eines Objekts alle davon abhängigen Objekte benachrichtigt werden und sich automatisch aktualisieren können. Die Abb. 2.5-1 zeigt das allgemeine Prinzip des Beobachter-Musters.

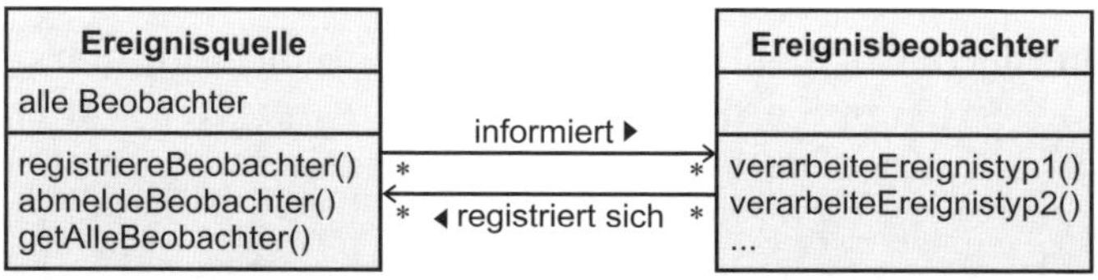

Abb. 2.5-1: Das Prinzip des Beobachter-Musters.

Beim Beobachter-Muster gibt es Ereignisquellen *(event sources)* und Ereignisbeobachter bzw. Ereignisabhörer *(event listeners)* oder Ereignisempfänger. Eine Ereignisquelle kann beispielsweise ein Druckknopf sein, der auf einen Mausklick reagiert, oder ein Fenster, das mitteilt, dass es über das Anwendungsmenü geschlossen werden soll. Alle angemeldeten Ereignisbeobachter werden von der Ereignisquelle über das Eintreten eines Ereignisses informiert und können dann auf das Ereignis reagieren. Damit eine Ereignisquelle weiß, welche Ereignisbeobachter sie informieren muss, müssen sich alle Ereignisbeobachter bei der

Ereignisquelle registrieren. Die meisten Ereignisquellen lassen mehrere Beobachter zu. Man nennt sie *multicast*-Ereignisquellen (Mehrfachverteilungs-Quellen) im Gegensatz zu *unicast*-Ereignisquellen, die nur einen einzigen Beobachter zulassen. Ein Beobachter kann sich auch bei mehreren Quellen registrieren.

Zwischen der Klasse `Ereignisquelle` und der Klasse `Ereignisbeobachter` bestehen zwei Assoziationen:

- Ein Ereignisbeobachter-Objekt kann null, ein oder mehrere Ereignisquellen-Objekte beobachten. Umgekehrt kann ein Ereignisquell-Objekt null, ein oder mehrere Ereignisbeobachter-Objekte über ein Ereignis informieren.
- Ein Ereignisbeobachter-Objekt kann sich bei null, einer oder mehreren Ereignisquellen-Objekten registrieren (unidirektional).

Jede Ereignisquelle muss eine Operation zur Verfügung stellen, damit sich Beobachter registrieren können. Die Registrierung bewirkt, dass das Ereignisquell-Objekt eine Referenz auf das Beobachter-Objekt setzt. Zusätzlich muss die Ereignisquelle eine Operation zum Abmelden von Beobachtern bereitstellen. Jeder Ereignisbeobachter muss eine oder mehrere Operationen zur Verfügung stellen, die die Quelle aufruft, wenn ein entsprechendes Ereignis eintritt.

Das Beobachter-Muster in Java

In Java werden mögliche Ereignisse, die der Benutzer auslösen kann, zu Ereignistypen zusammengefasst. Die Klassen für die Ereignistypen und die Schnittstellen für die Ereignisbeobachter werden in den Paketen `java.awt.event` und `javax.swing.event` definiert.

Beispielsweise können in Java die Ereignisquellen Druckknopf *(button)*, Textfeld *(text field)* und Menüoption *(menu item)* den Ereignistyp `ActionEvent` auslösen. Diese Ereignisquellen stellen folgende Methoden zur Verfügung:

- `public void addActionListener(ActionListener listener)`
- `public void removeActionListener(ActionListener listener)`
- `public ActionListener[] getActionListeners()`

Die Klasse `JButton`, eine Ereignisquelle, erbt von ihrer Oberklasse `AbstractButton` folgende Methode:

- `public void setActionCommand(String command)`: Diese Methode setzt eine Zeichenkette, die den Typ der Aktion identifiziert. Dadurch können Ereignisse vom Typ `ActionEvent` semantisch unterschieden werden und gleichartige Ereignisse unabhängig von der Ereignisquelle definiert und behandelt werden.

ActionEvent

Damit jeder Beobachter einer Ereignisquelle eine einheitliche Methode für die Ereignisquellen zur Verfügung stellt, müssen die Beobachter die Schnittstelle `ActionListener` implementieren, die folgende Methodensignatur vorschreibt:

- `void actionPerformed(ActionEvent event)`

Diese Methode wird von der Ereignisquelle beim Eintreten des Ereignisses aufgerufen. In der Parameterliste wird ein Objekt der Klasse `ActionEvent` übergeben, das Informationen zum ausgelösten Ereignis enthält. Die Klasse `ActionEvent` besitzt folgende Methoden:

- `public String getActionCommand()`: Liefert die Zeichenkette, die mit dieser Aktion verbunden ist. Bei einem Druckknopf kann dies, soweit nicht anders belegt, die Beschriftung des Druckknopfs sein. Dadurch können Ereignisse unterschiedlicher Druckknöpfe unterschieden werden.
- `public int getModifiers()`: Liefert den Umschaltcode der Tasten, die während des Ereignisses gedrückt waren. Folgende Klassen-Konstanten sind u.a. in `ActionEvent` definiert: `SHIFT_MASK` (Umschalttaste), `CTRL_MASK` (Strg-Taste), `ALT_MASK` (Alt-Taste).
- `public long getWhen()`: Liefert den »Zeitstempel«, wann das Ereignis eingetreten ist. Der »Zeitstempel« gibt die Anzahl der vergangenen Millisekunden seit 1970 an.
- `public Object getSource()`: Diese Methode aus der Oberklasse `java.util.EventObject` liefert das auslösende Element zurück. Damit lässt sich erkennen, von welchem Oberflächenelement das Ereignis ausgelöst wurde.

Tipp

System.exit(0)

Wenn bei einem Objekt der Klassen `Frame` oder `JFrame` das Ereignis zum Schließen des Fensters ausgelöst wird, dann ist das Fenster *nicht* mehr sichtbar, aber die Ressourcen des Fensters und die darin enthaltenen Elemente werden *nicht* freigegeben. Das entsprechende Objekt existiert weiter und belegt Speicher.

Soll die aktuell laufende JVM *(Java Virtual Machine)* beendet und alle Ressourcen freigegeben werden, dann kann die Klassenmethode `exit(int status)` der Klasse `System` dafür verwendet werden. Ist der Parameter `status == 0`, dann liegt ein beabsichtigtes Ende vor, sonst wird ein Fehlerfall signalisiert.

Die Klasse `JFrame` bietet mit der Methode `setDefaultCloseOperation(int status)` und dem Parameterwert `JFrame.EXIT_ON_CLOSE` eine elegante Methode, die JVM mit `System.exit(0)` ohne weitergehende Implementierung zu beenden.

Beispiel 1a
BeobachterDemo

Das folgende Programm `BeobachterDemo` erzeugt in der Klasse `BeobachterGUI` ein Fenster mit einem Druckknopf der Klasse `JButton`. Die Klasse `EreignisBeobachter` enthält den Beobachter, der bei der Ereignisquelle `einDruckknopf` registriert wird. Bei jedem Druck auf den Druckknopf wird vom `EreignisBeobachter` eine Mitteilung im Konsolenfenster ausgegeben.

```
package de.w3l.anw;
import javax.swing.*;

public class BeobachterGUI
{
    public BeobachterGUI()
    {
        initGUI();
    }
    private void initGUI()
    {
        EreignisBeobachter einBeobachter =
             new EreignisBeobachter();
        JFrame einFenster =
             new JFrame("Fenster der Ereignisquelle");
        einFenster.setSize(200,100);
        // Ereignisquelle
        JButton einDruckknopf =
             new JButton("1. Ereignis auslösen");
        einDruckknopf.setActionCommand
             ("Druckknopf gedrueckt");
        einDruckknopf.addActionListener(einBeobachter);
        einFenster.add(einDruckknopf);
        einFenster.setDefaultCloseOperation
                (JFrame.EXIT_ON_CLOSE);
        einFenster.setVisible(true);
    }
    public static void main(String args[])
    {
        SwingUtilities.invokeLater(new Runnable()
        {
            public void run()
            {
                new BeobachterGUI();
            }
        });
    }
}
```

```
package de.w3l.anw;

import java.awt.event.ActionEvent;
import java.awt.event.ActionListener;
import javax.swing.JButton;

public class EreignisBeobachter implements ActionListener
{
    private int anzahl = 1;
```

```
    public void actionPerformed(ActionEvent einEreignis)
    {
        // Reaktion auf das Ereignis
        System.out.println(anzahl + ". Ereignis: "
                + einEreignis.getActionCommand()
                + "\nZeit in ms: " + einEreignis.getWhen());
        if(einEreignis.getActionCommand().
           equals("Druckknopf gedrueckt"))
        {
            JButton eineQuelle =
             (JButton) einEreignis.getSource();
            String text = eineQuelle.getText();
            anzahl++;
            eineQuelle.setText(Integer.toString(anzahl)
             + text.substring(1));
        }
        if (anzahl > 5) System.exit(0);
    }
}
```

Im Konsolenfenster wird ausgegeben:

```
1. Ereignis: Druckknopf gedrueckt
Zeit in ms: 1180616500082
2. Ereignis: Druckknopf gedrueckt
Zeit in ms: 1180616506862
3. Ereignis: Druckknopf gedrueckt
Zeit in ms: 1180616509326
4. Ereignis: Druckknopf gedrueckt
Zeit in ms: 1180616510728
5. Ereignis: Druckknopf gedrueckt
Zeit in ms: 1180616511529
```

Das Fenster mit Druckknopf zeigt die Abb. 2.5-2. Das Objektdiagramm in Abb. 2.5-3 zeigt die Objekte, die im Programm erzeugt werden, das Klassendiagramm in Abb. 2.5-4 die verwendeten Klassen und das Sequenzdiagramm der Abb. 2.5-5 schließlich den dynamischen Ablauf.

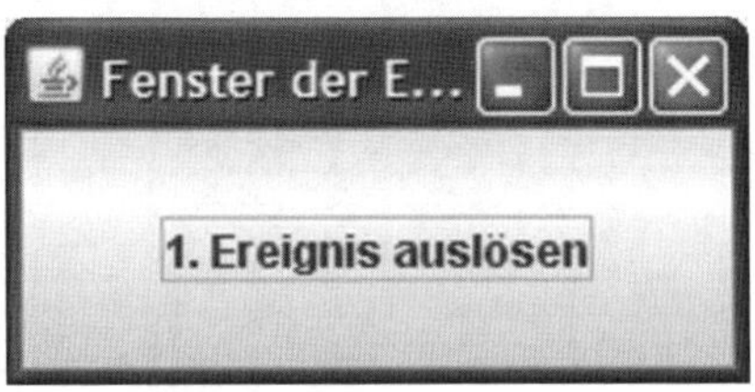

Abb. 2.5-2: Fenster mit Druckknopf zum Programm BeobachterDemo.

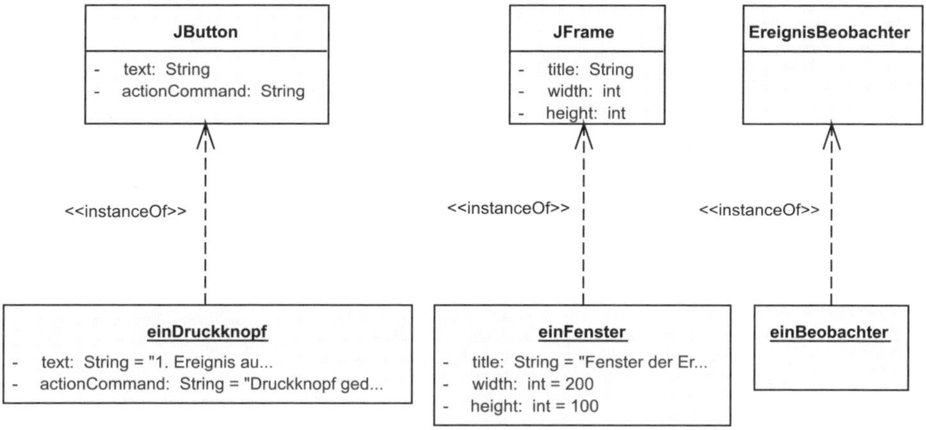

Abb. 2.5-3: Objektdiagramm zum Programm BeobachterGUI.

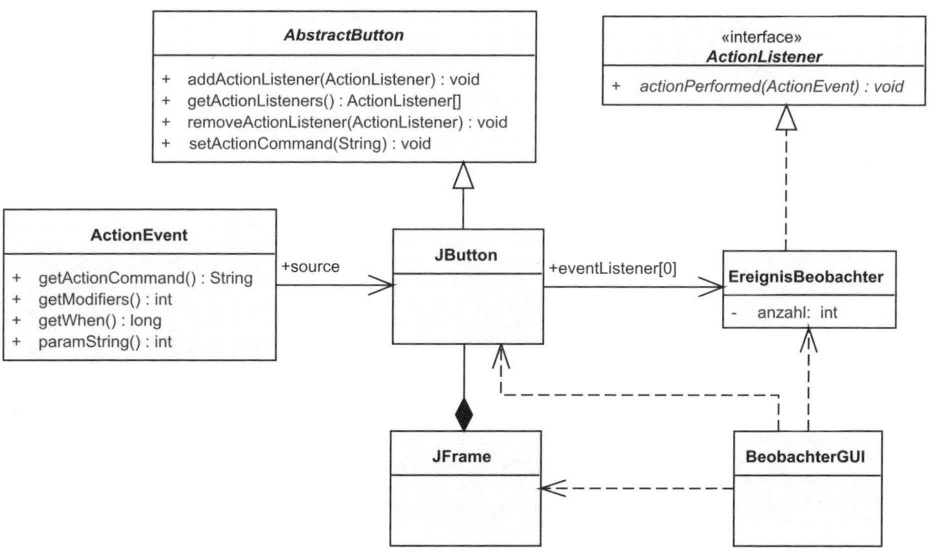

Abb. 2.5-4: Beteiligte Klassen im Programm BeobachterDemo.

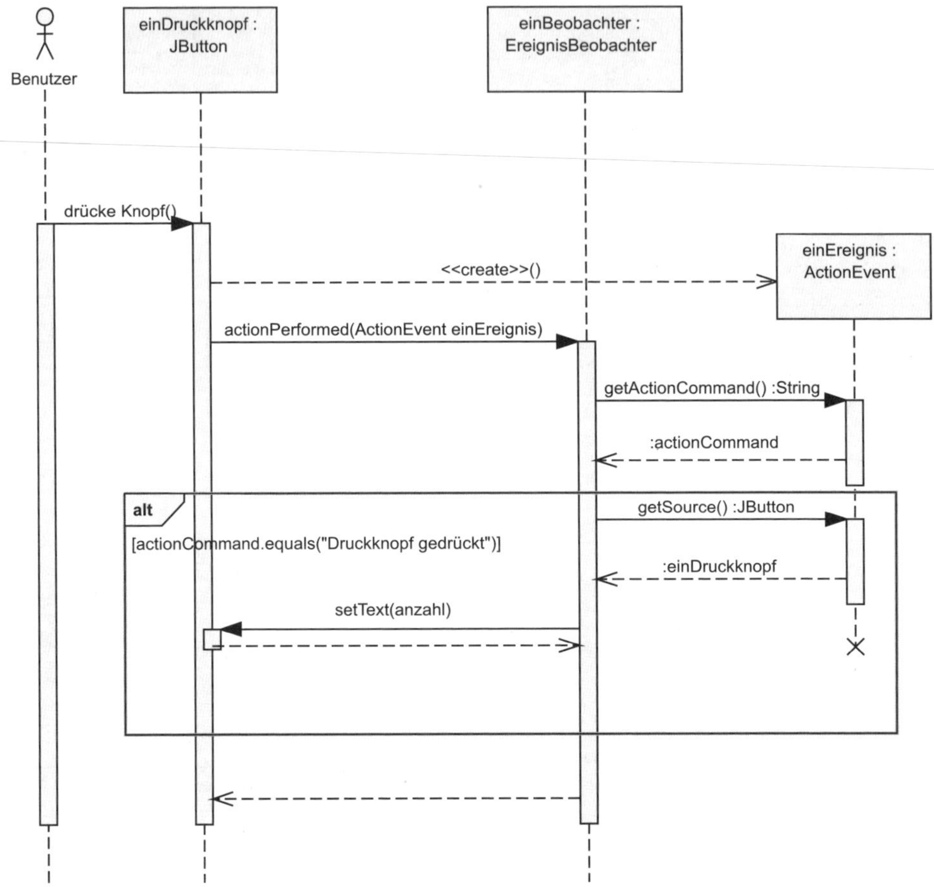

Abb. 2.5-5: Sequenzdiagramm zur Ereignisverarbeitung im Programm `BeobachterGUI`.

Hinweis

Die Klasse `EreignisBeobachter` kann auch als innere Klasse implementiert werden. Innere Klassen können auf Attribute der äußeren Klasse zugreifen. Das führt häufig zu übersichtlicherem Quelltext (siehe »Innere Klassen in Java«, S. 97).

2.6 Druckknöpfe und Textfelder *

Die einfachste Möglichkeit, um Ereignisse in Java auf der Benutzungsoberfläche auszulösen, sind Druckknöpfe (`JButton`). Für die Texteingabe stehen in Java einzeilige Textfelder (`JTextField`) und mehrzeilige Textfelder (`JTextArea`) zur Verfügung.

Druckknöpfe

Druckknöpfe *(buttons, command buttons, push button)* – oft auch **Schaltflächen** genannt (Eindeutschung durch Microsoft) – sind beliebte Interaktionselemente auf grafischen Oberflächen, um Funktionen auszulösen oder Bestätigungen vorzunehmen. Ein Druckknopf wird nur kurzzeitig aktiviert. Anschließend kehrt er in den inaktiven Zustand zurück.

Im Paket `javax.swing` stellt Java unter der abstrakten Oberklasse `AbstractButton` u. a. die Unterklassen `JButton` (Druckknopf) und `JToogleButton` (Wechselknopf) zur Verfügung (siehe Abb. 2.6-1). Java

Für die Eingabe von Informationen durch den Benutzer werden **Textfelder** benötigt, die auch eine Vorbelegung besitzen können. Textfelder

Java stellt unter der abstrakten Oberklasse `JTextComponent` die Unterklassen `JTextField`, `JTextArea` und `JEditorPane` zur Verfügung (siehe Abb. 2.6-1). Java

Die gemeinsame abstrakte Oberklasse von `AbstractButton` und `JTextComponent` ist `JComponent`, von der alle erwähnten Klassen erben. `JComponent`

Die abstrakte Klasse `AbstractButton`

Diese Klasse ist die Oberklasse für alle Druckknopfarten. Jeder Druckkopf kann mit einer Beschriftung und/oder einem Piktogramm ausgestattet werden. Für ihre Unterklassen stellt die Klasse `AbstractButton` folgende wichtige Methoden zur Verfügung:

- `public void setHorizontalAlignment(int alignment)`: Legt fest, wie die horizontale Anordnung des Piktogramms und des Textes des Druckknopfes erfolgen soll. Folgende Parameterwerte sind erlaubt: `SwingConstants.RIGHT` (Voreinstellung), `SwingConstants.LEFT`, `SwingConstants.CENTER`, `SwingConstants.LEADING`, `SwingConstants.TRAILING`.
- `public void setVerticalAlignment(int alignment)`: Legt die vertikale Anordnung des Piktogramms und des Textes des Druckknopfs fest. Folgende Parameterwerte sind erlaubt: `SwingConstants.CENTER` (Voreinstellung), `SwingConstants.TOP`, `SwingConstants.BOTTOM`.

Die Klasse `JButton`

Mithilfe der Klasse `JButton` werden in Java einfache Druckknöpfe erzeugt. Wenn ein Druckknopf mit der Maus »angeklickt«, dann erzeugt er ein `ActionEvent`, das an alle registrierten Beobachter übermittelt wird, die die Schnittstelle `ActionListener` implementieren. Ein Konstruktor ist:

- `public JButton(String text, Icon icon)`: Erzeugt einen Druckknopf mit `text` als Beschriftung und `icon` als Piktogramm. Beide Parameter sind optional. Konstruktor

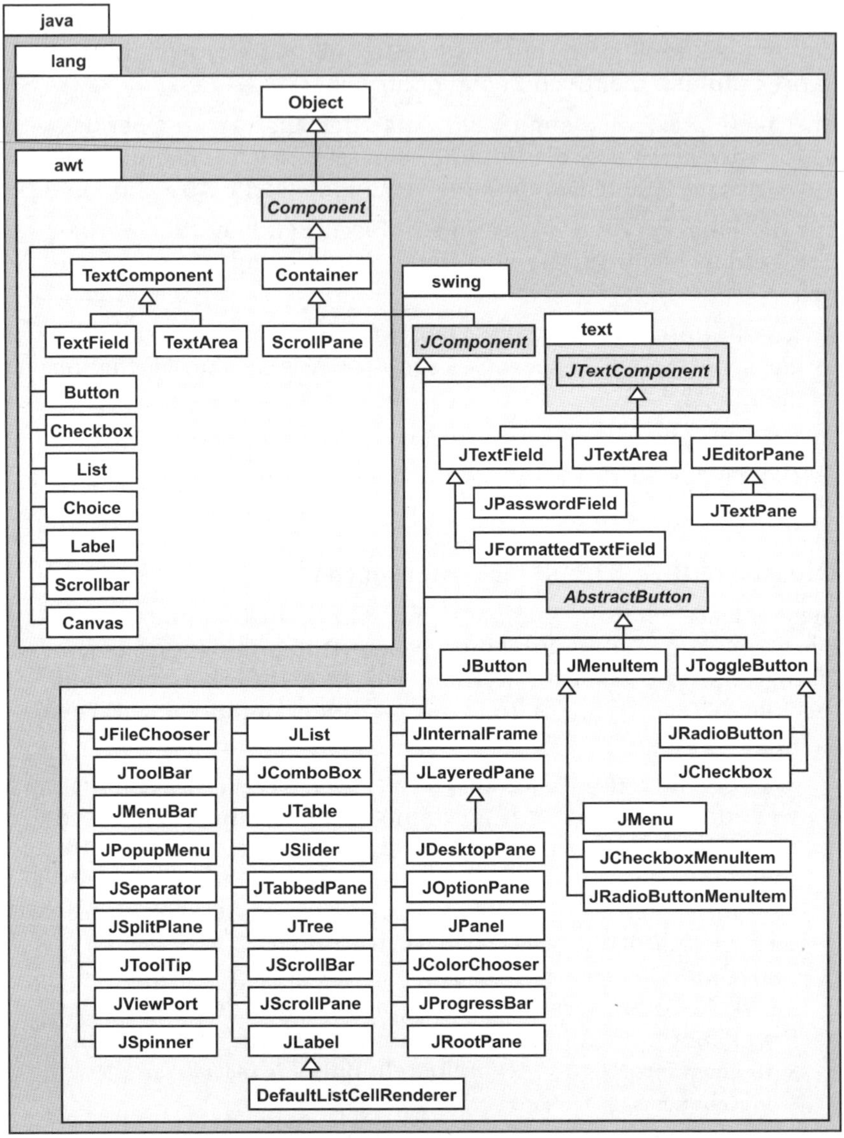

Abb. 2.6-1: Die Java-Klassenhierarchie von Component (ohne Fenster).

Die abstrakte Klasse `JTextComponent`

Alle Textfelder unter Swing sind Unterklassen von der Klasse `JTextComponent`, die folgende wichtigen Methoden besitzt:

Methoden

- `public String getText()`: Liefert den Inhalt der Textkomponente.
- `public String getText(int index, int length) throws BadLocationException`: Liefert die in `length` angegebene Anzahl von

Buchstaben von der Stelle `index` aus dem Text der Textkomponente. Ist einer oder beide Parameter ungültig, wird eine Ausnahme ausgelöst.

- `public String getSelectedText()`: Liefert den selektierten Text der Textkomponente. Wurde kein Text selektiert oder ist die Textkomponente leer, so wird `null` zurückgegeben.
- `public void setText(String text)`: Setzt den Text der Textkomponente auf `text`.
- `public int getCaretPosition()`: Liefert die Position des Textcursors (*caret* genannt).
- `public void setCaretPosition(int position)`: Setzt den Textcursor an die angegebene Position.
- `public void setCaretColor(Color color)`: Setzt den Textcursor auf die angegebene Farbe.

Die Klasse `JTextField`

Das **Textfeld** bzw. **Eingabefeld** *(text field, text box, edit control)* dient zur Ein- und Ausgabe von numerischen Daten oder Texten in einer einzigen Zeile. Java ermöglicht dies durch die Klasse `JTextField`, die folgende wichtigen Konstruktoren und Methoden besitzt:

- `public JTextField(String text, int columns)`: Erzeugt ein einzeiliges Textfeld mit `text` als Voreinstellung und einer Anzahl von Spalten (`columns`). Beide Parameter sind optional. Konstruktor
- `public void setHorizontalAlignment(int alignment)`: Legt fest, wie der Text innerhalb der Komponente positioniert wird. Folgende Parameterwerte sind erlaubt: `JTextField.LEFT`, `JTextField.CENTER`, `JTextField.RIGHT`, `JTextField.LEADING` und `JTextField.TRAILING`. Methoden

Die Klasse `JTextArea`

Textbereiche *(text area, multi-line edit field)* dienen zur Ein- und Ausgabe von mehrzeiligen Texten. Java ermöglicht dies durch die Klasse `JTextArea`, die folgende wichtigen Konstruktoren und Methoden besitzt:

- `public JTextArea(String text, int rows, int columns)`: Erzeugt ein Textfeld mit `text` als Voreinstellung und `rows`-Zeilen sowie `columns`-Spalten. Alle Parameter sind optional. Es können auch nur der erste Parameter oder nur die beiden letzten Parameter verwendet werden. Konstruktor
- `public void append(String string)`: Fügt die Zeichenkette `string` an den vorhandenen Text an. Methoden
- `public void insert(String string, int position)`: Fügt die Zeichenkette `string` an die Position `position` ein.

- `public void replaceRange(String string, int start, int end)`: Ersetzt den Text von der Stelle `start` bis zur Stelle `end` durch den neuen Text `string`.

Beispiel `Zaehler`

Die Anwendung der beschriebenen Klassen und Methoden wird an einem Beispiel demonstriert.

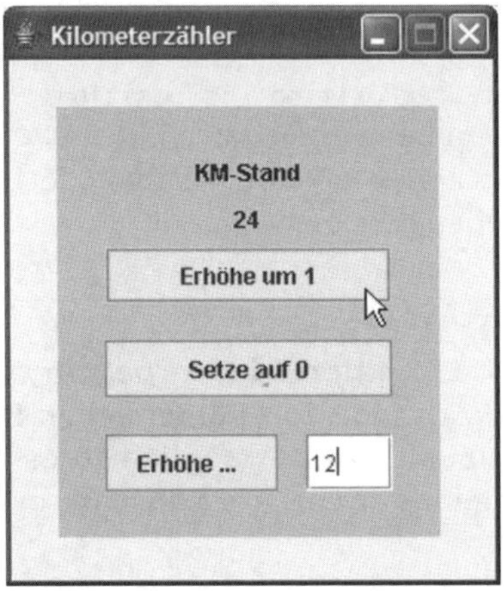

Abb. 2.6-2: Die Benutzungsoberfläche des Programms `Zaehler`.

Beispiel `Zaehler`

Die Firma WebSoft erhält von der Firma »KFZ-Zubehör GmbH« den Auftrag, ein Programm `Zaehler` zu erstellen. Das Pflichtenheft lautet:

/1/ Im Armaturenbrett eines neuen Autos soll ein Tageskilometerzähler digital angezeigt werden.

/2/ Der Kilometerzähler kann beliebig oft auf Null zurückgesetzt werden.

/3/ Der Kilometerzähler kann jeweils um einen Kilometer erhöht werden.

/4/ Der Kilometerzähler kann für Wartungsarbeiten jeweils um eine einzugebende Kilometeranzahl erhöht werden.

/5/ Der aktuelle Zählerstand ist anzuzeigen.

/6/ Der Zähler ist mit Null vorzubesetzen.

/7/ Es ist eine grafische Benutzungsoberfläche zu verwenden. Zur Simulation sind die Funktionen über Druckknöpfe zu realisieren. Die gewünschte Benutzungsoberfläche zeigt die Abb. 2.6-2.

Die Realisierung des Pflichtenheftes erfordert eine Klasse `Zaehler`:

Zaehler

```
package de.w3l.anw;
// Fachkonzept-Klasse: Zaehler
// Aufgabe: Verwaltung eines Zählers

public class Zaehler
{
    private int zaehlerstand = 0;
    public void setzeAufNull()
    {
        zaehlerstand = 0;
    }
    public void erhoeheUmEins()
    {
        zaehlerstand++;
    }
    public void erhoeheUm(int delta)
    {
        if(delta > 0)
        {
            zaehlerstand = zaehlerstand + delta;
        }
    }
    public int getZaehlerstand()
    {
        return zaehlerstand;
    }
}
```

Für die Interaktion mit dem Benutzer werden drei Druckknöpfe und ein Eingabefeld benötigt. Für jeden Druckknopf wird je eine Ereignisbeobachter-Klasse geschrieben. In deren `actionPerformed()`-Methode erfolgt dann die Behandlung für das jeweilige Ereignis: Dort wird die passende Aktion ausgeführt. Die folgende Klasse `ZaehlerGUI` zeigt, wie die grafische Oberfläche realisiert und die Ereignisverarbeitung vorbereitet werden. An allen Ereignisquellen wird ein Objekt der jeweiligen Ereignisbeobachter-Klasse registriert. Diese Klassen implementieren die Schnittstelle `ActionListener` und zeigen damit, dass sie auf Ereignisse vom Typ `ActionEvent` reagieren können.

ZaehlerGUI

```
package de.w3l.anw;

import javax.swing.*;
import java.awt.*;
import java.awt.event.*;

// GUI-Klasse: ZaehlerGUI
public class ZaehlerGUI
{
    private JPanel zeichenflaeche;
    private Zaehler zaehler;
    private JLabel kmStandAnzeige;
    private JTextField deltaTextFeld;
```

```
    public ZaehlerGUI()
    {
        initGUI();
    }
    private void initGUI()
    {
        // Fachkonzeptklasse
        zaehler = new Zaehler();
         LAFEinstellung.setJavaLookAndFeel();
        // Oberfläche zusammensetzen
        // Zeichenfläche erstellen
        zeichenflaeche = new JPanel();
        zeichenflaeche.setBounds(25,25,200,230);
        zeichenflaeche.setBackground(Color.LIGHT_GRAY);
        zeichenflaeche.setLayout(null);

        JLabel ueberschrift = new JLabel("KM-Stand");
        ueberschrift.setBounds(25, 25, 150, 20);
        ueberschrift.setForeground(Color.BLUE);
        ueberschrift.setHorizontalAlignment
                (SwingConstants.CENTER);
        zeichenflaeche.add(ueberschrift);

        kmStandAnzeige = new JLabel(Integer.toString
                (zaehler.getZaehlerstand()));
        kmStandAnzeige.setBounds(25, 50, 150, 20);
        kmStandAnzeige.setForeground(Color.BLUE);
        kmStandAnzeige.setHorizontalAlignment
                (SwingConstants.CENTER);
        zeichenflaeche.add(kmStandAnzeige);

        JButton erhoeheUmEinsKnopf = new JButton("Erhöhe um 1");
        erhoeheUmEinsKnopf.setBounds(25, 75, 150, 30);
        erhoeheUmEinsKnopf.setBackground(Color.YELLOW);
        zeichenflaeche.add(erhoeheUmEinsKnopf);

        JButton setzeAufNullKnopf = new JButton("Setze auf 0");
        setzeAufNullKnopf.setBounds(25, 125, 150, 30);
        setzeAufNullKnopf.setBackground(Color.YELLOW);
        zeichenflaeche.add(setzeAufNullKnopf);

        JButton erhoeheUmXKnopf = new JButton("Erhöhe um:");
        erhoeheUmXKnopf.setBounds(25, 175, 90, 30);
        erhoeheUmXKnopf.setBackground(Color.YELLOW);
        zeichenflaeche.add(erhoeheUmXKnopf);

        deltaTextFeld = new JTextField();
        deltaTextFeld.setBounds(130, 175, 45, 30);
        zeichenflaeche.add(deltaTextFeld);

        // Ereignisverarbeitung vorbereiten
        erhoeheUmEinsKnopf.addActionListener
                (new ErhoeheKnopfBeobachter());
        setzeAufNullKnopf.addActionListener
                (new SetzeNullKnopfBeobachter());
```

```
        erhoeheUmXKnopf.addActionListener
                (new ErhoeheUmXKnopfBeobachter());
    }
    public JPanel gibZeichenflaeche()
    {
        return zeichenflaeche;
    }
    public static void main(String[] args)
    {
        SwingUtilities.invokeLater(new Runnable()
        {
                public void run()
                {
                    ZaehlerGUI zGUI = new ZaehlerGUI();
                    JFrame einFenster =
                        FensterBauerKom.getFenster
                        ("Kilometerzähler",
                        new Dimension(260, 310),
                        new Point(25, 25), false,
                        true, Stil.JAVA);
                    einFenster.getContentPane().setLayout(null);
                    einFenster.add(zGUI.gibZeichenflaeche());
                    einFenster.setVisible(true);
                }
        });
    }
    // hier folgen die inneren Klassen
    // für die Ereignisbehandlung    ...
}
```

Die drei Klassen für die Ereignisbehandlung sind als innere Klassen (siehe »Innere Klassen in Java«, S. 97) innerhalb der Klasse `ZaehlerGUI` realisiert. Dies bringt den Vorteil mit sich, dass sie Zugriff auf die benötigten GUI-Elemente haben.

```
// Klassen für die Reaktion auf die Ereignisse
public class ErhoeheKnopfBeobachter implements ActionListener
{
      public void actionPerformed(ActionEvent event)
      {
            zaehler.erhoeheUmEins();
            kmStandAnzeige.
            setText(Integer.toString
                  (zaehler.getZaehlerstand()));
      }
{
class SetzeNullKnopfBeobachter implements ActionListener
{
        public void actionPerformed(ActionEvent event)
        {
            zaehler.setzeAufNull();
            kmStandAnzeige.
            setText(Integer.toString
                  (zaehler.getZaehlerstand()));
        }
```

```
}
class ErhoeheUmXKnopfBeobachter implements ActionListener
{
        public void actionPerformed(ActionEvent event)
        {
                try
                {
                        int delta = Integer.parseInt
                                        (deltaTextFeld.getText());
                        zaehler.erhoeheUm(delta);
                        kmStandAnzeige.
                                setText(Integer.toString
                                        (zaehler.getZaehlerstand()));
                }
                catch(NumberFormatException ausnahme)
                {
                        Toolkit.getDefaultToolkit().beep();
                        deltaTextFeld.setText("");
                }
        }
}
```

Den zeitlichen Ablauf der Ereignisverarbeitung nach dem Drücken auf den `erhoeheUmEinsKnopf` der GUI verdeutlicht das Sequenzdiagramm der Abb. 2.6-3.

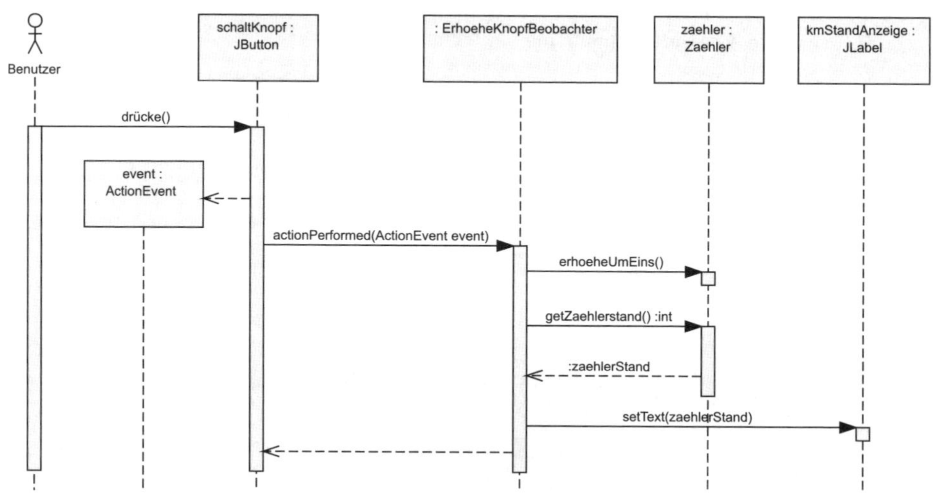

Abb. 2.6-3: Ereignisverarbeitung im Programm `ZaehlerGUI`.

Probieren Sie auch die Stile `MOTIF` und `NATIVE` in dem Programm `Zaehler` aus. Was fällt Ihnen auf?

3 Testen von GUIs **

Bei jeder Softwareentwicklung muss von Anfang an mit überlegt werden, wie die Qualität sichergestellt werden kann. Klassische Qualitätssicherungsmaßnahmen sind:

- Manuelle Inspektion fertiggestellter Programme.
- Aufstellung, Durchführung und Speicherung von Testfällen.

Erfolgt die Interaktion des Benutzers über eine grafische Benutzungsoberfläche, dann kann mit Hilfe von Softwarewerkzeugen die Bedienung »mitgeschnitten« werden. Der »Mitschnitt« wird als Skript gespeichert und kann für **Regressionstests** jederzeit automatisch wiederholt werden.

Abbot

Im kostenlosen E-Learning-Kurs zu diesem Buch finden Sie eine Installationsbeschreibung zu dem Werkzeug Abbot.

Bevor Sie weiterlesen, sollten Sie Abbot auf Ihrem Computersystem installieren.

Wie Testfälle mit Abbot aufgezeichnet und wiederholt »abgespielt« werden können, wird am Beispiel der Klasse `ZaehlerGUI` gezeigt:

- »Aufnehmen von Testskripten «, S. 41

Test first

Es gibt auch die Möglichkeit, Testfälle aufzustellen, bevor die grafische Benutzungsoberfläche fertiggestellt ist:

- »Testgetriebene GUI-Entwicklung «, S. 45

3.1 Aufnehmen von Testskripten **

Ein Testrekorder nimmt die Interaktion des Benutzers mit der GUI auf und speichert diese in einem Skript.

GUI-Test mit Costello

Costello ist ein Rekorder für Testskripte. Er ist Teil des Abbot-Pakets. Das Testen der Klasse `ZaehlerGUI` mithilfe von Costello wird im Folgenden Schritt für Schritt beschrieben.

Aufnahme des Testskripts

Nachdem Sie Costello gestartet haben, wählen Sie links oben im `Datei`-Menü den Eintrag `Neues Skript...`. In der Abb. 3.1-1 ist der rechte obere Bereich des Costello-Bildschirms dargestellt, das `launch`-Feld. Hier werden die Angaben zum Programm gemacht, das getestet werden soll: der Name der Zielklasse und die Methode, die aufgerufen werden soll, in diesem Fall `de.w3l.anw.ZaehlerGUI` und `main`.

Nach dieser Eingabe kann die Aufnahme gestartet werden. Bei der Aufnahme wird die zu testende GUI gestartet und die Interaktionen des Benutzers damit werden aufgezeichnet. Sie starten die Aufnahme, wenn Sie im Menü `Aufnahme` den Eintrag `Alle Aktionen (keine Mausbewegungen)` wählen. Es erscheint die Benutzungs-

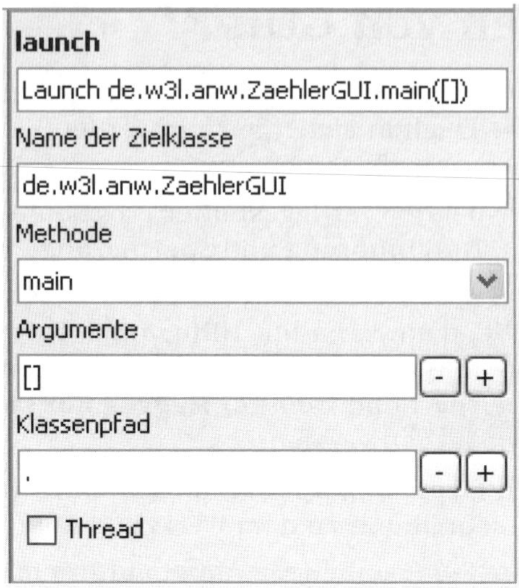
launch
Launch de.w3l.anw.ZaehlerGUI.main([])
Name der Zielklasse
de.w3l.anw.ZaehlerGUI
Methode
main
Argumente
[]
Klassenpfad
.
Thread

Abb. 3.1-1: Bereich im Costello-Fenster mit den Angaben zur Applikation.

oberfläche von ZaehlerGUI (siehe »Druckknöpfe und Textfelder«, S. 32). Klicken Sie auf den Druckknopf Erhöhe um 1. Lassen Sie die Benutzungsoberfläche von ZaehlerGUI noch geöffnet und wechseln Sie zum Costello-Bildschirm. Sie sehen hier, dass Costello Ihre Aktion mitgeschnitten hat (siehe Abb. 3.1-2).

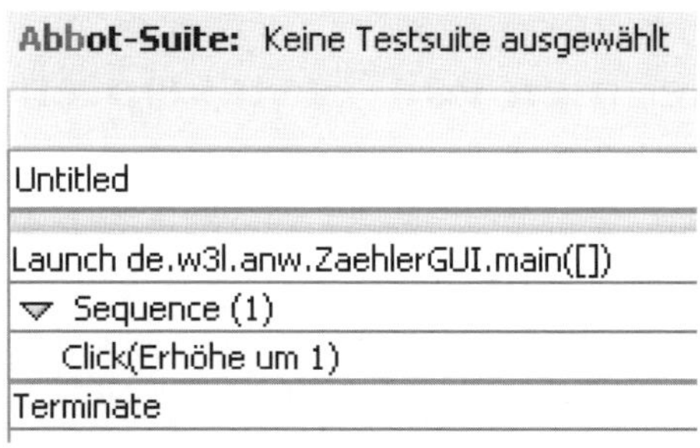

Abb. 3.1-2: Benutzer-Interaktionsprotokoll-Anzeige von Costello.

Der nächste Schritt besteht darin, Costello mitzuteilen, was jetzt an der GUI überprüft werden soll. In diesem Fall soll ZaehlerGUI den Kilometerstand 1 anzeigen. Aktivieren Sie das Fenster von ZaehlerGUI wieder. Nun setzen Sie den Mauszeiger über die 1 oben unter dem Kilometerstand (nicht klicken). Das ist das zu überprüfende GUI-Element. Drücken Sie jetzt die Tastenkombination Shift-F1 und wechseln dann wieder zum Costello. Sie sehen unten links (Abb. 3.1-3), dass Costello das entsprechende Element in der Hierarchie aller Elemente ausgewählt hat.

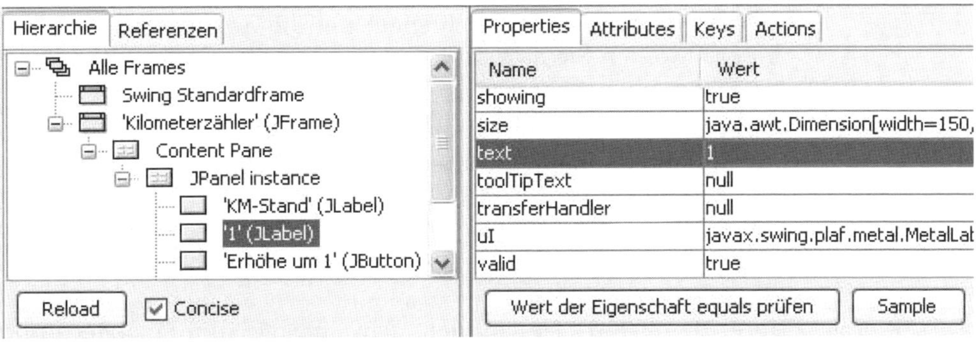

Abb. 3.1-3: Der untere Fensterbereich des Skripteditors Costello.

Im rechten unteren Bereich von Costello (siehe Abb. 3.1-3) sehen Sie die Attribut-Wertepaare des ausgewählten GUI-Elements aufgelistet. Wählen Sie in dieser Liste die Eigenschaft `text` und klicken dann auf den Druckknopf `Wert der Eigenschaft mit equals prüfen`. Damit wird eine **Zusicherung** *(assertion)* festgelegt. Im Costello öffnet sich dafür oben rechts ein neuer Bereich (siehe Abb. 3.1-4).

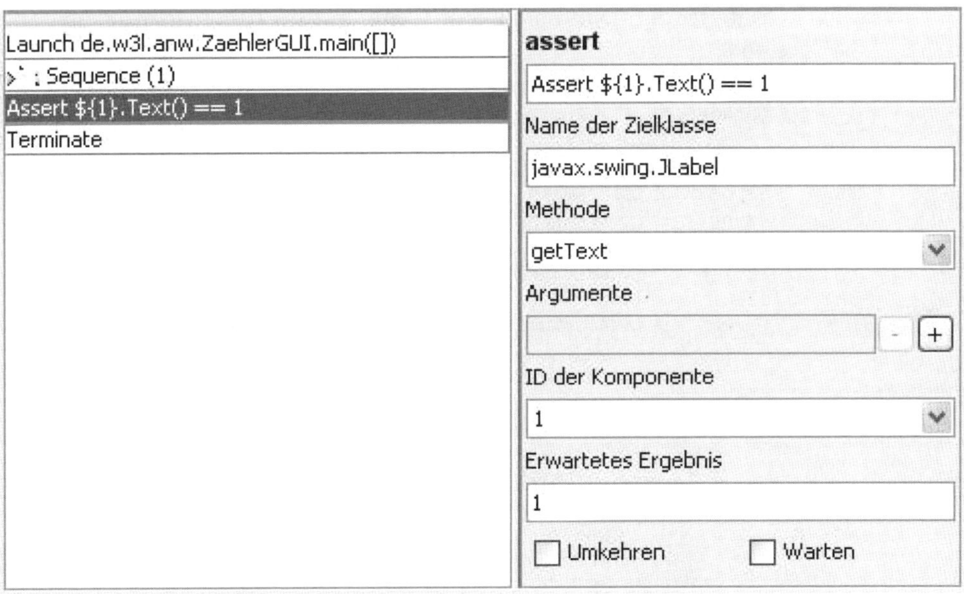

Abb. 3.1-4: Assertion-Einstellungsbereich von Costello.

Hier können Sie die Zusicherung editieren, etwa das erwartete Ergebnis ändern. In diesem Fall ist das erwartete Ergebnis `1`. Oben links (ebenfalls in der Abb. 3.1-4) sehen Sie, dass die Zusicherung in den Ablauf aufgenommen ist. Sie können die Elemente hier mit der Maus verschieben, um die Ablaufreihenfolge zu ändern. Stellen Sie sicher, dass `Assert` erst nach der Interaktion `Click` kommt.

Ablaufen des Testskripts

Wenn Sie weitere Interaktionen aufzeichnen möchten, drücken Sie die Tastenkombination `Shift-F2`. Ansonsten ist das Skript fertig. Sie können es ablaufen lassen, wenn Sie im `Test`-Menü den Eintrag `Ausführen` wählen. Um es langsam ablaufen zu lassen, wählen Sie vorher den Eintrag `Langsames Abspielen` ebenfalls unter dem Menüpunkt `Test`.

Speichern des Testskripts

Unter dem `Datei`-Menü finden sich Einträge zum Speichern und Laden von Skripten. Die Testskripte werden als **XML**-Dokumente gespeichert, welche dann auch mit einem normalen Texteditor verändert und angepasst werden können (siehe »Exkurs: XML«, S. 395). Sie können das Skript mit Costello immer wieder öffnen und ablaufen lassen.

Einbetten eines Skripts in einen JUnit-Test

Die Abbot-API stellt Klassen zur Verfügung, die ein Einbetten eines Costello-Skripts in einen **JUnit**-Test ermöglichen.

Beispiel

Es wird angenommen, dass das aufgenommene Skript `meinTestSkript.xml` heisst, und sich im Unterverzeichnis `testskripte` befindet. Dann sieht ein JUnit-Test hierfür folgendermaßen aus:

```
// Klasse zum Ausführen des aufgenommenen Testskripts
package de.w3l.anw;

import junit.extensions.abbot.ScriptFixture;
import junit.framework.Test;
import junit.framework.TestSuite;

public class ZaehlerGUIScriptFixture extends ScriptFixture
{
    public ZaehlerGUIScriptFixture(String filename)
    {
        super(filename);
    }
    public static Test suite()
    {
        TestSuite suite = new TestSuite();
        suite.addTest(new ScriptFixture
              ("de//w3l//anw//testskripte//meinTestSkript.xml"));
           // Hier könnten Sie noch weitere Skripte hinzufügen
        return suite;
    }
    public static void main(String[] args)
    {
        junit.textui.TestRunner.run(suite());
    }
}
```

Nehmen Sie ein Testskript zum Testen des `Setze auf 0`-Druckknopfs der Klasse `ZaehlerGUI` auf. Speichern Sie es, und fügen dieses Skript dann dem oben angegebenen JUnit-Test hinzu.

3.2 Testgetriebene GUI-Entwicklung ***

Bei dem Test-First-Ansatz werden die Testfälle geschrieben, bevor das zugehörige Programm entwickelt wird. Dies ist auch für eine GUI-Programmierung möglich.

Beim **Test-First-Ansatz** werden ein- oder mehrere Testfälle entworfen, bevor das Programm dazu entwickelt wird. Auch für die GUI-Entwicklung kann dieser Ansatz verfolgt werden. Das *Framework* Abbot unterstützt durch seine **API** diese Vorgehensweise.

JUnit

Abbot basiert auf **JUnit**. Während JUnit den generellen Rahmen zum Testen zur Verfügung stellt, ergänzt Abbot JUnit so, dass GUIs getestet werden können. Der generelle Test-Rahmen bei JUnit sieht folgendermaßen aus: Jede Testklasse erbt von der Klasse `TestCase`. Die Testklasse beinhaltet Testmethoden, die `public` sind und mit `test` beginnen, z. B. `testComponent1`. In der Testklasse können auch die Methoden `setUp()` und `tearDown()` implementiert sein. Hier werden Aufgaben erledigt, die vor bzw. nach *jedem* Test (also einem Aufruf einer Testmethode) erledigt werden sollen. Sie stellen damit die Umgebung für den einzelnen Test zur Verfügung. Innerhalb einer Testmethode kann mit `assert`-Methoden geprüft werden, ob das Testresultat der Erwartung entspricht. Wenn dies nicht der Fall ist, schlägt der Test fehl, und JUnit meldet das. Es gibt diverse Abwandlungen der `assert`-Methode.

GUI-Testen mit Abbot

Das *Framework* Abbot stellt Erweiterungen zu JUnit zur Verfügung. Es enthält aber auch viele zusätzliche Klassen, die nicht von JUnit-Klassen erben.

Die Klasse `ComponentTestFixture`

Diese Klasse ist eine Unterklasse von `TestCase` und besitzt folgende wichtige Methode:

Methode

- `protected Frame showFrame(Component comp, Dimension size)`: Zeigt zu testende Komponenten innerhalb eines `Frame` an. Die gewünschte Größe des `Frame` wird mit dem zweiten Parameter angegeben.

Die Klasse `ComponentTester`

Diese Klasse bietet grundlegende Methoden, die auf der Test-Komponente operieren. Es gibt spezialisierte Unterklassen, und es ist auch möglich, eigene Unterklassen zu schreiben – die bestehenden Klassen selbst sind aber in den meisten Fällen ausreichend.

Methode

- `public void actionClick(Component comp)` :
  Klickt auf die Mitte der angegebenen Komponente

Auffinden von Komponenten

Eine Anweisung der Form »Bewege den Mauszeiger zu der Stelle (10, 10) und klicke die linke Maustaste.« würde dann zu Problemen führen, wenn sich das Layout der GUI ändert. Abbot ermöglicht daher ein dynamisches Auffinden von Komponenten. Es sind zwei Schnittstellen beteiligt:

Matcher

Die Schnittstelle `Matcher` bietet einen Indikator, ob eine Komponente ein Suchkriterium erfüllt:

Methode

- `boolean matches(Component c)`: In dieser Methode erfolgt die Umsetzung der Suchkriterien. Es wird `true` zurückgegeben, falls diese erfüllt werden.

Component Finder

Die Schnittstelle `ComponentFinder` unterstützt das Auffinden von Komponenten:

Methode

- `Component find(Matcher m)`: Der gegebene `Matcher` wird eingesetzt, um eine Komponente zu finden. Es wird eine `ComponentNotFoundException`-Ausnahme geworfen, wenn die Komponente nicht gefunden werden konnte.

Die Kriterien für die Suche können sein:

- Name der Komponente
- Position in der Hierarchie
- Fenstertitel der Eltern
- Klassenname der Komponente
- Komponentenspezifische Angaben

Eine komponentenspezifische Angabe ist z. B. der Text auf einem `JLabel`. Man kann auch mehrere Kriterien verknüpfen, wie z. B.:

```
JLabel label = (JLabel)finder.find(new Matcher()
{
    public boolean matches(Component c)
    {
        // Umsetzung der Suchkriterien
        return c instanceof JLabel &&
               "erwarteter text".equals(((JLabel)c).getText());
    }
});
```

Hier wird nach einer Komponente gesucht, die ein Objekt der Klasse `JLabel` ist und `erwarteter text` anzeigt.

Mit den erwähnten Klassen und Methoden kann die Klasse `ZaehlerGUI` folgendermaßen getestet werden:

Beispiel

ZaehlerGUITest

```
// Test-Klasse: ZaehlerGUITest
package de.w3l.anw;

import java.awt.*;
import javax.swing.*;

import junit.extensions.abbot.*;
import abbot.finder.Matcher;
import abbot.tester.*;

public class ZaehlerGUITest extends ComponentTestFixture
{
    ComponentTester tester;

    public void testErhoeheUmEinsKnopf() throws Exception
    {
        ZaehlerGUI zGUI = new ZaehlerGUI();
        JPanel zeichenflaeche = zGUI.gibZeichenflaeche();
        showFrame(zeichenflaeche, new Dimension(300, 300));

        JButton erhoeheButton = (JButton) getFinder().find
               (zeichenflaeche,
                new Matcher()
                {
                    public boolean matches(Component c)
                    {
                       return
                           c.getClass().equals(JButton.class)
                                && "Erhöhe um 1".equals
                                      (((JButton) c).getText());
                    }
                });

        JLabel kmAnzeigelabel = (JLabel) getFinder().find
               (zeichenflaeche,
                new Matcher()
                {
                    public boolean matches(Component c)
                    {
                        return c.getClass().equals(JLabel.class)
                           &&
                           "0".equals(((JLabel) c).getText());
                    }
                });

        tester.actionClick(erhoeheButton);
        assertEquals("Falsche KM-Ausgabe nach Betaetigen
                      des Druckknopfs", "1",
                     kmAnzeigelabel.getText());
    }

    protected void setUp()
    {
```

```
        tester = new ComponentTester();
    }

    protected void tearDown()
    {
        tester = null;
    }

    public static void main(String[] args)
    {
        TestHelper.runTests(args, ZaehlerGUITest.class);
    }
}
```

Beachten Sie, dass zum Zeitpunkt der Implementierung der Testklasse die entsprechende Funktionalität in der Klasse `ZaehlerGUI` zum Erfüllen des Testfalls noch nicht implementiert zu sein braucht:

ZaehlerGUI

```
package de.w3l.anw;

import javax.swing.*;
import java.awt.*;

public class ZaehlerGUI
{
    private JPanel zeichenflaeche;

    public ZaehlerGUI()
    {
        initGUI();
    }

    private void initGUI()
    {
        zeichenflaeche = new JPanel();
    }

    public JPanel gibZeichenflaeche()
    {
        return zeichenflaeche;
    }
}
```

Dieser Test schlägt somit fehl. Nach der Implementierung von dem betreffenden Teil der Klasse `ZaehlerGUI` läuft der Test durch. Es folgt der nächste Test (z. B. der Test vom `setzeAufNullKnopf`) mit der darauffolgenden Implementierung usw. Diese Vorgehensweise ist im Sinne des **Test-First-Ansatzes**.

4 GUI-Grafikeditoren **

Problem

Die manuelle Positionierung von Interaktionselementen auf Containern und Fenstern ist aufwändig. Pixelwerte müssen bestimmt werden. Ausrichtungen sind schwierig. Änderungen des Layouts sind nur mit viel Aufwand durchführbar.

Lösung

Diese Schwierigkeiten führten zur Entwicklung von GUI-Grafikeditoren, die es ähnlich wie Grafikprogramme ermöglichen, Interaktionselemente auf einer Zeichenfläche zu positionieren, zu verschieben, auszurichten usw. GUI-Grafikeditoren erlauben es nicht nur, eine GUI-Oberfläche interaktiv zu erstellen, sondern sie generieren zu der gestalteten GUI-Oberfläche den entsprechenden Java-Code. Man bezeichnet diese Vorgehensweise auch als *Forward Engineering* der GUI-Oberfläche. Der erzeugte Java-Code kann – in Abhängigkeit vom verwendeten GUI-Grafikeditor

- anschließend nicht mehr geändert werden (nur *Forward Engineering*), d. h. Änderungen müssen immer mit dem GUI-Grafikeditor vorgenommen und dann der Java-Code neu generiert werden. Der generierte Code ist schreibgeschützt.
- anschließend geändert werden, jedoch wird die Änderung nicht im Grafikeditor nachgezogen.
- anschließend geändert werden, die Änderung wird in der GUI-Ansicht des Editors automatisch nachgezogen. Dadurch ist ein sogenanntes *Round Trip Engineering* der GUI-Oberfläche möglich.

Ereignisverarbeitung

Die GUI-Grafikeditoren unterscheiden sich weiterhin darin, ob sie es ermöglichen, auch die Ereignisverarbeitung zu generieren oder nicht.

in IDE oder singulär

Ein weiteres Unterscheidungsmerkmal ist, ob ein GUI-Grafikeditor in eine Entwicklungsumgebung integriert ist, ob es sich um einen selbständigen oder einen integrierbaren Editor handelt.

Java-Code und/oder XML

Neben der Repräsentation der GUI-Oberfläche durch Java-Code ist es auch möglich die GUI-Oberfläche durch ein **XML**-Format darzustellen (siehe »Exkurs: XML«, S. 395). Diese Repräsentationsform verwenden einige Grafikeditoren.

Neben diesen Unterscheidungsmerkmalen gibt es noch als Unterschied kostenpflichtige und kostenlose GUI-Grafikeditoren.

Im kostenlosen E-Learning-Kurs zu diesem Buch werden die Installation und der Einsatz des GUI-Grafikeditors »Jigloo« beschrieben, der in die Entwicklungsumgebung Eclipse integrierbar ist.

Die Abb. 4.0-1 zeigt den Fensteraufbau in dem Grafikeditor Jigloo.

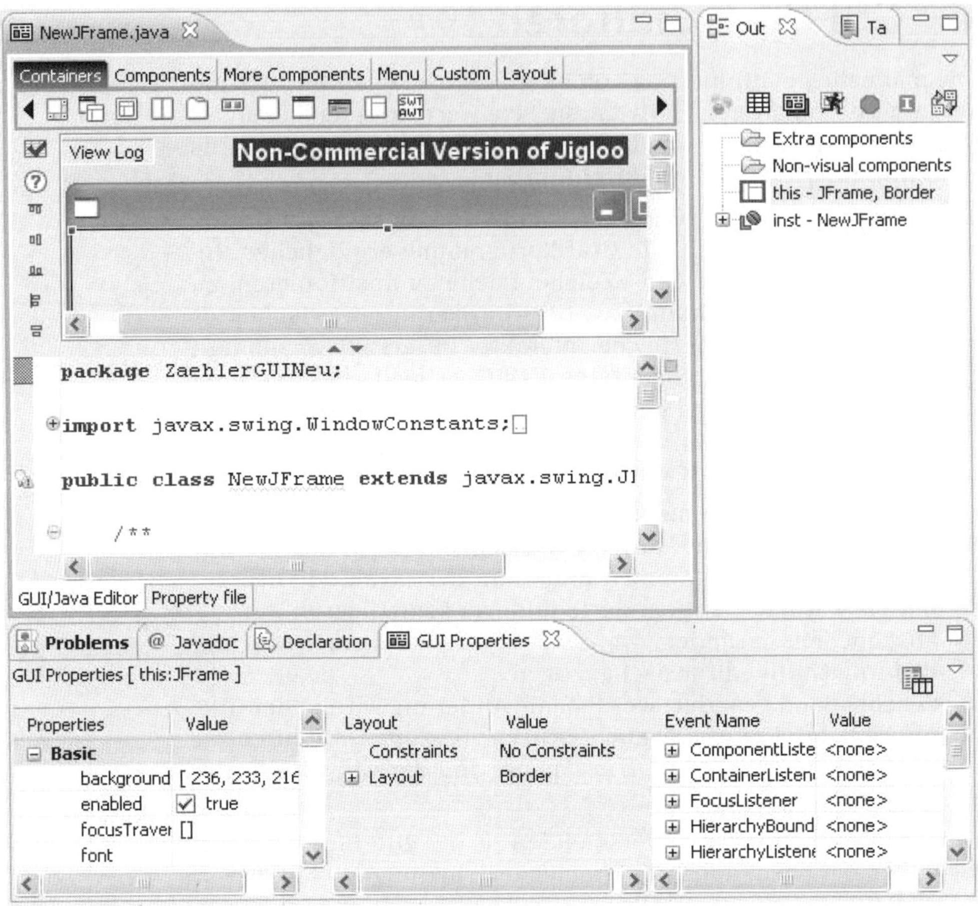

Abb. 4.0-1: Der Jigloo-Fensteraufbau.

Im Zentrum sehen Sie den Quelltext von dem Programm. Über dem Quelltext ist die GUI-Darstellung zu sehen. Unter dem Quelltext ist das Eigenschaftsfenster, unterteilt in zwei Bereiche, für das jeweils markierte GUI-Objekt. Auf der rechten Seite finden Sie das Outline-Fenster. Im `Outline`-Fenster sind alle sichtbaren sowie nicht-sichtbaren GUI-Elemente aufgelistet.

JFrame einrichten

Als erstes sollten Sie den Layoutmanager für das Hauptfenster ausschalten. Hierzu wählen Sie zunächst im `Outline`-Fenster das Element `this` aus, und wählen dann unten im rechten Teil des GUI-Eigenschaftsfensters das Layout als `Absolute` wie in der Abb. 4.0-2 gezeigt.

Auf der linken Seite unter den `Properties` gehen Sie unter die Expert-Kategorien und wählen bei der Eigenschaft `resizable` das Häkchen ab. Unter der Basic-Kategorie können Sie den Titel setzen.

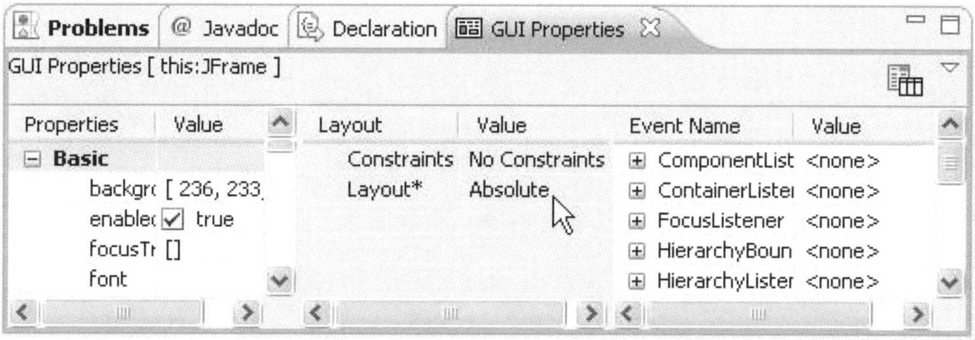

Abb. 4.0-2: Die Jigloo-Layouteinstellung.

Zeichenfläche einrichten

Dann wählen Sie oben über dem GUI-Fenster den Reiter `Containers`. Fahren Sie langsam mit der Maus über die einzelnen angebotenen Container. Zu Ihrer Orientierung erscheint zu jedem Container ein ***Tooltip***. Wählen Sie `JPanel`. Mit einem Klick innerhalb des Fenster fügen Sie es der GUI-Oberfläche hinzu.

Im neuen Dialog wählen Sie auch hier das Layout als `Absolute`, die restlichen Einstellungen können Sie übernehmen. Schließen Sie den Dialog mit einem Klick auf OK. Ziehen Sie im GUI-Fenster nun die entstandene Zeichenfläche auf die gewünschten Abmessungen. Sie können die Hintergrundfarbe der Zeichenfläche ändern, indem Sie sie oben in der GUI-Ansicht (oder rechts in der Outline-Ansicht) markieren und unten unter den Eigenschaften den Wert von `background` einmal anklicken, daraufhin den kleinen entstandenen Druckknopf anklicken wie in der Abb. 4.0-3 gezeigt.

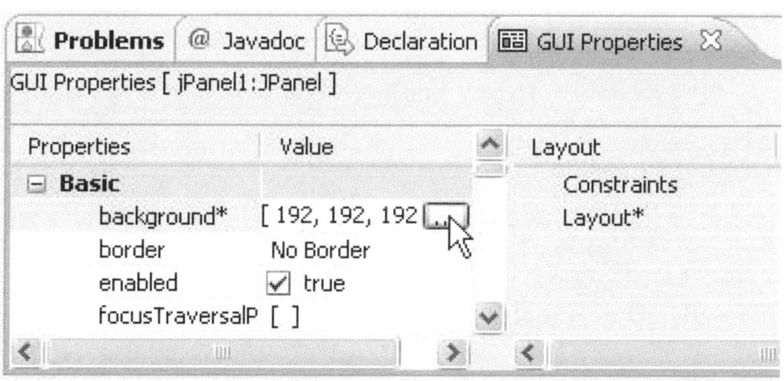

Abb. 4.0-3: Die Jigloo-Zeichenfläche Eigenschaften.

5 Applets – Java-Anwendungen im Web-Browser *

Soll ein Java-Programm in eine HTML-Seite eingebettet werden, dann muss es als sogenanntes **Applet** programmiert werden. Der Web-Browser startet das Applet (wenn die gerade betrachtete HTML-Seite ein Applet enthält), hält es an (wenn die entsprechende HTML-Seite verlassen wird) und beendet es (wenn der Web-Browser geschlossen wird). Dem Applet steht in der HTML-Seite der Grafikbereich zur Verfügung, der im `<applet>`- bzw. `<object>`-Befehl dafür angegeben wird.

Die Interaktion mit dem Benutzer geschieht bei einem Applet immer über eine *grafische* Benutzungsoberfläche, während es sich bei einer Java-Anwendung entweder um eine grafische oder um eine zeichenorientierte Benutzungsoberfläche handeln kann.

Als erstes Beispiel wird der Text `"Hello World!"` in einem Applet ausgegeben und ein Applet mit einer Java-Anwendung verglichen:

- »Hello World als Applet«, S. 53

Jedes Java-Applet erbt von der Klasse `Applet` oder `JApplet`, wodurch das Verhalten eines Applets wesentlich beeinflusst wird:

- »Aufbau und Start eines Applets«, S. 57

Eine bereits vorhandene Java-Anwendung kann unter Beachtung einiger Regeln leicht in ein Java-Applet umgewandelt werden:

- »Von einer Java-Anwendung zu einem Java-Applet«, S. 62

Hinweis

Zusätzlich zu Java-Applets gibt es noch die Möglichkeit durch Java-Anwendungen über den Web-Browser zu starten. Diese laufen jedoch nicht im Kontext einer HTML-Seite innerhalb des Web-Browsers ab, sondern werden darüber nur aufgerufen und gestartet (siehe Infos zu Java Web Start (`http://www.java.com/de/download/faq/java_webstart.xml`)).

5.1 »Hello World« als Applet *

Mit einem Applet `Hello World` auszugeben, ist nicht ganz so einfach wie mit einer Java-Applikation. Zusätzlich zum Quelltext muss noch eine HTML-Datei erzeugt werden, die das Applet einbindet. Durch Öffnen der HTML-Seite in einem Browser erfolgt dann die Ausführung des Applets.

Jedes Java-Appleterbt entweder von der Klasse `JApplet` oder von der Klasse `Applet`, die eine Oberklasse von `JApplet` ist. Über der

Klasse `Applet` befinden sich folgende Oberklassen: `Panel`, `Container`, `Component` und `Object`.

Nebenläufigkeit

Analog wie bei der Programmierung einer Java-Anwendung, die Swing verwendet (siehe »Zuerst das Fenster, dann der Inhalt«, S. 6), muss auch bei der Programmierung eines Applets darauf geachtet werden, dass der Aufbau der Benutzungsoberfläche nebenläufig abläuft (siehe »Dann die Praxis: Swing und Nebenläufigkeit«, S. 284). Im Gegensatz zu einer Java-Anwendung, bei der die Methode `SwingUtilities.invokeLater(...)` verwendet wird, muss bei Java-Applets die Methode `SwingUtilities.invokeAndWait(...)` benutzt werden. Die `invokeLater`-Methode darf *nicht* eingesetzt werden, da sie der `init`-Methode im Java-Applet erlauben würde, zurückzukehren, bevor die Initialisierung abgeschlossen ist. Dies kann zu Problemen führen, die schwer zu lokalisieren sind. Verwenden Sie daher bei Java-Applets folgendes Schema:

Schema

```
public void init()
{
      try
      {
         SwingUtilities.invokeAndWait(new Runnable()
         {
            public void run()
            {
               // GUI-Aufbau
            }
         });
      }
      catch(Exception e)
      {
         System.err.println("GUI-Aufbau fehlgeschlagen");
      }
}
```

Beispiel 1a HelloWorld Applet

Ein einfaches Applet, das den Text »Hello World!« als Führungstext ausgibt, sieht somit wie folgt aus:

```
package de.w3l.anw;

import javax.swing.*;
import java.awt.*;

public class HelloWorldApplet extends JApplet
{
   public void init()
   {
      try
      {
         SwingUtilities.invokeAndWait(new Runnable()
         {
            public void run()
            {
```

```
                getContentPane().setLayout(null);

                JLabel einText =
                        new JLabel("Hello World!");

                einText.setFont(new Font("SanSerif",
                        Font.ITALIC, 20));
                einText.setForeground(Color.BLUE);
                einText.setBounds(0, 0, 200, 120);
                einText.setHorizontalAlignment
                        (SwingConstants.CENTER);
                einText.setVerticalAlignment
                        (SwingConstants.CENTER);

                //Text zur Zeichenfläche hinzufügen
                getContentPane().add(einText);
            }
        });
    }
    catch(Exception e)
    {
        System.err.println("GUI-Aufbau fehlgeschlagen");
    }
  }
}
```

Die Ausgabe zeigt die Abb. 5.1-1.

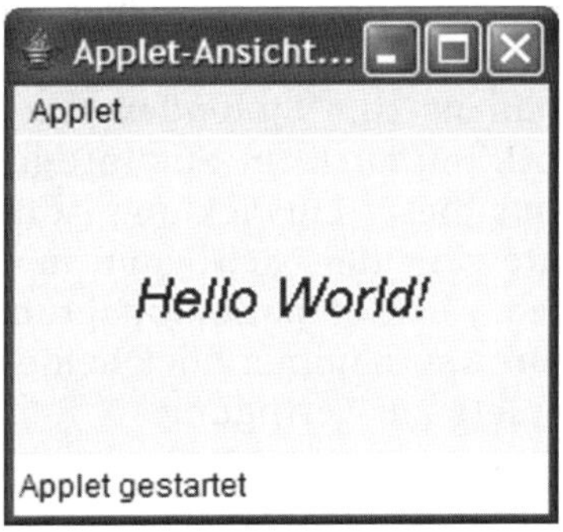

Abb. 5.1-1: Der Text `Hello World!` in einem Java-Applet.

Nach der Fertigstellung eines Applets wird es ebenfalls übersetzt und ausgeführt. Die Ausführung erfolgt in einem Web-Browser oder einem Applet-*Viewer*, den das JDK enthält. Damit das Applet ausgeführt werden kann, wird noch eine geeignete HTML-Seite benötigt. Viele Java-Programmierumgebungen generieren automatisch eine solche Seite.

Beispiel 1b

HTML-Seite zum Ausführen des Applets HelloWorldApplet:

```
<html>
    <head>
        <title>HelloWorldApplet</title>
    </head>
    <body>
        <p>HelloWorldApplet</p>
        <hr/>
        <applet code="de.w3l.anw.HelloWorldApplet.class"
                width="200" height="120"
                codebase="../../.."
        >
        </applet>
        <hr/>
        <p>...mit &lt;object&gt;-Element</p>
        <object classid="java:de.w3l.anw.HelloWorldApplet.class"
                codetype="application/java-vm"
                width="200" height="120"
                codebase="../../.."
        >
        </object>

    </body>
</html>
```

<applet> <object>

Um Java-Applets in HTML-Seiten einzubinden, wurde in den Anfangszeiten von HTML das applet-Element kreiert und später auch standardisiert. Nach dem Aufkommen weiterer Medienformate, wie z. B. Macromedia Flash, wurde jedoch schnell klar, dass ein generisches Element zum Einbinden von anderen Dateiformaten benötigt wird, um auch für zukünftige Formate gerüstet zu sein. Das Ergebnis dieser Entwicklung ist das object-Element. Beide Elemente unterscheiden sich kaum in ihrer Handhabung und ihren Attributen. Aus Kompatibilitätsgründen stehen in den meisten aktuellen Browsern immer noch beide Möglichkeiten zur Einbettung von Applets zur Verfügung.

code / classid codebase

Im Attribut code (<applet>) bzw. classid (<object>) wird die Appletklasse angegeben, die ausgeführt werden soll. Dabei muss der komplette Paketname (hier: de.w3l.anw), der Klassenname (hier: HelloWorldApplet) und das Suffix (.class) angegeben werden. Das Attribut codebase bezeichnet die Lage der Klasse entweder relativ zur HTML-Datei oder als absolute Angabe. Die relative Angabe bezieht dabei die Paketstruktur *nicht* mit ein. Im Beispiel 1b befindet sich die HTML-Seite im selben Verzeichnis wie die .class-Datei des Applets. Deshalb muss die relative codebase-Angabe drei Verzeichnisstufen (1. de, 2. w3l, 3. anw) nach oben gehen.

width height

Durch die Attribute width und height werden die Höhe und die Breite des Applets festgelegt. Applets können den ihnen zugewiesenen Platz und die Größe nicht verändern, da sie von der umgebenden HTML-Seite und dem Web-Browser abhängig sind.

Vergleich Java-Applet vs. Java-Anwendung

Vergleicht man ein Applet-Programm mit einem Anwendungs-Programm *(application)*, dann stellt man fest, dass manches anders ist:

- Ein Applet enthält die Applet-spezifische Methode `init()`. Sie entspricht der `main()`-Methode bei einer Java-Anwendung. Startet der Web-Browser ein Applet, dann wird zunächst die `init()`-Methode ausgeführt. In der `init()`-Methode werden im Allgemeinen Voreinstellungen vorgenommen und die Benutzungsoberfläche zusammengebaut. `init()`
- Ein Java-Applet besitzt immer eine grafische Benutzungsoberfläche.
- Ein Java-Applet kann über den Web-Browser beendet werden.
- Aus Sicherheitsgründen kann ein Java-Applet, das über das Internet geladen wurde, im Allgemeinen *nicht* auf die Ressourcen des lokalen Computersystems zugreifen[1]. Applets, die vom lokalen System geladen wurden, haben keinerlei Sicherheitseinschränkungen!

Tipp

Testen Sie Ihre Applets ausgiebig, indem Sie diese über das Netzwerk laden. So können Sie Fehler leicht finden, die sich auf Verletzung der Sicherheitsbeschränkungen zurückführen lassen und die sich bei einem lokalen Aufruf nicht bemerkbar machen würden.

5.2 Aufbau und Start eines Applets *

Beim Start eines Applets sind sowohl der Web-Browser als auch die Java-VM beteiligt. Das erklärt, warum es beim initialen Aufruf eines Applets zu Verzögerungen kommen kann, denn die Java-VM muss geladen werden. Das Fehlen eines Java-Plugins im Browser (und damit eine fehlende Java-VM) führt dazu, dass das Applet nicht geladen werden kann.

Java stellt für die Programmierung eines Applets die Klasse `Applet`bzw. die Klasse `JApplet`zur Verfügung, die eine Reihe von Methoden zur Verfügung stellen. Das Starten eines Applets wird dadurch erreicht, dass der Web-Browser bzw. ein Applet-*Viewer* ein Objekt von der Klasse erzeugt, die von der Klasse `Applet` bzw. `JApplet` abgeleitet wurde. Anschließend ruft der Browser die Me-

[1] Ab Java 1.1 wurden signierte Applets eingeführt, bei denen der Anwender entscheiden kann, ob er dem Applet Zugriff auf Systemressourcen erlaubt.

thode `init()` auf. Eine detaillierte Darstellung des Startvorgangs zeigt die Abb. 5.2-1.

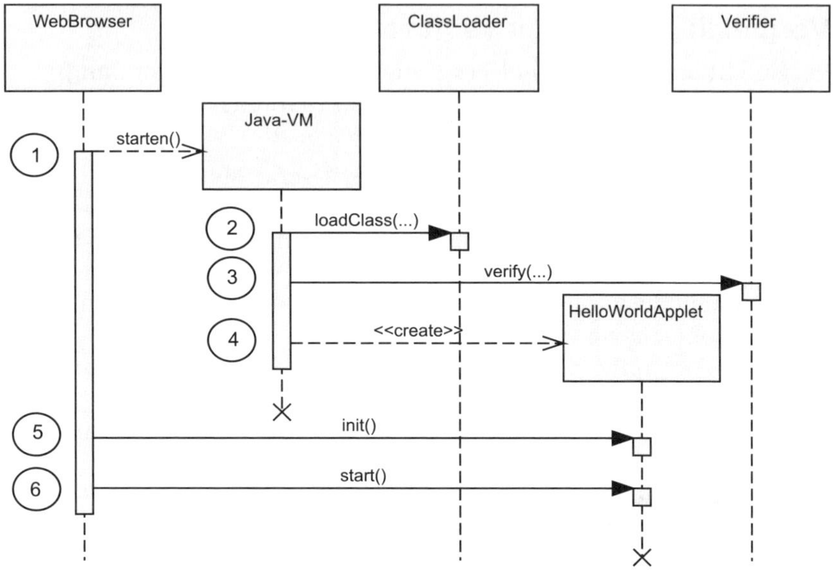

Abb. 5.2-1: Start eines Java-Applets.

Beim Start eines Java-Applets laufen folgende Vorgänge ab:

1 Der Web-Browser findet im HTML-Code einen HTML-Befehl: `<applet ...>` oder `<object ...>`. Der Web-Browser startet eine Java-VM *(virtual machine)* und übergibt ihr den Namen (inklusive dem kompletten Paketnamen) der im Attribut `code` (in `<applet>`) bzw. `classid` (in `<object>`) angegebenen Klasse, z. B. `de.w3l.anw.HelloWorldApplet.class` (Achtung: Pakete, Name der übersetzten Klasse, Endung: `.class`).

2 Die Java-VM sendet die Botschaft `loadClass("de.w3l.anw.HelloWorldApplet.class")` an den sogenannten Klassenlader *(class loader)*, der für das Laden von Klassen von der Festplatte oder über das Netz in den Arbeitsspeicher zuständig ist. Der Klassenlader lädt daraufhin die angegebene Klasse in die Halde des Arbeitsspeichers. Der Klassenlader prüft, ob der Code Referenzen auf andere Klassen enthält, die noch zu laden sind. Enthält die Klasse `HelloWorldApplet` z. B. die Deklaration `EreignisBeobachter einBeobachter;`, dann wird auch die Klasse `EreignisBeobachter` geladen usw.

3 Nach dem Laden wird der Verifizierer *(verifier)* aktiviert, der die Bytecodes auf strukturelle Korrektheit überprüft, z. B. ob die Datei während des Ladens oder des Transports über das Netz beschädigt wurde.

4 Nachdem alle Klassen geladen und geprüft sind, erzeugt die Java-VM ein Objekt der Klasse, die von der `Applet`- bzw. `JApplet`-Klasse abgeleitet ist.
5 Der Browser ruft für dieses Objekt die Methode `init()` auf, um das Applet zu initialisieren.
6 Dann kann der Browser zum Starten des Applets die Methode `start()` aufrufen.

Die wichtigsten Methoden der Klasse `Applet` sind:

`init()`

- `public void init()`: Wird während der Lebensdauer eines Applets *genau einmal* aufgerufen, nachdem die Klassendatei geladen und ein Objekt der von Applet abgeleiteten Klasse erzeugt wurde. Innerhalb von `init()` können z. B. Objektattribute initialisiert, Bilder oder Schriften geladen oder Parameter ausgewertet werden.

`start()`

- `public void start()`: Ist die Initialisierung abgeschlossen, ruft der Browser die Methode `start()` auf, um die eigentliche Ausführung des Applets zu starten. Im Gegensatz zur Initialisierung kann das Starten eines Applets mehrfach erfolgen. In einem Applet-*Viewer* gibt es dafür die Menüoption `Starten`. Lädt der Browser eine andere Web-Seite, dann wird das Applet *nicht* komplett zerstört, sondern lediglich gestoppt. Beim erneuten Aufruf der Seite wird es dann durch den Aufruf der Methode `start()` erneut gestartet.

`stop()`

- `public void stop()`: Durch Aufruf der Methode `stop()` bewirkt der Browser, dass das Applet gestoppt wird. Dies geschieht immer dann, wenn eine andere Web-Seite geladen wird. Während der Lebensdauer eines Applets können die Methoden `start()` und `stop()` also mehrfach aufgerufen werden.

`destroy()`

- `public void destroy()`: Wenn ein Applet nicht mehr benötigt wird, weil z. B. der Browser beendet wird, dann ruft der Browser die Methode `destroy()` auf.

Die Abb. 5.2-2 zeigt den Lebenszyklus eines Applets – dargestellt in der UML-Notation für sogenannte Zustandsautomaten.

Beispiel `ZyklusApplet`

Das folgende Programm `ZyklusApplet` verdeutlicht diesen Lebenszyklus:

```
package de.w3l.anw;

import javax.swing.*;

public class ZyklusApplet extends JApplet
{
    private JLabel einText;
    private int zaehler;

    public ZyklusApplet()
    {
```

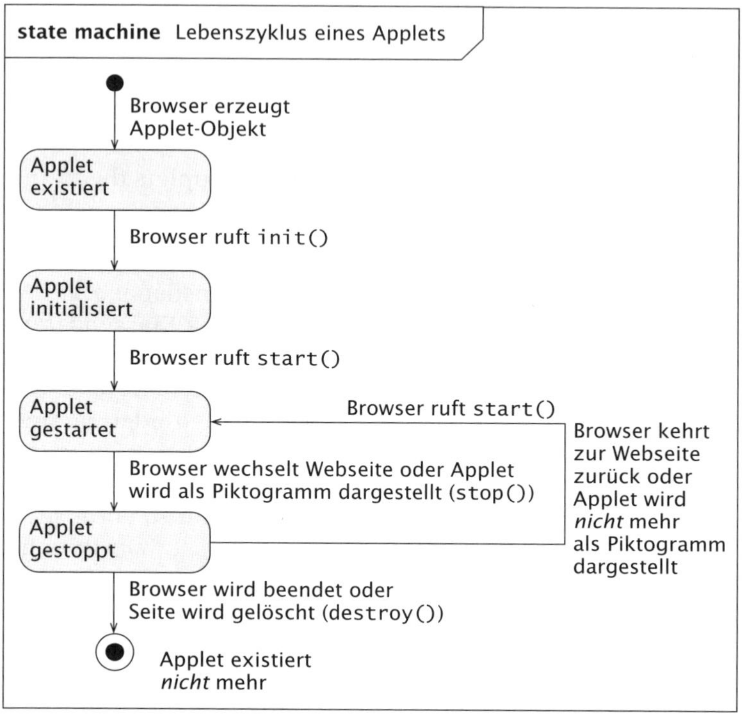

Abb. 5.2-2: Lebenszyklus eines Applets.

```
        super();
        zaehler = 0;

        try
        {
            SwingUtilities.invokeAndWait(new Runnable()
            {
                public void run()
                {
                    setSize(300, 150);
                    einText = new JLabel
                        ("Applet erzeugt: Zähler = " +
                         zaehler);
                    einText.setHorizontalAlignment
                        (SwingConstants.CENTER);
                    getContentPane().add(einText);
                }
            });
        }
        catch(Exception e)
        {
            System.err.println("GUI-Aufbau fehlgeschlagen");
        }
    }
```

```
    public void init()
    {
        zaehler = zaehler + 100;
        final String text =
                "Applet initialisiert: Zähler = " + zaehler;

        try
        {
            SwingUtilities.invokeAndWait(new Runnable()
            {
                public void run()
                {
                    einText.setText(text);
                }
            });
        }
        catch(Exception e)
        {
            System.err.println("Text setzen ehlgeschlagen");
        }
    }

    public void start()
    {
        zaehler++;
        final String text =
                "Applet gestartet: Zähler = " + zaehler;
        // ab hier genauso wie in der init-Methode
        try { ...
    }

    public void stop()
    {
        zaehler  = zaehler + 5;
        final String text  =
                "Applet gestoppt: Zähler = " + zaehler;
        // ab hier genauso wie in der init-Methode
        try { ...
    }

    public void destroy()
    {
        zaehler = zaehler + 99;
        final String text =
                "Applet zerstört: Zähler = " + zaehler;
        // ab hier genauso wie in der init-Methode
        try { ...
    }
}
```

Führen Sie das Programm `ZyklusApplet` auf Ihrem Computersystem aus. Kommentieren Sie schrittweise einen Teil der Methoden aus und betrachten Sie das Ergebnis.

5.3 Von einer Java-Anwendung zu einem Java-Applet *

Die Umstellung oder Erweiterung einer Java-Anwendung zu einem Applet kann - je nach vorliegender Programmstruktur - mehr oder weniger aufwendig werden. Dabei müssen sich Applet und Applikation keineswegs gegenseitig ausschließen, d.h., ein Programm kann beides sein.

Beispiel 1a

Die Firma »KFZ-Zubehör GmbH« wünscht von der Firma WebSoft, dass das Programm `ZaehlerGUI` auch als Applet zur Verfügung steht (siehe »Druckknöpfe und Textfelder«, S. 32).

Wenn bereits eine Java-Anwendung programmiert wurde und diese in ein Java-Applet umgewandelt werden soll, dann sind im einfachsten Falle folgende Schritte notwendig:

1 Die GUI-Klasse (im Beispiel `ZaehlerGUI`) muss von der Klasse `JApplet` erben. Der Grund liegt darin, dass der Web-Browser automatisch ein Objekt der Applet-Klasse erzeugt, während dies bei Anwendungen nicht der Fall ist.
2 Der Aufbau der Oberfläche erfolgt nun in der `init()`-Methode. Diese wird aufgerufen, wenn das Applet initialisiert wird. Im Allgemeinen ist es nicht empfehlenswert, für die Initialisierung den Konstruktor des Applets zu überladen, denn hier steht die Umgebung des Applets (`AppletContext`) noch nicht zur Verfügung.
3 Aufrufe, die mit dem Schließen des Fensters (`einFenster.setDefaultCloseOperation(JFrame.EXIT_ON_CLOSE);`) oder dem Beenden der Java-VM (`System.exit(0)`) zusammenhängen, dürfen in der `init()`-Methode sowie in den anderen Methoden des Applets *nicht* benutzt werden, da ein Applet durch den Web-Browser beendet wird.

In einigen Fällen kann die Umstellung mehr Schritte erfordern. Wenn Sie zum Beispiel Ihre GUI vollständig in der `main`-Methode aufbauen, dann muss dieser Code oder ein Teil davon bei der Umstellung in den Konstruktur des Applets oder in die `init()`-Methode übernommen werden. Bei der Klasse `ZaehlerGUI` erübrigt sich dieser Transfer.

Fachkonzeptklassen

Die Vorteile des Prinzips »Trennung von Fachkonzept und GUI« werden auch hier deutlich: Ist eine Anwendung »sauber« in GUI-Klasse und Fachkonzeptklasse(n) unterteilt, dann muss bei der Umstellung die Fachkonzeptklasse *nicht* geändert werden.

Beispiel 1b

Die Umstellung des Programms `ZaehlerGUI` (siehe »Druckknöpfe und Textfelder«, S. 32) zu einem Applet sieht folgendermaßen aus:

ZaehlerGUI-Applet

```
package de.w3l.anw;

import javax.swing.*;
import java.awt.*;
import java.awt.event.*;

// GUI-Klasse: ZaehlerGUIApplet
public class ZaehlerGUIApplet extends JApplet
{
    private JPanel zeichenflaeche;
    private Zaehler zaehler;
    private JLabel kmStandAnzeige;
    private JTextField deltaTextFeld;

    public void init()
    {
        try
        {
            SwingUtilities.invokeAndWait(new Runnable()
            {
                public void run()
                {
                      initGUI();
                      add(gibZeichenflaeche());
                }
            });
        }
        catch(Exception e)
        {
            System.err.println("GUI-Aufbau fehlgeschlagen");
        }
    }

    private void initGUI()
    {
        // wie in ZaehlerGUI
        // siehe "Druckknöpfe und Textfelder"
    }

    public JPanel gibZeichenflaeche()
    {
        return zeichenflaeche;
    }
    // hier folgen die inneren Klassen
    // für die Ereignisbehandlung
}
```

Lassen Sie das Programm auf Ihrem Computersystem ablaufen. Schreiben Sie eine HTML-Datei, in die Sie das Applet einbinden. Weisen Sie den Attributen `width` und `height` verschiedene Werte zu.

6 Grafikprogrammierung – eine Einführung *

Innerhalb der Klassenbibliothek AWT *(abstract window toolkit)* stellt Java grafische Primitivoperationen zum Zeichnen von Linien, zum Füllen von Flächen und zur Ausgabe von Text zur Verfügung. Java unterstützt u. a. die Grafikformate GIF *(Graphics Interchange Format)*, JPEG *(Joint Photographic Experts Group)* und PNG *(Portable Network Graphics)*. Um die Grafikfähigkeiten nutzen zu können, muss das Paket `java.awt` importiert werden. Zur Ausgabe von grafischen Elementen wird eine Zeichenfläche benötigt, auf die die Ausgabemethoden angewendet werden können.

Jede Komponente besitzt in Java einen sogenannten Grafikkontext, der durch die Methode `paint()` manipuliert werden kann:

- »Der Grafikkontext und die Methode paint()«, S. 65

Die Klasse `Graphics` stellt einfache Zeichenoperationen zur Verfügung:

- »Die Klasse Graphics«, S. 69

Neben Grafiken können auch Bilder in Java geladen, bearbeitet und dargestellt werden:

- »Bilder laden und anzeigen«, S. 79

6.1 Der Grafikkontext und die Methode `paint()` *

Das Zeichnen in eine bestimmte Komponente erfolgt über seinen Grafikkontext. In Java implementiert die Klasse `Graphics` den Grafikkontext. Durch Überschreiben der `paint`-Methode in einer Komponente erhält man ebenfalls Zugang zu dem Grafikkontext.

In Java besitzt jede Komponente einen **Grafikkontext**. Auf diesen Grafikkontext wird jeweils über ein Objekt der Klasse `Graphics` zugegriffen. Zu den **Komponenten** zählen alle Unterklassen der Klasse `Component`, d. h. Fenster, Applets und alle Interaktionselemente wie Textfelder, Textbereiche, Führungstexte, Druckknöpfe usw. Über den Grafikkontext ist es möglich, in eine bestimmte Komponente zu zeichnen.

`paint()`
`repaint()`

Die Methoden `paint()` und `repaint()` werden von der Klasse `Component` zur Verfügung gestellt:

- `public void paint(Graphics g)`: Als Eingabeparameter erhält die Methode ein Objekt der Klasse `Graphics`. Die Methode `paint()` enthält standardmäßig *keinen* Code. Die Methode muss jedesmal neu programmiert werden.

- `public void repaint()`: Der Aufruf dieser Methode löst ein `repaint`-Ereignis aus, die Komponente neu zu zeichnen.

Hinweis

Die `paint()`-Methode sollte niemals direkt, sondern nur indirekt über die Methode `repaint()` aufgerufen werden.

Auf das `Graphics`-Objekt einer Komponente kann z. B. innerhalb der Methode `paint()` zugegriffen werden. Jedes Mal, wenn eine Komponente ganz oder teilweise neu gezeichnet werden muss, wird `paint()` von der Java-VM automatisch aufgerufen. Dies ist zum Beispiel dann der Fall, wenn ein Fenster zum ersten Mal angezeigt wird oder durch Aktionen des Benutzers ein Teil des Fensters sichtbar wird, der bisher verdeckt war.

Annotationen

In Java gibt es die Möglichkeit, durch sogenannte **Annotationen** Anmerkungen zu Programmelementen in den Quelltext einzufügen. Annotationen werden auch als **Metadaten** bezeichnet, da sie Informationen *über* Daten – hier Programmelemente – enthalten. Annotationen haben keine direkte Auswirkung auf die Semantik des Programms. Im Gegensatz zu Kommentaren kann jedoch zur Verteilungszeit *(deployment)* oder Laufzeit auf sie zugegriffen werden. Es gibt mehrere sogenannte vordefinierte Annotationstypen. Zwei häufig verwendete sind:

- `@Override`: Ermöglicht es, eine Methode zu kennzeichnen, die die Methode ihrer Oberklasse überschreibt.
- `@Deprecated`: Es können Klassen, Attribute und Methoden gekennzeichnet werden, die *nicht* mehr verwendet werden sollen. Der Compiler gibt eine Warnung aus, wenn ein so gekennzeichnetes Programmelement verwendet wird.

Jede Annotation beginnt mit dem Zeichen `@`, gefolgt von dem Annotationstyp. Die Annotationen `@Override` und `@Deprecated` sind sogenannte Markierungs-Annotationen *(marker annotations)*, die keine zusätzlichen Informationen enthalten. Zusätzlich gibt es noch Annotationen mit genau einem Wert sowie Annotationen mit Schlüssel-Werte-Paaren.

Swing

Beim Arbeiten mit den Swing-Komponenten sollte auf ein `JFrame`-Fenster eine Zeichenfläche der Klasse `JPanel` gelegt werden (siehe »Die Fensterklassen und die Klasse Toolkit«, S. 15). In einer eigenen Unterklasse von `JPanel` kann die Methode `paint()` überschrieben werden. Eigene Unterklassen von Swing-Komponenten überschreiben in der Regel aber *nicht* `paint()`, sondern die Methode `paintComponent()`. Der Grund dafür ist, dass Swing in `paint()` die drei separaten Methoden `paintComponent()`, `paintBorder()` und `paintChildren()` aufruft.

paintComponent()

Die Methode paintComponent() wird von der Klasse JComponent zur Verfügung gestellt:

- protected void paintComponent(Graphics g): Die Sichtbarkeit protected sollte in Unterklassen beibehalten werden, da die Methode *nicht* von außen aufgerufen wird. Beim Überschreiben von paintComponent() sollte immer super.paintComponent() aufgerufen werden. Bei vollständig eigenem Inhalt ist dies nicht erforderlich. Wird eine Komponente oder ein Fenster neu gezeichnet, dann werden auch alle untergeordneten Komponenten neu gezeichnet.

Beispiel 1a PaintSwingDemo

Für das folgende Beispiel wird die Klasse FensterBauerKom (siehe »Komposition vs. Vererbung «, S. 20) verwendet:

```
package de.w3l.anw;

import javax.swing.*;
import java.awt.*;

public class TextZeichenflaeche extends JPanel
{
    private String text;

    public TextZeichenflaeche(Dimension groesse,
           Point position, Color farbe, String text)
    {
        setLayout(null);
        setSize(groesse.width, groesse.height);
        setLocation(position.x, position.y);
        setBackground(farbe);
        this.text = text;
    }

    @Override
    protected void paintComponent(Graphics g)
    {
        super.paintComponent(g);
        g.drawString(text, 20, 100);
    }

    public void setText(String text)
    {
        if(text!= null)
            this.text = text;
    }

    public String getText()
    {
        return text;
    }
}
```

```
package de.w3l.anw;

import javax.swing.*;
import java.awt.*;

public class PaintSwingDemo
{
    public PaintSwingDemo()
    {
        initGUI();
    }

    private void initGUI()
    {
        JFrame einFenster = FensterBauerKom.getFenster(
                "Paint-Demo mit Swing", new Dimension(260, 310),
                new Point(), false, true, Stil.JAVA);
        FensterBauerKom.zentriereFenster(einFenster);

        //Zeichenfläche
        Dimension groesse = new Dimension(200, 230);
        Point position = new Point(25, 25);
        TextZeichenflaeche eineFlaeche =
                new TextZeichenflaeche(
                   groesse, position, Color.LIGHT_GRAY,
                   "Hello World mit Swing");

         einFenster.setLayout(null);
         einFenster.getContentPane().add(eineFlaeche);
         JOptionPane.showMessageDialog(einFenster, "Hallo");
         eineFlaeche.setText("Mein neuer Text");
         eineFlaeche.repaint();
    }

    public static void main(String args[])
    {
        SwingUtilities.invokeLater(new Runnable()
        {
                public void run()
                {
                    new PaintSwingDemo();
                }
        });
    }
}
```

In diesem Beispiel wird in der Klasse `TextZeichenflaeche` ein Text auf die Fläche der Oberklasse `JPanel` gezeichnet. In der Klasse `PaintSwingDemo` wird zunächst der Text `"Hello World mit Swing"` ausgegeben. Anschließend wird eine Dialogbox mit `JOptionPane.showMessage()` angezeigt (siehe Abb. 6.1-1). Dann wird der Text auf der Fläche geändert in `"Mein neuer Text"`. Jetzt ist ein `repaint()` erforderlich, damit der neue Text angezeigt wird.

Hinweis

Die paintComponent()-Methode sollte niemals direkt, sondern nur indirekt über die Methode repaint() aufgerufen werden.

Die Klasse FensterBauerKom wurde um folgende, häufig genutzte Methode zentriereFenster() ergänzt:

```
public static void zentriereFenster(JFrame einFenster)
{
    einFenster.setLocationRelativeTo(null);
}
```

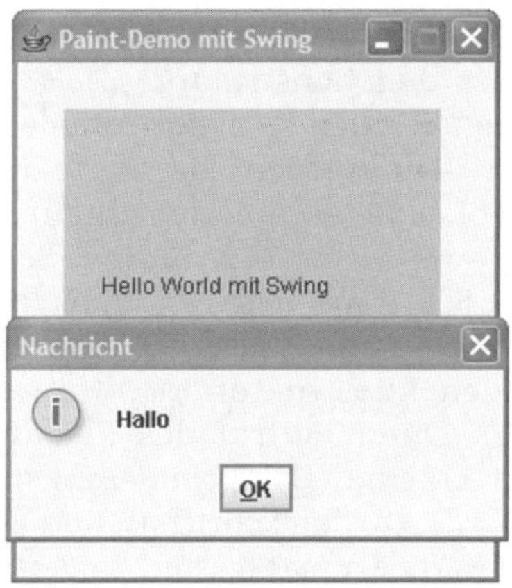

Abb. 6.1-1: PaintSwingDemo bei Ausführung.

Entfernen Sie den repaint()-Aufruf und sehen Sie sich das Ergebnis an.

6.2 Die Klasse Graphics *

Die Klasse Graphics ist die Implementierung eines universellen Ausgabegeräts für Grafik und Schrift in Java. Sie bietet Methoden zur Erzeugung von Linien-, Füll- und Textelementen.

Aufgaben

Mithilfe der Klasse Graphicskönnen unter anderem geometrische Objekte wie Linien, Rechtecke, Kreise gezeichnet, und Texte auf die Zeichenfläche gesetzt werden. Diese Klasse verwaltet auch die Zeichenfarbe, in der alle Ausgaben erfolgen, und die Schriftart, die zur Ausgabe von Schrift verwendet wird. Sie ermöglicht es, Bereiche zu beschneiden *(clipping)* und den Nullpunkt zu verschieben.

Auf Objekte der Klasse Graphics kann in der paint()- bzw. paintComponent-Methode zugegriffen werden (siehe »Der Grafikkontext und die Methode paint()«, S. 65). Daneben bietet die Klasse Component eine Methode `getGraphics()`, die ein `Graphics`-Objekt zum Zeichen auf die Komponente zurückgibt.

Allgemeine Methoden

Werden die folgenden Methoden *nicht* aufgerufen, dann werden die jeweiligen Voreinstellungen verwendet.

Zeichenfarbe

- `public abstract void setColor(Color c)`: Festlegen der Zeichenfarbe für das Zeichenobjekt. Folgende Standardfarben stehen zur Verfügung: `BLACK`, `BLUE`, `CYAN`, `DARK_GRAY`, `GRAY`, `GREEN`, `LIGHT_GRAY`, `MAGENTA`, `ORANGE`, `PINK`, `RED`, `WHITE`, `YELLOW`. Aufruf z. B. `setColor(Color.GREEN)`. Andere Farben können als RGB-Farben über den Konstruktor `Color(int red, int green, int blue)` erzeugt werden. Für die Anteile der Grundfarben Rot, Grün und Blau werden die Werte im Bereich von 0 (keinen Anteil) bis 255 (kompletter Anteil) angegeben.

Schriftart

- `public abstract void setFont(Font font)`: Setzt für den Grafik-Kontext die Schriftart neu fest. Alle folgenden Textoperationen benutzen dann diese Schriftart. Die Klasse `Font` besitzt folgenden Konstruktor: `public Font(String name, int style, int size)`. Durch Aufruf des Konstruktors wird eine neue Schriftart erzeugt. Dabei gibt `name` die Schriftart oder Schriftfamilie an, `style` den Schriftstil und `size` die Schriftgröße in Punkten. Standardmäßig sind folgende Schriftfamilien vorhanden, die als Konstanten der Klasse `Font` definiert sind: `SERIF`, `SANS_SERIF` und `MONOSPACED`. Ebenfalls als Konstanten sind folgende Schriftstile definiert: `BOLD`, `ITALIC` und `PLAIN`. Da die Schriftstile als Bitmaske ausgewertet werden, lassen sich die Konstanten durch bitweises ODER verknüpfen, z. B. `Font.BOLD | Font.ITALIC`. Die Schriftgröße wird in Punkten angegeben (1 Punkt entspricht etwa 1/72 Zoll, das sind ca. 0,376 mm).

Zeichnen von Text

Text

- `public abstract void drawString(String string, int x, int y)`: Zeichnet eine Zeichenkette in der aktuellen Schriftart. Ihre Grundlinie *(baseline)* befindet sich auf der mit `y` übergebenen y-Position. Sie wird ab der x-Position von links nach rechts gezeichnet (Abb. 6.2-1). Anstelle des Datentyps `String` können auch `char[]`- oder `byte[]`-Felder gezeichnet werden.

Zeichnen von Linien

Linie

- `public abstract void drawLine(int x1, int y1, int x2, int y2)`: Zeichnet eine Linie vom Punkt `x1, y1` zum Punkt `x2, y2`.

Beim Zeichnen von Linien werden **Pixel** *(picture element)* gesetzt. Ein Pixel ist ein physikalischer Punkt auf dem Bildschirm.

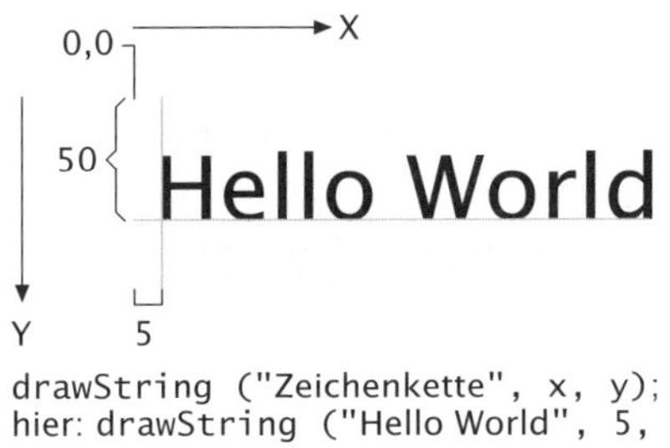

Abb. 6.2-1: Positionierung von Text im Grafik-Koordinatensystem.

Eine Linie besteht aus endlich vielen Punkten. Jeder Punkt muss auf ein Pixel abgebildet werden, was zu »treppenstufenförmigen« Linien führen kann. Eine bessere Darstellung wird durch ***Anti-Aliasing*** erreicht – eine Art Weichzeichnung durch Verwendung von Farbabstufungen. Dies ist in der Java 2D-API möglich.

Zeichnen von Rechtecken

- `public void drawRect(int x, int y, int width, int height)`: Zeichnet ein Rechteck in den übergebenen Ausmaßen, wobei `x` und `y` die Position der linken oberen Ecke des Rechtecks angeben. Liegen die Koordinaten außerhalb des Zeichenbereichs, dann geschieht nichts. `fillRect()` zeichnet analog ein *gefülltes* Rechteck in der aktuell gesetzten Vordergrundfarbe.
- `public abstract void drawRoundRect(int x, int y, int width, int height, int arcWidth, int arcHeight)`: Zeichnet wie `drawRect()` ein Rechteck allerdings mit abgerundeten Ecken. Den horizontalen Durchmesser der Kreisbögen der Ränder gibt `arcWidth` an, den vertikalen `arcHeight`. Analog gibt es eine gefüllte Variante: `fillRoundRect()`.
- `public void draw3DRect(int x, int y, int width, int height, boolean raised)`: Zeichnet ein Rechteck mit 3D-Effekt. `raised` gibt an, ob das Rechteck erhöht oder vertieft wirken soll. Das Rechteck ist 1 Pixel breiter und höher als angegeben. Analog gibt es `fill3DRect()`.

Zeichnen von Ovalen, Kreisen und Kreisbögen

- `public abstract void drawOval(int x, int y, int width, int height)`: Zeichnet ein Oval innerhalb des Rechtecks, das durch die übergebenen Parameter spezifiziert wird. Für die Angabe des Rechtecks gelten analog die Angaben wie für `drawRect()`. Ist `width == height`, dann erhält man einen **Kreis**. Ein gefülltes Oval erhält man durch `fillOval()`.

- `public abstract void drawArc(int x, int y, int width, int height, int start, int end)`: Zeichnet einen Kreisbogen innerhalb des durch die ersten vier Parameter festgelegten Rechtecks. `start` legt den Startwinkel und `end` den Endwinkel fest. Der Winkel wird in Grad angegeben, ausgehend von der Dreiuhrposition im mathematisch positiven Sinn. Mit Füllung: `fillArc()`.

Tipp

Einen **Kreis** bzw. eine **Ellipse** mit den Radien rx und ry um den Mittelpunkt x,y erhält man durch:
`g.drawOval(x - rx, y - ry, rx + rx, ry + ry).`

Zeichnen von Linienzügen und Polygonen

- `public abstract void drawPolyline(int[] xPoints, int[] yPoints, int nPoints)`: Es wird ein Linienzug durch die gegebenen Koordinaten gezeichnet. Die Koordinaten ergeben sich aus den Werten der korrespondierenden Stellen in den Arrays `xPoints` und `yPoints`. `nPoints` gibt die Anzahl der genutzten Ecken an, die durch Linien verbunden werden. Sind Anfangs- und Endkoordinate nicht gleich, dann ist der Linienzug *nicht* geschlossen. Mit Füllung durch: `fillPolyline()`.
- `public abstract void drawPolygon(int[] xPoints, int[] yPoints, int nPoints)`: Es wird ein *geschlossener* Linienzug mit den gegebenen Koordinaten als Ecken gezeichnet. `nPoint` gibt die Anzahl der genutzten Ecken an. Von der letzten genutzten Koordinate wird eine Linie zurück zum Ausgangspunkt gezeichnet. Mit Füllung: `fillPolygon()`.

Tipp

In Java gibt es noch die Klasse `Polygon`, die weitergehende Möglichkeiten bietet. Die Methode `contains()` stellt fest, ob ein Punkt in der von dem Polygon umschlossenen Fläche liegt.

Sehen Sie sich die API-Dokumentation der Klasse `Polygon` an.

Koordinatensystem verschieben

- `public abstract void translate(int x, int y)`: Verschiebt ein Koordinatensystem relativ zum Nullpunkt des Grafikkontextes.

Beispiele

Beispiel `ZaehlerGrafik`

Der Kunde »KFZ-Zubehör GmbH« der Firma WebSoft wünscht das Programm `Zaehler` (siehe »Druckknöpfe und Textfelder«, S. 32) um eine Grafik ergänzt (`ZaehlerGrafik`). Der Kilometerzähler soll in einem blauen Kreis dargestellt werden, um ein Armaturenbrett nachzubilden. Die Klasse Zeichenflaeche (siehe Beispiel 1b in »Der Grafikkontext und die Methode paint()«, S. 65) wird wie folgt geändert:

Zeichenflaeche

```
package de.w3l.anw;

import javax.swing.*;
import java.awt.*;

public class Zeichenflaeche extends JPanel
{
    private String text;

    public Zeichenflaeche(Dimension groesse, Point position,
            Color farbe, String text)
    {
        setLayout(null);
        setSize(groesse.width, groesse.height);
        setLocation(position);
        setBackground(farbe);
        this.text = text;
    }

    @Override
    protected void paintComponent(Graphics g)
    {
        super.paintComponent(g);
        //Farbe setzen
        g.setColor(Color.blue);
        //Kreis zeichnen
        g.fillOval(30,10,150,150);
        //Farbe neu setzen
        g.setColor(Color.white);
        //Schriftart, Schriftschnitt & Schriftgröße neu setzen
        g.setFont(new Font(Font.SANS_SERIF, Font.BOLD, 15));
        //Text zeichnen
        g.drawString(text,70,85);
    }
}
```

Die Klasse ZaehlerGUI muss ebenfalls angepasst werden:

ZaehlerGUI2

```
package de.w3l.anw;

import javax.swing.*;
import java.awt.*;
import java.awt.event.*;

public class ZaehlerGUI2
{
    private JPanel zeichenflaeche;
    private Zaehler zaehler;
    private JLabel kmStandAnzeige;
    private JTextField deltaTextFeld;
```

```
public ZaehlerGUI2()
{
    initGUI();
}

private void initGUI()
{
    //Fachkonzeptklasse
    zaehler = new Zaehler();

    LAFEinstellung.setJavaLookAndFeel();

    //Oberfläche zusammensetzen
    //Zeichenfläche erstellen
    zeichenflaeche = new Zeichenflaeche
            (new Dimension(200,320), new Point(25,25),
            Color.LIGHT_GRAY, "KM-Stand");
    //zeichenflaeche.setBounds(25,25,200,230);
    //zeichenflaeche.setBackground(Color.LIGHT_GRAY);
    zeichenflaeche.setLayout(null);

    JLabel ueberschrift = new JLabel("KM-Stand");
    ueberschrift.setBounds(25, 25, 150, 20);
    ueberschrift.setForeground(Color.BLUE);
    ueberschrift.setHorizontalAlignment
            (SwingConstants.CENTER);
    zeichenflaeche.add(ueberschrift);

    kmStandAnzeige = new JLabel
        (Integer.toString(zaehler.getZaehlerstand()));
    kmStandAnzeige.setBounds(25, 100, 150, 20);
    kmStandAnzeige.setForeground(Color.WHITE);
    kmStandAnzeige.setHorizontalAlignment
            (SwingConstants.CENTER);
    zeichenflaeche.add(kmStandAnzeige);

    JButton erhoeheUmEinsKnopf = new JButton("Erhöhe um 1");
    erhoeheUmEinsKnopf.setBounds(25, 175, 150, 30);
    erhoeheUmEinsKnopf.setBackground(Color.YELLOW);
    zeichenflaeche.add(erhoeheUmEinsKnopf);

    JButton setzeAufNullKnopf = new JButton("Setze auf 0");
    setzeAufNullKnopf.setBounds(25, 225, 150, 30);
    setzeAufNullKnopf.setBackground(Color.YELLOW);
    zeichenflaeche.add(setzeAufNullKnopf);

    JButton erhoeheUmXKnopf = new JButton("Erhöhe um:");
    erhoeheUmXKnopf.setBounds(25, 275, 90, 30);
    erhoeheUmXKnopf.setBackground(Color.YELLOW);
    zeichenflaeche.add(erhoeheUmXKnopf);

    deltaTextFeld = new JTextField();
    deltaTextFeld.setBounds(130, 275, 45, 30);
    zeichenflaeche.add(deltaTextFeld);
```

```
        //Ereignisverarbeitung vorbereiten
        erhoeheUmEinsKnopf.addActionListener
                (new ErhoeheKnopfBeobachter());
        setzeAufNullKnopf.addActionListener
                (new SetzeNullKnopfBeobachter());
        erhoeheUmXKnopf.addActionListener
                (new ErhoeheUmXKnopfBeobachter());
    }

    public JPanel gibZeichenflaeche()
    {
        return zeichenflaeche;
    }

    public static void main(String[] args)
    {
        SwingUtilities.invokeLater(new Runnable()
        {
            public void run()
            {
                //Fenster
                ZaehlerGUI2 zGUI = new ZaehlerGUI2();

                JFrame einFenster = FensterBauerKom.getFenster
                    ("Kilometerzähler", new Dimension(260, 410),
                     new Point(25, 25), false, true, Stil.JAVA);

                einFenster.getContentPane().setLayout(null);
                einFenster.add(zGUI.gibZeichenflaeche());

                //Fenster anzeigen
                einFenster.setVisible(true);
            }
        });
    }
   // hier folgen die inneren Klassen für die Ereignisbehandlung
}
```

Das Ergebnis zeigt die Abb. 6.2-2.

Beispiel SaalAnzeige

Die Firma WebSoft erhält den Auftrag, einen Kinosaal grafisch darzustellen, sodass der Besucher einen Überblick über die Sitzbelegung erhält:

/1/ Das Kinocenter verfügt über mehrere Kinosäle, die alle die gleiche Bestuhlungssystematik besitzen.
/2/ Jeder Saal besteht aus 22 Sitzreihen.
/3/ Jede Sitzreihe besteht aus 18 Sitzen.
/4/ In der Mitte der Sitzreihen befindet sich ein Gang, der die Breite von zwei Sitzen hat.
/5/ Im Gang soll die Sitzreihennummer angezeigt werden.
/6/ Im oberen Teil des Saalplans ist der Text Leinwand auszugeben.

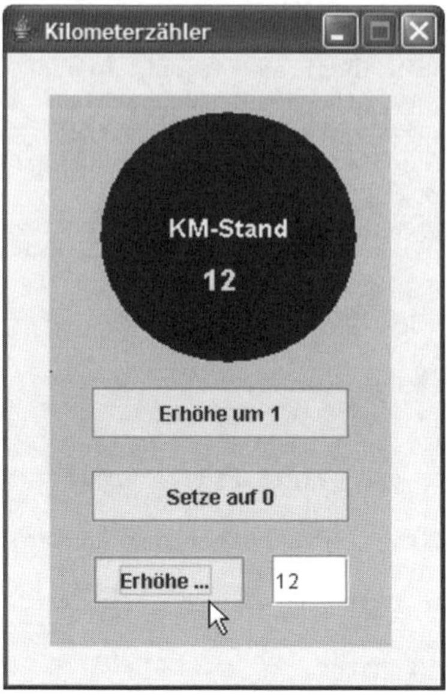

Abb. 6.2-2: Benutzungsoberfläche des Programms `ZaehlerGrafisch`.

Das Programm `SaalAnzeige` besteht u. a. aus folgenden Klassen:

- Klasse `SaalZeichenflaeche`, der die Zeichenfläche darstellt.
- Klasse `SaalGUI` zur Steuerung des Programms.

Die Klasse `SaalZeichenflaeche` besitzt eine private Methode zum Zeichnen eines Sitzes. Über die Parameterliste wird der Grafikkontext übergeben:

Saal Zeichenflaeche

```
package de.w3l.anw;

import java.awt.*;

public class SaalZeichenflaeche extends TextZeichenflaeche
{
    public SaalZeichenflaeche(Dimension groesse, Point position,
            Color farbeFlaeche, String text)
    {
        super(groesse, position, farbeFlaeche, text);
        setText(text);
    }

    @Override
    protected void paintComponent(Graphics g)
    {
        super.paintComponent(g);
        g.setFont(new Font("Sans Serif", Font.BOLD, 20));
        g.drawString(getText(), 160, 20);
        int xPos = 10, yPos = 50, breite = 14, hoehe = 14;
        //Alle Reihen i
```

```
        for(int i = 1; i <= 22; i++)
        {
            //Reihe j, Sitzplätze
            for(int j = 1; j <= 20; j++)
            {
                if (j == 10 || j == 11)
                {
                    // keine Sitze, Gang
                    if (j== 10)
                        g.drawString(Integer.toString(i),
                                (xPos + breite / 2),
                                 yPos + hoehe);
                }
                else
                    zeichneSitz(Color.gray, xPos, yPos,
                                        breite, hoehe, g);
                xPos = xPos + 20;
            }
            xPos = 10;
            yPos = yPos + 20;
        }
    }

    private void zeichneSitz(Color sitzfarbe, int xPos,
         int yPos, int breite, int hoehe, Graphics g)
    {
        g.setColor(sitzfarbe);
        g.fillRoundRect(xPos, yPos, breite, hoehe, 4,6);
        g.setColor(new Color(92,51,23));
        g.drawRoundRect(xPos, yPos, breite, hoehe, 4,6);
        g.fillRect(xPos + 2, yPos + 10, 10, 4);
    }
}
```

SaalGUI

```
package de.w3l.anw;

import java.awt.*;
import javax.swing.*;

public class SaalGUI
{
    public SaalGUI()
    {
        initGUI();
    }

    private void initGUI()
    {
        JFrame einFenster = FensterBauerKom.getFenster(
                "Sitzplan", new Dimension(450, 600),
                new Point(), false, true, Stil.JAVA);
        FensterBauerKom.zentriereFenster(einFenster);
        //Zeichenfläche
        SaalZeichenflaeche meinSaal = new SaalZeichenflaeche (
                new Dimension(440,510), new Point(25,25),
                new Color(176,226,255,255), "Leinwand");
```

```
        //Zeichenfläche zu Fenster hinzufügen
        einFenster.getContentPane().add(meinSaal);
    }

    public static void main(String args[])
    {
        SwingUtilities.invokeLater(new Runnable()
        {
            public void run()
            {
                new SaalGUI();
            }
        });
    }
}
```

Die Abb. 6.2-3 zeigt das Ergebnis eines Programmlaufs.

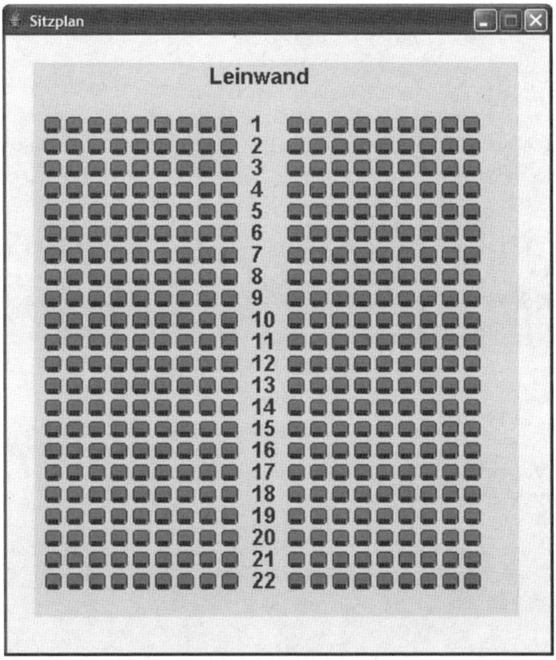

Abb. 6.2-3: Ausgabe des Programms `SaalAnzeige`.

Clipping-Methoden

Oft sollen Zeichenoperationen nur in bestimmten Bereichen der Zeichenfläche vorgenommen werden. Dies kann durch die Festlegung eines Beschnittbereichs *(clipping)* erfolgen. Die Klasse `Graphics` stellt dafür folgende Methoden bereit:

- `public abstract void setClip(int x, int y, int width, int height)`: Setzt einen neuen Beschnittbereich. Zeichenoperationen haben außerhalb dieses Bereichs keine Wirkung.
- `public abstract void clipRect(int x, int y, int width, int height)`: Setzt einen neuen Beschnittbereich, der die Schnittmenge des bisherigen Beschnittbereichs mit dem neuen Beschnittbereich bildet. Mit `getClip()` erhält man den bisherigen Beschnittbereich. Wurde vorher kein Beschnittbereich festgelegt, dann liefert `getClip()` den Wert `null`. `clipRect()` wirkt dann wie `setClip()`.
- `public abstract Graphics create()`: Erzeugt ein neues `Graphics`-Objekt, das eine Kopie des aktuellen Objekts darstellt. Sinnvoll, wenn man die *Clipping*-Methoden *nicht* auf dem Original-Kontext ausführen will.
- `public abstract void dispose()`: Entfernt einen Grafik-Kontext.

Tipp

Mit `setClip(Shape clip)` können beliebig geformte *Clipping*-Bereiche eingestellt werden.

Tipp

Gute Programme verwenden die *Clipping*-Methoden, um bei sich überlappenden Fenstern Informationen über die neu zu zeichnenden Bereiche zu erhalten. Es werden dann nur die überdeckten Bereiche neu gezeichnet, was Rechenzeit spart.

Graphics2D

Die Klasse `Graphics2D` ist eine Erweiterung der Klasse `Graphics` und stellt Methoden zur Verfügung, mit denen sich zweidimensionale Formen zeichnen lassen. Damit werden erweiterte Einstellungen für Koordinatentransformation, Farb-Management und Text-Layout ermöglicht.

6.3 Bilder laden und anzeigen *

In Java können Bilder *(images)* – genauer gesagt *bitmaps*, z. B. im gif-, jpg- und png-Format – von einem externen Speicher oder aus dem Netz geladen und auf dem Bildschirm angezeigt werden.

Image

Ein Bild wird in einem Java-Programm durch ein Objekt der abstrakten Klasse `Image` repräsentiert. Die Deklaration sieht z. B. so aus: `Image meinBild`. Da die Klasse `Image` abstrakt ist, wird das Erzeugen eines Objekts durch andere Klassen vorgenommen, z. B. durch Aufruf der Methode `getImage()` der Klasse `Toolkit`.

Bilder in Anwendungen einbinden

getImage()

Anwendungen können über Methoden der Klasse `Toolkit` Bilder laden. Dies geschieht folgendermaßen:

- `public abstract Image getImage(String filename)`: `filename` gibt den Pfad zu einem Bild auf dem lokalen Computersystem an.
- `public abstract Image getImage(URL url)`: `url` verweist auf ein Bild im Netz.

Da `getImage()` sowohl für Strings als auch für URLs definiert ist, ist `getImage("http://www.w3l.de/strand.gif");` sicher falsch, da es eine solche Datei nicht gibt. Es muss daher heißen: `getImage(new URL("http://www.w3l.de/strand.gif"));`

Die Klasse `Toolkit` (siehe »Die Fensterklassen und die Klasse Toolkit«, S. 15) stellt in Java die Verbindung von der AWT-Bibliothek zu dem jeweils verwendeten Betriebssystem her. Jeder **GUI-Komponente** in Java ist ein aktuelles `Toolkit` zugeordnet. Dieses aktuelle `Toolkit` erhält man durch Aufruf der folgenden Methode der Klasse `Component`:

getToolkit()

- `public Toolkit getToolkit()`: Als Ergebnis der Methode erhält man das aktuelle `Toolkit`-Objekt der Komponente. Auf das kann man anschließend die Methode `getImage()` anwenden, um ein Bild zu laden, z.B. `meinBild = getToolkit().getImage("strand.gif");`

Laden und Zeichnen eines Bildes

Mit `getImage()` wird nur ein neues Objekt vom Typ `Image` angelegt, *nicht* jedoch das Bild geladen. Dies geschieht erst, wenn das Bild zum ersten Mal mit der Methode `drawImage()` der Klasse `Graphics` gezeichnet oder der Ladevorgang explizit gestartet wird. Folgende Varianten dieser Methode sind am Wichtigsten:

- `public abstract boolean drawImage(Image img, int x, int y, Color bgcolor, ImageObserver observer)`: Das Bild wird in der Originalgröße gezeichnet. Die linke obere Ecke des Bildes erscheint an der übergebenen Position x, y. Die Hintergrundfarbe `bgcolor` wird bei den transparenten Teilen des Bildes sichtbar. Der Parameter `bgcolor` kann fehlen.
- `public abstract boolean drawImage(Image img, int x, int y, int width, int height, Color bgcolor, ImageObserver observer)`: Das Bild wird innerhalb eines Rechtecks gezeichnet, das durch die übergebenen Werte `width` und `height` definiert ist. Es wird hierbei an die Größe des Rechtecks angepasst. Skalierungen und Verzerrungen sind daher möglich.

`ImageObserver` ist eine Schnittstelle, die den Aufbereitungsvorgang von Bildern überwacht. Da `ImageObserver` von der Klasse `Component` implementiert wird, kann der erforderliche Parameter durch das Schlüsselwort `this` bereitgestellt werden, wenn der Aufruf von `drawImage()` innerhalb der Klasse einer Kompo-

nente, z. B. innerhalb eines JFrame, stattfindet wie beispielsweise
g.drawImage(meinBild,20,30,this);

Beispiel BildDemo

Die einfachste Java-Anwendung (BildDemo) zum Laden und Anzeigen eines Bildes sieht wie folgt aus:

```
package de.w3l.anw;

import java.awt.*;
import javax.swing.*;

public class BildGUI extends JFrame
{
    private Image meinBild;

    public BildGUI(String bildName)
    {
        super("Mein erstes Bild"); //Titeltext
        meinBild = getToolkit().getImage(bildName);
        setDefaultCloseOperation(JFrame.EXIT_ON_CLOSE);
    }

    public void paint(Graphics g)
    {
        super.paint(g);//Wichtig
        g.drawImage(meinBild, 30, 50, this);
    }

    public static void main(String args[])
    {
        SwingUtilities.invokeLater(new Runnable()
        {
            public void run()
            {
                BildGUI einBildGUI =
                    new BildGUI("de/w3l/anw/strand.gif");
                einBildGUI.setSize(400, 300);
                einBildGUI.setVisible(true);
            }
        });
    }
}
```

ImageIO

Alternativ kann die Klasse ImageIO genutzt werden, die statische Methoden liefert, um Bilder zu laden. Eine dieser Methoden sieht folgendermaßen aus:

- static BufferedImage read(File input) throws IOException: Das BufferedImage-Objekt img kann hiermit folgendermaßen initialisiert werden:
  img = ImageIO.read(new File("strand.gif"));

Bilder in Applets einbinden

getImage()

Bei einem Applet wird die Methode `getImage()` der Klasse `Applet` verwendet. `getImage()` kann auf zwei verschiedene Arten aufgerufen werden:

- `public Image getImage(URL url)`: Hier wird der Pfad zu einem Bild als absolute URL angegeben.
- `public Image getImage(URL url, String name)`: In dieser Version wird zusätzlich der Name des Bildes relativ zu der URL angegeben.
- `public URL getCodeBase()`: Diese Methode verwendet man, um die URL zu erhalten, in der sich das Applet selbst befindet. Man benutzt sie in der Regel in Kombination mit den `getImage()`-Methoden, z.B. `meinBild = getImage(getCodeBase(), "strand.gif");`
- `public URL getDocumentBase()`: Erfolgt die Angabe relativ zur HTML-Seite, auf der sich das `<applet>`- bzw. `<object>`-Element befindet, erhält man die URL durch Aufruf dieser Methode.

Beispiel BildAppletDemo

Das einfachste Applet zum Laden und Anzeigen eines Bildes sieht wie folgt aus (Programm `BildAppletDemo`):

```
/*Pogrammname: Laden und Anzeigen eines Bildes
* GUI-Klasse: BildGUIApplet
*/

package de.w3l.anw;

import java.awt.*;
import javax.swing.*;

public class BildGUIApplet extends JApplet
{
    private Image meinBild;

    public void init()
    {
        //Image-Objekt durch Aufruf von getImage erzeugen
        meinBild =
            getImage(getCodeBase(),
                "de/w3l/anw/strand.gif");

        try
        {
            SwingUtilities.invokeAndWait(new Runnable()
            {
                public void run()
                {
                    getContentPane().setLayout(null);
                }
            });
        }
```

```
        catch(Exception e)
        {
            System.err.println("Fehler bei der init-Methode");
        }
    }

    public void paint(Graphics g)
    {
        g.drawString("URLCodeBase= " + getCodeBase(), 10,30);
        g.drawString
                ("URLDocument= " + getDocumentBase(), 10,50);
        //Zeichnen des Bildes
        g.drawImage(meinBild, 20, 70, this);
    }
}
```

Die Abb. 6.3-1 zeigt die Bildausgabe.

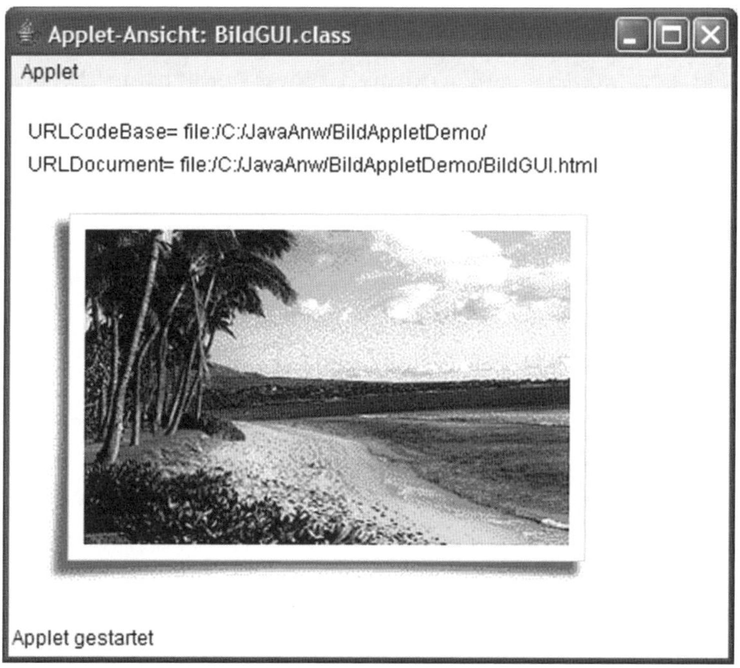
Applet-Ansicht: BildGUI.class
Applet
URLCodeBase= file:/C:/JavaAnw/BildAppletDemo/
URLDocument= file:/C:/JavaAnw/BildAppletDemo/BildGUI.html
Applet gestartet

Abb. 6.3-1: Darstellung eines Bildes in einem Applet.

Weitere Methoden

Zum Arbeiten mit Bildern gibt es eine Reihe von Methoden. Eine Auswahl wird im Folgenden beschrieben:

- `public abstract int getHeight(ImageObserver observer)`: Gibt die Höhe des Bildes an. Ist sie unbekannt, wird -1 zurückgegeben. `observer` gibt das Objekt an, das die Schnittstelle

Klasse `Image`

`ImageObserver` implementiert. Die Methode `getHeight()` gibt die Höhe des Bildes erst dann zurück an `observer`, wenn dieses vollständig geladen wurde.

- `public abstract int getWidth(ImageObserver observer)`: Gibt analog die Breite des Bildes an.

Klasse Graphics

- `public abstract boolean drawImage(Image img, int dx1, int dy1, int dx2, int dy2, int sx1, int sy1, int sx2, int sy2, ImageObserver observer)`: Diese Methode überträgt eine unskalierte Version des Bildes (s = *source*) in ein Zielrechteck (d = *destination*) und nimmt die Skalierung beim Übertragen vor. Die Skalierung erfolgt so, dass die erste Koordinate des Quellrechtecks auf die erste Koordinate des Zielrechtecks abgebildet wird usw. Dadurch ist es z. B. möglich, ein Bild zu spiegeln. Ein horizontales Spiegeln wird durch ein Vertauschen der horizontalen Werte für das Zielrechteck realisiert.
- `public abstract void copyArea(int x, int y, int width, int height, int dx, int dy)`: Kopiert einen Bereich um die angegebenen Distanzen `dx` und `dy`.

Das folgende Beispiel zeigt den Einsatz dieser Methoden.

Beispiel

SpiegelBild GUIApplet

```
/*Programmname: SpiegelBildGUIApplet
* Laden, Anzeigen und Spiegeln eines Bildes
* GUI-Klasse: SpiegelBildGUIApplet
*/

package de.w3l.anw;

import java.awt.*;
import javax.swing.*;

public class SpiegelBildGUIApplet extends JApplet
{
    private Image meinBild;

    public void init()
    {
        meinBild = getImage(getCodeBase(),
            "de/w3l/anw/strand.gif");
    }

    public void paint(Graphics g)
    {
        //Höhe und Breite ermitteln
        int hoehe = meinBild.getHeight(this);
        int breite = meinBild.getWidth(this);
        g.drawString("Höhe = " + hoehe, 10,30);
        g.drawString("Breite = " + breite, 100,30);
        //Unskalierte Ausgabe
        g.drawImage(meinBild, 20, 30, breite, hoehe, this);
        //Nochmalige horizontal gespiegelte Ausgabe
```

```
        //Zielrechteck: dx1 = Breite * 2, dy1 = 30,
        //dx2 = Breite, dy2 = Hoehe + 30
        //Quellrechteck: sx1 = 0, sy1 = 0,
        //sx2 = Breite, sy2 = Hoehe
        g.drawImage(meinBild, breite * 2, 30, breite,
                hoehe + 30, 0, 0, breite, hoehe, this);
        //Ausschnitt kopieren
        g.copyArea(20, 30, breite / 2, hoehe / 2,
                breite - 20, hoehe);
        g.copyArea(breite, 30, breite / 2, hoehe / 2,
                -breite / 2, hoehe);
    }
}
```

Die Abb. 6.3-2 zeigt die Ausgabe des Programms.

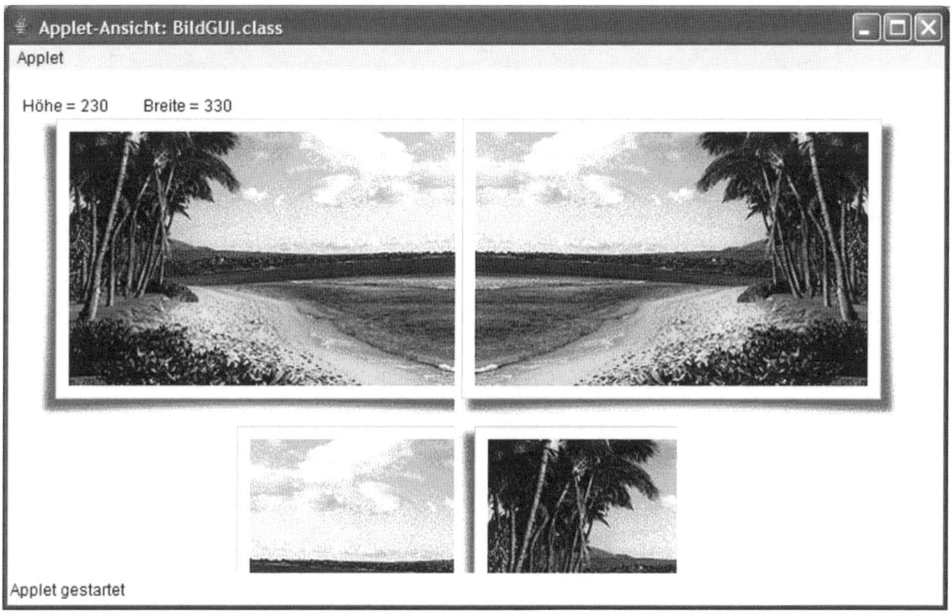

Abb. 6.3-2: Manipulation von Bildern.

7 Die Java-Ereignisverarbeitung im Detail *

Um die Interaktionen eines Benutzers mit der grafischen Benutzungsoberfläche programmtechnisch zu verfolgen, ist eine feingranulare Ereignisbeobachtung nötig. In Java werden elementare und semantische Ereignisse unterschieden:

- »Ereignistypen«, S. 87

Will ein Beobachter über Ereignisse informiert werden, dann muss er für die Ereignisquellen festgelegte Schnittstellen implementieren:

- »Ereignisbeobachter«, S. 89

Nicht jeder Beobachter will über alle Ereignisse einer Quelle informiert werden. Er muss daher nicht alle Methoden einer Schnittstelle implementieren. Adapterklassen reduzieren den Aufwand dazu:

- »Adapterklassen«, S. 91

Die Programmierung von Ereignissen wird durch ein systematisches Vorgehen erleichtert:

- »Programmierung der Ereignisverarbeitung«, S. 93

Für die Ereignisverarbeitung innere Klassen zu verwenden, ist eine gängige Technik in Java:

- »Innere Klassen in Java«, S. 97

Die wichtigsten Effekte bei der direkten Manipulation (Selektieren, Bewegen, Loslassen) werden an einem Beispiel gezeigt:

- »Beispiel: Ein einfacher UML-Editor«, S. 100

7.1 Ereignistypen *

In Java werden verschiedene Typen von Ereignissen unterschieden. Diese verschiedenen Ereignistypen werden durch eine Hierarchie von Ereignisklassen repräsentiert, die alle Unterklassen der Klasse `java.util.EventObject` sind. Die »Wurzel-Ereignis-Klasse« für alle AWT-Ereignisse, die Klasse `AWTEvent` ist ebenfalls Unterklasse von `EventObject`.

Die Klasse `java.util.EventObject` dient als allgemeine Oberklasse aller Arten von Ereignissen, die zwischen verschiedenen Programmteilen aufgerufen werden können. Die Klasse `EventObject` speichert das Objekt, das das Ereignis ausgelöst hat. Durch Aufruf der Methode `public Object getSource();` erhält man dieses Objekt.

Die Hierarchie der AWT-spezifischen Ereignisklassen beginnt eine Ebene tiefer mit der Klasse `AWTEvent`, die direkte Unterklasse von `EventObject` ist und sich im Paket `java.awt` befindet (Abb. 7.1-1).

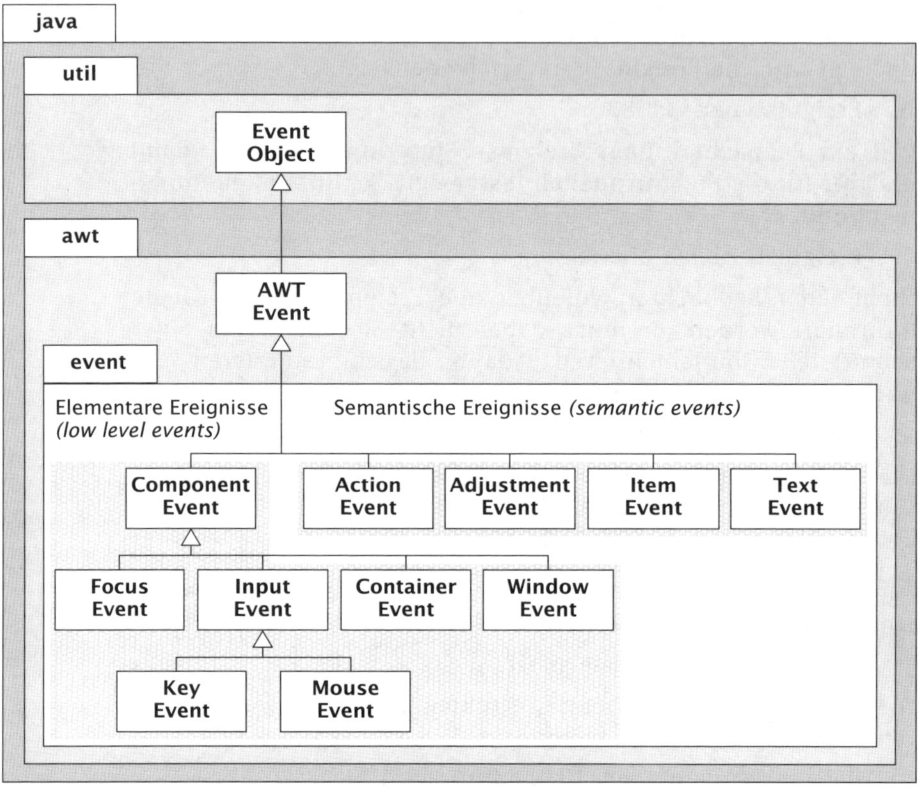

Abb. 7.1-1: Die Hierarchie ausgewählter Ereignisklassen.

`AWTEvent` ist Oberklasse aller Ereignisklassen des AWT. Sie befinden sich im Paket `java.awt.event`. Dieses Paket muss daher in jede Klasse importiert werden, die sich mit der Ereignisbehandlung von Benutzungsoberflächen beschäftigt.

Im AWT werden zwei Arten von Ereignissen unterschieden, die sich in der Klassenhierarchie widerspiegeln (Abb. 7.1-1):

- **Elementare Ereignisse** *(low level events)* beziehen sich auf Fenster und Interaktionselemente. Sie werden in der Klasse `ComponentEvent` und ihren Unterklassen behandelt.
- **Semantische Ereignisse** *(semantic events)* sind nicht an ein bestimmtes Interaktionselement gebunden, sondern repräsentieren fachliche Ereignisse wie das Ausführen eines Kommandos oder die Änderung eines Zustands.

7.2 Ereignisbeobachter *

Wenn ein Ereignis ausgelöst wird, sollen dessen Beobachter benachrichtigt werden. Hierfür ist es notwendig, dass die Ereignisbeobachter eine bestimmte Schnittstelle erfüllen, über die sie die Nachricht dann bekommen.

Damit ein Objekt über Ereignisse informiert werden kann, muss es eine Reihe von Methoden implementieren. Diese können von der Ereignisquelle, bei der es sich registriert, aufgerufen werden. Um sicherzustellen, dass diese Methoden vorhanden sind, müssen die Ereignisbeobachterbestimmte Schnittstellen *(interfaces)* implementieren. Diese sind als Unterschnittstellen der Schnittstelle `java.util.EventListener` gegeben. Die für AWT und Swing relevanten Unterschnittstellen von `EventListener` befinden sich im Paket `java.awt.event` (Abb. 7.2-1).

Je Ereignisklasse (siehe »Ereignistypen«, S. 87) gibt es eine `EventListener`-Schnittstelle. Sie definiert für jede Ereignisart dieser Ereignisklasse eine separate Methode.

Beispiel

Die Abb. 7.2-2 zeigt, dass zur Ereignisklasse `ActionEvent`die Schnittstelle `ActionListener`gehört. Diese Schnittstelle muss vom Ereignisbeobachter implementiert werden, d. h. die Methode `actionPerformed(ActionEvent e)` muss einen Rumpf erhalten. Auf der Parameterliste von `actionPerformed()` wird ein Objekt der Ereignis-Klasse `ActionEvent` übergeben. Innerhalb der Methode `actionPerformed()` kann dann über die Methoden der Klasse `ActionEvent` auf das übergebene Objekt zugegriffen werden.

Analog ist der Ereignisklasse `MouseEvent`die Schnittstelle `MouseListener`zugeordnet, die fünf Methoden deklariert. Als Parameter wird ein Objekt der Klasse `MouseEvent` übergeben. Innerhalb der Methoden kann dann über die Methoden der Klasse `MouseEvent` auf das übergebene Objekt zugegriffen werden.

Beide Ereignisklassen stellen unterschiedliche Methoden zur Verfügung. Über ein Maus-Ereignis möchte man als Ereignisbeobachter andere Informationen erfahren als über ein Aktionsereignis.

Jede der Methoden einer Ereignisbeobachter-Schnittstelle besitzt als einzigen Parameter ein Objekt vom zugehörigen Ereignistyp. Alle Methoden geben *kein* Ergebnis zurück (`void`).

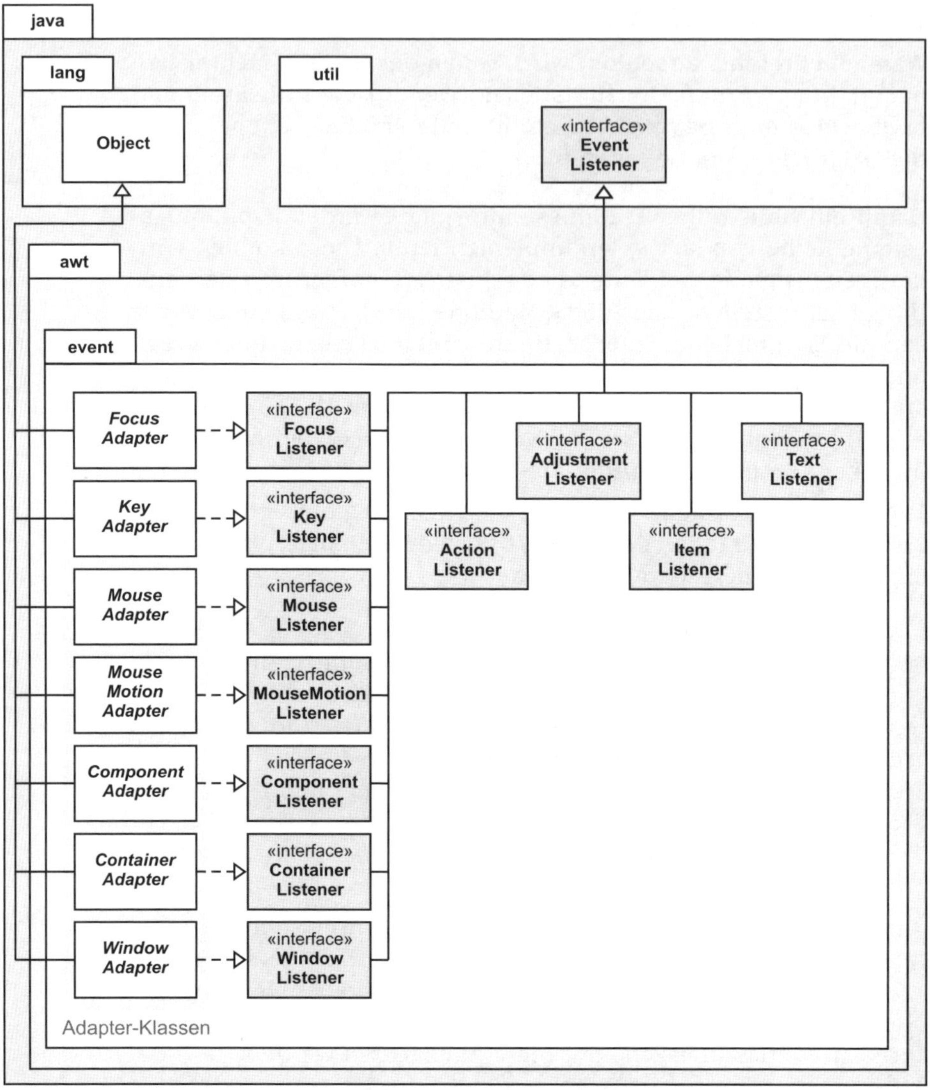

Abb. 7.2-1: Die Hierarchie der EventListener-Schnittstellen.

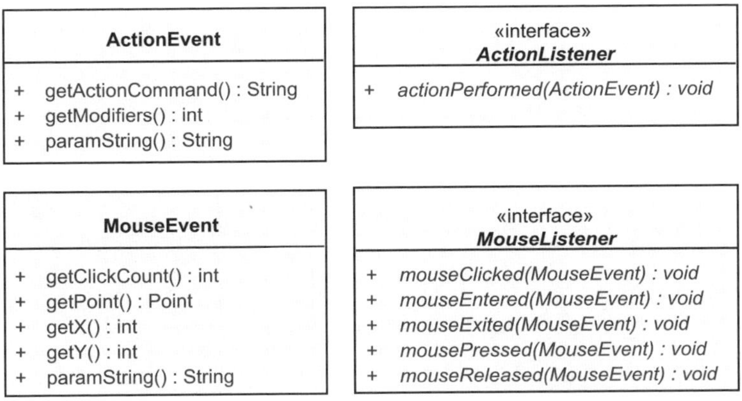

Abb. 7.2-2: Beispiele für Ereignisklassen und zugehörige `EventListener`-Schnittstellen.

7.3 Adapterklassen *

Eine Adapterklasse implementiert eine vorgegebene Schnittstelle mit leeren Methodenrümpfen. Sie kann verwendet werden, wenn aus einer Schnittstelle nur ein Teil der Methoden benötigt wird.

Implementiert eine Klasse eine Schnittstelle, dann muss sie alle Methoden realisieren. Werden in der Klasse aber nur wenige Methoden benötigt, dann ist dies ein unnötiger Aufwand. Um diesen Aufwand zu vermeiden, stellt Java für bestimmte Schnittstellen sogenannte Adapterklassen zur Verfügung. Eine **Adapterklasse**implementiert alle Methoden einer Schnittstelle durch leere Methodenrümpfe.

Erbt eine Klasse von einer Adapterklasse, dann muss sie nur die Methoden redefinieren, die sie wirklich benötigt und nicht alle Methoden der Schnittstelle.

Beispiel 1a Tastatur Beobachter

Ein Programm öffnet nach dem Start auf dem Bildschirm ein Fenster. Wird die Taste `Esc` *(Escape)* gedrückt, dann soll das Fenster geschlossen und das Programm beendet werden. Java stellt für Tastatur-Ereignisse die Schnittstelle `KeyListener` zur Verfügung, die als Oberschnittstelle `EventListener` enthält. Die Abb. 7.3-1 zeigt das Klassendiagramm.

Da nur auf das Ereignis `keyPressed` eine Aktion erfolgen soll, wird in der Klasse `TastaturBeobachter` nur diese Methode mit Funktionalität implementiert, die anderen Methoden erhalten eine »leere« Implementierung:

```
class TastaturBeobachter implements KeyListener
{
  ...
  public void keyPressed (KeyEvent event)
  {
    if (event.getKeyCode() == KeyEvent.VK_ESCAPE)
    {
      // Fenster schließen, Anwendung beenden
    }
  }

  public void keyReleased(KeyEvent event)
  {
    // leere Implementierung
  }
  public void keyTyped (KeyEvent event)
  {
    // leere Implementierung
  }
}
```

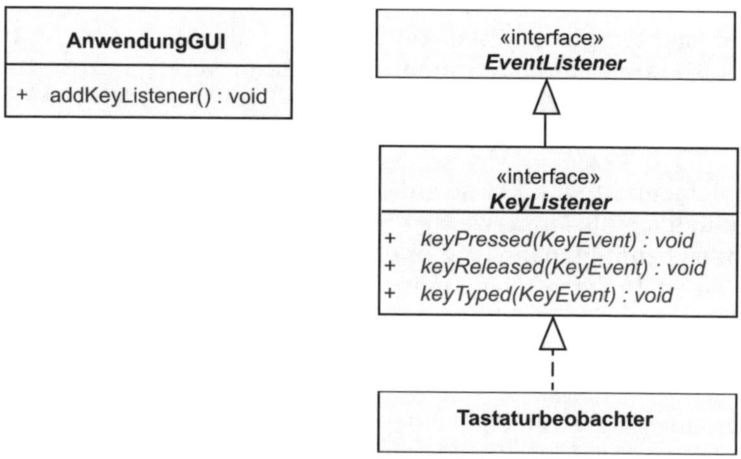

Abb. 7.3-1: Beispiel für die Implementierung von Schnittstellen.

Beispiel 1b

Unter Verwendung einer Adapterklasse sieht das Beispiel 1a wie folgt aus:

```
class TastaturBeobachter extends KeyAdapter
{
        public void keyPressed (KeyEvent event)
        {
                if (event.getKeyCode() == KeyEvent.VK_ESCAPE)
                {       // Fenster schließen, Anwendung beenden
                        System.exit(0);
                }
        }
}
```

Zu jeder Beobachterschnittstelle von elementaren Ereignissen stellt das Paket `java.awt.event` eine passende Adapterklasse zur Verfügung.

7.4 Programmierung der Ereignisverarbeitung *

Ereignisbeobachter müssen sich bei den Ereignisquellen, für die sie sich interessieren, für bestimmte Ereignisse registrieren. Bei einer Ereignisquelle können verschiedene Ereignisse ausgelöst werden. Wenn ein Ereignisbeobachter mehrere dieser Ereignisse beobachten will, dann muss er sich für jedes davon einzeln registrieren.

Damit Ereignisquellen eingetretene Ereignisse an Ereignisbeobachter melden können, müssen sich die Ereignisbeobachter bei den Ereignisquellen registrieren. Die Registrierung erfolgt mit speziellen Methoden, an die ein Objekt (genauer gesagt die Objektreferenz) der beobachtenden Klasse übergeben wird, das die jeweilige Unterklasse der `EventListener`-Schnittstelle implementiert.

Beispiel

```
JButton einDruckknopf = new JButton("OK");
AktionsBeobachter einBeobachter =
    new AktionsBeobachter();
//Registrierung des Beobachters bei der Ereignisquelle
einDruckknopf.addActionListener(einBeobachter);
```

wobei gilt:

```
public class AktionsBeobachter implements ActionListener
{...}
```

Die Klasse `JButton` stellt im Beispiel die Methode `addActionListener(ActionListener einBeobachter)` zur Verfügung.

In den beiden folgenden Tabellen sind alle elementaren Ereignisse in Java und ihre Verarbeitung zusammengestellt.

In der Tab. 7.4-3 sind alle semantischen Ereignisse in Java und ihre Verarbeitung zusammengestellt.

Ereig-nis-quellen	Ereig-nis-typ	Ereig-nis-klasse	Schnittstelle & ihre Methoden	Adap-ter-klasse	Regis-trierung
Com-ponent	*Focus*	`Focus Event`	`FocusListener` ■ `focusGained`: Eine Komponente erhält den Focus ■ focusLost: Eine Komponente verliert den Focus	`Focus Adapter`	`add Focus Listener`
Com-ponent	*Key*	`Key Event`	`KeyListener` ■ `keyPressed`: Eine Taste wurde gedrückt ■ `keyReleased`: Eine Taste wurde losgelassen ■ `keyTyped`: Eine Taste wurde gedrückt und wieder losgelassen	`Key Adapter`	`addKey Listener`
Com-ponent	*Mouse*	`Mouse Event`	`MouseListener` ■ `mouseClicked`: Eine Maustaste wurde gedrückt und wieder losgelassen ■ `mouseEntered`: Der Mauszeiger betritt die Komponente ■ `mouseExited`: Der Mauszeiger verlässt die Komponente ■ `mousePressed`: Eine Maustaste wurde gedrückt ■ `mouseReleased`: Eine Maustaste wurde losgelassen	`Mouse Adapter`	`add Mouse Listener`
Com-ponent	*Mouse-Motion*	`Mouse Event`	`MouseMotionListener` ■ `mouseDragged`: Die Maus wurde bei gedrückter Taste bewegt ■ `mouseMoved`: Die Maus wurde bewegt, ohne dass eine Taste gedrückt wurde	`Mouse-Motion Adapter`	`add Mouse Motion Listener`
Com-ponent	*Com-ponent*	`Compo-nent Event`	`ComponentListener` ■ `componentHidden`: Eine Komponente wurde unsichtbar ■ `componentMoved`: Eine Komponente wurde verschoben ■ `componentResized`: Die Größe einer Komponente hat sich geändert ■ `componentShown`: Die Komponente wurde sichtbar	`Compo-nent Adapter`	`add Compo nent Listener`

Tab. 7.4-1: Elementare Ereignisse und ihre Verarbeitung (Teil 1).

Ereig-nis-quellen	Ereig-nis-typ	Ereig-nis-klasse	Schnittstelle & ihre Methoden	Adap-ter-klasse	Regis-trierung
Contai-ner	*Contai-ner*	Con-tainer Event	ContainerListener ▪ componentAdded: Eine Komponente wurde hinzugefügt ▪ componentRemoved: Eine Komponente wurde entfernt	Con-tainer Adapter	add Container Listener
Dia-log, Frame	*Win-dow*	Window Event	WindowListener ▪ windowActivated: Das Fenster wurde aktiviert ▪ windowClosed: Das Fenster wurde geschlossen ▪ windowClosing: Das Fenster wird geschlossen ▪ windowDeactivatated: Das Fenster wurde deaktiviert ▪ windowDeiconified: Das Fenster wurde wiederhergestellt ▪ windowIconified: Das Fenster wurde auf Symbolgröße verkleinert ▪ windowOpened: Das Fenster wurde geöffnet	Window Adapter	add Window Listener

Tab. 7.4-2: Elementare Ereignisse und ihre Verarbeitung (Teil 2).

Ereignis-quellen	Ereignis-typ	Ereignis-klasse	Schnittstelle & ihre Methoden	Registrie-rung
Button, List, MenuItem, TextField	*Action*	Action Event	ActionListener ▪ actionPerformed: Eine Aktion wurde ausgeführt	addAction Listener
Scrollbar	*Adjust-ment*	Adjustment Event	AdjustmentListener ▪ adjustmentValueChanged: Der Wert wurde verändert	add Adjustment Listener
Checkbox, Choice, List, Checkbox-MenuItem	*Item*	ItemEvent	ItemListener ▪ itemStateChanged: Der Zustand hat sich verändert	addItem Listener
Text-Field, TextArea	*Text*	TextEvent	TextListener ▪ textValueChanged: Der Text wurde verändert	addText Listener

Tab. 7.4-3: Semantische Ereignisse und ihre Verarbeitung.

Vorgehensweise

Folgende Vorgehensweise zeigt, welche Schritte nötig sind, um eine problemgerechte Ereignisverarbeitung in Java zu programmieren:

1. Überlegen, von welcher Ereignisquelle Ereignisse beobachtet werden sollen.
2. In der linken Spalte der Tabellen feststellen, welche Ereignistypen diese Ereignisquelle erzeugt.
3. Pro Ereignistyp Folgendes tun:
   a. Klasse Ereignistyp-Beobachter schreiben, z. B. `class AktionsBeobachter`.
   b. Wenn semantisches Ereignis, dann entsprechende Schnittstelle implementieren, z. B. `class AktionsBeobachter implements ActionListener` (für `ActionEvent` ist es alternativ möglich, von der abstrakten Klasse `AbstractAction` abzuleiten).
   c. Wenn elementares Ereignis, dann u. U. (dann, wenn nicht alle Methoden der Schnittstelle benötigt werden) entsprechende Adapterklasse erweitern, z. B. `class TastaturBeobachter extends KeyAdapter`.
   d. In der Beobachter-Klasse alle Schnittstellen-Methoden implementieren, z. B. `public void actionPerformed (ActionEvent event)`, die in den Tabellen unter Schnittstellen aufgeführt sind, oder bei der Verwendung von Adapter-Klassen nur die benötigten Methoden implementieren.
4. Pro Beobachter-Klasse ein Beobachter-Objekt erzeugen, z. B. `AktionsBeobachter einBeobachter = new AktionsBeobachter()`.
5. Pro Ereignisquelle entsprechendes Beobachter-Objekt registrieren, z. B. `einDruckknopf.addActionListener(einBeobachter)`.
6. In den implementierten Methoden können nun die Methoden der entsprechenden Ereignis-Klasse, d. h. der Klasse, die auf der Parameterliste angegeben ist, verwendet werden, um die benötigten Informationen zu erhalten.

Beispiel 1

Die Klasse `ActionEvent` stellt die Methode `String getActionCommand()` zur Verfügung. Mithilfe dieser Methode kann das Kommando oder – wenn dieses nicht gesetzt wurde – die Beschriftung eines Druckknopfs abgefragt werden:

```
String dasKommando = event.getActionCommand();
if(einDruckknopf.equals("Speichern")) ...
```

Beispiel 2

Die Klasse `KeyEvent` stellt die Methode `int getKeyCode()` zur Verfügung. Mit ihrer Hilfe kann festgestellt werden, welche Taste gedrückt wurde:

```
if (event.getKeyCode() == KeyEvent.VK_A)...
```

7.5 Innere Klassen in Java ***

In Java können Klassen in Klassen deklariert werden. Es werden Mitgliedsklassen, lokale Klassen und anonyme Klassen unterschieden.

Bei komplexen grafischen Benutzungsoberflächen kann es nötig sein, eine Vielzahl von Beobachter-Klassen für verschiedene Ereignistypen anzulegen. Mit dem Konzept der sogenannten **inneren Klassen** bietet Java eine Möglichkeit, die Anzahl der Klassen übersichtlich zu halten. Das geschieht dadurch, dass Klassen in Klassen eingeschachtelt werden.

In Java lassen sich innere Klassen als Mitgliedsklassen, lokale Klassen oder als anonyme Klassen realisieren. Außerdem gibt es die Möglichkeit, statische innere Klassen zu definieren. Auf diese wird hier nicht näher eingegangen.

Innere Klassen werden durch den Java-Compiler automatisch in eigenständige Klassen umgewandelt. Sie werden in Dateien gespeichert, deren Bezeichnung folgendermaßen aufgebaut ist: `UmgebendeKlasse$InnereKlasse.class`.

Hinweis

In Java können Klassen beliebig tief ineinander geschachtelt werden. Durch die Umwandlung in eigenständige Klassen kann der Dateinamen für das verwendete Betriebssystem zu lang werden. Aus diesem Grund und wegen der Übersichtlichkeit des Codes sollten keine mehrstufigen Schachtelungen vorgenommen werden.

Mitgliedsklassen

wie ein Attribut

Eine **Mitgliedsklasse** wird wie ein Attribut innerhalb einer Klasse definiert und hat Zugriff auf alle Attribute der äußeren Klasse, selbst auf diejenigen, die als `private` deklariert sind.

Beispiel 1 BeobachterDemo2

Im Programm `BeobachterDemo2` aus »Ereignisverarbeitung: Der Einstieg«, S. 25, lässt sich die Klasse `EreignisBeobachter` auch als innere Klasse implementieren, wie das folgende Programm `BeobachterDemo2` zeigt. Die Variable `einDruckknopf` ist nun als Objekt-Attribut angegeben, damit die innere Klasse direkt Zugriff darauf hat.

BeobachterGUI2

```
package de.w3l.anw;

import javax.swing.*;
import java.awt.event.*;

public class BeobachterGUI2
{
```

```
    private JButton einDruckknopf;
     ...
    private void initGUI()
    {
        EreignisBeobachter einBeobachter =
            new EreignisBeobachter();
        final JFrame einFenster =
            new JFrame("Fenster der Ereignisquelle");
        einFenster.setSize(200,100);

        //Ereignisquelle
        einDruckknopf = new JButton("1. Ereignis auslösen");
          einDruckknopf.addActionListener(einBeobachter);

        einFenster.add(einDruckknopf);
          einFenster.setDefaultCloseOperation
            (JFrame.EXIT_ON_CLOSE);
          einFenster.setVisible(true);
    }
    ...
    // Innere Klasse Ereignisbeobachter
    public class EreignisBeobachter implements ActionListener
    {
        private int anzahl = 1;

        public void actionPerformed(ActionEvent einEreignis)
        {
            //Reaktion auf das Ereignis
            System.out.println(anzahl + ". Ereignis: "
            + einEreignis.getActionCommand()
              + "\nZeit in ms: " + einEreignis.getWhen());
            String text = einDruckknopf.getText();
            anzahl++;
            einDruckknopf.setText(Integer.toString(anzahl)
                + text.substring(1));
            if (anzahl > 5) System.exit(0);
        }
    } //Ende innere Klasse
}
```

Lokale innere Klassen

innerhalb eines Blocks

Eine **lokale Klasse** wird innerhalb einer Methode, einem Anweisungsblock oder einem Initialisierungsblock definiert. Sie kann *nur* in dem Block, in dem sie definiert ist, benutzt werden. Auf lokale Variablen des äußeren Blocks, die als `final` deklariert sind, hat sie Zugriff. Im Beispiel 1 wird die Klasse `EreignisBeobachter` zu einer lokalen Klasse, wenn sie an den Anfang der Methode `initGUI()` verschoben wird:

```
private void initGUI()
{
    // Innere Klasse Ereignisbeobachter
    class EreignisBeobachter implements ActionListener
    {
        ...
```

Anonyme innere Klassen

ohne Namen

Anonyme Klassen werden auch als »Einweg-Klassen« bezeichnet. Es sind lokale Klassen, die *keinen* Klassennamen haben und immer zusammen mit einem Objekt entstehen. Die anonyme Klasse erbt von der Oberklasse. Statt einer Oberklasse kann auch eine Schnittstelle angegeben werden. Handelt es sich um eine Schnittstelle, dann wird ein Objekt der anonymen Klasse erzeugt, die diese Schnittstelle implementiert. Nach dem Schlüsselwort `new` wird der Name der Oberklasse oder der Schnittstelle angegeben, gefolgt von dem Klassenrumpf:

```
new Oberklasse(Konstruktor-Parameterliste)
{
    // Modifikationen und Erweiterungen der Oberklasse
};
```

In der Regel wird eine anonyme Klasse bei der Übergabe eines Objekts an eine Methode oder als Rückgabewert einer Methode innerhalb einer einzigen Anweisung deklariert und gleichzeitig ein Objekt von ihr erzeugt:

Schema

```
methodenname(new Oberklasse()
// Das Klammerpaar steht für einen Konstruktor ohne Parameter
{
  // Rumpf der anonymen Klasse
} // Ende der anonymen Klasse
); // Ende des Methodenaufrufs
```

Beispiel

Als Beispiel dient wieder das Programm `BeobachterDemo`. Die Klasse `Ereignisbeobachter` wird zu einer anonymen Klasse umgewandelt.

```
...
private void initGUI()
{
    final JFrame einFenster =
            new JFrame("Fenster der Ereignisquelle");
    einFenster.setSize(200,100);

    //Ereignisquelle
    einDruckknopf = new JButton("1. Ereignis auslösen");
    einDruckknopf.addActionListener(new ActionListener()
    {
        int anzahl = 1;
        public void actionPerformed(ActionEvent einEreignis)
        {
```

```
            //Reaktion auf das Ereignis
        }
    });
    ...
```

Frage

Welche Vor- und Nachteile haben Ihrer Meinung nach anonyme innere Klassen?

Antwort

Der Einsatz von anonymen Klassen führt zu kompaktem und eventuell übersichtlicherem Quellcode. Dies ist abhängig von der Länge der anonymen Klasse. Wenn die Erweiterungen in der anonymen Klasse zu umfangreich sind, dann sollte eher eine Mitgliedsklasse oder eine eigenständige Klasse verwendet werden.

Es kann nachteilig sein, dass von einer anonymen Klasse nur ein Objekt erzeugt werden kann. Ein anderer Punkt ist, dass kein Konstruktor geschrieben bzw. überschrieben werden kann, da die anonyme Klasse ja keinen Namen besitzt. Durch **Objekt-Initialisierungsblöcke** kann dieser Nachteil behoben werden. Dieser Code-Block wird bei der Erzeugung eines Objekts ausgeführt (noch vor dem Konstruktor, falls gegeben, und – wichtig für anonyme innere Klassen – *nach* dem Aufruf des Konstruktors der Oberklasse):

```
class Jahr
{
   int tageImMonat[];
   // hier folgt der Objekt-Initialisierungsblock
   {
       tageImMonat = new int[12];
       tageImMonat[0] = 31;
       ...
       tageImMonat[11] = 31;
   }
   ...
}
```

7.6 Beispiel: Ein einfacher UML-Editor *

Bei der direkten Manipulation soll ein selektiertes Objekt bei gedrückter linker Maustaste der Mausbewegung folgen. Durch ständige Abfrage der Mausereignisse und Neuzeichnen des Objekts an der Bewegungsstelle ist dies realisierbar.

Die Ereignisverarbeitung von Mausereignissen wird im Folgenden an einem einfachen UML-Editor verdeutlicht. In der ersten Version des UML-Editors wird auf einer Zeichenfläche ein Rechteck als Klassensymbol erzeugt. Beim Anlegen der Klasse kann der Benutzer den Klassennamen in einer Dialogbox angeben. Dieser Text wird dann in die Mitte des Rechtecks gesetzt. Das Klassensymbol kann mit der Maus selektiert und durch Klicken an einen anderen Ort transportiert werden.

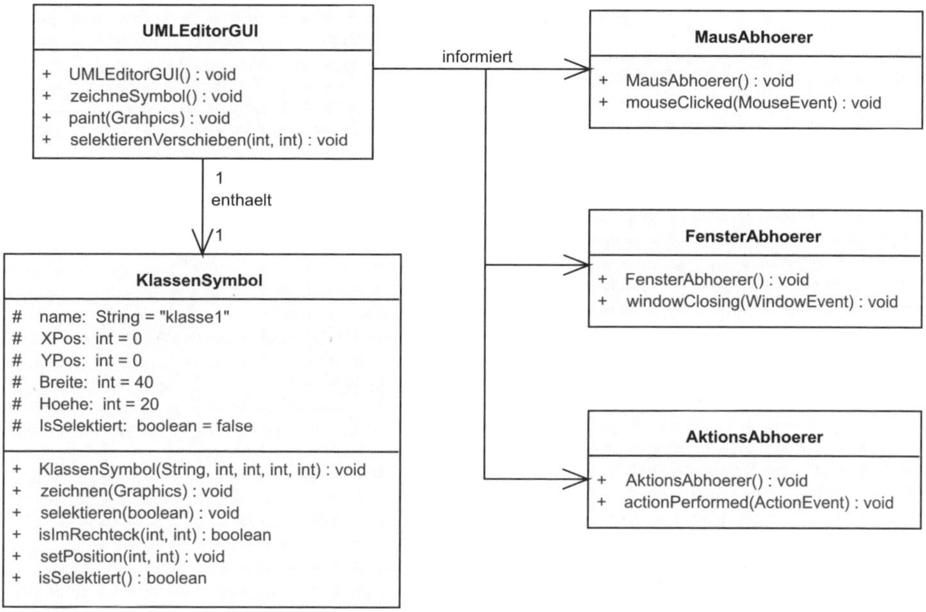

Abb. 7.6-1: OOD-Diagramm eines einfachen UML-Editors.

Beispiel 1a
UMLEditor1

KlassenSymbol

Die Abb. 7.6-1 zeigt das OOD-Diagramm des UML-Editors. Das Programm sieht folgendermaßen aus:

```
/*Programmname: UMLEditor1
* Fachkonzept-Klasse: KlassenSymbol (Anwendung)
* Vorbereitung eines UML-Editors
* Zeichnet auf eine übergebene Fläche ein Klassensymbol
* (leeres Rechteck)
*/

package de.w3l.anw;

import java.awt.Color;
import java.awt.Graphics;
import java.awt.FontMetrics;
import java.awt.Font;

public class KlassenSymbol
{
       // Name der Klasse
        protected String name = "klasse1";
        // Linke obere X-Ecke des Rechtecks auf Zeichenfläche
        protected int xPos = 0;
        // Linke obere Y-Ecke des Rechtecks auf Zeichenfläche
        protected int yPos = 0;
```

```
// Breite und Höhe des Rechtecks
protected int breite = 40;
protected int hoehe = 20;
// Angabe, ob Klassensymbol mit Maus selektiert wurde
protected boolean isSelektiert;
// Faktor, um den die Abmessungen des Rechtecks
// mindestens groesser sind als Text
private static final float DEHN_FAKTOR = 1.1f;

// Konstruktor
public  KlassenSymbol(String name, int x, int y,
                                int breite, int hoehe)
{
    this.name = name;
    xPos = x; yPos = y;
    this.breite = breite; this.hoehe = hoehe;
}
public void zeichnen(Graphics g)
{
    if (isSelektiert)
        g.setColor(Color.blue);

    g.setFont (new Font ("Monospaced",Font.BOLD,18));

    // Berechnungen zur Zentrierung des Klassennamens
    FontMetrics fm = g.getFontMetrics();
    int txt_breite = fm.stringWidth(name);
    int ascent  = fm.getMaxAscent();
    int descent = fm.getMaxDescent();
    breite = Math.max(getBreite(),
                (int)(txt_breite * DEHN_FAKTOR));
    hoehe  =  Math.max(getHoehe(),
                (int)((ascent+descent) * DEHN_FAKTOR));
    int txt_x = getBreite()/2 - txt_breite/2;
    int txt_y = getHoehe() /2 - descent/2 + ascent/2;

    g.drawString (name,
            getXPos() + txt_x, getYPos() + txt_y);
    g.drawRect(getXPos(), getYPos(),
            getBreite(),getHoehe());
}

public void selektieren(boolean ausgewaehlt)
{
        isSelektiert = ausgewaehlt;
}

// Prüfung, ob der angegebene Punkt im Rechteck liegt
public boolean isImRechteck(int x, int y)
{
    if ((x >= xPos) && (x <= (xPos + breite)) &&
        (y >= yPos) && (y <= (yPos + hoehe)))
        return true;
    else
        return false;
```

```
        }

        // Neue Position festlegen
        public void setPosition(int x, int y)
        {
          xPos = x;  yPos = y;
        }
        public boolean isSelektiert()
        {
            return isSelektiert;
        }
        public int getXPos()
        {
            return xPos;
        }
        public int getYPos()
        {
            return yPos;
        }
        public int getBreite()
        {
            return breite;
        }
        public int getHoehe()
        {
            return hoehe;
        }
}
/*Programmname: UMLEditor1
* GUI-Klasse: UMLEditorGUI (Anwendung)
* Vorbereitung eines UML-Editors
* Erzeugen, Selektieren & Verschieben eines Klassensymbols
*/
package de.w3l.anw;

import java.awt.*;
import java.awt.event.ActionEvent;
import java.awt.event.ActionListener;
import java.awt.event.MouseAdapter;
import java.awt.event.MouseEvent;
import java.awt.event.WindowAdapter;
import java.awt.event.WindowEvent;

import javax.swing.JFrame;
import javax.swing.JPanel;
import javax.swing.JOptionPane;
import javax.swing.SwingUtilities;

public class UMLEditorGUI extends JFrame
{
        //Ereignisabhoerer
        private FensterAbhoerer einFensterAbhoerer;
        private AktionsAbhoerer einAktionsAbhoerer;
        private MausAbhoerer einMausAbhoerer;
```

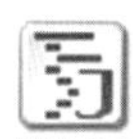

UMLEditorGUI

```
// GUI-Komponenten
// zu zeichnendes Symbol
protected KlassenSymbol einKlassenSymbol;

// Button zur Erstellung eines neuen Klassensymbols
javax.swing.JButton klassenDruckknopf =
                new javax.swing.JButton();

// Die Zeichenflaeche
javax.swing.JPanel eineZeichenflaeche =
                new javax.swing.JPanel()
{
// Neu-Definition des Verhaltens beim Zeichnen
        public void paintComponent(Graphics g)
        {
                // Die Zeichenflaeche wird gelöscht
                g.clearRect(0,0,this.getWidth(),
                        this.getHeight());
                super.paintComponent(g);
               // Wenn ein Klassensymbol angelegt wird
                //dieses gezeichnet
                if(einKlassenSymbol!= null)
                 einKlassenSymbol.zeichnen(g);
        }
};

// Konstruktor
public UMLEditorGUI()
{
        setLayout(null);
        setSize(515,402);
        setVisible(false);

        //Druckknopf
        klassenDruckknopf.setText("neue Klasse");
        klassenDruckknopf.setBackground(
                java.awt.Color.lightGray);
        klassenDruckknopf.setBounds(12,24,104,24);
        add(klassenDruckknopf);

        //Zeichenflaeche
        eineZeichenflaeche.setBackground(
                java.awt.Color.lightGray);
        eineZeichenflaeche.setBounds(118,24,384,360);
        add(eineZeichenflaeche);
        setTitle("UML-Editor: Vorbereitung");

        // Ereignisabhoerer registrieren:
        // Fenster schliessen
        einFensterAbhoerer = new FensterAbhoerer();
        addWindowListener(einFensterAbhoerer);
        // Druckknopf
        einAktionsAbhoerer = new AktionsAbhoerer();
        klassenDruckknopf.addActionListener
                    (einAktionsAbhoerer);
```

```
        // Maus
        einMausAbhoerer = new MausAbhoerer();
        eineZeichenflaeche.addMouseListener
              (einMausAbhoerer);
}

//Klassenoperation main
public static void main(String args[])
{
    SwingUtilities.invokeLater(new Runnable()
    {
        public void run()
        {
            //Erzeugen eines Objekts von UMLEditorGUI
            einUMLEditorGUI = new UMLEditorGUI();
            einUMLEditorGUI.setVisible(true);
        }
    });
}

public void zeichneSymbol()
{
        /* öffne Dialogfenster zur
            Eingabe des Klassennamens  */
        String aufforderung =
           "Bitte geben Sie den Namen der Klasse ein:";
        String klassenName =
                (String)JOptionPane.showInputDialog
                    (this, aufforderung);
        if(klassenName!= null)
        {
                einKlassenSymbol =
                    new KlassenSymbol
                            (klassenName,10,10,100,60);
                repaint();
        }
}

public void selektierenVerschieben(int x, int y)
{
    //Wenn es schon ein Klassensymbol gibt, dann...
    if(einKlassenSymbol!= null)
    {
        if(einKlassenSymbol.isImRechteck(x, y))
        //Wenn Maus innerhalb Klassensymbol geklickt
        //wurde, dann im Selektionsmodus anzeigen
            einKlassenSymbol.selektieren(true);
        else
        {
            if(einKlassenSymbol.isSelektiert() == true)
            {
                //Wenn Klassensymbol im Selektions-
                //modus, dann auf neue Pos. schieben
                einKlassenSymbol.setPosition(x, y);
            }
```

```
                    // Selektionsmodus aufheben
                    einKlassenSymbol.selektieren(false);
                }
                repaint();//Aufruf der Operation paint
            }
    }

    // Beobachter-Klassen
    public class FensterAbhoerer extends WindowAdapter
    {
            public void windowClosing(WindowEvent event)
            {
                setVisible(false);
                dispose();
                System.exit(0);
            }
    }

    public class AktionsAbhoerer implements ActionListener
    {
            public void actionPerformed(ActionEvent event)
            {
                zeichneSymbol();
            }
    }

    public class MausAbhoerer extends MouseAdapter
    {
            public void mouseClicked(MouseEvent event)
            {
               Object object = event.getSource();
               // Wenn innerhalb der Zeichenflaeche geklickt
                 // wurde Klassensymbol evtl. verschieben
               if (object == eineZeichenflaeche)
                   selektierenVerschieben(
                       event.getX(), event.getY());
            }
    }
}
```

Die Abb. 7.6-2 zeigt die Benutzungsoberfläche.

Einer der wichtigsten Effekte bei der direkten Manipulation auf der Benutzungsoberfläche ist, dass ein selektiertes Objekt der Mausbewegung folgt. Die Mausbefehle *pick, drag & drop* (Selektieren, Bewegen, Loslassen) bewirken diesen Effekt. Der bisherige UML-Editor wird daher im Folgenden so erweitert, dass ein selektiertes Klassensymbol bei gedrückter linker Maustaste der Mausbewegung folgt, wobei das Klassensymbol während der Bewegung ständig an der aktuellen Bewegungsstelle angezeigt wird. Nach dem Loslassen der Maustaste wird es dann endgültig dort positioniert und angezeigt.

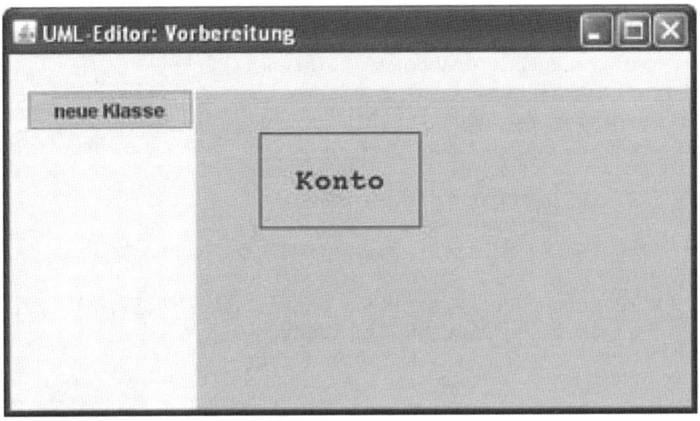

Abb. 7.6-2: Benutzungsoberfläche des UML-Editors.

Beispiel 1b
UMLEditor2

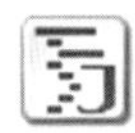

Im Folgenden sind nur die Programmteile aufgeführt, die erweitert wurden. Die Erweiterungen sind hervorgehoben.

```
/*Programmname: UMLEditor2
* GUI-Klasse: UMLEditorGUI (Anwendung)
* Vorbereitung eines UML-Editors
* Erzeugen, Selektieren & Verschieben eines
* Klassensymbols (Rechteck)
*/

package de.w3l.anw;

import java.awt.*;
import java.awt.event.ActionEvent;
import java.awt.event.ActionListener;
import java.awt.event.MouseAdapter;
import java.awt.event.MouseEvent;
import java.awt.event.MouseMotionAdapter;
import java.awt.event.WindowAdapter;
import java.awt.event.WindowEvent;

import javax.swing.JFrame;
import javax.swing.JPanel;
import javax.swing.JOptionPane;
import javax.swing.SwingUtilities;

public class UMLEditorGUI2 extends JFrame
{
        //Zusätzliche Attribute zur Berechnung der Position

        protected int gedrueckteMausStartX,
                gedrueckteMausStartY;
        protected int gedruecktesSymbolEckeX,
                gedruecktesSymbolEckeY;
        protected int xVerschiebung, yVerschiebung;
```

```
//Ereignisabhoerer
private FensterAbhoerer einFensterAbhoerer;
private AktionsAbhoerer einAktionsAbhoerer;
private MausAbhoerer einMausAbhoerer;
private MausbewegungsAbhoerer einBewegungsabhoerer;

// GUI Komponenten
// zu zeichnendes Symbol
protected KlassenSymbol einKlassenSymbol;

// Button zur Erstellung eines neuen Klassensymbols
javax.swing.JButton klassenDruckknopf =
        new javax.swing.JButton();

 // Die Zeichenflaeche
javax.swing.JPanel eineZeichenflaeche =
                new javax.swing.JPanel()
{
        // identisch wie oben ...
};

//Konstruktor
public UMLEditorGUI2()
{
        // identisch wie oben ...

        // Mausbewegung
        einBewegungsabhoerer =
                        new MausbewegungsAbhoerer();
        eineZeichenflaeche.addMouseMotionListener
                        (einBewegungsabhoerer);
}

//Klassenoperation main
public static void main(String args[])
{
    SwingUtilities.invokeLater(new Runnable()
    {
        public void run()
        {
                //Erzeugen eines UMLEditorGUI2-Objekts
                einUMLEditorGUI = new UMLEditorGUI2();
                einUMLEditorGUI.setVisible(true);
        }
    });
}

public void zeichneSymbol()
{
        // identisch wie oben ...
}

public void selektierenVerschieben(int x, int y)
{
    //identisch wie oben..
```

```
}

// Deselektieren eines Klassensymbols
public void deselektieren(int x, int y)
{
        if (einKlassenSymbol!= null)
        {
            if (einKlassenSymbol.isImRechteck(x, y))
              einKlassenSymbol.selektieren(false);
            repaint(); //Aufruf der Operation paint
        }
}

//Klassensymbol um einen bestimmten Wert verschieben
public void bewegeSymbol(int x, int y)
{
    if (einKlassenSymbol!= null &&
                einKlassenSymbol.isImRechteck(x, y))
    {
        einKlassenSymbol.selektieren(true);
        einKlassenSymbol.setPosition(
                x - xVerschiebung, y - yVerschiebung);
        repaint();
    }
}
// Die Bewegung eines Klassensymbols beim
        //Drag & Drop vorbereiten
public void prepairBewegung(int x, int y)
{
        if(einKlassenSymbol!= null)
        {
            if(einKlassenSymbol.isImRechteck(x, y))
            {
                gedrueckteMausStartX = x;
                gedrueckteMausStartY = y;
                gedruecktesSymbolEckeX =
                        einKlassenSymbol.getXPos();
                gedruecktesSymbolEckeY =
                        einKlassenSymbol.getYPos();
                xVerschiebung = gedrueckteMausStartX -
                        gedruecktesSymbolEckeX;
                yVerschiebung = gedrueckteMausStartY -
                        gedruecktesSymbolEckeY;
            }
            repaint();
        }
}

//Beobachter-Klassen
//FensterAbhoerer u. AktionsAbhoerer identisch wie oben
public class MausAbhoerer extends MouseAdapter
{
        public void mouseClicked(MouseEvent event)
        {
                Object object = event.getSource();
```

```
                //Wenn innerhalb der Zeichenflaeche
                //geklickt wurde,  Klassensymbol evtl.
                //verschieben
                if (object == eineZeichenflaeche)
                    selektierenVerschieben
                        (event.getX(), event.getY());
        }

        //Maustaste wurde gedrückt
        public void mousePressed(MouseEvent event)
        {
                Object object = event.getSource();
                if (object == eineZeichenflaeche)
                        prepairBewegung(
                           event.getX(), event.getY());
        }

        //Maustaste wurde gedrückt und losgelassen
        public void mouseReleased(MouseEvent event)
        {
                Object object = event.getSource();
                if (object == eineZeichenflaeche)
                        deselektieren(
                           event.getX(), event.getY());
        }
    }

    public class MausbewegungsAbhoerer
                        extends MouseMotionAdapter
    {
        //Maus wird mit gedrückter Taste bewegt
        public void mouseDragged(MouseEvent event)
        {
                Object object = event.getSource();
                if (object == eineZeichenflaeche)
                        bewegeSymbol(event.getX(),
                                     event.getY());
        }
    }
}
```

8 GUI-Gestaltung – Theorie und Praxis *

Die Akzeptanz eines Programms beim Benutzer hängt wesentlich von der Benutzungsfreundlichkeit des Programms ab. Mit der Benutzungsfreundlichkeit befasst sich innerhalb der Informatik die Software-Ergonomie. Anhand der Kennzeichen einer Anwendung und der Zielgruppe, d. h. der Benutzer, wird gezeigt, wie eine Benutzungsoberfläche gestaltet und programmiert wird.

Zunächst wird erklärt, was unter Software-Ergonomie zu verstehen ist und welche Probleme es gibt:

- »Zuerst die Theorie: Software-Ergonomie«, S. 112

Bei der Konzeption einer Benutzungsoberfläche ist zwischen der **Dialoggestaltung** und der **E/A-Gestaltung** zu unterscheiden. Als erstes sollte die Dialoggestaltung konzipiert werden:

- »Zuerst die Theorie: Zur Dialoggestaltung«, S. 113

Anschließend kann die Dialog-Programmierung erfolgen:

- »Dann die Praxis: Dialog-Programmierung in Java«, S. 126

Die Dialog-Programmierung sollte nach einem festen Muster ablaufen, um zu einer konsistenten Bedienung zu gelangen:

- »Dann die Praxis: Entwicklung der Dialog-Schnittstelle«, S. 154

Analog wie bei der Dialog-Schnittstelle werden auch bei die E/A-Schnittstelle zunächst Gestaltungsgesichtspunkte betrachtet:

- »Zuerst die Theorie: Zur E/A-Gestaltung«, S. 166

Dann wird gezeigt, wie die E/A-Schnittstelle in Java programmiert werden kann:

- »Dann die Praxis: E/A-Programmierung in Java«, S. 184

Für kaufmännisch-administrative Anwendungen ist es möglich, eine grafische Benutzungsoberfläche systematisch aus einem objektorientierten Modell herzuleiten:

- »Vom OOA-Modell zur Benutzungsoberfläche«, S. 224

Die Klassen der grafische Oberfläche müssen auf die Klassen des Fachkonzepts zugreifen können:

- »Anbindung der Benutzungsoberfläche an das Fachkonzept«, S. 231

Ein Beispiel zeigt das Zusammenspiel zwischen GUI und Fachkonzept:

- »Fallbeispiel: Artikel- und Lieferantenverwaltung«, S. 239

8.1 Zuerst die Theorie: Software-Ergonomie *

Neben der Funktionalität eines Programms spielt seine Software-Ergonomie die wesentliche Rolle bei der Akzeptanz durch die Benutzer. Eine Benutzungsoberfläche setzt sich aus einer Dialog-Schnittstelle und einer E/A-Schnittstelle zusammen.

Die **Software-Ergonomie** hat das Ziel, die Software eines Computersystems, mit der die Benutzer arbeiten, an die Eigenschaften und Bedürfnisse dieser Benutzer anzupassen, um ihnen einen hohen Nutzen möglichst vieler relevanter Fähigkeiten und Fertigkeiten zu ermöglichen. Um dieses Ziel zu erreichen, müssen

- die Aufgabenverteilung zwischen Menschen und zwischen Mensch und Computersystem (**Arbeitsstrukturierung**),
- die elektronische Arbeitsoberfläche und die Interaktion zwischen Anwendungen,
- die Funktionen und Leistungen der Anwendungsprogramme (**Anwendungssoftware-Gestaltung**),
- die notwendigen Bedienungsschritte und -abläufe (**Dialoggestaltung**) sowie
- die Ein- und Ausgabegeräte einschließlich der auf den Ausgabegeräten dargestellten Informationen (**E/A-Gestaltung**) menschengerecht und aufgabengerecht gestaltet sein.

Zur Erreichung dieser Ziele ist ein umfangreiches Wissen in der Software-Ergonomie erforderlich. Oft wird die Gestaltung von Benutzungsoberflächen unterschätzt. Es erfordert viel Wissen und Erfahrung, um – bezogen auf den Benutzer und die Anwendung – eine intuitiv bedienbare Benutzungsoberfläche zu gestalten. Daher ist die Software-Ergonomie heute ein wichtiges Lehr- und Forschungsgebiet der Informatik. Im Folgenden werden einige grundlegende Anmerkungen zur Dialog- und E/A-Gestaltung gemacht. Es soll ein Gefühl dafür vermittelt werden, welche Elemente zur Oberflächengestaltung zur Verfügung stehen und wie sie sinnvollerweise eingesetzt werden. Diese Bemerkungen stellen aber nur einen allerersten Einstieg in die Software-Ergonomie dar.

exploratives Lernen

Da es heute – in Abhängigkeit vom Anwendungsgebiet – eine Vielzahl von Oberflächenelementen gibt, werden nur einige wenige detailliert behandelt. Auf die anderen wird verwiesen, und man kann sich durch exploratives Lernen die Anwendung dieser Elemente selbst beibringen.

Probleme GUI-System

Bei der Vermittlung der Software-Ergonomie gibt es zwei Probleme. Das erste Problem bezieht sich auf die Wahl des zu behandelnden GUI-Systems. Da das heute mit Abstand am meisten verwendete GUI-System das Windows-GUI-System von Microsoft ist, wird sich im Folgenden an diesem System orientiert.

Bis einschließlich der Java-Version 1.1 hat sich Java mit seiner GUI-Bibliothek AWT *(abstract window toolkit)* an die jeweiligen GUI-Systeme angepasst. Beispielweise wurde ein Druckknopf auf einem Windows-System so dargestellt, wie es im Windows-GUI-System üblich ist. Technisch geschieht dies dadurch, dass sogenannte *Peer*-Klassen als Zwischenklassen zwischen die Java-Klassen und das jeweilige GUI-System geschaltet werden. Ein Java-Programm greift dadurch auf die Ressourcen des jeweils zugrunde liegenden GUI- und Betriebssystems zu. AWT-Komponenten werden deshalb auch als schwergewichtig *(heavyweight)* bezeichnet, weil sie indirekt aus dem jeweiligen GUI-System kontrolliert werden.

Ab der Java-Version 2 gibt es zusätzlich zu dem AWT die Swing-Komponenten, die unabhängig von einem GUI- und Betriebssystem sind. Sie werden als leichtgewichtig *(lightweight)* bezeichnet. Mit diesen Komponenten ist es möglich, eine eigene Oberflächengestaltung vorzunehmen. Neben dem »*look and feel*«, d. h. der Informationsdarstellung und der Bedienung, des GUI-Systems Windows wird daher auch auf die Unterschiede zum Java-*look and feel* eingegangen.

zur Terminologie

Den zweiten Problembereich stellt die Terminologie dar. Jedes GUI-System verwendet eigene Begriffe. Zusätzlich kommt noch das Problem der deutschen Übersetzung hinzu. Im Folgenden wird sich bei der Windows-Terminologie an die Microsoft-Gestaltungsrichtlinien [Micr95] angelehnt. Zusätzlich wird die Java-Terminologie angegeben.

Microsoft hat für die englischen Begriffe in [Micr93] deutsche Übersetzungen vorgeschrieben, an die sich Microsoft-Partner bei ihrer Oberflächengestaltung halten müssen. Daher findet man diese Bezeichnungen heute auch bei vielen deutschen Software-Produkten. Für den englischen Begriff *button* wird der deutsche Begriff Schaltfläche vorgeschrieben, obwohl *button* auf Deutsch Knopf, Druckknopf oder Schalter heißt. Da man an der Microsoft-Terminologie (leider) nicht vorbeikommt, wird sie hier verwendet. Gibt es bessere deutsche Begriffe, dann werden diese verwendet, die Microsoft-Begriffe jedoch zusätzlich angegeben.

8.2 Zuerst die Theorie: Zur Dialoggestaltung *

Definition: Dialog

Ein **Dialog** ist eine »Interaktion zwischen einem Benutzer und einem interaktiven System in Form einer Folge von

> Handlungen des Benutzers (Eingaben) und Antworten des interaktiven Systems (Ausgaben), um ein Ziel zu erreichen« [DIN 9241–110:2006, S. 6].

Benutzereingaben sind nicht nur Dateneingaben, sondern auch navigierende Handlungen des Benutzers. Unter Dialog wird sowohl die Form (Syntax) als auch die Bedeutung (Semantik) von Interaktion verstanden.

Die Interaktion geschieht auf der Arbeitsoberfläche durch Manipulation von Piktogrammen *(icons)* und Fenstern.

In Abhängigkeit von den zu bearbeitenden Aufgaben besitzen Anwendungen eine unterschiedliche Struktur und Komplexität, was sich in verschiedenen Dialogarten widerspiegelt:

Primärdialog

Arbeitsschritte, die zur direkten Aufgabenerfüllung dienen, bezeichnet man als **Primärdialog**. Charakteristisch für einen solchen Dialog ist, dass er erst beendet wird, wenn die zu bearbeitende Aufgabe fertiggestellt ist.

Sekundärdialog

Werden situationsabhängig vom Benutzer zusätzliche Informationen benötigt, dann werden diese Hilfsdienste durch **Sekundärdialoge** erledigt. Solche Dialoge sind häufig optional und kurzzeitig, z. B. Auswahl einer einzulesenden Textdatei (Dateidialog). Sind sie beendet, dann wird der Primärdialog fortgesetzt.

Beispiel

Wenn in Microsoft Word ein Textdokument bearbeitet wird, dann wird ein Primärdialog ausgeführt. Soll das Dokument gedruckt werden, dann wird der Sekundärdialog Drucken gestartet. Dort wird der gewünschte Drucker ausgewählt, und es werden die gewünschten Einstellungen vorgenommen. Erst wenn dieser Dialog beendet ist, kann mit der Bearbeitung des Dokuments fortgefahren werden.

modaler vs. nicht-modaler Dialog

Aus technischer Sicht lassen sich folgende **Dialogmodi** unterscheiden: Ein **modaler Dialog** *(modal dialog)* muss beendet sein, bevor eine andere Aufgabe der Anwendung durchgeführt werden kann, d. h., bevor ein anderes Fenster aktiviert werden kann. Ein **nicht-modaler Dialog** *(modeless dialog)* ermöglicht es dem Benutzer, den aktuellen Dialog zu unterbrechen, d. h. andere Aktionen durchzuführen, während das ursprüngliche Fenster geöffnet bleibt. Bei dieser Dialogform wird also *kein* bestimmter Arbeitsmodus *(mode)* vorgeschrieben.

Ziel

Das Ziel der Dialoggestaltung sollte es sein, möglichst *viele* nicht-modale Dialoge zu verwenden, da dadurch die **Handlungsflexibilität** optimiert wird. In bestimmten Situationen muss die Flexibilität jedoch eingeschränkt werden. Tritt beispielsweise ein Fehler auf, dann kann erst nach dessen Behebung weitergearbeitet werden.

Beispiel

Wenn in Microsoft Word während der Bearbeitung eines Dokuments der Dialog `Bearbeiten/Ersetzen` gestartet wird, dann kann, ohne diesen Dialog zu beenden, mit der Texterstellung fortgefahren werden (nicht-modaler Dialog). Dagegen handelt es sich beim `Drucken` um einen modalen Dialog. Erst wenn dieser Dialog beendet ist, kann eine andere Bearbeitung durchgeführt werden.

SDI & MDI

Im GUI-System Windows werden SDI- und MDI-Anwendungen unterschieden. Eine **SDI-Anwendung** *(single document interface)* ermöglicht es dem Benutzer, zu einem Zeitpunkt genau ein Dokument, d. h. ein Objekt, zu öffnen und zu bearbeiten. Bei einer **MDI-Anwendung** *(multiple document interface)* können zu einem Zeitpunkt beliebig viele Dokumente, d. h. Objekte, geöffnet sein. Der Benutzer aktiviert – bei mehreren gleichzeitig geöffneten Dokumenten – ein Dokument durch Anklicken mit der Maus oder über das Menü.

Beispiel

WordPad und Microsoft Word ab Office 2000 sind SDI-Anwendungen. Bevor ein neues Dokument geöffnet werden kann, muss das aktuelle Dokument zuerst geschlossen oder das Programm erneut gestartet werden. Microsoft Word (vor Office 2000) ist eine MDI-Anwendung, Es können beliebig viele Dokumente parallel geöffnet und ein neues Dokument bearbeitet werden, ohne das Vorherige zu schließen. Zwischen den Dokumenten kann beliebig gewechselt werden.

Dialoge werden über Fenster abgewickelt:

- »Fenster«, S. 115

Die Steuerung eines Dialogs kann durch Menüs und Interaktionselemente wie Knöpfe erfolgen:

- »Menüs«, S. 119

Sowohl für die Gestaltung als auch für die Bewertung von Dialogen gibt es genormte Kriterien:

- »Gestaltungs- & Bewertungskriterien für den Dialog«, S. 123

8.2.1 Fenster *

Grundlage jeder systematischen Dialoggestaltung sind die Kenntnis und die anwendungsgerechte Auswahl von Fenstertypen, Dialogmodi und Menüs. Die Dialoggestaltung befasst sich mit der statischen Struktur und dem dynamischen Ablauf von Dialogen. Für jede Anwendung müssen die Primärdialoge

und die notwendigen Sekundärdialoge identifiziert und gestaltet werden. Primär- und Sekundärdialoge müssen auf geeignete Fenstertypen abgebildet werden: Anwendungsfenster, Unterfenster, Dialogfenster und Mitteilungsfenster.

Bei einer grafischen Benutzungsoberfläche kommuniziert und interagiert der Benutzer mit einer oder mehreren Anwendungen über Fenster. **Fenster** *(windows)* bestehen aus Elementen und Kombinationen von Elementen. Verschiedene Anwendungserfordernisse haben zu unterschiedlichen Fenstertypen geführt. Die Abb. 8.2-1 zeigt den Aufbau und die Begriffe eines Fenster bei Windows.

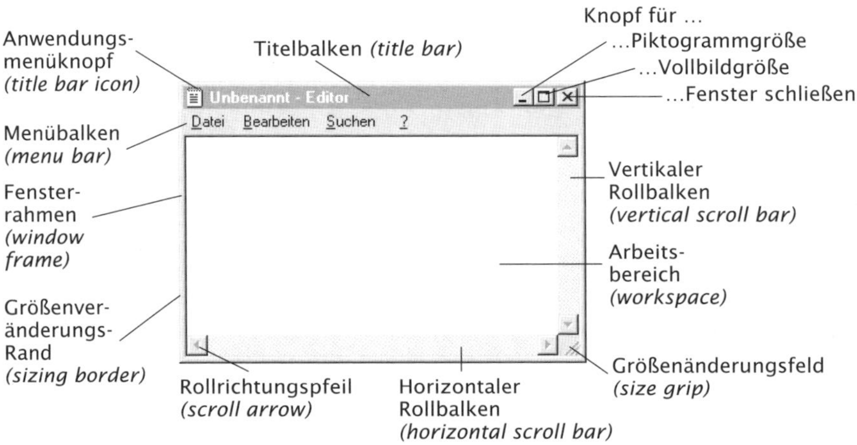

Abb. 8.2-1: Typischer Fensteraufbau bei Windows.

Die Gestaltungsrichtlinien *(style guide)* von Windows [Micr95] unterscheiden folgende **Fenstertypen**:

- Primärfenster *(primary window)*, in denen die Hauptaktivitäten des Benutzers (Primärdialoge) stattfinden, und
- Sekundärfenster *(secondary window)*, die der Eingabe von Optionen und der Durchführung sekundärer Aktivitäten dienen (Sekundärdialoge).

Anwendungsfenster

Das wichtigste Primärfenster ist das **Anwendungsfenster**. Es erscheint nach dem Aufruf der Anwendung. Aus diesem Fenster heraus lassen sich alle weiteren Fenster der Anwendung öffnen. Ein Anwendungsfenster enthält mindestens den Titelbalken mit allen darauf befindlichen Knöpfen, den Menübalken und den Arbeitsbereich. Wird das Anwendungsfenster geschlossen, dann werden alle zur Zeit geöffneten Fenster dieser Anwendung ebenfalls automatisch geschlossen. Bei einer SDI-Anwendung erfolgt die Interaktion mit dem Benutzer schwerpunktmäßig im Arbeitsbereich des Fensters. Bei einer MDI-Anwendung ist der Arbeitsbereich leer.

Unterfenster

Bei einer MDI-Anwendung können vom Anwendungsfenster aus **Unterfenster** *(child windows)* geöffnet werden. Es ist die Aufgabe eines Unterfensters, den Primärdialog des Benutzers zu unterstützen. Das äußere Erscheinungsbild eines Unterfensters kann mit dem Anwendungsfenster identisch sein. Unterfenster sind verschiebbar und in der Größe änderbar. Sie können – bei typischen Windows-Anwendungen – nicht aus dem Anwendungsfenster herausgeschoben werden, d.h. der herausragende Teil wird abgeschnitten. Normalerweise ist der Arbeitsbereich des Anwendungsfensters immer so groß, dass alle Unterfenster Platz finden. Wird ein Unterfenster aus dem sichtbaren Bereich hinausgeschoben, dann stellt das Anwendungsfenster automatisch Rollbalken dar.

Ein Unterfenster befindet sich im Arbeitsbereich des Anwendungsfensters und ist gleichzeitig durch diesen begrenzt. Auch wenn ein Unterfenster als Piktogramm dargestellt wird, liegt es im Arbeitsbereich des Anwendungsfensters. Der Benutzer wählt bei gleichzeitig geöffneten Unterfenstern das jeweils aktive durch Anklicken mit der Maus oder über das Fenstermenü aus. Unterfenster können überlappend *(cascaded)* oder nebeneinander *(tiled)* dargestellt werden. Ein aktives Fenster liegt immer oben auf dem Fensterstapel. Wird für ein Fenster die maximale Größe gewählt, dann wird der Arbeitsbereich des Anwendungsfensters vollständig genutzt. Unterfenster einer MDI-Anwendung sind sinnvollerweise nicht-modal. Falls zwischen den Fenstern Abhängigkeiten bestehen, dann muss gegebenenfalls davon abgewichen werden.

Beispiel

Nach dem Start des Grafikprogramms PhotoImpact erhält man ein leeres Anwendungsfenster (Abb. 8.2-2). Über das Menü `Datei/Neu/NeuesBild` erhält man ein Unterfenster, das im Anwendungsfenster angezeigt wird. Mehrere Unterfenster können nebeneinander oder überlappend dargestellt werden (Menü `Fenster`). Unterfenster können auch als Piktogramm dargestellt werden. Die Piktogramme werden unten im Anwendungsfenster angezeigt.

Windows [Micr95] kennt mehrere Arten von Sekundärfenstern. Dazu gehören das Dialogfenster *(dialog box)* und das Mitteilungsfenster *(message box)*.

Dialogfenster

Dialogfenster werden für Sekundärdialoge benötigt. Sie sind daher häufig als modale Dialoge realisiert, können aber auch nicht-modal sein. Ein Sekundärdialog beschränkt sich auf die Dateneingabe über Interaktionselemente im Arbeitsbereich.

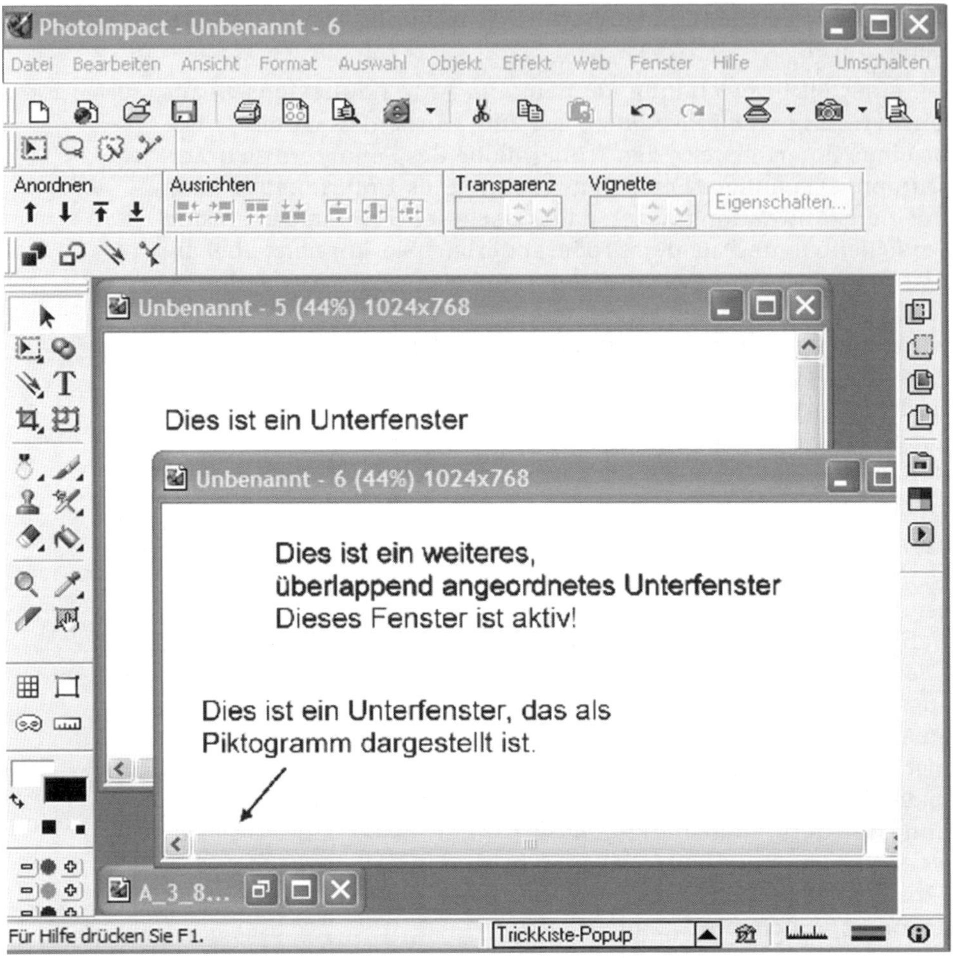

Abb. 8.2-2: Unterfenster im Grafikprogramm PhotoImpact.

Dialogfenster sind *nicht* in der Größe veränderbar. Sie können wahlweise verschiebbar sein oder nicht, wobei ein Verschieben nur bei modalen Dialogfenstern notwendig ist. Dialogfenster können über den Rahmen des Anwendungsfensters hinausgeschoben werden. Ein Dialogfenster sollte möglichst wenig Fläche des darunterliegenden Fensters verdecken.

Beispiel

In Microsoft Word 2007 öffnen die Menüoptionen Neu und Drucken typische Dialogfenster, die hier für Sekundärdialoge verwendet werden.

Primärdialoge können grundsätzlich auch mittels Dialogfenstern realisiert werden. Diese Realisierung ist immer möglich, wenn die speziellen Eigenschaften eines Unterfensters nicht benötigt werden. Um die Steuerbarkeit des Dialogs möglichst wenig einzuengen, sollten diese Dialogfenster nicht-modal sein.

Mitteilungsfenster

Ein **Mitteilungsfenster** ist ein spezialisiertes Dialogfenster. Der Benutzer kann mit einer Aktion auf die Mitteilung reagieren. Das Fenster enthält *keine* Interaktionselemente zur Datenselektion oder -manipulation. Mitteilungsfenster sind als modaler Dialog realisiert. Der Benutzer kann erst fortfahren, wenn er auf die Mitteilung reagiert hat.

Beispiel

Bei Auswahl eines nicht verfügbaren Druckers erscheint eine entsprechende Meldung, die vom Benutzer bestätigt werden muss.

Die Abb. 8.2-3 zeigt den Zusammenhang zwischen den verschiedenen Fenstertypen.

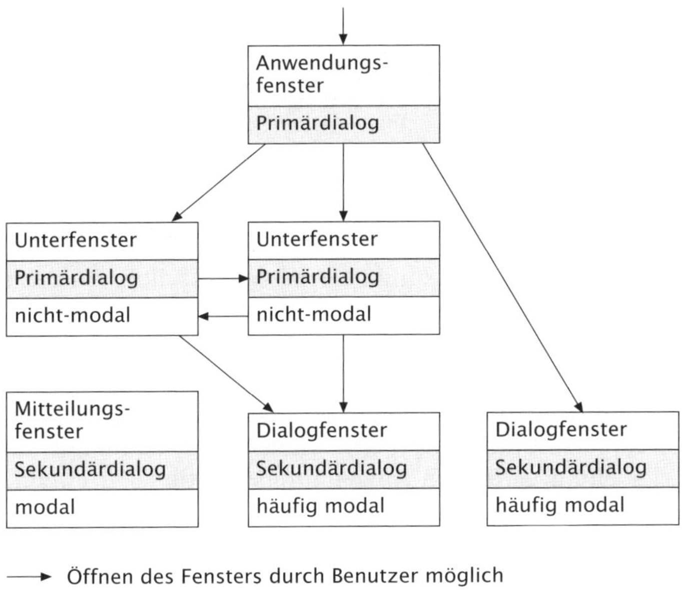

Abb. 8.2-3: Fenstertypen und Dialogarten.

Die grafische Gestaltung der Fenster, die Anordnung der Bedienelemente und die Durchführungsart der Operationen variieren von GUI-System zu GUI-System. Auch die verfügbaren Fensterelemente unterscheiden sich.

8.2.2 Menüs *

Menüs erlauben es, Dialoge zu steuern und auszulösen. Menüs bestehen aus Menüoptionen und lassen sich gliedern in Akti-

ons- und Eigenschaftsmenüs. In Abhängigkeit vom Wirkungsbereich lassen sich zwei hauptsächlich verwendete Menüarten unterscheiden: Menübalken mit Drop-down-Menüs und Kontext-Menüs. Zur Beschleunigung der Menüauswahl gibt es prinzipiell zwei Gruppen von Möglichkeiten, die auch kombiniert werden können: Menüauswahl durch Benutzung der Tastatur und/oder durch optimierte Anordnung der Menüoptionen.

Aktions- und Eigenschaftsmenüs

Definition: Menü

Menüs *(menu)* sind zu Gruppen angeordnete Aktions- und Eigenschaftsrepräsentanten und dienen zur Steuerung des Dialogs. Ein Menü besteht aus einer überschaubaren und meist vordefinierten Menge von **Menüoptionen** *(menu options, menu items)*, aus denen der Benutzer eine oder mehrere auswählen kann.

Menüoption

Die Auswahl einer Menüoption bewirkt in der Regel Aktionen oder die Festlegung oder Veränderung von Eigenschaften. Man kann daher auch von **Aktionsmenüs** und **Eigenschaftsmenüs** sprechen.

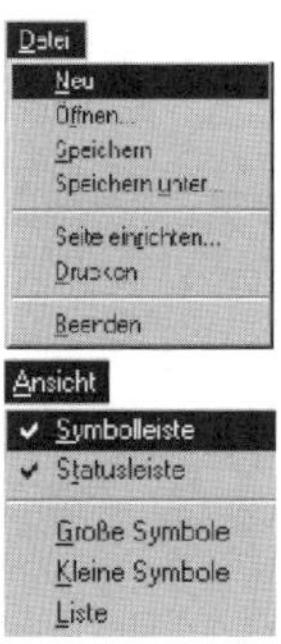

Ein **Aktionsmenü** kann eine »operative« Anwendungsfunktion oder ein Objekt bzw. mehrere Objekte selektieren. Außerdem kann auf ein anderes Menü verzweigt werden (Kaskadenmenü).

Ein **Eigenschaftsmenü** kann Parameter einstellen, die das akustische und optische Erscheinungsbild sowie das Verhalten der Anwendung oder Teile davon betreffen (deklarative Anwendungsfunktionen).

In der Regel sind Menüoptionen einspaltig angeordnet. Die Auswahl einer Menüoption führt bei einem Aktionsmenü zur Aktivierung der entsprechenden Anwendungsfunktion. Zu einem Zeitpunkt kann nur eine Menüoption ausgewählt werden.

Bei Eigenschaftsmenüs können oft mehrere Menüoptionen eingestellt werden. Die aktuell eingestellten Menüoptionen sind in Windows z. B. durch ein Häkchen gekennzeichnet.

Menüs lassen sich danach unterscheiden, ob sie auf eine Anwendung bzw. einen Anwendungsteil oder auf ein Anwendungsobjekt wirken. In Abhängigkeit vom Wirkungsbereich lassen sich prinzipiell zwei Menüarten unterscheiden:

- Menübalken mit **Drop-down-Menüs**
- **Kontextmenüs** (Aufklappmenüs, Pop-up-Menüs)

Die Eigenschaften beider Menüarten sind in der Tab. 8.2-1 gegenübergestellt.

	Menübalken mit Drop-down-Menüs	Kontext-Menüs (Pop-up-Menüs)
Funktionsweise	Das Drop-down-Menü erscheint nach dem Anklicken des gewünschten Menütitels oder Symbols *(icon)*. Es wird eine zweistufige Funktions- bzw. Objekthierarchie vorausgesetzt. Die Menütitel bilden die oberste Hierarchiestufe.	Das Kontext-Menü erscheint an der aktuellen Bearbeitungsstelle auf dem Bildschirm, z. B. gekoppelt mit dem Mauszeiger. Aufruf durch Maustaste (meist rechte Taste) oder Funktionstaste. Ist ein Kontext-Menü nicht geöffnet, dann ist es für den Benutzer unsichtbar.
Reichweite einer Menüoption	Überlagert der Menübalken eines Unterfensters das Anwendungsfenster (MDI-Bedienung), dann wirken die Optionen auf die Anwendung insgesamt und auf das Unterfenster. Haben Unterfenster keinen eigenen Menübalken, dann wirken die Optionen auf die gesamte Anwendung. Gleichnamige Optionen können bei einer MDI-Bedienung unterschiedliche Wirkungen haben (abhängig vom jeweils aktiven Fenster).	Bezieht sich auf das Objekt oder die Objektgruppe, bei der es aktiviert wurde.
Eigenschaften	○ Menütitel ständig sichtbar. ○ Belegt ständig Platz. ○ Mauszeiger muss jeweils zum Menübalken bewegt werden. ○ Globaler Geltungsbereich der Optionen.	○ Unsichtbar, wenn nicht geöffnet. ○ Platzsparend. ○ Mauszeiger bleibt im Arbeitskontext. ○ Lokaler Geltungsbereich der Optionen.

Tab. 8.2-1: Drop-down- vs. Kontext-Menüs.

Für beide Menüarten gilt: Das Menü ist solange zu sehen, bis eine Menüoption durch Anklicken selektiert wird oder ein Klick außerhalb des Menüs erfolgt. Im aktuellen Kontext nicht selektierbare Menüoptionen sind grau dargestellt. Menüoptionen können dynamisch von der Anwendung geändert werden. Durch Kaskadenmenüs können eine oder mehrere Hierarchiestufen hinzugefügt werden.

Beschleunigung der Menüauswahl

Geübte Benutzer werden durch die Menüauswahl oft in ihrem Arbeitsfluss gehemmt. Um zügig arbeiten zu können, ist es daher notwendig, die Menüauswahl zu beschleunigen. Zur Beschleunigung der Menüauswahl gibt es unter anderem folgende Möglichkeiten:

- Mnemonische Auswahl über die Tastatur,
- Auswahl über Tastaturkürzel *(accelerator key, short-cut key)*,
- Symbolbalken mit Symbolen außerhalb des Menübalkens *(toolbar)*,

- Aufführung der jeweils zuletzt benutzten Objekte,
- Aufführung der häufigsten zuletzt benutzten Objekte,
- Auslagerung von Menüoptionen auf Arbeitsbereiche.

mnemonisches Kürzel

Im Menütitel bzw. in der Menüoption wird jeweils ein alphanumerisches Zeichen ausgewählt (im Allgemeinen die Anfangsbuchstaben). Dieses Zeichen (Kürzel) wird unterstrichen dargestellt. Die Menütitel im Menübalken werden durch das gleichzeitige Drücken einer Funktionstaste (ALT-Taste bei Windows) und des Kürzels ausgewählt. Menüoptionen werden im heruntergeklappten Menü nur durch das Kürzel ausgewählt. Die Kürzel müssen nur innerhalb eines Drop-down-Menüs eindeutig sein. Buchstaben können bei der Auswahl in Klein- und in Großschreibung eingegeben werden.

Beispiel

In Microsoft Word 2003 kann das Menü unter dem Titel `Datei` mit dem mnemonischen Kürzel ALT + D ausgeklappt werden. Dann kann mit N ein neues Dokument angelegt werden.

Tastaturkürzel

Tastaturkürzel *(accelerator keys, short-cut keys)* sind Tastenkombinationen zur Beschleunigung der Auswahl innerhalb von Drop-down-Menüs. Im Unterschied zu mnemonischen Kürzeln ist mindestens eine Taste eine Funktionstaste, die durch weitere Tasten ergänzt wird. Tastaturkürzel müssen über alle Menüoptionen des aktiven Fensters hinweg eindeutig sein. Drop-down-Menüs werden zuvor nicht ausgeklappt.

Beispiel

In Microsoft Word kann mit dem Tastaturkürzel STRG + A der komplette Text markiert werden, ohne dass zuvor der Menütitel `Bearbeiten` selektiert wird, in dem sich die Menüoption `Alles markieren` befindet.

Symbolbalken

Der Symbolbalken *(tool bar)* kann Druckknöpfe mit Mini-Piktogrammen *(icons)* enthalten, die auf Mausklick eine zugeordnete Funktion aktivieren. Oft werden die am häufigsten benutzten Menüoptionen zusätzlich im Symbolbalken dargestellt. Der Symbolbalken kann ein geschlossenes Menü *(drop-down list box)* enthalten, das als Eigenschaftsmenü geeignet ist. Geschlossene Menüs sind platzsparend und zeigen permanent die aktuelle Option an. In manchen Anwendungen kann der Benutzer den Symbolbalken durch eigene Symbole individualisieren.

Beispiel

Der Symbolbalken von Microsoft Word 2003 enthält die wichtigsten Menüoptionen – z. B. Speichern, Drucken – als Mini-Piktogramme. Die Schriftart wird über eine *drop-down list box* eingestellt. In Office 2007 sind die Menüs als Reiter angeordnet. Zu jedem Reiter gehören Symbole *(icons)*, die direkt Funktionen auslösen, und Menütitel, die Dialogboxen öffnen.

Die Objekte, die zuletzt benutzt wurden, werden mit ihren Pfadnamen im Menü aufgelistet. Das zuletzt benutzte Objekt steht oben usw. Die Anzahl der Objekte ist begrenzt. Die Objekte werden automatisch mit Ziffern durchnummeriert und können per Tastatur über diese Ziffern ausgewählt werden.

zuletzt benutzte Objekte

Der Menütitel `Datei` von Microsoft Word 2003 enthält eine Liste der zuletzt bearbeiteten Dokumente. Das Menü `Öffnen` in Microsoft Word 2007 listet ebenfalls die zuletzt bearbeiteten Dokumente auf.

Beispiel

Die Objekte, die am häufigsten zuletzt benutzt wurden, werden als abgeteilte obere Menügruppe automatisch angeordnet. Das am häufigsten zuletzt benutzte Objekt steht oben. Die Anzahl der Objekte ist begrenzt.

häufigste, zuletzt benutzte Objekte

Die Schriftart bei Microsoft Word.

Beispiel

Menüoptionen können z.B. als Druckknöpfe *(buttons)* auf Arbeitsbereiche ausgelagert werden. Dabei kann die Menüoption erhalten bleiben oder entfallen.

Menüoptionen in Arbeitsbereichen

In den Dialogfenstern von Microsoft Word sind zahlreiche Aktionen und Einstellungen von Parametern durch Druckknöpfe realisiert.

Beispiel

8.2.3 Gestaltungs- & Bewertungskriterien für den Dialog *

In der internationalen Norm DIN EN ISO 9241-110 werden sieben Grundsätze beschrieben, die bei der Gestaltung und Bewertung von Dialogschnittstellen zu beachten sind.

Für die Dialoggestaltung gibt es eine Reihe von Normen, Richtlinien und Leitfäden. Besonders relevant ist die DIN EN ISO 9241-110 von 2006 mit dem Titel »Ergonomie der Mensch-System-Interaktion – Teil 110: Grundsätze der Dialoggestaltung«. Sie hat den Charakter einer Richtlinie und gibt allgemeine Regeln an, die bei der Dialoggestaltung beachtet werden sollen. Folgende Grundsätze sollen nach dieser Norm bei der Dialoggestaltung beachtet werden:

DIN EN ISO 9241-110

- Aufgabenangemessenheit
- Selbstbeschreibungsfähigkeit
- Steuerbarkeit
- Erwartungskonformität
- Fehlertoleranz

- Individualisierbarkeit
- Lernförderlichkeit

Diese Grundsätze sind im Folgenden wörtlich zitiert und daraus abgeleitete Regeln stichwortartig beschrieben.

Aufgabenangemessenheit

»Ein interaktives System ist aufgabenangemessen, wenn es den Benutzer unterstützt, seine Arbeitsaufgabe zu erledigen, d. h., wenn Funktionalität und Dialog auf den charakteristischen Eigenschaften der Arbeitsaufgabe basieren, anstatt auf der zur Aufgabenerledigung eingesetzten Technologie.«

- Keine technischen Vor- und Nacharbeiten durch den Benutzer.
- Der Dialog ist an die zu erledigenden Arbeitsaufgaben angepasst. Art, Umfang und Komplexität der vom Benutzer zu verarbeitenden Informationen sind berücksichtigt.
- Die Art und Form der Eingabe ist an die Arbeitsaufgabe angepasst.
- Regelmäßig wiederkehrende Arbeitsaufgaben werden unterstützt, z. B. durch Makrokommandos.
- Eingabevorbelegungen sind – soweit sinnvoll möglich – vorzunehmen. Sie sind vom Benutzer änderbar.

Selbstbeschreibungsfähigkeit

»Ein Dialog ist in dem Maße selbstbeschreibungsfähig, in dem für den Benutzer zu jeder Zeit offensichtlich ist, in welchem Dialog, an welcher Stelle im Dialog sie sich befinden, welche Handlungen unternommen werden können und wie diese ausgeführt werden können.«

- Der Benutzer muss sich zweckmäßige Vorstellungen von den Systemzusammenhängen machen können (Unterstützung beim Aufbau mentaler Modelle).
- Erläuterungen sind an allgemein übliche Kenntnisse der zu erwartenden Benutzer angepasst (deutsche Sprache, berufliche Fachausdrücke).
- Wahl zwischen kurzen und ausführlichen Erläuterungen (Art, Umfang).
- Kontextabhängige Erläuterungen.

Steuerbarkeit

»Ein Dialog ist steuerbar, wenn der Benutzer in der Lage ist, den Dialogablauf zu starten sowie seine Richtung und Geschwindigkeit zu beeinflussen, bis das Ziel erreicht ist.«

- Bedienung kann an eigene Arbeitsgeschwindigkeit angepasst werden.
- Arbeitsmittel und -wege sind durch die Benutzer frei wählbar.
- Vorgehen in leicht überschaubaren Dialogschritten. Mehrere Schritte zusammenfassbar.
- Der Benutzer erhält Informationen, die für die Arbeitswegplanung benötigt werden (z. B. Anzeige, welche Funktionen als Nächste wählbar sind).
- Dialog kann beliebig unterbrochen und wiederaufgenommen werden.
- Mehrstufiges *Undo*, d. h. Rücknehmbarkeit zusammenhängender Dialogschritte.
- Mehrstufiges *Redo*, d. h. rückgängig gemachte Funktion wieder ausführen ohne erneute Dateneingabe.
- Sicherheitsabfragen bei Aktionen von großer Tragweite.
- Steuerung der Menge der angezeigten Informationen.

Erwartungskonformität

»Ein Dialog ist erwartungskonform, wenn er den aus dem Nutzungskontext heraus vorhersehbaren Benutzerbelangen sowie allgemein anerkannten Konventionen entspricht.«

- Das Dialogverhalten ist einheitlich.
- Bei ähnlichen Arbeitsaufgaben ist der Dialog ähnlich gestaltet.
- Zustandsänderungen des Systems, die für die Dialogführung relevant sind, werden dem Benutzer mitgeteilt.
- Eingaben in Kurzform werden im Klartext bestätigt.
- Systemantwortzeiten sind den Erwartungen des Benutzers angepasst, sonst erfolgt eine Meldung.
- Der Benutzer wird über den Stand der Bearbeitung informiert.

Fehlertoleranz

»Ein Dialog ist fehlertolerant, wenn das beabsichtigte Arbeitsergebnis trotz erkennbar fehlerhafter Eingaben entweder mit keinem oder mit minimalem Korrekturaufwand seitens des Benutzers erreicht werden kann.«

- Benutzereingaben dürfen nicht zu Systemabstürzen oder undefinierten Systemzuständen führen.
- Automatisch korrigierbare Fehler können korrigiert werden. Der Benutzer ist darüber zu informieren.
- Die automatische Korrektur ist abschaltbar.
- Korrekturalternativen für Fehler werden dem Benutzer angezeigt.

- Fehlermeldungen weisen auf den Ort des Fehlers hin, z. B. durch Markierung der Fehlerstelle.
- Fehlermeldungen sind verständlich, sachlich und konstruktiv zu formulieren und sind einheitlich zu strukturieren (z. B. Fehlerart, Fehlerursachen, Fehlerbehebung).

Individualisierbarkeit

»Ein Dialog ist individualisierbar, wenn Benutzer die Mensch-System-Interaktion und die Darstellung von Informationen ändern können, um diese an ihre individuellen Fähigkeiten und Bedürfnisse anzupassen.«

- Anpassbarkeit an Sprache und kulturelle Eigenheiten des Benutzers, z. B. durch unterschiedliche Tastenbelegungen.
- Anpassbarkeit an das Wahrnehmungsvermögen und die sensomotorischen Fähigkeiten, z. B. durch Wahl der Schriftgröße, Wahl der Farben für farbenfehlsichtige Benutzer, Zuordnung der linken und rechten Maustaste.
- Wahl unterschiedlicher Informations-Darstellungsformen.
- Möglichkeit, eigenes Vokabular zu benutzen, um eigene Bezeichnungen für Objekte und Arbeitsabläufe festzulegen.
- Möglichkeit, eigene Kommandos zu ergänzen, z. B. durch programmierbare Funktionstasten und Aufzeichnung von Kommandofolgen.

Lernförderlichkeit

»Ein Dialog ist lernförderlich, wenn er den Benutzer beim Erlernen der Nutzung des interaktiven Systems unterstützt und anleitet.«

- Darstellung der zugrundeliegenden Regeln und Konzepte, die für das Erlernen nützlich sind.
- Unterstützung relevanter Lernstrategien, z. B. *learning by doing*.
- Wiederauffrischen von Gelerntem unterstützen, z. B. selbsterklärende Gestaltung selten benutzter Kommandos.
- Regelhaft und einheitlich gestaltete Benutzungsoberfläche, z. B. gleichartige Hinweismeldungen erscheinen immer am gleichen Ort.

8.3 Dann die Praxis: Dialog-Programmierung in Java *

Zur Realisierung der Dialog-Schnittstelle stehen in Java die *Java Foundation Classes* (JFC) zur Verfügung. Mit ihrer Hilfe können in Java verschiedene Fenstertypen realisiert werden:

- »Die Java-Fensterhierarchie«, S. 127

Zur Realisierung von Dialog- und Mitteilungsfenstern gibt es eine Reihe von Java-Klassen:

- »Dialogfenster in Java«, S. 132

Ebenso gibt es zur Realisierung von Menüs zahlreiche Klassen:

- »Java-Menüs«, S. 147

8.3.1 Die Java-Fensterhierarchie *

Alle Java-Fensterklassen befinden sich in einer gemeinsamen Vererbunghierarchie. Swing-Fenster sind Unterklassen der entsprechenden AWT-Fenster. Swing-Fenster besitzen eine interne Struktur.

Die JFC *(Java Foundation Classes)* enthalten verschiedene Fensterklassen, die über eine gemeinsame Vererbungshierarchie in Verbindung stehen (Abb. 8.3-1).

`Component` ist eine abstrakte Klasse. Eine Komponente besitzt eine grafische Darstellung, die auf dem Bildschirm angezeigt werden kann und mit der der Benutzer interagieren kann. `Component`

Die Klasse `Container` dient als Behälter dazu, innerhalb einer Komponente andere Komponenten aufzunehmen, zusammenzufassen und zu gruppieren. Container können auch Container enthalten. Dadurch ist ein hierarchischer Aufbau der Oberfläche möglich. In Java stehen folgende Behälter zur Verfügung: `Container`

- Flächen *(panels)*,
- einfaches Fenster *(window)*,
  - Standardfenster *(frame)*,
  - Dialogfenster *(dialog)*.

`Panel` besitzt die Eigenschaften von `Component` und `Container`. Sie dient dazu, Behälter zu schachteln. `Panel`

`Applet` ist eine direkte Unterklasse von `Panel`. Sie hat zusätzliche Methoden, die für das Ausführen von Applets notwendig sind. Dennoch beschreibt die Klasse `Applet` nur eine Komponente, die eine Größe und Position hat, auf Ereignisse reagieren kann und in der Lage ist, weitere Komponenten aufzunehmen. `Applet`

Um die Swing-Interaktionselemente in einem Applet zu verwenden, ist die Klasse `JApplet` als Oberklasse zu verwenden. `JApplet` selbst ist eine Unterklasse von `Applet`. `JApplet`

Die Klassen `Window` und `JWindow` stellen ein Fenster ohne Rahmen, Titelleiste und Menüs zur Verfügung. Diese einfachen Fenster sind für Anwendungen geeignet, die ihre Rahmenelemente selbst zeichnen oder die volle Kontrolle über das gesamte Fenster benötigen. Es kann jeweils nur ein Fenster aktiv sein. `Window` `JWindow`

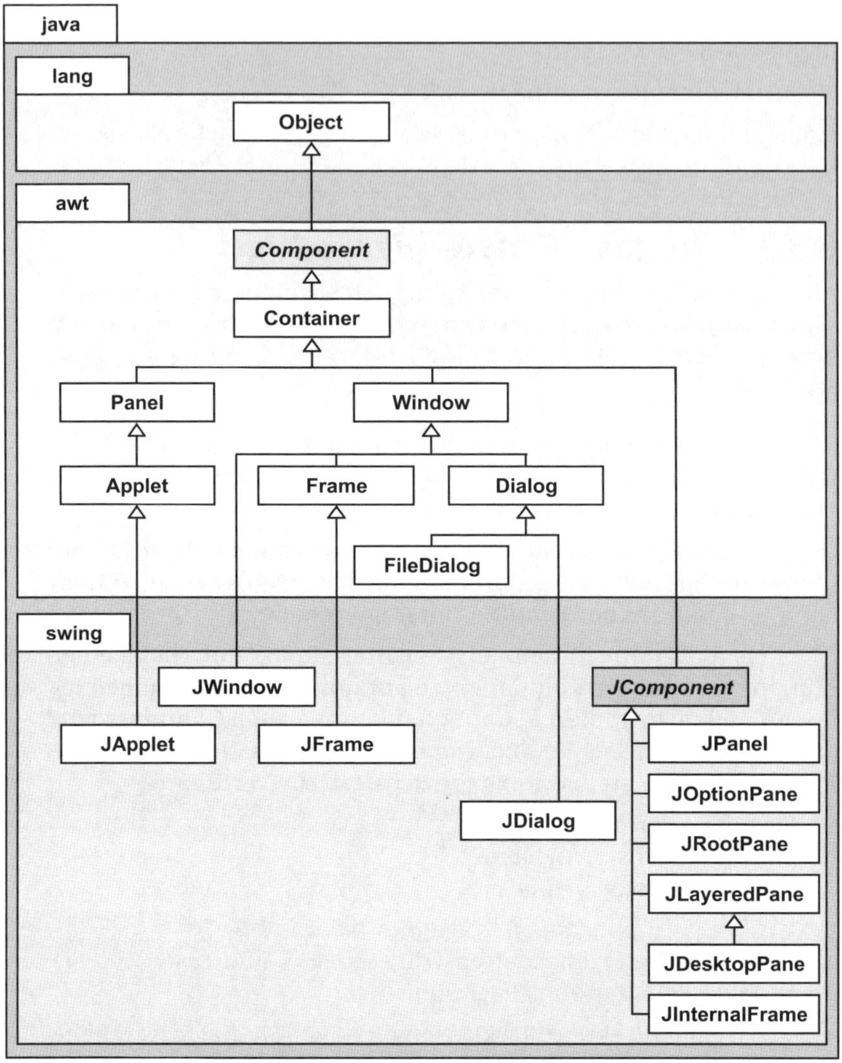

Abb. 8.3-1: Hierarchie der Fensterklassen und ihre Zuordnung zu Paketen.

`Frame` `JFrame`

Ein Standardfenster mit Rahmen, Titelleiste und optionalem Menübalken stellen die Klassen `Frame` und `JFrame` zur Verfügung. Einem Standardfenster kann ein Piktogramm zugeordnet werden, das angezeigt wird, wenn ein Fenster minimiert ist. Es kann festgelegt werden, ob das Fenster vom Benutzer in der Größe verändert werden kann. Außerdem können verschiedene Mauszeiger gewählt werden.

Werden ausgehend von einem Standardfenster weitere Standardfenster geöffnet, dann ist jedes dieser Standardfenster für sich eigenständig, d. h. dem erzeugenden Standardfenster *nicht* untergeordnet. Daher eignen sich Standardfenster auch *nicht* als Unterfenster im Sinne der Windows-Philosophie (siehe auch »Fenster«, S. 115).

Die Klassen `Dialog` und `JDialog` erlauben es, modale und nichtmodale Dialoge zu realisieren. Diese Fenster können auch als Unterfenster verwendet werden. Sie können allerdings *nicht* als Piktogramme dargestellt werden. Sie können frei bewegt werden, auch über den Fensterrand des Anwendungsfensters hinaus. `Dialog` `JDialog`

Für typische modale Dialoge bietet die Klasse `JOptionPane` eine Reihe von geeigneten Operationen an. `JOptionPane`

Die Klasse `FileDialog` stellt den Standard-Dateidialog des jeweiligen Betriebssystems zur Verfügung. `FileDialog`

Aufbau von Swing-Fenstern

Die Swing-Klassen `JWindow`, `JFrame`, `JDialog` und `JApplet` sind Unterklassen der entsprechenden AWT-Klassen. Im Gegensatz zu allen anderen Swing-Klassen sind diese Swing-Fensterklassen *nicht* leichtgewichtig, sondern müssen durch das jeweilige Betriebssystem dargestellt werden. Daher sehen diese Fenster *nicht* auf allen Plattformen gleich aus.

Mithilfe der Swing-Klassen ist es möglich, das MDI-Konzept von Windows zu realisieren, wobei die Unterfenster *nicht* über das Anwendungsfenster hinaus verschoben werden können, sondern abgeschnitten werden.

Einem Swing-Fenster kann eine `JRootPane` (Wurzelscheibe, Basisscheibe) zugeordnet werden. Ein Objekt der Klasse `JRootPane` besteht aus (Abb. 8.3-2): `JRootPane`und `JLayeredPane`

- einer normalerweise unsichtbaren `glassPane` (Glasscheibe),
- einer sichtbaren `layeredPane` mit
  - einem optionalen Menübalken (`menuBar`) und
  - einer Inhaltsscheibe (`contentPane`).

Die Klasse `JRootPane` verwaltet den Inhalt der Fensterklassen. Alle Komponenten werden zur Inhaltsscheibe (`contentPane`) hinzugefügt. Durch diese Aufteilung können interne Fenster *(internal frames)* und Schichten *(layers)* unterstützt werden. Interne Fenster sind Fenster, die innerhalb anderer Fenster »leben«. Durch sie wird das MDI-Konzept realisiert (siehe unten).

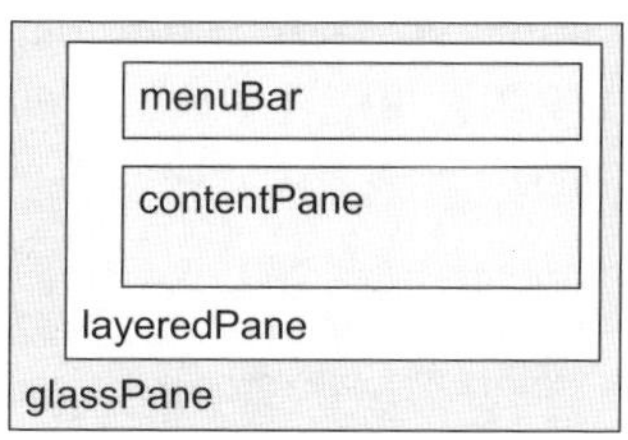

Abb. 8.3-2: Aufbau von Swing-Fenstern mithilfe der Klasse `JRootPane`.

Die Klasse JLayeredPane verwaltet die Schichten. Interne Fenster sind in verschiedenen Schichten angeordnet, um sie in den Vordergrund holen zu können. Schichten werden ebenso dazu verwendet, um Kontextmenüs relativ zu anderen Komponenten zu positionieren.

Die glassPane behandelt die Mausereignisse für die rootPane. Sie ist normalerweise unsichtbar. Die layeredPane verwaltet die Schichten für die rootPane. Sie ist die Elternschicht für alle anderen Kinder der rootPane. Sie ist ein Objekt der Klasse JLayeredPane, die aus einer beliebigen Anzahl übereinander liegender Schichten besteht. Komponenten können in allen Schichten platziert werden. Ihre Anordnung erfolgt jedoch, so, dass sie sich nicht überlappen.

Auf die Bestandteile eines Swing-Fensters kann mit folgenden Methoden zugegriffen werden:

- `public JLayeredPane getLayeredPane()`: Liefert die layeredPane, die von der rootPane benutzt wird.
- `public JMenuBar getJMenuBar()`: Liefert den Menübalken der layeredPane.
- `public Container getContentPane()`: Liefert die Inhaltsscheibe.
- `public Component getGlassPane()`: Liefert die aktuelle glassPane.

Durch Zugriff auf die entsprechende Inhaltsscheibe wird eine Komponente zu einem Fenster hinzugefügt:

```
einFenster.getContentPane().add(new JLabel("Inhaltsscheibe"));
```

Aufrufen und Schließen von Fenstern

Um ein Fenster auf dem Bildschirm anzuzeigen, muss zunächst von der gewünschten Fensterklasse ein Objekt erzeugt werden. Um ein Objekt der Klasse JRootPane muss sich der Programmierer *nicht* kümmern. Es gehört automatisch zum entsprechenden Fenster.

Beispiel

Für ein Programm, das Kunden- und Lieferanten verwalten soll, wird ein Standardfenster in einem Applet erzeugt und angezeigt:

Kunden LieferantenGUI

```
package de.w3l.anw;

import java.awt.*;
import java.applet.*;
import javax.swing.*;

public class KundenLieferantenGUI extends JApplet
{
    private JFrame einStandardfenster;

    public void init()
```

```
    {
        try
        {
            SwingUtilities.invokeAndWait(new Runnable()
            {
                public void run()
                {
                    initGUI();
                }
            });
        }
        catch(Exception e)
        {
            System.err.println("GUI-Aufbau fehlgeschlagen");
        }
    }

    private void initGUI()
    {
        //Benutzungsoberfläche aufbauen
        //Erzeugen eines Standardfensters
        einStandardfenster =
            new JFrame("Kunden- und Lieferantenverwaltung");
        //Größe einstellen
        einStandardfenster.setSize(300,250);
        //Einen Führungstext hinzufügen
        JLabel einText =
            new JLabel("Dies ist ein Führungstext");
        JLabel nocheinText =
            new JLabel("Dies ist noch ein Führungstext");
        //Führungstext zum contentPane von JApplet hinzufügen
        getContentPane().add(einText);
        //contentPane von JFrame
        einStandardfenster.getContentPane().add
            (nocheinText);
    }

    public void start()
    {
        //Anzeigen des Fensters
        einStandardfenster.setVisible(true);
    }

    public void stop()
    {
        //Unsichtbar machen des Fensters
        einStandardfenster.setVisible(false);
        //Entfernen des Fensters
        einStandardfenster.dispose();
    }
}
```

Die Abb. 8.3-3 zeigt das erzeugte Fenster in einem Applet. Da es sich um ein Standardfenster handelt, ist es frei beweglich, auch über die Begrenzungen des Applets hinaus. Ist das Applet aktiv, dann wird das Standardfenster überdeckt.

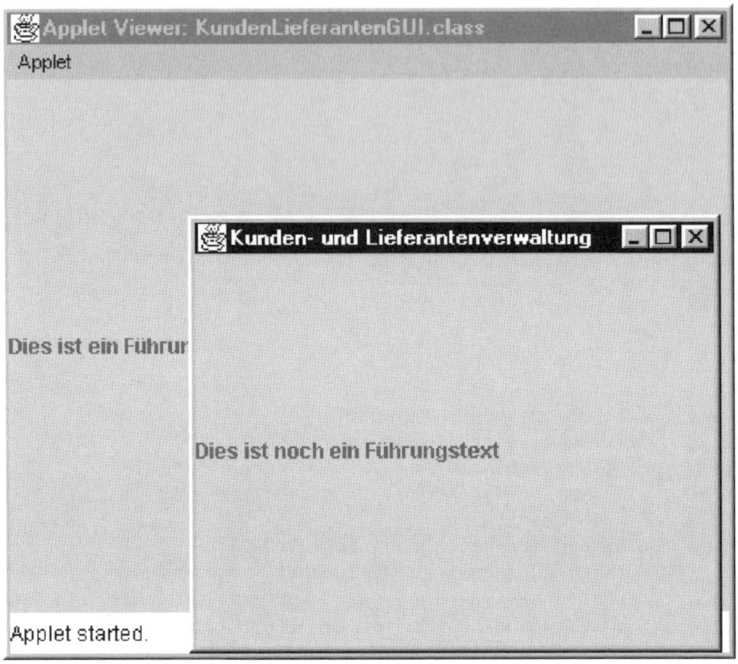

Abb. 8.3-3: Ein JFrame-Fenster in einem Applet.

8.3.2 Dialogfenster in Java *

Modale und nichtmodale Dialogfenster sowie Mitteilungsfenster können mit Hilfe der Klasse `Dialog` und ihrer Unterklassen in Java realisiert werden.

Dialogfenster

Die Klasse `Dialog`ist eine direkte Unterklasse von `Windows` und stellt Dialogfenster zur Verfügung. Ein Dialogfenster ist ähnlich wie ein `Frame`-Fenster, besitzt aber keine Menüleiste und kann *nicht* als Piktogramm dargestellt werden. Dialog-Objekte haben ein Attribut, das festlegt, ob das Dialogfenster modal oder nichtmodal ist.

Dialog-Objekte sind immer mit einem `Frame`-Objekt verknüpft. Wird das `Frame`-Objekt zerstört, wird auch das Dialog-Objekt zerstört.

Konstruktor

- `public Dialog(Frame parent, String title, boolean modal)`: Erzeugt ein unsichtbares, nicht modales Dialog-Objekt. `parent` gibt die Eltern des Dialog-Objekts an, `title` den Titel des Dialogfensters. Der optionale Parameter `modal` gibt an, ob das Dialogfenster modal oder nicht-modal ist.

Die Klasse `JDialog` ist eine Unterklasse von `Dialog`, verfügt über eine `rootPane` und kann auch ohne Bezug zu einem Elternfenster erzeugt werden. Die Klasse `JDialog` kann verwendet werden, um Unterfenster zu realisieren. Diese Unterfenster sind jedoch über den Rand des Anwendungsfensters hinaus verschiebbar. Wird das Anwendungsfenster geschlossen, dann werden auch alle Unterfenster automatisch geschlossen. `JDialog`

Objekte der Klasse `JDialog` können auch dazu verwendet werden, um Mitteilungsfenster zu realisieren. Die Swing-Klasse `JOptionPane` stellt für verschiedene Arten von modalen Mitteilungsfenstern bereits leicht konfigurierbare Fenster zur Verfügung, sodass man in der Regel diese benutzt.

Die Klasse `JOptionPane` stellt folgende vier Arten von Mitteilungsfenstern bereit, die alle denselben Grundaufbau (Abb. 8.3-4) besitzen: `JOptionPane`

- Mitteilungsdialog *(message dialog)*: Ein Dialog, der eine Mitteilung anzeigt, und verschiedene Piktogramme in Abhängigkeit von der Mitteilung verwendet.
- Bestätigungsdialog *(confirm dialog)*: Ein Dialog, der vom Benutzer eine Bestätigung fordert.
- Eingabedialog *(input dialog)*: Ein Dialog, der Informationen vom Benutzer anfordert.
- Optionsdialog *(option dialog)*: Ein allgemeiner, zu konfigurierender Dialog.

Mitteilungsdialoge

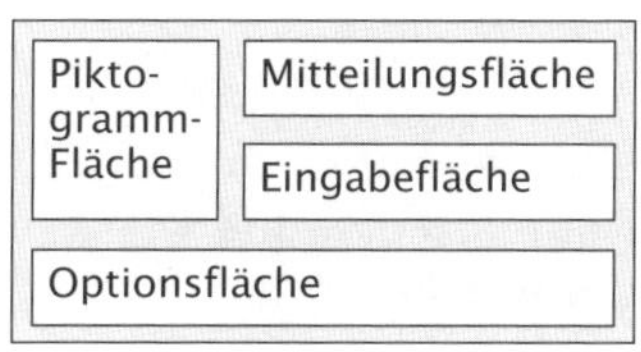

Abb. 8.3-4: Aufbau eines Mitteilungsfensters realisiert mit der Klasse `JOptionPane`.

Die einfachste Form ist ein Mitteilungsdialog. Es wird eine Mitteilung angezeigt. Das Lesen der Mitteilung muss der Benutzer mit einem OK-Druckknopf bestätigen. Das Mitteilungsfenster verschwindet dann automatisch. Es gibt folgende Mitteilungstypen: `ERROR_MESSAGE`, `INFORMATION_MESSAGE`, `WARNING_MESSAGE`, `QUESTION_MESSAGE`, `PLAIN_MESSAGE`. Folgende Klassenmethode kann zum Anzeigen verwendet werden:

- `public static void showMessageDialog(Component parentComponent, Object message, String title, int messageType, Icon icon)`: `message` gibt an, was angezeigt werden soll, z. B. ein Text, `title` gibt den Titel des Mitteilungsfensters an, `messageType` gibt den Mitteilungstyp an, `icon` gibt das anzuzeigende Piktogramm an (fehlt dieser Parameter, dann wird ein voreingestelltes Piktogramm verwendet, das dem Mitteilungstyp entspricht).

Beispiel

```
JOptionPane.showMessageDialog(dasAnwendungsfenster,
    "Dies ist das Anwendungsfenster",
    "Information", JOptionPane.INFORMATION_MESSAGE);
```

Bestätigungs-dialoge

Bestätigungsdialoge erfordern vom Benutzer eine Antwort. Für sie gibt es eine vereinfachte Ereignisabfrage. Drückt der Benutzer einen Druckknopf, dann wird das Ergebnis als ganze Zahl zurückgeliefert. Folgende Ergebniswerte sind möglich und als Klassenkonstanten von `JOptionPane` definiert: `YES_OPTION`, `NO_OPTION`, `OK_OPTION`, `CANCEL_OPTION`, `CLOSE_OPTION`. Folgende Klassenmethode kann zum Anzeigen verwendet werden:

- `public static int showConfirmDialog(Component parentComponent, Object message, String title, int optionType, int messageType, Icon icon)`: `optionType` gibt die Druckknöpfe an: `YES_NO_OPTION`, `OK_CANCEL_OPTION` oder `YES_NO_CANCEL_OPTION`.

Beispiel

```
int ergebnisDialogEnde = JOptionPane.showConfirmDialog
    (dasAnwendungsfenster,
            "Soll die Anwendung wirklich beendet werden?",
            "Frage", JOptionPane.YES_NO_OPTION);

if(ergebnisDialogEnde == JOptionPane.YES_OPTION)
{
    //Unsichtbar machen des aufrufenden Fensters
    dasAnwendungsfenster.setVisible(false);
    //Freigabe der Systemressourcen
    dasAnwendungsfenster.dispose();
    System.exit(0); //Beenden der JVM
}
```

Eingabe-dialoge

Eingabedialoge fordern Informationen vom Benutzer, z. B. seinen Namen. Folgende Klassenmethode kann zum Anzeigen verwendet werden:

- `public static Object showInputDialog(Component parentComponent, Object message, String title, int messageType, Icon icon, Object[] selectionValues, Object initialSelectionValue)`: `selectionValues`: Ein Array von Objekten, das die möglichen Alternativen enthält; `null` erlaubt dem Benutzer jede Eingabe, `initialSelectionValue`: selektiert die entsprechende Alternative vor.

Beispiel

```
String benutzerEingabe = JOptionPane.showInputDialog
    (dasAnwendungsfenster,
     "Identifizieren Sie sich mit Ihrem Namen",
     "Eingabe", JOptionPane.PLAIN_MESSAGE);
if ((benutzerEingabe!= null) || (benutzerEingabe.length() > 0))
{
```

```
    einTextfeld.setText(benutzerEingabe);
}
```

Beispiel

```
String[] benutzerAuswahl =
        {"Java-Stil", "Windows-Stil", "Motif-Stil"};
String initialisierung = benutzerAuswahl[1];
Object benutzerEingabe =
        JOptionPane.showInputDialog(dasAnwendungsfenster,
        "Welches look & feel wünschen Sie?",
        "Auswahl der Darstellungsform",
        JOptionPane.QUESTION_MESSAGE,
        null, benutzerAuswahl, initialisierung);
if (((String)benutzerEingabe).equals("Metal-Stil"))
{
    LAFEinrichtung.setMotifLookAndFeel();
}
else if ...
```

Options-dialoge

Optionsdialoge können sehr flexibel konfiguriert werden. Informieren Sie sich selbst über diese Dialogform und probieren Sie sie aus.

Mitteilungsfenster werden automatisch meist in der Mitte des zugehörigen Elternfensters zentriert angeordnet. Dies ist abhängig vom jeweiligen *Look&Feel*. Alle diese Fenster sind modal.

SDI-Beispiel

Das folgende Programm `ArtikelLieferantenAnw` zeigt einige Eigenschaften der Klassen `JFrame`, `JDialog`, `JOptionPane` sowie ihr Zusammenspiel. Es wird ein Anwendungsfenster als `JFrame`-Objekt geöffnet. In diesem Anwendungsfenster wird anschließend ein Unterfenster, realisiert als `JDialog`-Objekt, dargestellt. Dem Anwendungfenster wird ein Piktogramm zugeordnet, das im Fenster links oben dargestellt wird. Wird das Fenster zum Piktogramm verkleinert, dann wird ebenfalls dieses Piktogramm angezeigt. Alle Dialogfenster übernehmen automatisch dieses Piktogramm. Außerdem werden verschiedene Mitteilungsfenster angezeigt (Abb. 8.3-5).

Beispiel

`ArtikelLieferantenAnw`

```
/** Programmname: Artikel- und Lieferantenverwaltung
 * GUI-Klasse: ArtikelLieferantenGUI
 * Aufgabe: Verwaltung des Anwendungsfensters
 */
package de.w3l.anw;

import java.awt.*;
import java.awt.event.*;
import javax.swing.*;

public class ArtikelLieferantenGUI extends JFrame
{
```

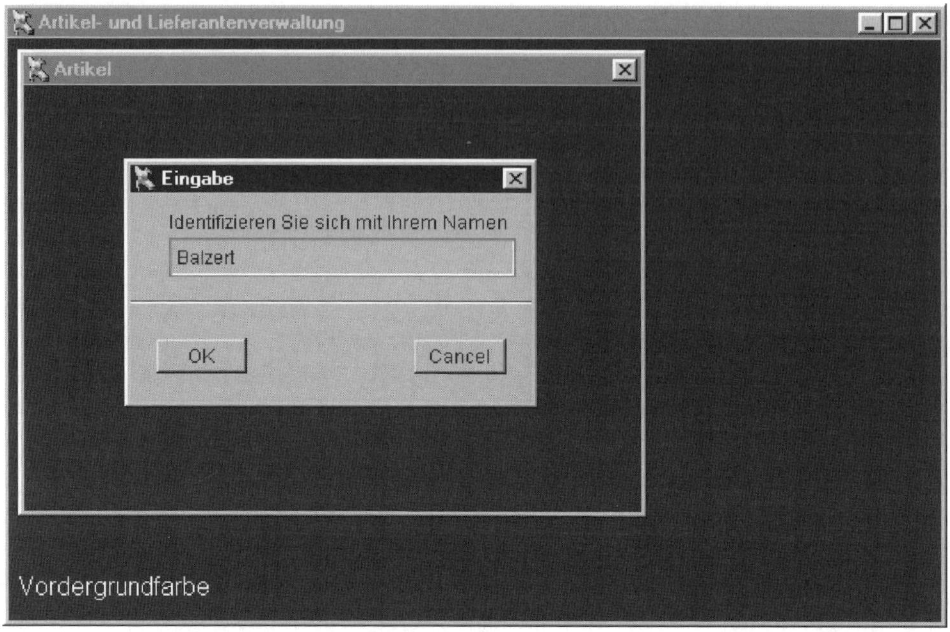

Abb. 8.3-5: Ein Anwendungsfenster mit Unter- und Mitteilungsfenster.

```
     private static ArtikelLieferantenGUI
        dasAnwendungsfenster;
    private MeinUnterfenster dasArtikelfenster;
    private FensterAbhoerer einFensterAbhoerer =
        new FensterAbhoerer();

    public static void main(String[] args)
    {
        SwingUtilities.invokeLater(new Runnable()
        {
            public void run()
            {
                 // Erzeugen des Anwendungsfensters
                dasAnwendungsfenster =
                    new ArtikelLieferantenGUI(
                        "Artikel- und Lieferantenverwaltung");
                // Größe einstellen
                dasAnwendungsfenster.setSize(600, 400);
                // Linke obere Ecke des Fensters
                dasAnwendungsfenster.setLocation(50, 50);
                // Piktogramm für Anwendungsmenüknopf zuordnen
                dasAnwendungsfenster.setzePiktogramm(
                        "de/w3l/anw/banana.gif",
                        dasAnwendungsfenster);
               dasAnwendungsfenster.setVisible(true);
                // Mitteilungsfenster anzeigen
                JOptionPane.showMessageDialog(
```

```
                    dasAnwendungsfenster,
                    "Dies ist das Anwendungsfenster",
                    "Information",
                    JOptionPane.INFORMATION_MESSAGE);
                // Eingabedialog anzeigen
                dasAnwendungsfenster.anzeigenEingabedialog();
                // Ein Unterfenster erzeugen
                dasAnwendungsfenster.erzeugenArtikelfenster();
            }
        });
    }

    // Konstruktor
    public ArtikelLieferantenGUI(String FensterTitel)
    {
        super(FensterTitel); // Aufruf JFrame-Konstruktor
        setFont(new Font("Helvetica", Font.BOLD, 20));
        // Vordergrundfarbe
        setForeground(Color.YELLOW);
        // Hintergrundfarbe des Anwendungsfensters
        getContentPane().setBackground(Color.BLUE);
        getContentPane().setLayout(null);
        // Abhörer hinzufügen
        einFensterAbhoerer = new FensterAbhoerer();
        addWindowListener(einFensterAbhoerer);
    }

    // Ändern der Darstellungsform über einen Eingabedialog
    private void anzeigenEingabedialog()
    {
        String[] Benutzerauswahl =
        { "Java-Stil", "Windows-Stil", "Motif-Stil" };
        String Initialisierung = "Windows-Stil";

        Object Benutzereingabe =
            JOptionPane.showInputDialog(
                dasAnwendungsfenster,
                "Welches Look & Feel wünschen Sie?",
                "Auswahl der Darstellungsform",
                JOptionPane.QUESTION_MESSAGE,
                null, Benutzerauswahl, Initialisierung);
        // Auswertung der Benutzereingabe
        // PLAF-Klasse auswählen
        String plaf = "unbekannt";
        if ((String) Benutzereingabe == "Java-Stil")
        {
            LAFEinstellung.setJavaLookAndFeel();
        }
        else if ((String) Benutzereingabe == "Motif-Stil")
        {
            LAFEinstellung.setMotifLookAndFeel();
        }
        else if ((String) Benutzereingabe == "Windows-Stil")
        {
            LAFEinstellung.setNativeLookAndFeel();
```

```
        }
    }

    // Erzeugen eines Unterfensters
    private void erzeugenArtikelfenster()
    {
        dasArtikelfenster = new MeinUnterfenster
                (dasAnwendungsfenster, "Artikel");
        dasArtikelfenster.setVisible(true);
    }

    // Setzt das Piktogramm im Anwendungsmenüknopf
    // (links oben im Fenster)
    private void setzePiktogramm(String Dateiname,
                                 Frame einFenster)
    {
        Image einPiktogramm =
                getToolkit().getImage(Dateiname);
        MediaTracker mt = new MediaTracker(this);
        mt.addImage(einPiktogramm, 0);
        try
        {
            // Warten bis das Piktogramm geladen ist
            mt.waitForAll();
        }
        catch (InterruptedException e)
        { // nichts tun
        }
        einFenster.setIconImage(einPiktogramm);
    }

    public void paint(Graphics g)
    {
        super.paint(g); // Neuzeichnen der Oberklasse
        // Wird automatisch aufgerufen,
        // wenn das Fenster neu gezeichnet wird
        g.drawString("Vordergrundfarbe", 20, 380);
    }

    private void anzeigenEndeDialog()
    {
        // Anzeigen eines Bestätigungsdialogs
        int ErgebnisEndeDialog =
                JOptionPane.showConfirmDialog(
                dasAnwendungsfenster,
                "Soll die Anwendung wirklich beendet werden?",
                "Frage", JOptionPane.YES_NO_OPTION);
        // Wenn Ja gewählt, Anwendung beenden
        if (ErgebnisEndeDialog == JOptionPane.YES_OPTION)
        {
            dasAnwendungsfenster.setVisible(false);
            // Unsichtbar machen des aufrufenden Fensters
            dasAnwendungsfenster.dispose();
            // Freigabe der Systemressourcen
            System.exit(0);
```

```
                // Schließen der Anwendung
            }
            else if ((ErgebnisEndeDialog ==
                        JOptionPane.CLOSED_OPTION)
                    || (ErgebnisEndeDialog ==
                        JOptionPane.NO_OPTION))
            {
                // Die Operation sorgt dafür, dass das
                // Schließen des Mitteilungsfensters
                // keine Auswirkungen auf das
                // Anwendungsfenster hat.
                dasAnwendungsfenster
                        .setDefaultCloseOperation
                            (JFrame.DO_NOTHING_ON_CLOSE);
            }
        }

    // Innere Klasse
    // FensterAbhörer ***************************************
    public class FensterAbhoerer extends WindowAdapter
    {
        // Ereignis Schließen des Fensters
        public void windowClosing(WindowEvent event)
        {
            anzeigenEndeDialog();
        }
    }
}
/** Programmname: Artikel- und Lieferantenverwaltung
* GUI-Klasse: MeinUnterfenster
* Aufgabe: Verwaltung eines Unterfensters
* Unterfenster als Dialogfenster realisiert
*/
package de.w3l.anw;

import java.awt.*;
import java.awt.event.*;
import javax.swing.*;
import javax.swing.event.*;

public class MeinUnterfenster extends JDialog
{
    private FensterAbhoerer einFensterAbhoerer;
    private JLabel text = new JLabel();

    public MeinUnterfenster(JFrame dasAnwendungsfenster,
            String Fenstertitel)
    {
        // Unterfenster neu erstellen
        super(dasAnwendungsfenster, Fenstertitel);
        // Die folgenden Angaben beziehen sich
        // auf das Unterfenster!
        setSize(400, 300);// Größe des Unterfensters
        setLocation(60, 80);// Linke obere Ecke des Fensters
        setVisible(true); // Unterfenster anzeigen
```

MeinUnterfenster

```
        // Die folgenden Angaben beziehen sich auf die
        // ContentPane!
        getContentPane().setLayout(null);
        getContentPane().setBackground(Color.blue);
        // Hintergrundfarbe des Unterfensters
        // Eingabedilog anzeigen
        anzeigenEingabeDialog();
        einFensterAbhoerer = new FensterAbhoerer();
        addWindowListener(einFensterAbhoerer);
    }

    public void anzeigenEingabeDialog()
    {
        String Benutzereingabe;
        Benutzereingabe = JOptionPane.showInputDialog(this,
                "Identifizieren Sie sich mit Ihrem Namen",
                "Eingabe", JOptionPane.PLAIN_MESSAGE);
        if ((Benutzereingabe == null)
                || (Benutzereingabe.length() == 0))
        {
            // Keine Eingabe erfolgt, Mitteilungsfenster
            // schließt automatisch
        }
        else
        {
            getContentPane().add(text);
            text.setForeground(java.awt.Color.white);
            text.setBounds(59, 44, 146, 46);
            text.setText("Eingegebener Text: "
                    + Benutzereingabe);
        }
    }

    // Innere Klasse
    // *******************************************
    public class FensterAbhoerer extends WindowAdapter
    {
        // Ereignis Schließen des Fensters
        public void windowClosing(WindowEvent event)
        {
            setVisible(false); // Unsichtbar machen des
                               // aufrufenden Fensters
            dispose(); // Freigabe der Systemressourcen
        }
    }
}
```

Programmierregel

Um zu übersichtlichen Programmen zu gelangen, sind alle Beobachter bzw. Abhörer, die zu einem Fenster gehören, in der jeweiligen Fensterklasse als innere Klassen anzuordnen.

MDI-Beispiel

Java-Swing-Klassen erlauben auch die Umsetzung des MDI-Konzepts, d. h., Unterfenster werden abgeschnitten, wenn sie aus dem Anwendungsfenster hinausgeschoben werden. Zur Realisierung werden »leichtgewichtige« interne Fenster verwendet, bereitgestellt von der Klasse `JInternalFrame`.

`JInternal-Frame`

Diese internen Fenster können auf eine »Schreibtisch«-Fläche, bereitgestellt von der Klasse `JDesktopPane`, eingebettet werden. Der Schreibtisch ersetzt die Benutzungsoberfläche des jeweiligen Betriebssystems durch eine plattformunabhängige Oberfläche. In einer solchen »Schreibtisch«-Fläche können interne Fenster wie normale Fenster verwendet werden. Sie können verkleinert, vergrößert, minimiert und geschlossen werden. Die »Schreibtisch«-Fläche verwaltet die zu Piktogrammen minimierten Fenster. Der umfangreichste Konstruktur für ein internes Fenster sieht folgendermaßen aus:

Konstruktor

- `public JInternalFrame(String title, boolean resizable, boolean closable, boolean maximizable, boolean iconifiable)`
  wobei
  `title`: Die Zeichenkette, die im Fenstertitel angezeigt wird.
  `resizable`: Wenn `true`, dann kann die Größe des Fensters verändert werden.
  `closable`: Wenn `true`, dann kann das Fenster geschlossen werden.
  `maximizable`: Wenn `true`, dann kann das Fenster den vollen Bildschirm ausfüllen.
  `iconifiable`: Wenn `true`, dann kann das Fenster als Piktogramm dargestellt werden.

internes Mitteilungsfenster

Mitteilungsfenster, die mit der Klasse `JOptionPane` realisiert werden, werden auf interne Fenster abgebildet, wenn sie mit `showInternalOptionDialog()` statt `showOptionDialog()` aufgerufen werden. Das bedeutet, dass sie beim Verschieben über das Anwendungsfenster hinaus abgeschnitten werden.

Beispiel 1b

Artikel Lieferanten AnwMDI

Das Beispiel 1a sieht als MDI-Version – etwas modifiziert und erweitert – wie folgt aus:

```
/* Programmname: Artikel- und Lieferantenverwaltung
* GUI-Klasse: ArtikelLieferantenGUI
* Aufgabe: Verwaltung des Anwendungsfensters mit
* MDI-Unterfenster und MDI-Mitteilungsfenstern
*/
package de.w3l.anw;

import java.awt.*;
import java.awt.event.*;
import java.lang.reflect.InvocationTargetException;
```

```
import javax.swing.*;

public class ArtikelLieferantenGUI extends JFrame
{
    private static ArtikelLieferantenGUI dasAnwendungsfenster;
    private MeinUnterfenster dasArtikelfenster;
    private JLayeredPane einSchreibtisch;
    private FensterAbhoerer einFensterAbhoerer =
        new FensterAbhoerer();

    public static void main(String[] args)
    {
        SwingUtilities.invokeLater(new Runnable()
        {
            public void run()
            {
                 // Erzeugen des Anwendungsfensters
                dasAnwendungsfenster =
                        new ArtikelLieferantenGUI(
                        "Artikel- und Lieferantenverwaltung");
                // Größe einstellen
                dasAnwendungsfenster.setSize(600, 400);
                // Linke obere Ecke des Fensters
                dasAnwendungsfenster.setLocation(50, 50);
                // Piktogramm für Anwendungsmenüknopf zuordnen
                dasAnwendungsfenster.setzePiktogramm(
                        "de/w3l/anw/banana.gif",
                        dasAnwendungsfenster);
                dasAnwendungsfenster.setVisible(true);
                anzeigen();
            }
        });
    }

    // Konstruktor
    public ArtikelLieferantenGUI(String FensterTitel)
    {
        super(FensterTitel); // Aufruf des Konstruktors von
        // JFrame
        getContentPane().setLayout(null);
        // Einfügen des Schreibtisches in das Anwendungsfenster
        einSchreibtisch = new JDesktopPane();
        setLayeredPane(einSchreibtisch);

        // Abhörer hinzufügen
        einFensterAbhoerer = new FensterAbhoerer();
        addWindowListener(einFensterAbhoerer);
    }

    private void anzeigenMitteilung()
    {
        ImageIcon einPiktogramm = new ImageIcon(
                "de/w3l/anw/carrot.gif");
        JOptionPane.showInternalMessageDialog(
                einSchreibtisch,
```

```
            "Dies ist das Anwendungsfenster",
            "Information",
            JOptionPane.INFORMATION_MESSAGE,
            einPiktogramm);
}

// Ändern der Darstellungsform über einen AuswahlDialog
private void anzeigenAuswahlDialog()
{
    String[] Benutzerauswahl =
    { "Java-Stil", "Windows-Stil", "Motif-Stil" };
    String Initialisierung = "Windows-Stil";

    Object Benutzereingabe = JOptionPane
          .showInputDialog
              (dasAnwendungsfenster,
              "Welches look & feel wünschen Sie?",
              "Auswahl der Darstellungsform",
              JOptionPane.QUESTION_MESSAGE,
              null, Benutzerauswahl, Initialisierung);
    // Auswertung der Benutzereingabe
    // PLAF-Klasse auswählen
    String plaf = "unbekannt";
    if ((String) Benutzereingabe == "Java-Stil")
    {
        LAFEinstellung.setJavaLookAndFeel();
    }
    else if ((String) Benutzereingabe == "Motif-Stil")
    {
        LAFEinstellung.setMotifLookAndFeel();
    }
    else if ((String) Benutzereingabe == "Windows-Stil")
    {
        LAFEinstellung.setNativeLookAndFeel();
    }
}

// Erzeugen eines MDI-Unterfensters
private void erzeugenArtikelfenster()
{
    dasArtikelfenster = new MeinUnterfenster(
            dasAnwendungsfenster, "Artikel");
    setzeInternesPiktogramm
            ("de/w3l/anw/treat.gif", dasArtikelfenster);

    // Zum Schreibtisch hinzufügen
    einSchreibtisch.add(dasArtikelfenster);
    // MDI-Mitteilungsfenster anzeigen
    dasArtikelfenster.anzeigenEingabeDialog();
}

// Setzt das Piktogramm im Anwendungsmenüknopf
private void setzePiktogramm(String Dateiname,
        Frame einFenster)
{
```

```
        Image einPiktogramm = getToolkit().getImage(
                Dateiname);
        MediaTracker mt = new MediaTracker(this);
        mt.addImage(einPiktogramm, 0);
        try
        {
            mt.waitForAll(); // Warten bis das Piktogramm
            // geladen ist
        }
        catch (InterruptedException e)
        { // nichts tun
        }
        einFenster.setIconImage(einPiktogramm);
    }

    private void setzeInternesPiktogramm(String Dateiname,
            JInternalFrame einFenster)
    {
        ImageIcon einPiktogramm = new ImageIcon(Dateiname);
        einFenster.setFrameIcon(einPiktogramm);
    }

    private void anzeigenEndeDialog()
    {
        // Anzeigen eines Bestätigungsdialogs
        int ErgebnisEndeDialog = JOptionPane
         .showInternalConfirmDialog(einSchreibtisch,
          "Soll die Anwendung wirklich beendet werden?",
          "Frage", JOptionPane.YES_NO_OPTION);
        // Wenn Ja gewählt, Anwendung beenden
        if (ErgebnisEndeDialog == JOptionPane.YES_OPTION)
        {
            // Unsichtbar machen des aufrufenden Fensters
            dasAnwendungsfenster.setVisible(false);
            // Freigabe der Systemressourcen
            dasAnwendungsfenster.dispose();
            System.exit(0);// Schließen der Anwendung
        }
        else if ((ErgebnisEndeDialog ==
                    JOptionPane.CLOSED_OPTION)
                || (ErgebnisEndeDialog ==
                    JOptionPane.NO_OPTION))
        {
            // Die Operation sorgt dafür, dass das Schließen des
            // Mitteilungsfensters
            // keine Auswirkungen auf das Anwendungsfenster hat
            dasAnwendungsfenster
                    .setDefaultCloseOperation
                         (JFrame.DO_NOTHING_ON_CLOSE);
        }
    }

    // Innere Klasse
    // FensterAbhörer
    // ********************************************************
```

```
    public class FensterAbhoerer extends WindowAdapter
    {
        // Ereignis Schließen des Fensters
        public void windowClosing(WindowEvent event)
        {
            anzeigenEndeDialog();
        }
    }

    static void anzeigen()
    {
        // Ein MDI-Mitteilungsfenster im
        // Anwendungsfenster anzeigen
        dasAnwendungsfenster.anzeigenMitteilung();
        // Einen MDI-Auswahldialog im Anwendungsfenster
        // anzeigen
        dasAnwendungsfenster
           .anzeigenAuswahlDialog();
        // ein MDI-Unterfenster erzeugen
        dasAnwendungsfenster.erzeugenArtikelfenster();
    }
}
/* Programmname: Artikel- und Lieferantenverwaltung
* GUI-Klasse: MeinUnterfenster
* Aufgabe: Verwaltung eines MDI-Unterfensters
*/
package de.w3l.anw;

import java.awt.*;
import javax.swing.*;

public class MeinUnterfenster extends JInternalFrame
{
    private JLabel text = new JLabel();

    public MeinUnterfenster(JFrame dasAnwendungsfenster,
            String Fenstertitel)
    {
        // Unterfenster neu erstellen, Konstruktoraufruf von
        // JInternalFrame
        super(Fenstertitel, true, true, true, true);
        // Die folgenden Angaben beziehen sich auf das
        // Unterfenster!
        setSize(400, 300);// Größe des Unterfensters
        setLocation(60, 80);// Linke obere Ecke des Fensters
        // Alternative:
        // setLocationRelativeTo(dasAnwendungsfenster);
        setVisible(true); // Unterfenster anzeigen
        // Die folgenden Angaben beziehen sich auf die
        // ContentPane!
        getContentPane().setLayout(null);
    }

    public void anzeigenEingabeDialog()
    {
```

MeinUnterfenster

```
        String Benutzereingabe;
        Benutzereingabe = JOptionPane
           .showInternalInputDialog(
             this, "Identifizieren Sie sich mit Ihrem Namen",
             "Eingabe", JOptionPane.PLAIN_MESSAGE);
        if ((Benutzereingabe == null)
               || (Benutzereingabe.length() == 0))
        {
            // Keine Eingabe erfolgt, Mitteilungsfenster
            // schließt automatisch
        }
        else
        {
            getContentPane().add(text);
            text.setForeground(java.awt.Color.white);
            text.setBounds(30, 20, 146, 46);
            text.setText("Eingegebener Text: "
                    + Benutzereingabe);
        }
    }
}
```

Die Abb. 8.3-6 zeigt einen Ausschnitt aus der Benutzungsoberfläche. Diese MDI-Version ist so programmiert, dass auch die Mitteilungsfenster beim Hinausschieben abgeschnitten werden.

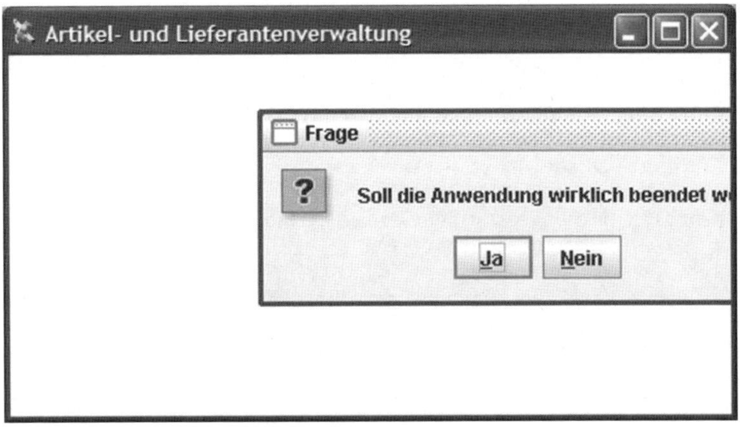

Abb. 8.3-6: MDI-Benutzungsoberfläche.

Dateidialogfenster

`JFileChooser`

In vielen Anwendungen, insbesondere bei Büroanwendungen, müssen zu Beginn Dateien ausgewählt bzw. gespeichert werden. Die Klasse `JFileChooser` aus dem Paket `javax.swing` erlaubt es auf einfache Art, eine Datei auszuwählen. Einer der Konstruktoren lautet:

- `public JFileChooser(File path)`, wobei `path` den Pfad zu dem Ordner angibt, der im Dialogfenster angezeigt wird. Konstruktor

Wichtige Methoden sind:

- `public int showOpenDialog(Component parent) throws HeadlessException`: Öffnet einen modalen Dialog zur Auswahl einer oder mehrerer bereits vorhandener Dateien bzw. Verzeichnisse. Als Rückgabetyp sind die in `JFileChooser` definierten Konstanten möglich: `CANCEL_OPTION` (Abbruch des Dialogs), `APPROVE_OPTION` (Dateien/Verzeichnisse ausgewählt) oder `ERROR_OPTION` (falls ein Fehler aufgetritt, der nicht anderweitig behandelt werden kann). Methoden
- `public void setFileSelectionMode(int mode)`: Der Parameter `mode` gibt mittels der in `JFileChooser` definierten Konstanten an, ob nur Dateien (`FILES_ONLY` = Voreinstellung), nur Verzeichnisse (`DIRECTORIES_ONLY`) oder beides (`FILES_AND_DIRECTORIES`) ausgewählt werden darf.
- `public int showSaveDialog(Component parent) throws HeadlessException`: Öffnet einen modalen Dialog zur Auswahl einer Datei bzw. eines Verzeichnisses oder Angabe eines noch nicht vorhandenen Datei- bzw. Verzeichnisnamens.
- `File getSelectedFile()`: Gibt die ausgewählte oder angegebene Datei bzw. Verzeichnis zurück.
- `File[] getSelectedFiles()`: Gibt eine Liste der ausgewählten Dateien bzw. Verzeichnisse zurück. Dies ist nur möglich, wenn die Mehrfachauswahl über die Methode `setMultiSelectionEnabled(true)` erlaubt ist.

Bei der Auswahl und Angabe von Dateien bzw. Verzeichnissen wirken sich diese Aktionen nur auf die Oberfläche aus. Geöffnet oder gespeichert wird noch nichts. Hinweis

---

Ein Beispiel für Dateidialogfenster wird im Kapitel »Von der Skizze zum Prototyp«, S. 155, behandelt.

8.3.3 Java-Menüs *

Zum Aufbau von Menüstrukturen – einschl. der Beschleunigung der Menübedienung – stellt Java eine Vielzahl von Klassen zur Verfügung. Neben Drop-down-Menüs können auch Kontextmenüs programmiert werden.

Die Klassen, die die Konstruktion von Menüsin Java unterstützen, sind als Klassenhierarchie in der Abb. 8.3-7 dargestellt.

Die wichtigsten Klassen sind Folgende:

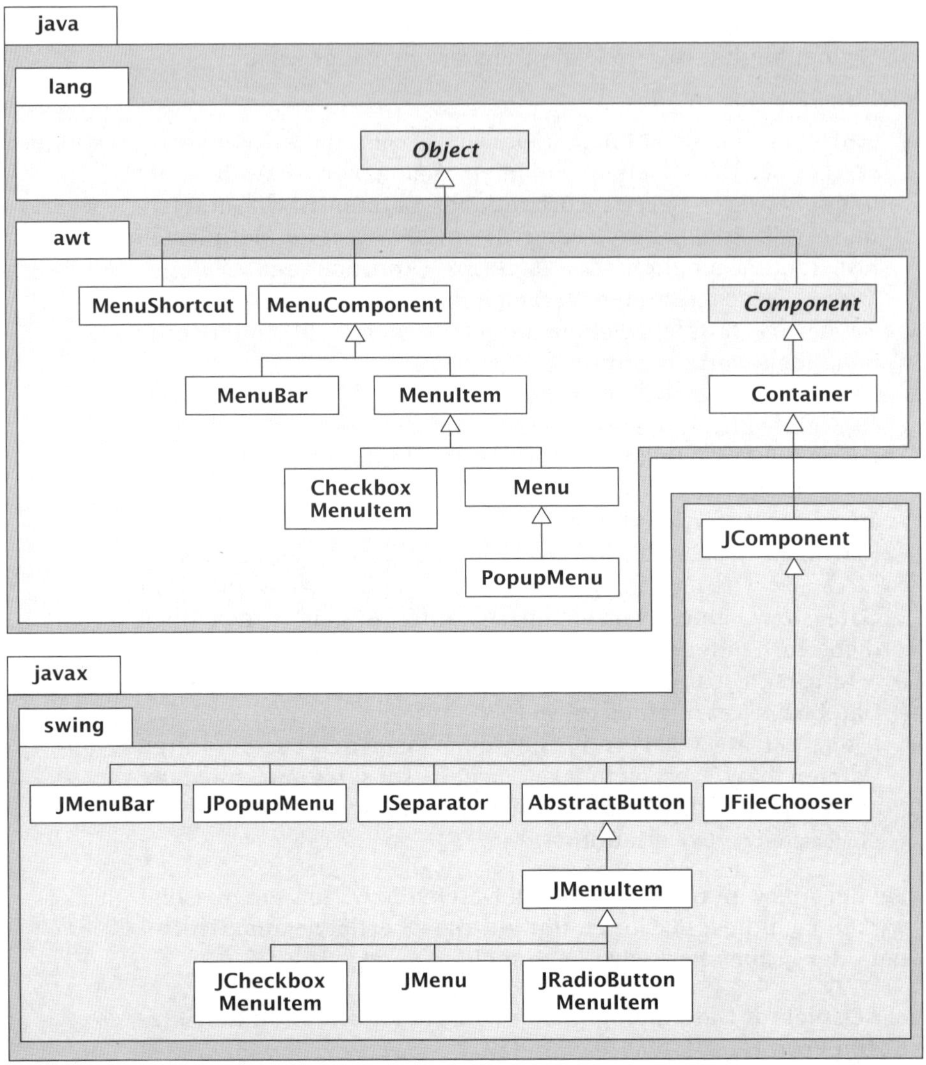

Abb. 8.3-7: Klassenhierarchie der Java-Menüklassen.

- `MenuBar`, `JMenuBar`: Darstellung des Menübalkens.
- `Menu`, `JMenu`: Ein Menü des Menübalkens.
- `MenuItem`, `JMenuItem`: Eine Menüoption in einem Aktionsmenü.
- `CheckboxMenuItem`, `JCheckboxMenuItem`: Eine Menüoption in einem Eigenschaftsmenü mit gleichzeitig mehreren Alternativen.
- `JRadioButtonMenuItem`: Eine Menüoption in einem Eigenschaftsmenü mit jeweils einer gewählten Alternative (nur in Verbindung mit der Klasse `ButtonGroup`).
- `PopupMenu`, `JPopupMenu`: Darstellung eines Kontextmenüs.

Menübalken

Die Klasse `JMenuBar` besitzt folgende wichtige Methoden: `JMenuBar`

- `public JMenuBar()`: Konstruktor, der einen leeren Menübalken erzeugt, in den durch Aufruf der Methode `add()` Menüs eingefügt werden.
- `public void add(JMenu einMenue)`: Einfügen eines Menüs in den Menübalken.
- `public void remove(int index)`: Entfernen eines bestehenden Menüs.
- `public JMenu getMenu(int index)`: Liefert das Menüobjekt am angegebenen Index (erster Index gleich Null).

Die Klasse `JRootPane` stellt folgende Methode zur Verfügung: `JRootPane`

- `public void setJMenuBar(JMenubar einMenuebalken)`: Der angegebene Menübalken wird im Fenster angezeigt. Beim Auswählen einer Menüoption werden Ereignisse ausgelöst und an das Fenster gesendet. Die Fensterklasse kann diese Ereignisse durch das Registrieren eines Objekts vom Typ `ActionListener` bearbeiten.

Menü

Die Klasse `JMenu` besitzt folgende wichtige Methoden: `JMenu`

- `public JMenu(String einTitel)`: Konstruktor mit Angabe des Menütitels.
- `public JMenuItem add(JMenuItem eineMenueOption)`: Fügt eine Menüoption an das Ende des Menüs hinzu; die hinzugefügte Option wird als Ergebnis zurückgegeben.
- `public void add(String einMenueOptionsName)`: Fügt eine Menüoption an das Ende des Menüs hinzu. Erzeugt automatisch ein Objekt der Klasse `JMenuItem`.
- `public JMenuItem add(Action eineAction)`: Fügt eine Menüoption an das Ende des Menüs hinzu. Erzeugt automatisch ein Objekt der Klasse `JMenuItem`. In der Regel ist es sinnvoll diese Methode zu benutzen (siehe dazu »Das MVC-Muster und die Schnittstelle Action«, S. 215).
- `public void remove(int index)`: Entfernt eine Menüoption (Index beginnt ab 0).
- `public void addSeparator()`: Fügt hinter die letzte Menüoption einen waagerechten Strich ein. Damit lassen sich zusammenhängende Menüoptionen voneinander trennen.
- `public void insertSeparator(int index)`: Fügt an die Indexposition einen waagerechten Strich ein.
- `public JMenuItem getItem(int index)`: Gibt die Menüoption an der durch `index` bezeichneten Stelle zurück.

- `public int getItemCount()`: Liefert die Anzahl der Menüoptionen einschließlich Separatoren.

Menüoptionen in Aktionsmenüs

JMenuItem

Die einzelnen Menüoptionen eines Aktionsmenüs werden mithilfe der Klasse `JMenuItem` erstellt:

- `public JMenuItem(String einOptionsnamen, Icon einPiktogramm)`: Konstruktor, der eine Option mit dem angegebenen Namen und optional dem angegebenen Piktogramm erstellt.
- `public void setEnabled(boolean b)`: Nach dem Aufruf des Konstruktors ist eine Menüoption aktiv. Nach Aufruf von `setEnabled(false)` ist sie inaktiv, wird grau dargestellt und kann *nicht* mehr vom Benutzer ausgewählt werden.

AbstractButton

Die Klasse `AbstractButton` stellt noch folgende relevante Methoden zur Verfügung:

- `public String getText()`: Abfrage des Namens der Menüoption.
- `public void setText(String einOptionsname)`: Ändern des Optionsnamens.

Menüoptionen in Eigenschaftsmenüs

Die Unterklasse `JCheckboxMenuItem` von `JMenuItem` setzt vor eine Menüoption ein Häkchen, wenn die Option eingeschaltet ist. Die Unterklasse `JRadioButtonMenuItem` setzt vor die Menüoption einen kleinen schwarzen Kreis, wenn die Option gewählt ist.

AbstractButton

Die Klasse `AbstractButton` stellt in diesem Kontext folgende relevante Methoden zur Verfügung:

- `public void setSelected(boolean einZustand)`: Setzen oder Löschen des Zustandes.
- `public boolean isSelected()`: Abfrage des Zustandes.

Kaskadenmenüs

Kaskadenmenüs erhält man, wenn beim Aufruf der `add()`-Methode anstelle eines Objekts von `JMenuItem` ein Objekt der Klasse `JMenu` übergibt, das das gewünschte Kaskadenmenü repräsentiert.

Beschleunigung der Menüauswahl

Da die meisten heutigen Anwendungen menüorientiert aufgebaut sind, hat man verschiedene Möglichkeiten zur Beschleunigung der Menüauswahl mittels Tastatur entwickelt. Eine solche Beschleunigertaste besteht aus einem einzelnen Zeichen der Tastatur, das meist zusammen mit einer systemspezifischen Umschalttaste (*modifier*) für Beschleuniger gedrückt werden muss, um die Menüoption aufzurufen.

JMenuItem

Für die Klasse `JMenuItem` gibt es folgende Methode:

- `public void setAccelerator(KeyStroke keyStroke)`: Ordnet der Menüoption eine Tastenkombination zu, mit der das Menü oder die Menüoption ausgelöst werden kann, wobei der Parameter durch folgende Methode der Klasse `KeyStroke` gesetzt wird: `public static KeyStroke getKeyStroke(Character keyChar, int modifiers)`. Dabei entspricht `keyChar` einem bestimmtem Zeichen auf der Tastatur und die `modifiers` den entsprechenden Umschalttasten. Die verfügbaren Zeichen sind in der Klasse `java.awt.event.KeyEvent` als virtuelle Tastenereignisse definiert. Der Parameter `modifiers` wird durch die Angabe einer oder der Kombination mehrerer Konstanten der Klasse `java.awt.event.InputEvent(SHIFT_DOWN_MASK, CTRL_DOWN_MASK, META_DOWN_MASK, ALT_DOWN_MASK, ALT_GRAPH_DOWN_MASK)` gesetzt.

Beispiel MenueBalken

Der folgende Ausschnitt aus dem Programm `ArtikelLieferantenAnwMitEA` zeigt die Programmierung der Menüs:

```
//Menübalken
class MenueBalken extends JMenuBar
{
        //Konstruktor
        public MenueBalken()
        {
            JMenu einMenue;
            JMenuItem eineOption;

            //1. Menütitel ALV************************************
            //ALV = Artikel- und Lieferantenverwaltung
            einMenue = new JMenu("ALV");
            //neue Menüoption
            eineOption = new JMenuItem("Importieren...");
            einMenue.add(eineOption);//Menüoption zum 1. Menü
            //Abhörer registrieren
            eineOption.addActionListener(einAktionsAbhoerer);
            //neue Menüoption
            eineOption = new JMenuItem("Exportieren...");
            einMenue.add(eineOption);//Menüoption zum 1. Menü
            eineOption.addActionListener(einAktionsAbhoerer);
            //Waagrechten Strich als Separator einfügen
            einMenue.addSeparator();
            //neue Menüoption
            eineOption = new JMenuItem("Beenden");
            //Tastenkombination zum Auslösen der Option Beenden
            eineOption.setAccelerator(
               KeyStroke.getKeyStroke(KeyEvent.VK_B,
                      Event.CTRL_MASK));
                         eineOption.setMnemonic((int)'B');
            einMenue.add(eineOption);//Menüoption zum 1. Menü
            eineOption.addActionListener(einAktionsAbhoerer);
            add(einMenue); //1. Menü zu Menübalken hinzufügen

            //2. Menütitel Stammdaten **************************
```

```
einMenue = new JMenu("Stammdaten");
//neue Menüoption
eineOption = new JMenuItem("Artikel...");
einMenue.add(eineOption);//Menüoption zum 2. Menü
eineOption.addActionListener(einAktionsAbhoerer);
//neue Menüoption
eineOption = new JMenuItem("Lieferant...");
einMenue.add(eineOption);//Menüoption zum 2. Menü
eineOption.addActionListener(einAktionsAbhoerer);
add(einMenue); //2. Menü zum Menübalken hinzufügen

//3. Menütitel Listen ******************************
einMenue = new JMenu("Listen");
//neue Menüoption
eineOption = new JMenuItem("Alle Artikel...");
einMenue.add(eineOption);//Menüoption zum 3. Menü
eineOption.addActionListener(einAktionsAbhoerer);
//neue Menüoption
eineOption = new JMenuItem("Alle Lieferanten...");
einMenue.add(eineOption);//Menüoption zum 3. Menü
eineOption.addActionListener(einAktionsAbhoerer);
add(einMenue); //3. Menü zum Menübalken hinzufügen

//4. Menütitel Hilfe mit Kaskadenmenü **************
einMenue = new JMenu("?");
//neue Menüoption
eineOption = new JMenuItem("Info...");
einMenue.add(eineOption);//Menüoption zum 4. Menü
add(einMenue);
//Kaskadenmenü
JMenu eineKaskade = new JMenu("Hilfe");
eineKaskade.add(new JMenuItem("Global..."));
JMenuItem detail = new JMenuItem("Detail...");
eineKaskade.add(detail);
detail.setEnabled(false);//Menüoption deaktivieren
einMenue.add(eineKaskade);

//5. Menütitel Eigenschaftsmenü Darstellung
einMenue = new JMenu("Darstellung");
ButtonGroup eineGruppe = new ButtonGroup();
JRadioButtonMenuItem eineDarstellung =
  new JRadioButtonMenuItem("Metal-Stil");
eineDarstellung.setSelected(true);
einMenue.add(eineDarstellung);
eineGruppe.add(eineDarstellung);
eineDarstellung.addActionListener
                    (einAktionsAbhoerer);
eineDarstellung = new JRadioButtonMenuItem
                    ("Windows-Stil");
einMenue.add(eineDarstellung);
eineGruppe.add(eineDarstellung);
eineDarstellung.addActionListener
                    (einAktionsAbhoerer);
eineDarstellung = new JRadioButtonMenuItem
                    ("Motif-Stil");
```

```
            einMenue.add(eineDarstellung);
            eineGruppe.add(eineDarstellung);
            eineDarstellung.addActionListener
                            (einAktionsAbhoerer);
            add(einMenue);
        }
}
```

Die Abb. 8.3-8 zeigt die Benutzungsoberfläche mit dem Menübalken.

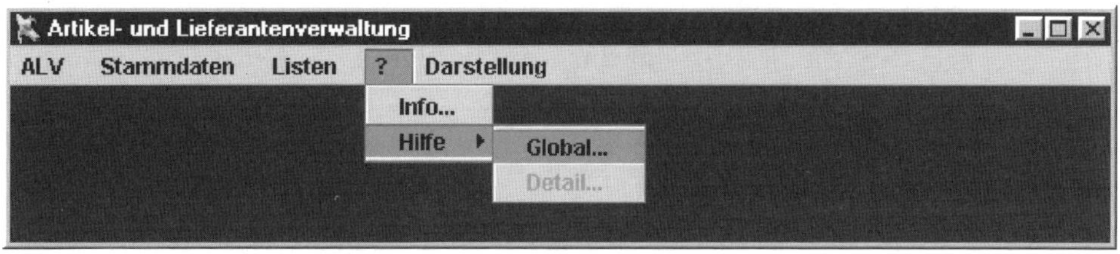

Abb. 8.3-8: Fenster mit Menübalken.

Kontextmenüs

Der Aufbau eines Kontextmenüs *(pop-up menu)* geschieht analog zum Aufbau eines Menüs. Ein zugeordneter Aktionsabhörer wird aktiviert, wenn eine Menüoption ausgewählt wird. Mit der Methode `public void show(Component invoker, int x, int y)` wird das Menü an der x,y-Position relativ zu der Komponente angezeigt, an die es gebunden ist.

Um ein Kontextmenü aufzurufen, sind folgende Schritte durchzuführen:

- Das Menü muss aufgebaut werden, indem ein `JPopupMenu`-Objekt erzeugt wird. Diesem werden dann `JMenuItem`-Objekte hinzugefügt.
- Ein Maus-Ereignisabhörer (`MouseListener` oder `MouseAdapter`) wird an der Komponente registriert, die auf Mausereignisse für den Aufruf reagieren soll.
- In der Schnittstellenmethode des Ereignisabhörers wird dann das Anzeigen des Kontextmenüs (`meinPopup.show(..)`) implementiert. Es sollte hier nicht nur die Methode `mouseReleased` überschrieben werden, sondern auch `mousePressed`, um Plattformunabhängigkeit zu erreichen.

Beispiel `MeinPopupMenu`

Der folgende Ausschnitt aus dem Programm `ArtikelLieferantenAnwMitEA` zeigt die Programmierung des Kontextmenüs:

```
//Kontextmenü
class MeinPopupMenu extends JPopupMenu
{
```

```
    //Konstruktor
    public MeinPopupMenu()
    {
        JMenuItem einPopupMenu; // lokale Variable

        einPopupMenu = new JMenuItem("Artikel...");
        einPopupMenu.addActionListener(einAktionsAbhoerer);
        add(einPopupMenu);

        ...
    }
}
```

Die Abb. 8.3-9 zeigt das Kontextmenü.

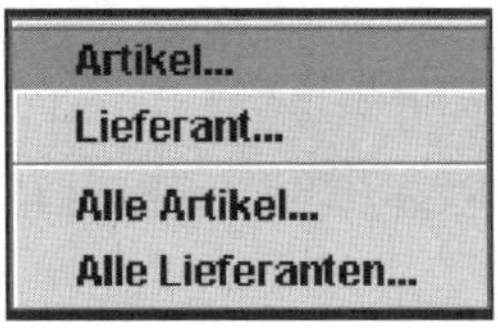

Abb. 8.3-9: Kontextmenü.

Datenaustausch mit der Zwischenablage

Java erlaubt es, Daten mit anderen Programmen über die Zwischenablage auszutauschen. Die zugehörigen Klassen und Schnittstellen befinden sich in dem Paket `java.awt.datatransfer`.

8.4 Dann die Praxis: Entwicklung der Dialog-Schnittstelle *

Die Entwicklung einer Dialog-Schnittstelle für eine Anwendung ist eine schwierige und anspruchsvolle Aufgabe. Nur ein systematisches Vorgehen führt zu einem übersichtlichen und gut strukturierten Programm sowie zu einer konsistenten Bedienung.

Im Folgenden wird ein schrittweises Vorgehen beschrieben, das ausgehend von einer Skizze der Dialog-Schnittstelle bis zu einem lauffähigen Prototypen der Benutzungsoberfläche führt:

- »Von der Skizze zum Prototyp«, S. 155

Anschließend wird gezeigt, wie die Dialog-Schnittstelle mit dem Fachkonzept kommuniziert:

- »Anbindung des Fachkonzepts: Das MVC-Muster«, S. 160

Wird die Benutzungsoberfläche mit Java realisiert, dann ist vor Beginn zu entscheiden, ob AWT-Klassen oder Swing-Klassen verwendet werden sollen. Eine Mischung beider Klassen ist nicht oder nur begrenzt möglich.

8.4.1 Von der Skizze zum Prototyp *

Eine Dialog-Schnittstelle kann in folgenden Schritten entwickelt werden: (1) Skizzieren der benötigten Fenster und ihrer gegenseitigen Interaktion, (2) Festlegen, aus welchen Bestandteilen jedes Fenster besteht, (3) Festlegen, auf welche Benutzerereignisse wie reagiert werden soll, (4) Umsetzung des Dialogkonzepts in einen Java-Entwurf und (5) Programmierung der Klassen.

Nachdem – ausgehend von einem Pflichtenheft – ein OOA-Modell erstellt wurde, sollte anschließend die Benutzungsoberfläche skizziert und als Prototyprealisiert werden. Ein **Prototyp** dient dazu, bestimmte Aspekte eines Softwaresystems vor der Realisierung zu überprüfen. Ein Prototyp der Benutzungsoberfläche zeigt die vollständige Oberfläche des zukünftigen Systems, ohne dass bereits Fachkonzept-Funktionalität programmiert ist.

Als erster Teil der Benutzungsoberfläche sollte zunächst die Dialog-Schnittstelle realisiert werden, anschließend die E/A-Schnittstelle (siehe »Dann die Praxis: E/A-Programmierung in Java«, S. 184). Als Beispiel wird im Folgenden die Dialog-Schnittstelle für eine – zunächst eingeschränkte – Artikel-Lieferanten-Verwaltung entwickelt.

1. Schritt: Skizzieren der benötigten Fenster und ihrer gegenseitigen Interaktion

Beispiel 1a

Für eine Artikel-Lieferanten-Verwaltung werden folgende Fenster benötigt:

- Ein Anwendungsfenster,
- vier Unterfenster (Artikel-, Lieferanten-, Artikellisten-, Lieferantenlistenfenster),
- zwei Dialogfenster für das Importieren und Exportieren von Daten (modal),
- ein Mitteilungsfenster für den Endedialog (modal).

2. Schritt: Festlegen, aus welchen Bestandteilen jedes Fenster besteht

Beispiel 1b

Aufbau des **Anwendungsfensters**:

- Titelbalken mit Text: »Artikel- und Lieferantenverwaltung«
- Anwendungsmenüknopf mit Piktogramm: »Banane«
- Knöpfe für Piktogrammgröße, Vollbildgröße und »Fenster schließen«
- Menübalken mit folgenden Menütiteln und zugeordneten Menüoptionen:

- ALV mit Importieren..., Exportieren..., Separator, Ende (Tastaturkürzel `B` für Beenden)
- Stammdaten mit Artikel..., Lieferant...
- Listen mit Alle Artikel..., Alle Lieferanten...
- ? mit Info..., Hilfe (Global..., Detail...) (Detail deaktiviert)
- Einstellungen mit Hintergrund blau (als Eigenschaftsmenü)
- Kontextmenü mit folgenden Menüoptionen:
- Artikel..., Lieferant..., Alle Artikel..., Alle Lieferanten... (Aktivierbar durch rechte Maustaste innerhalb des Arbeitsbereichs des Anwendungsfensters)
- Aufbau der **Unterfenster**
- Titelbalken mit Text: `Artikel` bzw. `Lieferant` bzw. `Alle Artikel` bzw. `Alle Lieferanten`
- Knopf für »Fenster schließen«
- Aufbau der **Dialogfenster** für das Importieren und Exportieren von Daten (modal)
- Analog den Dateidialogfenstern von Windows
- Keine Größenveränderung durch den Benutzer
- Aufbau des **Mitteilungsfensters** für den Endedialog
- Titelbalken mit Text: `Mitteilung`
- Knopf für »Fenster schließen«
- Keine Größenveränderung durch den Benutzer
- Fenster zentriert in der Mitte des Anwendungsfensters
- Führungstext: »Soll die Anwendung wirklich beendet werden?«
- Zwei Druckknöpfe mit `Ja` und `Nein`

3. Schritt: Festlegen, auf welche Benutzerereignisse wie reagiert werden soll

Beispiel 1c

In der Abb. 8.4-1 ist skizziert, wie auf welche Benutzerereignisse reagiert werden soll. Ein Pfeil verbindet das Element, bei dem das Ereignis eingetreten ist, mit dem Element, das anschließend angezeigt werden soll. Man spricht auch von einem **Zustandswechsel**. An jeden Pfeil ist angetragen, welches Ereignis eingetreten ist. Getrennt durch einen Schrägstrich »/« wird anschließend angegeben, welche Aktion auf dieses Ereignis folgen soll.

Wie die Abbildung zeigt, ergibt sich ein komplexes Netz von Zustandswechseln. Das Unterfenster `Artikel` steht hier stellvertretend für die anderen Unterfenster, die sich im Dialog analog verhalten. Bei der Dialoggestaltung konzentriert man sich zunächst auf die Ereignisse zwischen den Fenstern. Eine Ausnahme bildet hier der Endedialog. Er wird benötigt, um definiert die Anwendung zu beenden.

Es soll jeweils nur ein Artikelfenster, ein Lieferantenfenster, eine Artikelliste und eine Lieferantenliste geöffnet werden können.

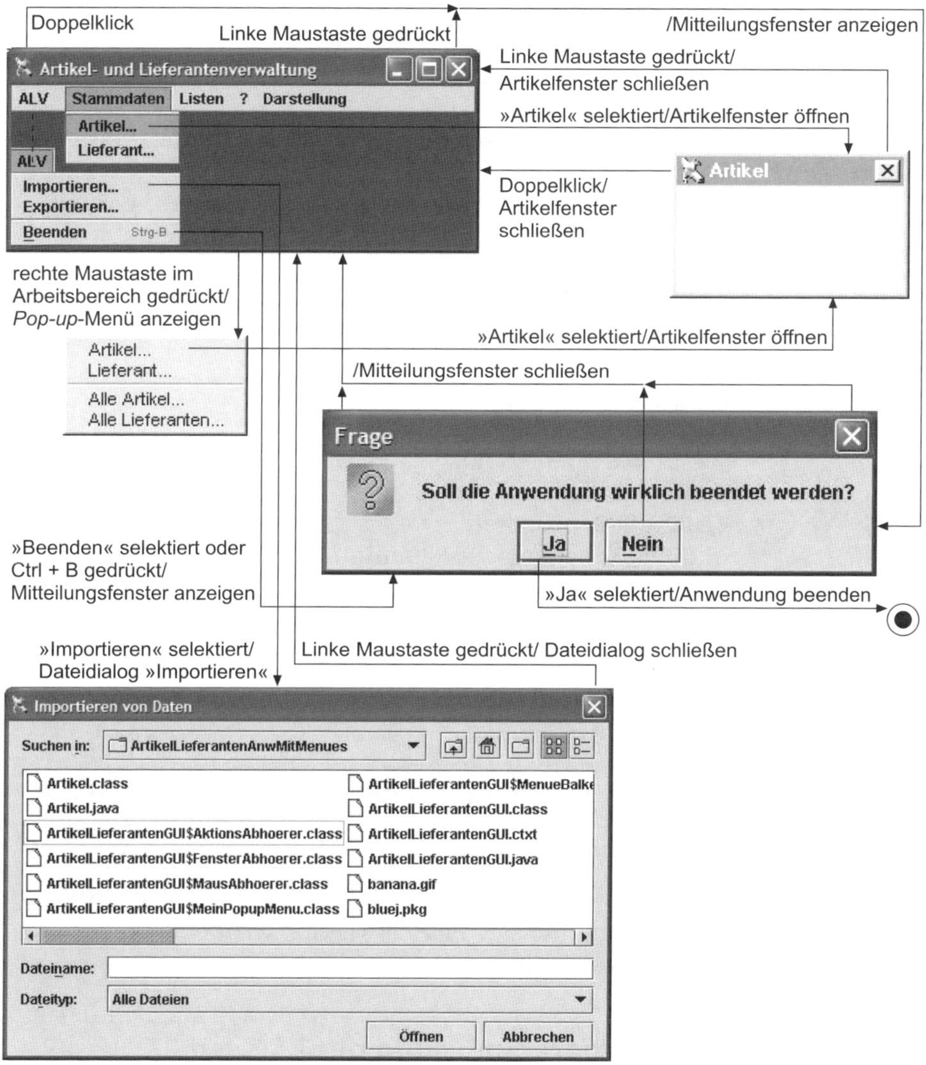

Abb. 8.4-1: Reaktion auf Benutzerereignisse.

4. Schritt: Umsetzung des Dialogkonzepts in einen Java-Entwurf

Die Schritte 1 bis 3 sind unabhängig von einem GUI-System und einer Programmiersprache. In diesem Schritt erfolgt die Umsetzung in einen Dialog-Entwurf unter Berücksichtigung der verwendeten Programmiersprache, hier Java. Dazu gehören folgende Aufgaben:

- Entscheidung, ob AWT- oder Swing-Klassen verwendet werden sollen.
- Wenn Swing-Klassen eingesetzt werden, entscheiden, ob volles MDI-Konzept realisiert werden soll, d. h., Unterfenster können nicht über den Anwendungsfensterrahmen hinaus verschoben werden.
- Zuordnung, welche Fenster durch welche Fensterklassen realisiert werden sollen.
- Zuordnung aller Elemente, die zu einem Fenster gehören.
- Zuordnen der benötigten Beobachter pro Fenster.

Beispiel 1d

Entscheidung für Swing-Klassen, aber *kein* volles MDI-Konzept.

Anwendungsfenster:

- Realisierung mit der `JFrame`-Klasse
- Zusammensetzung aus:
  - Menübalken mit Menüs
  - Kontextmenü
- Benötigte Beobachter:
  - Aktionsbeobachter für Menüoptionen
  - Fensterbeobachter für »Fenster schließen«
  - Mausbeobachter für Kontextmenü

Unterfenster:

- Realisierung mit `JDialog`-Klasse
- Benötigte Beobachter:
  - Fensterbeobachter für »Fenster schließen«

Dialogfenster:

- Realisierung mit der `FileDialog`-Klasse

Mitteilungsfenster:

- Realisierung mit der `JOptionPane`-Klasse (modal, keine Größenveränderung)

5. Schritt: Programmierung der Klassen

Um die konzipierten Fenster zu realisieren, können entweder Unterklassen gebildet werden oder Fensterklassen benutzt werden (siehe »Komposition vs. Vererbung «, S. 20). Im Folgenden wird das Vererbungskonzept verwendet. Oft setzt man vor den Unterklassennamen »Mein«, um anzudeuten, dass es spezialisierte Unterklassen sind, z. B. `MeinUnterfenster`. Alle Methoden, die auf den jeweiligen Fenstern operieren, sollten der entsprechenden Unterklasse zugeordnet werden.

Beispiel 1e

Die Abb. 8.4-2 zeigt das Klassendiagramm des Dialog-Entwurfs. Um sicherzustellen, dass nur jeweils ein Artikelfenster, ein Lieferantenfenster, eine Artikelliste und eine Lieferantenliste geöffnet werden können, wird das Singleton-Muster verwendet. Die Abb. 8.4-3 zeigt einen Ausschnitt aus der Benutzungsoberfläche.

Laden Sie das Programm auf Ihr Computersystem und probieren Sie es aus.

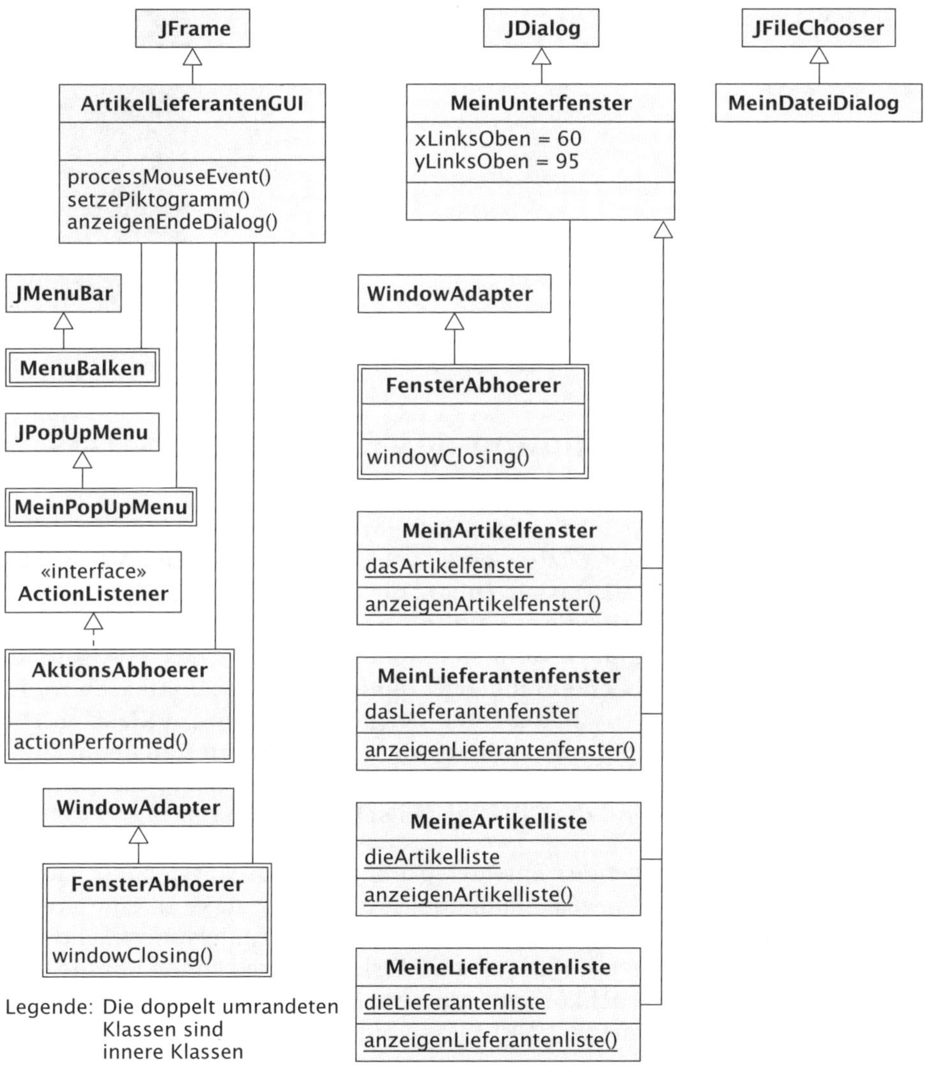

Abb. 8.4-2: Klassendiagramm des Dialog-Entwurfs.

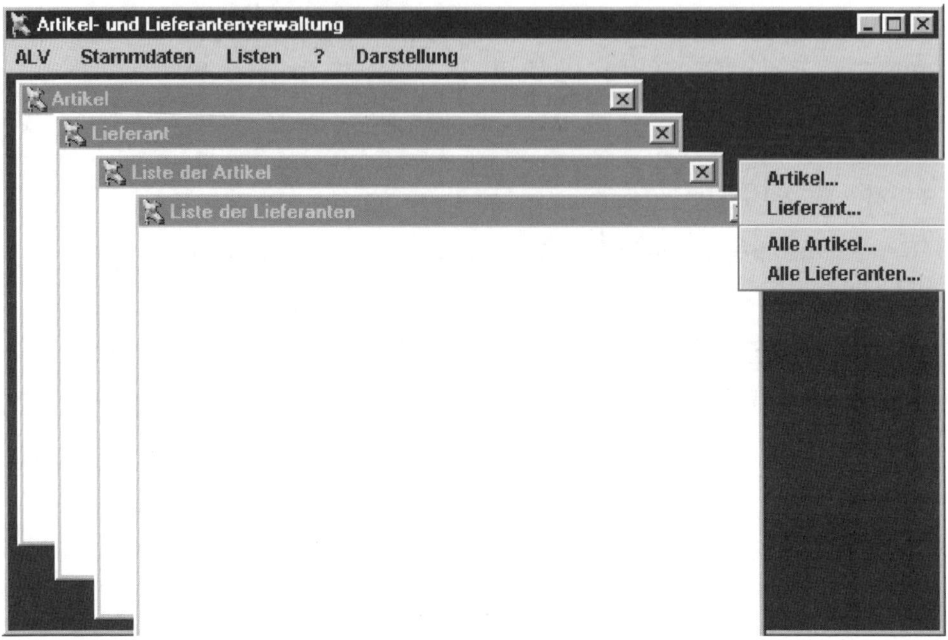

Abb. 8.4-3: Dialog-Schnittstelle der Artikel-Lieferanten-Verwaltung.

8.4.2 Anbindung des Fachkonzepts: Das MVC-Muster *

Die Dialog-Schnittstelle kennt ihre Fachkonzept-Klassen, aber nicht umgekehrt. Muss eine Fachkonzept-Klasse bei Attributänderungen GUI-Klassen über diese Änderungen informieren, dann geschieht dies mithilfe des MVC-Musters. Da *views* und *controller* eng zusammenhängen, lässt sich das MVC-Muster zu dem Beobachter-Muster vereinfachen. Die GUI-Klassen registrieren sich als Beobachter bei den Fachkonzept-Klassen. Die Fachkonzept-Klassen können dann alle registrierten Beobachter über Änderungen informieren. Für die Umsetzung der Aktualisierungen sind die GUI-Klassen selbst zuständig.

Ein grundlegendes Entwurfsprinzip der Softwaretechnik lautet: Trennung GUI – Fachkonzept. Es bedeutet, dass es eine strikte Trennung zwischen den Klassen der Benutzungsoberfläche und den Fachkonzept-Klassen gibt. Insbesondere kennen nur die GUI-Klassen die Fachkonzept-Klassen. Die Fachkonzept-Klassen kennen umgekehrt ihre GUI-Klassen nicht.

Problem: Aktualisierungen

Es gibt jedoch ein Problem – insbesondere bei MDI-Anwendungen: Hat ein Benutzer mehrere Fenster geöffnet und ändert er in einem Fenster einen Attributwert, der in den anderen Fenstern direkt oder indirekt angezeigt wird, dann müssen diese Fenster über die Attributänderung informiert werden, um ihre Anzeige zu aktualisieren.

Da die Attributwerte in den Fachkonzept-Klassen gespeichert sind, müssten die Fachkonzept-Klassen wissen, welche GUI-Klassen ihre Werte anzeigen. Dann könnten sie diese informieren, wenn sich ein Attributwert ändert. Um das obige Entwurfsprinzip nicht zu verletzen, benutzt man zur Lösung dieses Problems das MVC-Muster *(model-view-controller)*, das ursprünglich aus der Programmiersprache Smalltalk-80 stammt.

MVC-Muster

Das MVC-Muster besteht aus drei Teilen:

- *model*: Daten(modell), d. h. die Fachkonzeptklasse, in der die Attributwerte gespeichert sind.
- *view*: Ansicht, Darstellung, »*look*« der Daten auf der Benutzungsoberfläche.
- *controller*: Steuerung, »*feel*«, d. h. Verarbeitung der durch den Benutzer verursachten Eingabeereignisse.

Die Abb. 8.4-4 veranschaulicht die Abhängigkeiten zwischen diesen drei Teilen.

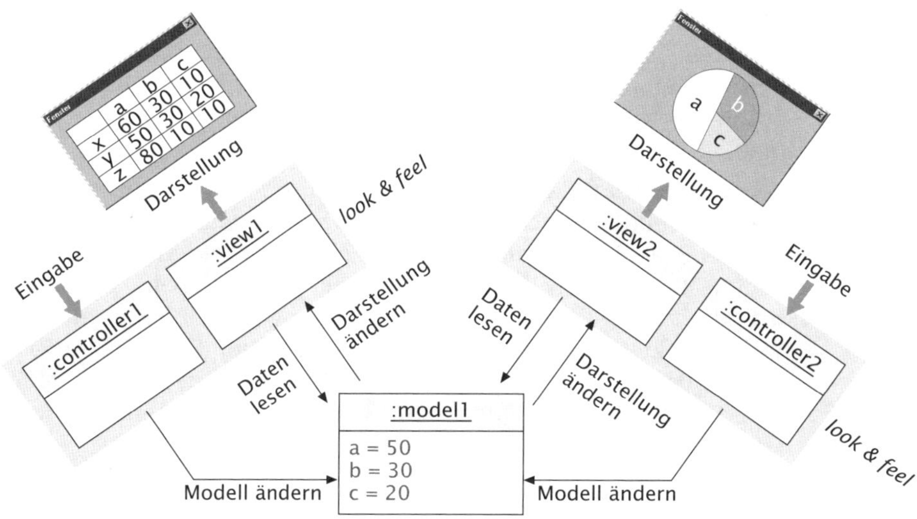

Abb. 8.4-4: Das Prinzip des MVC-Musters.

Im Mittelpunkt stehen die Daten, hier die Daten der Fachkonzeptklasse. Die Fachkonzeptklasse kann Anfragen von den Datendarstellern, d. h. den *views*, über seinen Zustand beantworten und Zustandsänderungswünsche von Steuerungen, d. h. *controllers*, oder anderen Objekten verarbeiten. Die *controller* reagieren auf Benutzereingaben und veranlassen das Datenmodell zu Änderungen. Die Entkopplung dieser drei Funktionen bringt eine Reihe von Vorteilen mit sich:

+ Die Daten des Fachkonzepts können auf verschiedene Art und Weise von den *views* dargestellt werden.
+ Die Darstellung einer *view* kann verändert werden, ohne das Datenmodell zu beeinflussen.
+ Die Entkopplung des *controllers* erlaubt die Verwendung verschiedener Eingabegeräte.

In der Abb. 8.4-4 sind als Beispiel die drei Attributwerte a, b und c im *model*-Objekt eingetragen. Sie werden einmal als Tabelle und einmal als Kreisdiagramm dargestellt. Die Eingabe dieser Daten kann z. B. über die Tastatur oder über eine E-Mail erfolgen. Die beiden *view*-Objekte kennen sich untereinander nicht. Dadurch ist es einfach, eines von beiden in einem anderen Kontext wiederzuverwenden.

Damit das *model*-Objekt seine `view`-Objekte *nicht* kennen muss, ist es erforderlich, dass sich die *view*-Objekte beim *model*-Objekt registrieren. Wird der Zustand des *model*-Objekts geändert, dann werden die registrierten *view*-Objekte benachrichtigt und holen sich selbstständig die sie interessierenden Datenänderungen beim *model*-Objekt. *View* und *controller* hängen stark voneinander ab. Zu jedem *view* muss es genau einen *controller* geben. Daher fasst man beide oft unter der Bezeichnung Benutzungsoberfläche (*User Interface*, UI) oder »*look & feel*« zusammen.

Beobachter-Muster

Vereinfacht man das MVC-Muster in dieser Weise, dann gelangt man zu dem **Beobachter-Muster** *(observer pattern)*, das in Java auch für die Ereignisverarbeitung verwendet wird. Das Beobachter-Muster sorgt dafür, dass bei der Änderung eines Objekts, hier das *model*-Objekt, alle davon abhängigen Objekte, hier die *view*-Objekte, benachrichtigt werden. Den allgemeinen Aufbau des Beobachter-Musters zeigt die Abb. 8.4-5. Im Beobachter-Muster wird anstelle von *model* von »Subjekt« gesprochen, die *views* sind die »Beobachter«.

Java unterstützt das Beobachter-Muster direkt durch die Klasse `Observable` (Subjekt) und die Schnittstelle `Observer` (Beobachter). Die Klasse `Observable` stellt dabei alle Methoden zum Verwalten von Beobachtern zur Verfügung:

`Observable`

- Öffentliche Methoden:
  - `addObserver(Observer o)`: Fügt einen Beobachter der Menge von Beobachtern hinzu.
  - `countObservers()`: Liefert die Anzahl der registrierten Beobachter.

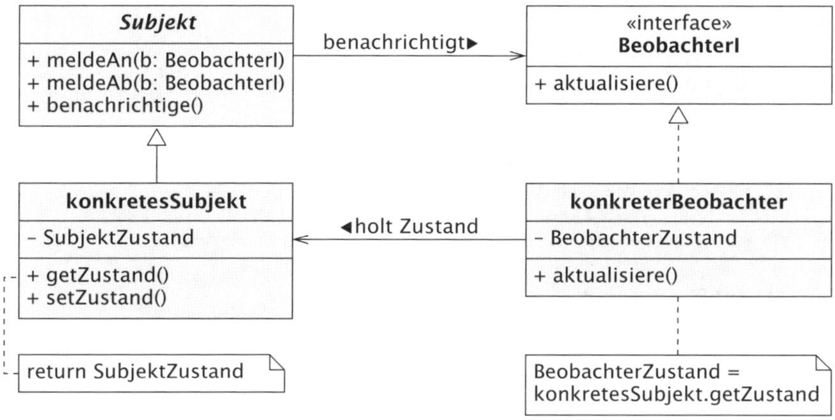

Abb. 8.4-5: Das Beobachter-Muster.

- deleteObserver(Observer o): Entfernt einen Beobachter aus der Menge der Beobachter.
- deleteObservers(): Entfernt alle Beobachter.
- hasChanged(): Überprüft, ob sich der Zustand des Objektes geändert hat.
- notifyObservers(): Falls das Objekt verändert wurde, werden alle Beobachter informiert und anschließend die clearChanged()-Methode aufgerufen.
- notifyObservers(Object arg): Es wird zusätzlich ein beliebiges Objekt übergeben.

- Nicht öffentliche Methoden:
  - protected synchronized void clearChanged(): Diese Methode zeigt an, dass keine Zustandsänderung beim aktuellen Objekt mehr vorliegt. Wird automatisch von der notifyObservers()-Methode aufgerufen.
  - protected synchronized void setChanged(): Zeigt an, dass sich der Zustand dieses Objektes verändert hat.

Die Schnittstelle Observer enthält nur die Methode update(Observable o, Object arg). Observer

Die folgenden Programmausschnitte aus dem Programm ArtikelLieferantenMitObserver zeigen die Realisierung des Beobachter-Musters mithilfe der beschriebenen Klasse Observable und der Schnittstelle Observer. Es gibt eine Klasse Artikel, von der ein Objekt erzeugt wird. Diese Klasse erbt von Observable. Beide Listenfenster registrieren sich bei diesem Objekt als Beobachter. Das Artikelfenster aktualisiert das Artikel-Objekt und implementiert die Schnittstelle Observer.

Beispiel ArtikelLieferantenMitObserver

Artikel

```
/* Programmname: Artikel- und Lieferantenverwaltung
* Fachkonzept-Klasse: Artikel
* Aufgabe: Erfassen, Ändern und Löschen eines Artikels.
* Die Klasse Artikel erbt von der Java-Klasse Observable.
* Diese Klasse stellt alle Operationen bereit, die für das
* Verwalten und Informieren von Beobachtern notwendig
* sind. Ist es nicht möglich, von Observable zu erben
* (Klasse erbt schon von einer anderen Klasse), dann kann
* man Observable durch Assoziation wiederverwenden.
*/
package de.w3l.anw;

import java.util.Observable;

public class Artikel extends Observable
{
        //Klasse Artikel ist im Beobachter-Muster das Subjekt
        private int Artikelnr; entspricht SubjektZustand

        public void setArtikelnr(int Artikelnr)
        {
            if (this.Artikelnr!= Artikelnr)
            {
                this.Artikelnr = Artikelnr; setChanged();
            }
            // Alle registrierten Beobachter benachrichtigen
            notifyObservers();
        }
        public int getArtikelnr()
        {
            return Artikelnr;
        }
}
```

Meine Artikelliste

```
/* Programmname: Artikel- und Lieferantenverwaltung
* GUI-Klasse: MeineArtikelliste
* Aufgabe: Verwaltung eines Artikellistenfensters
*/
package de.w3l.anw;

import java.util.Observable;
import java.util.Observer;
import javax.swing.*;

// Ist im Beobachter-Muster ein Beobachter
public class MeineArtikelliste
   extends MeinUnterfenster implements Observer
{
        //Attribute
        //Referenz auf das einzige Objekt
        private static MeineArtikelliste dieArtikelliste = null;
        private Artikel einArtikel;
        private JTextArea ausgabeTextbereich =
                new JTextArea("",0,0);

        //privater Konstruktor (Singleton-Pattern)
```

```
    private MeineArtikelliste(JFrame dasAnwendungsfenster,
    String Fenstertitel, Artikel einArtikel)
    {
            super(dasAnwendungsfenster, Fenstertitel);
            getContentPane().add(ausgabeTextbereich);
            ausgabeTextbereich.setBounds(36,36,190,113);
            ausgabeTextbereich.setEditable(false);
            ausgabeTextbereich.setVisible(true);

            //Registrieren als Beobachter
            this.einArtikel = einArtikel;
            einArtikel.addObserver(this);
    }

    //Klassenoperation, um ein Exemplar
    //der Klasse zu erzeugen (Singleton-Pattern)
    public static MeineArtikelliste anzeigenArtikelliste
     (JFrame dasAnwendungsfenster,
      String Fenstertitel, Artikel einArtikel)
    {
        if (dieArtikelliste == null)
            dieArtikelliste = new MeineArtikelliste
             (dasAnwendungsfenster,
               Fenstertitel, einArtikel);
        else
            dieArtikelliste.setVisible(true);
            //Fenster nach vorne holen
        return dieArtikelliste;
    }

    //Beobachter-Operation, muss implementiert werden
    public void update(Observable o, Object arg)
    {
        int Artikelnr;
        Artikelnr = einArtikel.getArtikelnr();
        ausgebenText("Artikel: " +
                Integer.toString(Artikelnr));
        // Trennzeichen
        ausgebenText("; ");
        setVisible(true);
    }

    public void ausgebenText(String Text)
    {
        ausgabeTextbereich.append(Text);
    }
}
```

Analog ist dies für die Lieferantenliste programmiert. Die Abb. 8.4-6 zeigt die entsprechende Benutzungsoberfläche.

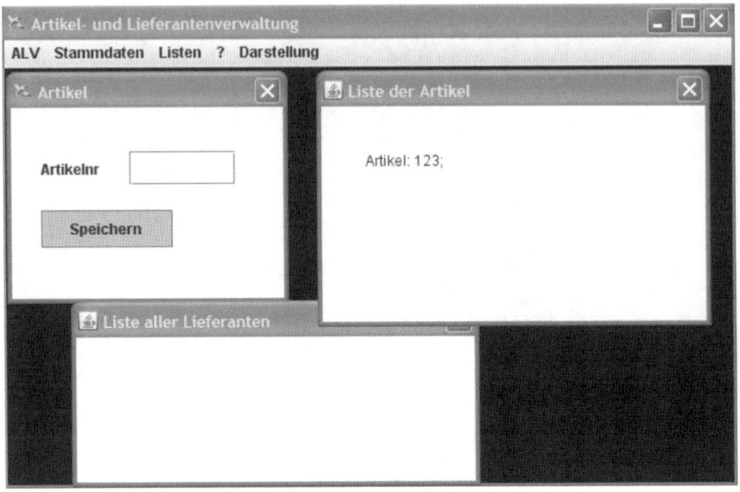

Abb. 8.4-6: Aktualisierungen bei der Artikel-Lieferanten-Verwaltung mithilfe des Beobachtermusters.

8.5 Zuerst die Theorie: Zur E/A-Gestaltung *

Ziel der **E/A-Gestaltung** ist es, die Ein- und Ausgabe so zu gestalten, dass ein menschengerechter Informationsaustausch mit dem Softwaresystem möglich ist. Bei der E/A-Gestaltung müssen insbesondere die Möglichkeiten und Grenzen der menschlichen Informationsverarbeitung berücksichtigt werden. Bevor die Gestaltung von Fenstern behandelt wird, werden die üblichen Interaktionselemente und zugehörige ergonomische Regeln vorgestellt:

- »Interaktionselemente«, S. 167

Mehrere Interaktionselemente werden in der Regel auf jeweils einem Fenster kombiniert, um die zu erledigende Aufgabe zu ermöglichen. Bei der Gruppierung und Kombination von Interaktionsregeln sind weitere ergonomische Regeln und Gesetzmäßigkeiten zu berücksichtigen:

- »Gestaltung von Fenstern«, S. 175

8.5.1 Interaktionselemente *

Die E/A soll so gestaltet sein, dass die Orientierung des Benutzers unterstützt, seine Aufmerksamkeitserfordernisse optimiert und sein Kurzzeitgedächtnis entlastet werden. Jede Anwendung soll sich außerdem regelhaft verhalten. Die eigentliche Ein- und/oder Ausgabe von Informationen erfolgt über Interaktionselemente *(controls, widgets)*. Jedes GUI-System verfügt über eine Reihe von Interaktionselementen.

Zur Ein- und Ausgabe von Informationen in Fenstern werden **Interaktionselemente** *(controls, widgets)* verwendet, die sich von GUI-System zu GUI-System etwas unterscheiden. Die Qualität einer Benutzungsoberfläche wird wesentlich durch die geeignete Kombination von Interaktions- und Gestaltungselementen bestimmt. Zu den Gestaltungselementen gehören die Gruppenumrandung, die Gruppenüberschrift, der Führungstext sowie Spaltenüberschriften. Die Abb. 8.5-1 zeigt die wichtigsten Interaktionselemente von Windows [Micr95] im Überblick. Die deutsche Übersetzung der einzelnen Steuerelemente lehnt sich an die internationale Terminologie für Windows-Oberflächen an [Micr93]. Es werden jedoch auch andere übliche Begriffe eingeführt. Die Java-Terminologie ist unterstrichen dargestellt.

Neben diesen Standard-Interaktionselementen kann jeder Entwickler eigene Interaktionselemente *(custom controls)* konstruieren. Außerdem gibt es Bibliotheken, z. B. *dynamic link libraries* (DLLs), die spezifische Interaktionselemente enthalten.

Zu jedem Interaktionselement gibt es oft mehrere Ausprägungen und eine Reihe von Gestaltungsregeln. Im Folgenden werden für die einzelnen Interaktionselemente einige **elementare Ergonomieregeln** aufgeführt, die bei der E/A-Gestaltung zu berücksichtigen sind.

Buchstaben & Wörter

Unabhängig von den einzelnen Interaktionselementen sind für **Buchstaben** und **Wörter** generell folgende Regeln zu beachten:

- Bei einem Augenabstand zwischen 45 und 60 cm vom Bildschirm sollte die Schriftgröße 9 oder 10 Punkte betragen (1 Punkt = 0,352 mm).
- Groß- und Kleinschreibung verwenden, da dadurch die Leseleistung um 13 Prozent verbessert wird (auch bei Wortlisten in Tabellen).
- Großbuchstaben nur für isolierte Wörter und kurze Überschriften (z. B. Spaltenüberschriften).
- Wörter in fortlaufendem Text durch Fettschrift hervorheben (nicht durch Großbuchstaben).

Bezeichnung	**engl. Bezeichnung**	**Beispiel**
Textfeld Eingabefeld	*text box, text field* *edit control*	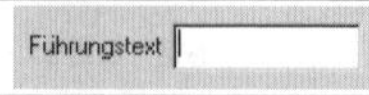
Mehrzeiliges Textfeld Textbereich	*multi-line* *text box* *text area*	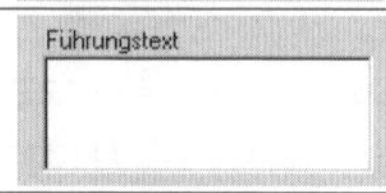
Drehfeld	*spinner, spin box* *spin button*	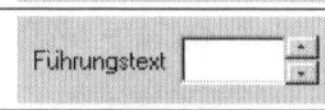
Druckknopf, Schaltfläche	*button, push button,* *command button*	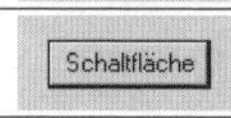
Optionsfeld, Einfach- auswahlknopf	*checkbox group,* *radio button,* *option button*	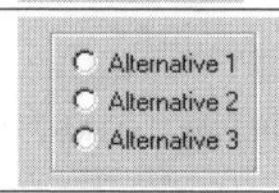
Kontrollkästchen, Mehrfach- auswahlknopf	*check box*	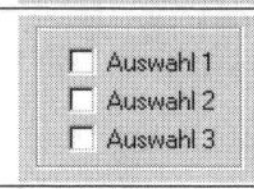
Listenfeld, Auswahlliste	*list,* *list box*	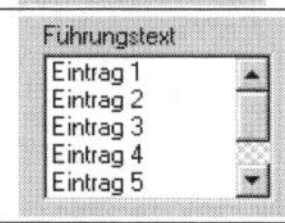
Kombinationsfeld	*combo box*	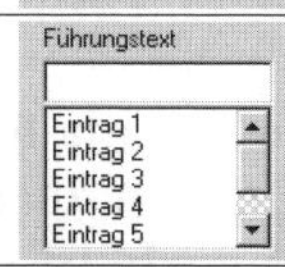
Klappliste, *Dropdown*-Listenfeld	*combo box, choice,* *drop-down list box*	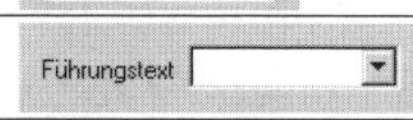
Dropdown- Kombinationsfeld	*combo box* *drop-down*	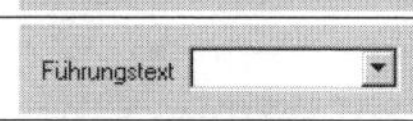
Tabelle, Listenelement	*table,* *list view control*	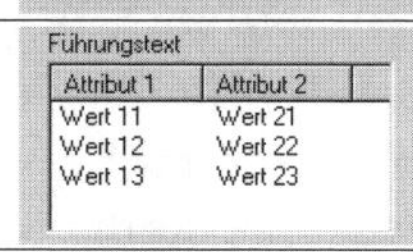
Regler, Schieberegler	*slider*	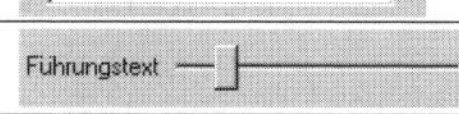
Register, Notizbuch	*tabbed pane,* *tab control,* *property sheet*	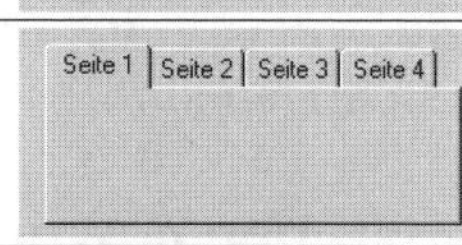
Baum, Strukturansicht	*tree,* *tree view control*	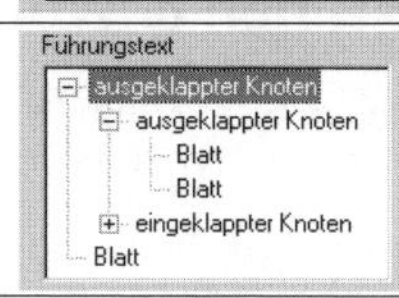

Legende: Die unterstrichenen englischen Bezeichnungen sind die Java-Bezeichnungen.
Die unterstrichenen deutschen Bez. werden im Buch vorwiegend verwendet.

Abb. 8.5-1: Interaktionselemente im Überblick.

Textfeld

Das **Textfeld** bzw. **Eingabefeld** *(text field, text box, edit control)* dient zur Ein- und Ausgabe von numerischen Daten oder Texten in einer einzigen Zeile.

- Jedes Textfeld soll durch einen Führungstext beschrieben werden.
- Der Eingabebereich soll so kurz wie möglich gehalten werden.
- Die maximal eingebbare Zeichenzahl soll aus der räumlichen Ausdehnung des Rahmens für den Eingabebereich ungefähr ersichtlich werden.
- Der Benutzer soll obligatorische und optionale Eingaben unterscheiden können (Muss- und Kann-Felder).
- Obligatorische Eingabebereiche sollen heller dargestellt werden als optionale Bereiche, z. B. Hellgrau – Dunkelgrau.
- Häufig vorkommende Eingabewerte sollen als Standardvorbelegung *(default)* im Eingabebereich stehen. Es muss aber erkennbar sein, dass dieser Eintrag geändert werden kann.
- Zahlen werden rechtsbündig angeordnet, Texte linksbündig.
- Textfelder, die nur zur Ausgabe dienen, sind zu kennzeichnen. Außerdem sind sie für Eingaben zu sperren.

Textbereich

Textbereiche *(text area, multi-line edit field)* dienen zur Ein- und Ausgabe von Texten.

- Bei mehrzeiligen, breiteren Eingabebereichen (z. B. Kurzbrief) kann der Führungstext über dem Eingabebereich angeordnet werden.
- In einem Textbereich sollen mindestens vier Zeilen Text sichtbar sein.
- Um längere Texte platzsparend einzugeben, werden Rollbalken verwendet.
- Vertikale Rollbalken sind horizontalen vorzuziehen.
- Texteingaben werden grundsätzlich linksbündig angeordnet.
- Die Anzahl der Zeichen pro Zeile sollte zwischen 40 und 60 liegen.

Drehfeld

Das **Drehfeld** *(spin box, spin button)* ist die Kombination eines Textfeldes mit einem *up-down control*. Es bietet eine Menge von geordneten Eingabewerten, wobei der gewählte Wert im Textfeld sichtbar ist. Der Bediener kann mit den Auf- und Ab-Pfeilen die Alternativen traversieren oder direkt einen Wert eingeben.

Druckknopf, Schaltfläche

Mit dem **Druckknopf** bzw. der **Schaltfläche** *(button, command button, push button)* wird eine Aktion ausgelöst oder eine Bestätigung durchgeführt. Der Druckknopf wird nur kurzzeitig aktiviert. Anschließend kehrt er in den inaktiven Zustand zurück.

- Die Beschriftung oder das Symbol eines Druckknopfes soll die ihm zugewiesene Funktionalität exakt beschreiben.
- Die Beschriftung soll möglichst aus einem Wort bestehen und mit einem Großbuchstaben beginnen.
- Werden mehrere Druckknöpfe benötigt, dann sollen diese in Gruppen zusammengefasst werden.
- Eine Gruppe von Druckknöpfen soll möglichst horizontal als Leiste dargestellt werden, kann aber auch vertikal angeordnet sein.
- Ein Druckknopf innerhalb einer Gruppe kann als Standardvorgabe *(default)* gekennzeichnet sein. Er wird dann durch die `Enter`-Taste ausgelöst.

Optionsfeld, Einfachauswahlfeld

Das **Optionsfeld** bzw. der **Einfachauswahlknopf** *(radio button, option button)* ermöglicht eine Einfachauswahl unter mehreren Alternativen (1-aus-m). In einer Gruppe von Optionsfeldern kann also nur eines gewählt werden. Optionsfelder werden als kleine Kreise dargestellt und die gewählte Alternative durch einen Punkt markiert. Die Bedeutung eines jeden Optionsfeldes wird durch eine Beschriftung rechts vom Kreis erläutert.

- Eine spaltenweise Anordnung der Alternativen ist einer zeilenweisen stets vorzuziehen.
- Eine Spalte sollte maximal sieben Alternativen enthalten.
- Die Anzahl der Auswahlmöglichkeiten soll in einer Anwendung nicht verändert werden.
- Kann eine Alternative in einer bestimmten Situation nicht gewählt werden, dann wird sie grau dargestellt *(disabled)*.
- Nur einsetzen, wenn die Alternativen bereits zum Zeitpunkt der Oberflächengestaltung bekannt sind und langfristig stabil bleiben.

Kontrollkästchen, Mehrfachauswahlfeld

Das **Kontrollkästchen** bzw. der **Mehrfachauswahlknopf** *(check box)* erlaubt eine Mehrfachauswahl, d. h. eine n-aus-m-Auswahl. Dabei kann n zwischen 0 und m liegen. Als Sonderfall kann auch die 0-aus-1-Auswahl vorkommen. Das Kontrollkästchen besteht aus einem Quadrat mit einer nebenstehenden Beschriftung. Ausgewählte Möglichkeiten werden markiert. Im Gegensatz zur Einfachauswahl müssen sich die Möglichkeiten *nicht* gegenseitig ausschließen.

- Eine spaltenweise Anordnung der Auswahlmöglichkeiten ist einer zeilenweisen Darstellung stets vorzuziehen.
- Eine Spalte sollte maximal sieben Auswahlmöglichkeiten enthalten.
- Kann eine Möglichkeit in einer bestimmten Situation nicht gewählt werden, dann wird sie grau dargestellt *(disabled)*.
- Mehrere Auswahlknöpfe sollten mit einer Gruppenumrandung und einer Gruppenüberschrift versehen werden.

Listenfeld, Auswahlliste

Das **Listenfeld** bzw. die **Auswahlliste** *(list box)* dient zur Darstellung mehrerer vertikal angeordneter alphanumerischer oder grafischer Listeneinträge. Die Einträge werden von der Anwendung gefüllt. Die Anzahl der Einträge ist in der Regel umfangreich und variabel.

Bei einer *single selection list box* kann maximal ein Element gewählt werden. Eine *multiple selection list box* ermöglicht es, mehrere Einträge zu selektieren. In der *extented selection list box* können zusammenhängende Bereiche gewählt werden.

- Vertikale Rollbalken ermöglichen das Blättern in einer Liste mit vielen Einträgen. Auf horizontale Rollbalken ist zu verzichten.
- Um das Lesen der Listeneinträge nicht zu stören, sollten mindestens vier Zeilen gleichzeitig sichtbar sein.
- Einsetzen, wenn die Anzahl der Elemente eine Darstellung durch Optionsfelder nicht mehr zulässt. In der Regel ist dies bei mehr als sieben Elementen der Fall.

Kombinationsfeld

Das **Kombinationsfeld** *(combo box)* kombiniert die Eigenschaften des Textfeldes mit dem Listenfeld *(single selection list box)*. Die Information kann entweder direkt eingetippt oder in der Liste selektiert werden. Es lassen sich zwei Varianten unterscheiden: Bei der einen wird jedes neu eingegebene Element in die Liste aufgenommen und steht bei der nächsten Benutzung zur Selektion zur Verfügung. Im zweiten Fall kann ein Element zwar eingetippt werden, wird aber *nicht* in der Liste gespeichert.

Klappliste, *Dropdown*-Listenfeld

Die **Klappliste** bzw. das ***Dropdown*-Listenfeld** *(choice, dropdown list box)* ist die platzsparende Variante des Listenfeldes. Vor dem Selektieren muss die Liste aufgeklappt werden, danach ist sie wieder unsichtbar. Das vom Benutzer selektierte Element wird ständig angezeigt. Die aufgeklappte Liste kann zeitweilig andere Interaktionselemente überdecken.

- Es gelten die Gestaltungsregeln des Listenfeldes.
- Wegen seines ähnlichen Aufbaus kann die Klappliste gut mit Textfeldern kombiniert werden.
- Gegebenenfalls kann eine Voreinstellung gewählt werden.
- Die Anzahl der Listeneinträge soll 10 bis 12 nicht überschreiten.

Dropdown-Kombinationsfeld

Wird das *Dropdown*-Listenfeld mit einem Textfeld kombiniert, dann entsteht das *Dropdown*-Kombinationsfeld *(drop-down combo box)*. Der Benutzer kann Daten entweder direkt eingeben oder aus dem *Dropdown*-Listenfeld auswählen. Wie beim Kombinationsfeld kann ein neu eingegebenes Element entweder in die Liste aufgenommen werden und später zur Selektion zu Verfügung stehen oder nur eingetippt, aber nicht gespeichert werden.

Wie die Abb. 8.5-1 zeigt, sind das *Dropdown*-Listenfeld und das *Dropdown*-Kombinationsfeld optisch *nicht* zu unterscheiden. Aus dem *Dropdown*-Listenfeld kann nur ausgewählt werden, während in das *Dropdown*-Kombinationsfeld auch Daten eingegeben werden können.

Tabelle, Listenelement

Die **Tabelle** *(table)* bzw. das **Listenelement** *(list view control)* ist eine Erweiterung des Listenfeldes *(list box)*.

Ein Eintrag besteht in der Regel aus einer Zeile, wobei jede Zeile aus mehreren Spalten besteht. Die Breite der Spalten ist durch den Benutzer variabel einstellbar. Jeder Eintrag kann ein Objekt repräsentieren, wobei die Spalten den Attributen der Klasse entsprechen.

Bei der Gestaltung ist Folgendes zu beachten:

- Ein vergrößerter Zeilenabstand nach drei oder vier Zeilen erleichtert das Festhalten an einer bestimmten Zeile über mehrere Spalten hinweg (Prinzip der Nähe). Dieses Gliederungsprinzip ist wesentlich besser als eine Strukturierung durch alternierende Farben nach jeweils drei oder vier Zeilen.
- Wörter oder Buchstabenfolgen sind linksbündig, Zahlen ohne Nachkommastellen rechtsbündig und Zahlen mit Dezimalstellen zentriert um das Dezimalkomma anzuordnen.
- Spaltenüberschriften sind rechtsbündig anzuordnen, wenn die Spalten rechtsbündig ausgerichtet sind, linksbündig anzuordnen, wenn die Spalten linksbündig ausgerichtet und

zentriert anzuordnen, wenn die Spalten zentriert sind oder Elemente gleicher Breite enthalten.

- Die Nummerierung von Tabelleneinträgen erfolgt besser durch eine laufende Nummer als durch Buchstaben in alphabetischer Reihenfolge.
- Größere Zahlen sollten durch Punktierung, z. B. 10.000, oder besser durch Leerstellen segmentiert werden, z. B. 10 000.

Beispiel

Die Abb. 8.5-2 zeigt ein Tabellenbeispiel. Ein vergrößerter Zeilenabstand nach drei oder vier Zeilen ist technisch nicht so einfach zu realisieren.

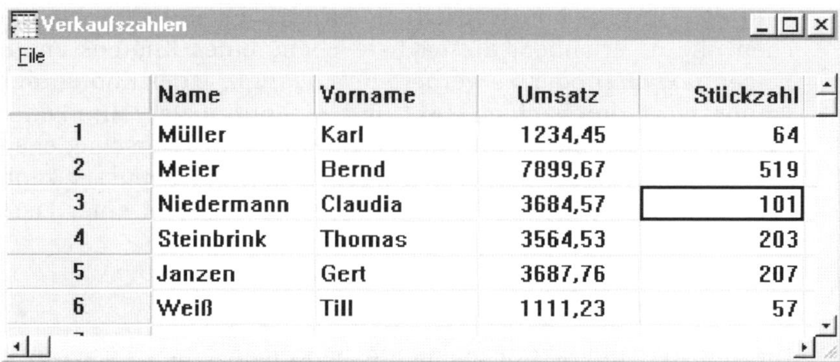

	Name	Vorname	Umsatz	Stückzahl
1	Müller	Karl	1234,45	64
2	Meier	Bernd	7899,67	519
3	Niedermann	Claudia	3684,57	101
4	Steinbrink	Thomas	3564,53	203
5	Janzen	Gert	3687,76	207
6	Weiß	Till	1111,23	57

Abb. 8.5-2: Beispiel für ein gut gestaltete Tabelle.

Regler

Der **Regler** bzw. **Schieberegler** *(slider)* zeigt den aktuellen Wert einer Größe auf einem frei definierbaren Intervall an. Oft kann der Regler vom Benutzer verstellt werden. Der Regler sollte dann benutzt werden, wenn es *nicht* darum geht, einen genauen, sondern nur einen relativen Wert einzugeben (z. B. Doppelklick-Geschwindigkeit der Maus).

Register

Ein **Register** *(tabbed pane, tab control, property sheet, notebook)* besteht aus mehreren Seiten, von denen zu einem Zeitpunkt immer nur eine Seite angezeigt wird. Alle Seiten müssen gleich groß sein. Es lassen sich drei Varianten unterscheiden:

- Ganzseitiges Register mit Interaktionselementen (z. B. Ok- und Abbrechen-Druckknopf). Diese Interaktionselemente wirken nur auf diejenige Seite, auf der sie angeordnet sind.

- Ganzseitiges Register. Die Interaktionselemente befinden sich außerhalb des Registers im gleichen Fenster und wirken daher auf alle Seiten.
- Register als Interaktionselement in einem Fenster.

Das Register kann immer dann eingesetzt werden, wenn viele Informationen dargestellt werden müssen, die ein einziges Fenster überladen würden und zu einem Zeitpunkt nur ein Teil der Informationen benötigt wird.

Baum, Strukturansicht

In dem **Baum** *(tree, tree viewcontrol)* bzw. in der Strukturansicht sind die Einträge hierarchisch angeordnet. Er enthält Schaltflächen, die es erlauben, die nächste Ebene eines Knotens anzuzeigen *(expand)* oder zu verbergen *(collapse)*. Jeder Knoten des Baums wird durch einen Text und ein optionales Mini-Piktogramm dargestellt. Damit können die Daten auf verschiedenen Abstraktionsebenen dargestellt werden und der Benutzer kann schneller in der Baumstruktur navigieren, als es in einer Liste möglich wäre.

Führungstext

Die meisten Interaktionselemente benötigen einen **Führungstext** *(label, static text)*, der erklärt, welche Bedeutung das Element hat und was eingetragen werden soll.

- Das Element soll deutlich mit seinem Führungstext assoziiert sein (räumliche Nähe).
- Auf ein Trennzeichen (z. B. Doppelpunkt) zwischen Führungstext und Interaktionselement ist zu verzichten.
- Er soll kurz, aussagekräftig, eindeutig, präzise, allgemein bekannt (im jeweiligen Anwendungsbereich) und informativ sein.
- Um den Suchprozess auf einem Bildschirm zu unterstützen, sollte ein Führungstext nicht breiter als 5,3 cm sein. In diesem Bereich kann ein Bezeichner mit einer einzigen Fixation erkannt werden (Sehwinkel 5°, Bildschirmabstand 60 cm).
- Der Führungstext soll *nicht* aus mehreren Wörtern zusammengesetzt sein.
- Falls nötig, sollen nur allgemein übliche Abkürzungen als Führungstext gewählt werden (z. B. PLZ).
- Bei einzeiligen Interaktionselementen steht der Führungstext links davon, wobei beide Elemente horizontal zu zentrieren sind.
- Bei mehrzeiligen Interaktionselementen steht der Führungstext links ausgerichtet darüber.

- Ist die Länge der verschiedenen Führungstexte fast gleich (weniger als 6 Zeichen Unterschied), dann sind sie linksbündig auszurichten, ansonsten rechtsbündig.
- Jeder Führungstext soll durch räumliche Nähe mit dem Element assoziiert sein, wobei der minimale Abstand ein Zeichen breit ist.

Kombination von Interaktionselementen

Bei der Gestaltung von Fenstern können auch mehrere Interaktionselemente kombiniert werden.

Beispiel

Für ein Projekt werden alle Rollen aufgeführt, in denen die Mitarbeiter aktiv werden können. Ein Mitarbeiter kann in einem Projekt mehrere Rollen ausfüllen, z. B. Analytiker und Projektleiter, wobei sich diese Zuordnung ändern kann. Diese Problemstellung kann durch zwei Listenfelder und zwei Druckknöpfe realisiert werden (Abb. 8.5-3). Das linke Listenfeld enthält alle Rollen in einem Projekt, das rechte die Rollen des jeweiligen Mitarbeiters. Mit den Druckknöpfen >> und << werden Rollen für einen Mitarbeiter hinzugefügt bzw. entfernt.

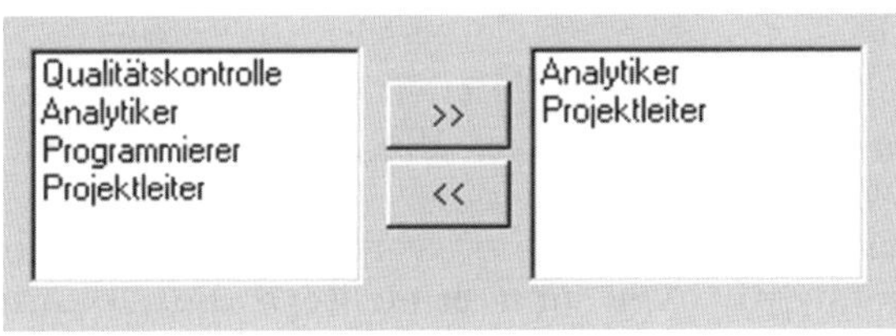

Abb. 8.5-3: Kombination von Interaktionselementen.

8.5.2 Gestaltung von Fenstern *

Bei der Gestaltung der Fenstermüssen nicht nur geeignete Interaktionselemente ausgewählt werden, sondern sie müssen auch geeignet gruppiert und wichtige Informationen müssen hervorgehoben werden. Außerdem ist die harmonische Gestaltung der Fenster von großer Bedeutung.

Gruppierung

Zum Lösen einer Arbeitsaufgabe ist es erforderlich, dass mehrere Interaktionselemente zu aufgabenbezogenen Gruppen zusammengefasst werden. Mehrere Gruppen können dann ein Fenster bilden. Bei Suchprozessen wählt der Benutzer zuerst die Gruppe aus und dann das gesuchte Element in der Gruppe. Bei der E/A-

Gestaltung müssen also sowohl Gruppen gebildet als auch die Gruppen untereinander geeignet angeordnet werden. Im Folgenden sind allgemeine Regeln für diese beiden Gestaltungsaufgaben zusammengestellt.

Zur Gruppenorganisation

allgemeine Gruppierungsregeln

- Elemente, die in einem engen Sinnzusammenhang stehen, sollen in Gruppen zusammengefasst werden.
- Elemente mit ähnlichem Aussehen und gleicher Funktion können zu besonders gut gestalteten Gruppierungen zusammengefasst werden.
- Informationen im oberen Bereich einer Gruppe werden schneller entdeckt als im unteren Bereich.
- Die Elemente werden innerhalb der Gruppe so angeordnet, dass sie der Logik des Arbeitsablaufs aus Benutzersicht entsprechen. Erst dann wird die Reihenfolge der Elemente durch die Benutzungshäufigkeit und die Wichtigkeit der von ihr vermittelten Information bestimmt.
- Wenn eine Gruppierung *nicht* mehr als vier oder fünf bekannte Elemente (wie z. B. Bezeichner) umfasst, dann kann das gesuchte Element unmittelbar in dieser Gruppe identifiziert werden.
- Für das Suchen und Vergleichen von Elementen innerhalb einer Gruppe ist es günstiger, die Elemente spaltenweise statt zeilenweise anzuordnen.
- Gruppenüberschriften und Gruppenrahmen erhöhen zwar die Übersichtlichkeit und erleichtern die Orientierung, sie vergrößern jedoch auch die gesamte Informationsmenge und den für ihre Darstellung notwendigen Raumbedarf.

Zur Gruppengröße

- Wenn die in einer Gruppierung zusammengefassten Elemente mit einer einzigen Fixation erkannt werden sollen, dann liegt die obere Grenze des räumlichen Umfangs einer Gruppierung bei ungefähr 5,3 cm (5 Grad Sehwinkel, Bildschirmabstand 60 cm).

Zur Gruppenanzahl

- Um einen umfassenden Überblick über mehrere Gruppierungen zu ermöglichen, sollte die Anzahl der Gruppierungen nicht größer als vier oder fünf sein.
- Wenn es nicht auf einen umfassenden Überblick über alle Gruppierungen ankommt, erweisen sich noch bis zu 15 Gruppen als sinnvoll.

Zur Gruppenanordnung

- Um eine Gruppierung leichter wahrzunehmen, sollte sie deutlich von anderen Gruppen getrennt werden. Es wird ein Abstand von 0,5 cm vorgeschlagen.
- Die Gruppen sind so auszurichten, dass insgesamt möglichst wenig Fluchtlinien entstehen.
- Angewandte Gestaltungsmaßnahmen sollen in allen Gruppierungen konsistent durchgeführt werden.
- Die Gruppierungen sind so anzuordnen, dass ein ausbalanciertes und symmetrisches Bild entsteht.

Hervorhebung

Manchmal ist es notwendig,

- verschiedene Informationsarten zu trennen,
- dargestellte Informationen zu gewichten,
- das Suchen, Finden und Abzählen zu erleichtern und
- die Aufmerksamkeit des Benutzers auf bestimmte Informationen zu lenken.

Dies kann durch Hervorhebungen geschehen. Sie sollten jedoch erst dann eingesetzt werden, wenn die räumlichen und begrifflichen Gestaltungsmöglichkeiten ausgeschöpft sind. Mögliche Gestaltungsmaßnahmen für Hervorhebungen zeigt die Abb. 8.5-4 (die rechte Spalte der Beispiele stammt aus [RLD90, S. 21]).

Farbe

Die Verwendung von Farbe kann die visuelle Informationsverarbeitung zusätzlich wirksam unterstützen. Unterschiedliche Farben werden schneller erkannt als verschiedene Größen oder Helligkeiten. Die wichtigsten Bildschirmfarben besitzen folgende Helligkeitsrangfolge:

Weiß – Gelb – Cyan – Grün – Magenta – Rot – Blau – Schwarz.

Gestaltungsregeln Farbe

Bei der Farbgestaltung sind folgende Regeln zu beachten:

- Gestalten Sie farbig und *nicht* bunt.
- Vor einem dunklen Hintergrund sind Weiß, Gelb, Cyan und Grün am besten geeignet, vor einem hellen Hintergrund jedoch Magenta, Rot, Blau und Schwarz.
- Unterschiedliche Farben sind sparsam einzusetzen, da Farben die Aufmerksamkeit stark lenken.
- Über die verschiedenen Fenster hinweg sollen maximal sieben Farben verwendet sein. Eine Ausnahme bilden graduelle Abstufungen des Farbtons.
- Farben sind konsistent zu verwenden.

Hervorhebungen können erzielt werden durch:

- Größe: größere Darstellung des hervorzuhebenden Elements
- Farbe, Hell-Dunkel-Kontrast, verschiedene Helligkeitsstufen
- Isolierung, Einzelstellung, Variation der Abstände
- Umrandung
- abweichende Orientierung oder Form
- Inversdarstellung: möglichst gesamte Gruppe invertieren, nicht zu viele separate Elemente
- Veränderung der Schrift: fett, Schriftart, Großbuchstaben.
- Blinken: nur an einer Stelle zu einer Zeit, sehr sparsam einsetzen

Beispiele:

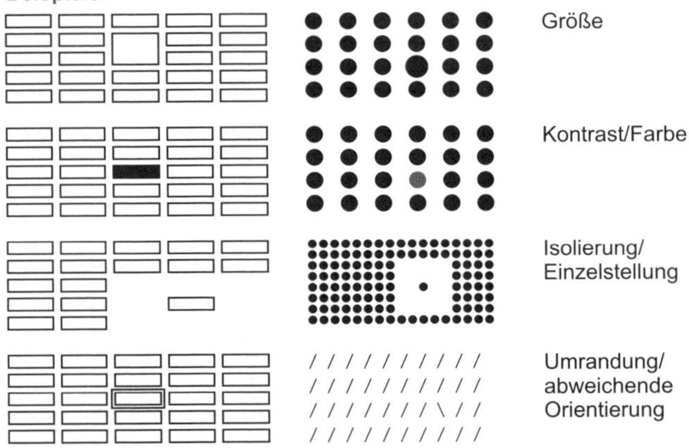

Gestaltungsregeln:

- Nicht mehr als 10 bis 20 Prozent aller Einzelinformationen hervorheben.
- Farbe sparsam verwenden: nicht mehr als fünf Farben.
- Kontrast zum Hintergrund groß genug gestalten, aber auf die Komplementärfarben achten.
- Von den verschiedenen Arten der Hervorhebung sparsam Gebrauch machen.
- Gewählte Darstellungsart durchgängig benutzen.
- Hervorhebungen ihrer Funktion entsprechend realisieren.

Abb. 8.5-4: Hervorhebungen.

- Konventionelle Farbkodierungen sind einzuhalten: Rot für halt, heiß, Gefahr; Grün für weiter, sicher; Gelb für Vorsicht; Blau für kalt und Beruhigung.
- Farbtonunterschiede im Rot- und Purpurbereich sind schwieriger zu erkennen als im Gelb- und Blaubereich.

Harmonische Gestaltung

Ein Fenster soll nicht nur so gestaltet werden, dass der Benutzer seine Aufgaben effizient durchführen kann, sondern es soll auch ästhetisch ansprechend sein [Krus99]. Folgende Gesichtspunkte sind zu beachten:

1 Proportionen

Flächen erscheinen angenehmer, wenn sie eher breit als hoch sind. Daher sollten Fenster ein Seitenverhältnis von 1:1 bis 1:2 (Höhe zu Breite) besitzen. Diese Forderung lässt sich meistens durch eine Verteilung der Informationen in zwei Spalten verwirklichen.

Beispiel

Die Abb. 8.5-5 und die Abb. 8.5-6 zeigen zwei Fenster, die exakt die gleichen Informationen über ein Hotel enthalten. Das Fenster in Abb. 8.5-6 unterstützt im Gegensatz zu dem in Abb. 8.5-5 die harmonische Gestaltung durch Spaltenbildung. Weitere Gestaltungselemente wurden hier bewusst noch *nicht* eingesetzt.

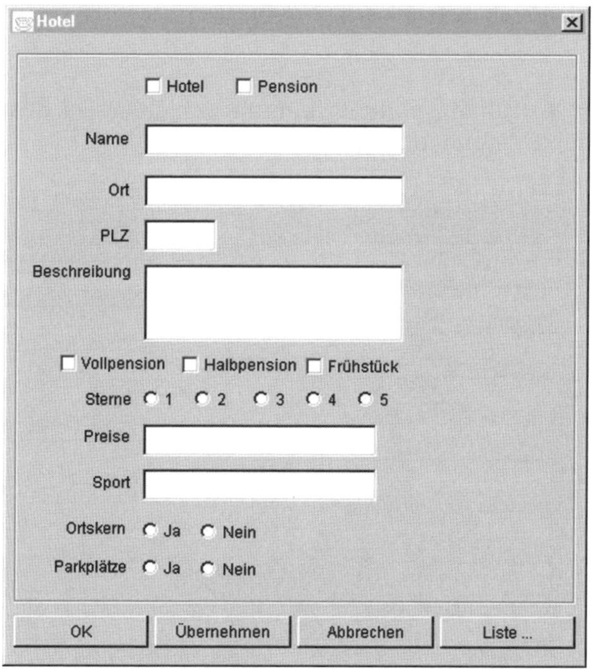

Abb. 8.5-5: Einspaltige Anordnung von Informationen.

2 Balance

Wird ein Fenster durch eine vertikale Linie in der Mitte geteilt, dann soll die Informationsdichte auf beiden Seiten gleich groß sein.

Beispiel

Die Forderung der Balance wird durch das Fenster des Registrierungsformulars in der Abb. 8.5-7 erfüllt. Außerdem wur-

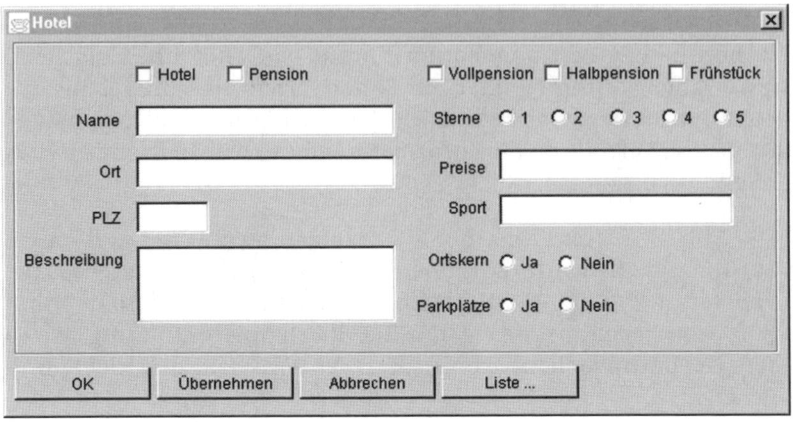

Abb. 8.5-6: Zweispaltige Anordnung von Informationen.

den hier Gruppen gebildet, um zu zeigen, dass bestimmte Textfelder zusammengehören.

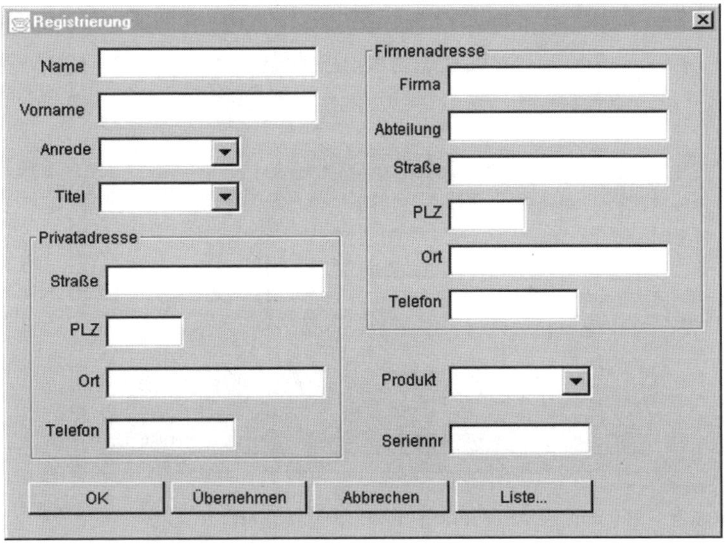

Abb. 8.5-7: Balanciertes Fenster.

3 Symmetrie

Die Symmetrie ist eine Verstärkung der Balance. Hier wird zusätzlich gefordert, dass horizontal gegenüberliegende Elemente gleichartig sind. Diese Gleichartigkeit kann durch identische Interaktionselemente oder durch gleich große Elemente erreicht werden. In der Praxis lässt sich diese Forderung jedoch *nicht* immer erfüllen.

Beispiel

Während das Fenster der Abb. 8.5-7 nur die Forderung der Balance erfüllt, ist das Fenster des Registrierungsformulars in der Abb. 8.5-8 symmetrisch gestaltet, weil die beiden Gruppen gegenüberliegen.

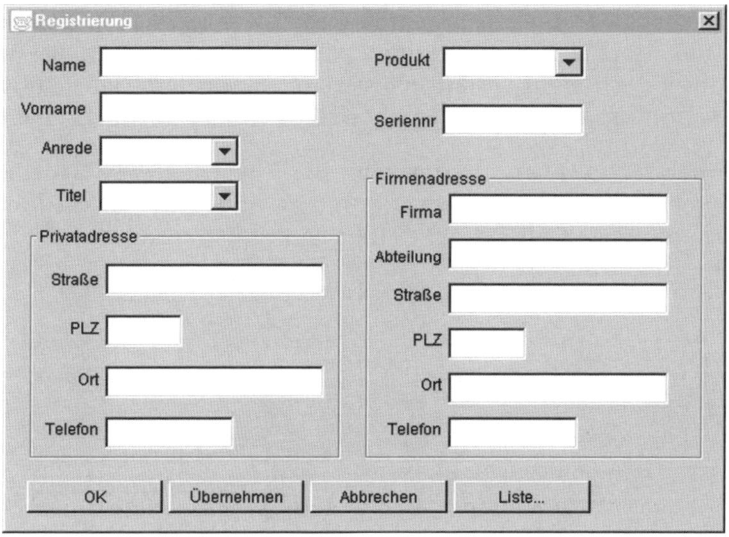

Abb. 8.5-8: Symmetrisches Fenster.

4 Sequenz

Das Auge des Benutzers soll sequenziell durch das Fenster geführt werden und keine unnötigen Sprünge machen müssen. Die wichtigsten Informationen sollten oben links zu finden sein, denn auf diesen Bereich schaut der Benutzer zuerst.

5 Einfachkeit

Gestalten Sie jedes Fenster so einfach wie möglich. Verwenden Sie verschiedene Schriftarten oder Farben sehr zurückhaltend. Verwenden Sie Interaktionselemente *nicht* nur deswegen, weil sie existieren.

6 Virtuelle Linien minimieren

Außer den gezeichneten Linien gibt es in einem Fenster auch virtuelle Linien, die durch die Kanten der Interaktionselemente gebildet werden. Der Einfluss dieser Linien auf die harmonische Gestaltung darf nicht unterschätzt werden. Der Benutzer bildet intuitiv diese Linien, wenn genügend Fangpunkte – hier Kanten – vorhanden sind. Bei der Bildung von virtuellen Linien spielen große Elemente eine dominantere Rolle als kleine. Rechteckige Elemente werden stärker bewertet als Elemente ohne festen Umriss (z. B. Führungstexte). Für eine harmonische Gestaltung ist es wichtig, dass ein Fenster eine möglichst geringe Anzahl von virtuellen Linien enthält. Auch die waagrechten virtuellen Linien müssen berücksichtigt werden. Die Erfahrung hat allerdings gezeigt, dass bei den waagrechten Linien weniger Fehler gemacht werden. Um die virtuellen Linien zu minimieren, sollten die Textfelder jedoch nicht willkürlich verlängert werden. Der fachliche Verwendungszweck der Elemente sollte immer Vorrang haben.

Beispiel

In der rechten Gruppe der Abb. 8.5-9 wurden die virtuellen Linien minimiert. Sie wirkt dadurch harmonischer als die linke Gruppe, in der für die Textfelder willkürlich unterschiedliche Längen gewählt wurden.

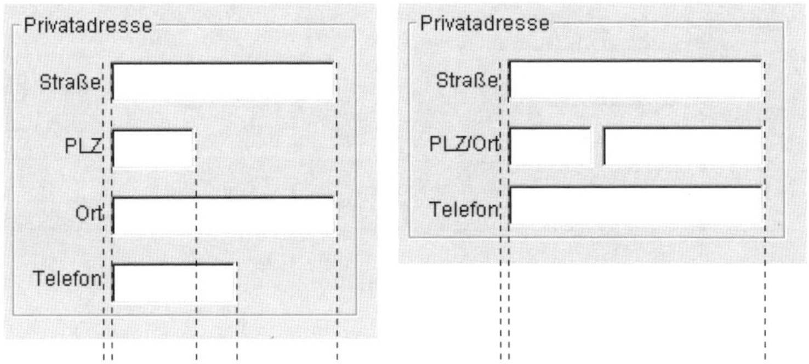

Abb. 8.5-9: Gruppen mit wenigen und vielen virtuellen Linien.

Auswahl

Für die Auswahl der aufgabengerechten Interaktionselemente geben die Abb. 8.5-10 und die Abb. 8.5-11 in Form von Struktogrammen eine Hilfestellung [Jenz92, S. 195 f.].

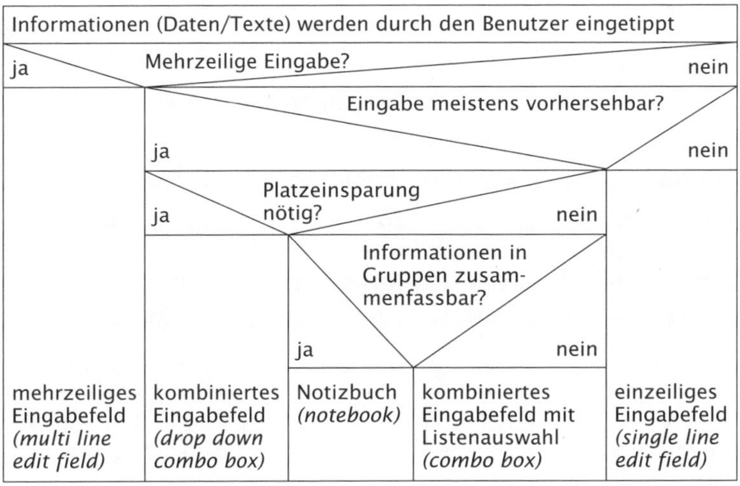

Abb. 8.5-10: Auswahl von Interaktionselementen für einzutippende Informationen.

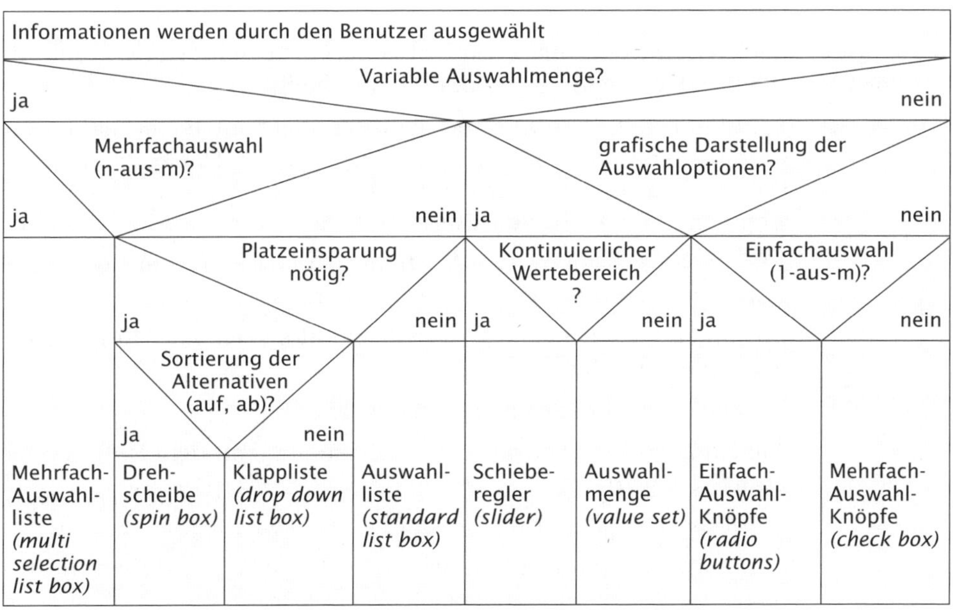

Abb. 8.5-11: Auswahl von Interaktionselementen für auszuwählende Informationen.

8.6 Dann die Praxis: E/A-Programmierung in Java *

In Java setzt sich eine Benutzungsoberfläche zusammen aus

- Behältern *(container)* und
- Interaktionselementen *(controls).*

Behälter

Um ein Interaktionselement anzuzeigen, wird ein Behälter benötigt. Behälter dienen dazu, Interaktionselemente zusammenzufassen, aufzunehmen und zu gruppieren. Behälter können auch Behälter enthalten. Dadurch ist ein hierarchischer Aufbau der Oberfläche möglich.

Zu den Behältern gehören in Java alle Fenster. Zusätzlich gibt es noch die Klassen `ScrollPane` und `JScrollPane`, die ein automatisches horizontales und vertikales Rollen ermöglichen. Die Swing-Klassen stellen noch weitere Behälter für spezielle Zwecke zur Verfügung.

Um ein Interaktionselement zu einer Oberfläche hinzuzufügen, muss zunächst ein Behälter vorhanden sein, der das Element aufnimmt.

Java-Anwendung

Bei Java-Anwendungen wird als oberster Behälter ein Standardfenster der Klassen `Frame` oder `JFrame` benutzt.

Java-Applet

Bei einem Java-Applet muss kein Standardfenster erzeugt werden, da jedes Applet eine Unterklasse einer Fläche *(panel)* ist. Daher kann der Browser direkt als Behälter verwendet werden. Dennoch können Standardfenster in Applets verwendet werden.

Alle Behälter besitzen die Methode `add(component)`, mit der neue Komponenten hinzugefügt werden können.

Im Folgenden wird gezeigt, wie Interaktionselemente in Java programmiert werden:

- »Java-Interaktionselemente«, S. 185

Anschließend wird dargestellt, wie Tabellen mit dem MVC-Muster aufgebaut werden:

- »Das MVC-Muster am Beispiel einer Java-Tabelle«, S. 193

Will man das Layout nicht selbst festlegen, dann stehen in Java sogenannte Layout-Manager zur Verfügung:

- »Layout-Manager«, S. 201

Sind die in Java vorhandenen Layout-Manager nicht ausreichend, dann können eigene Layout-Manager programmiert werden:

- »Eigene Layout-Manager in Java«, S. 208

Die Schnittstelle `Action` unterstützt die MVC-Programmierung:

- »Das MVC-Muster und die Schnittstelle Action«, S. 215

8.6.1 Java-Interaktionselemente *

In Java erfolgt die E/A-Gestaltung durch die Verwendung von Behältern und darauf angeordneten Interaktionselementen. Alle wichtigen Interaktionselemente stehen in Java zur Verfügung. Die Swing-Komponenten erlauben es, die Komponenten statisch und dynamisch in ihrer Darstellung *(look & feel)* zu verändern.

Component

Wie die Fenster, so sind auch die Interaktionselemente von der Klasse `java.awt.Component` abgeleitet. Die Klassenhierarchie zeigt die Abb. 8.6-1.

Interaktions-elemente

In Java stehen alle im Kapitel »Interaktionselemente«, S. 167, dargestellten Interaktionselemente zur Verfügung. Zusätzlich werden folgende Elemente unterstützt:

- Verlaufsbalken *(progress bar)*, der den Fortschritt einer längeren Operation in Form eines proportional zur Fertigstellung sich füllenden Balkens anzeigt.
- Werkzeugleiste *(tool bar)*, die horizontal oder vertikal am Rande eines Fensters angeordnet ist und eine Reihe von Komponenten enthält, meistens Schaltflächen mit Piktogrammen.

Zusätzlich kann zu jeder Swing-Komponente ein kurzer kontextsensitiver Hilfe- bzw. Erklärungshinweis *(tool tip)* angegeben werden, der angezeigt wird, wenn sich die Maus länger als ein oder zwei Sekunden im Bereich der Komponente befindet.

Die abstrakte Klasse `JComponent`

Wie die Abb. 8.6-1 zeigt, ist die abstrakte Klasse `JComponent` die Wurzel aller Swing-Interaktionselemente und Behälter. Sie stellt unter anderem folgende Dienstleistungen zur Verfügung:

- Veränderbare Bildschirmdarstellungen *(pluggable look & feel)*, d. h. Swing erlaubt es, während der Laufzeit die Bildschirmdarstellung zu wechseln (siehe »Die Fensterklassen und die Klasse Toolkit«, S. 15).
- Kombination und Erstellung von Komponenten sowie Erstellung eigener Komponenten.
- Unterstützung von Aktions-Ereignissen, die mehreren Interaktionselementen zugewiesen und gruppenweise ein- und ausgeschaltet werden können.
- Bereitstellung und Verwendung von Rändern *(border)* für die Darstellung von Interaktionselementen. Damit ist es möglich, gruppierte Interaktionselemente zu umrahmen.
- Anzeige von kontextsensitiven Hinweisen (Tipps, Werkzeughilfe, *tool tips*).
- Unterstützung für die Internationalisierung und Lokalisierung.

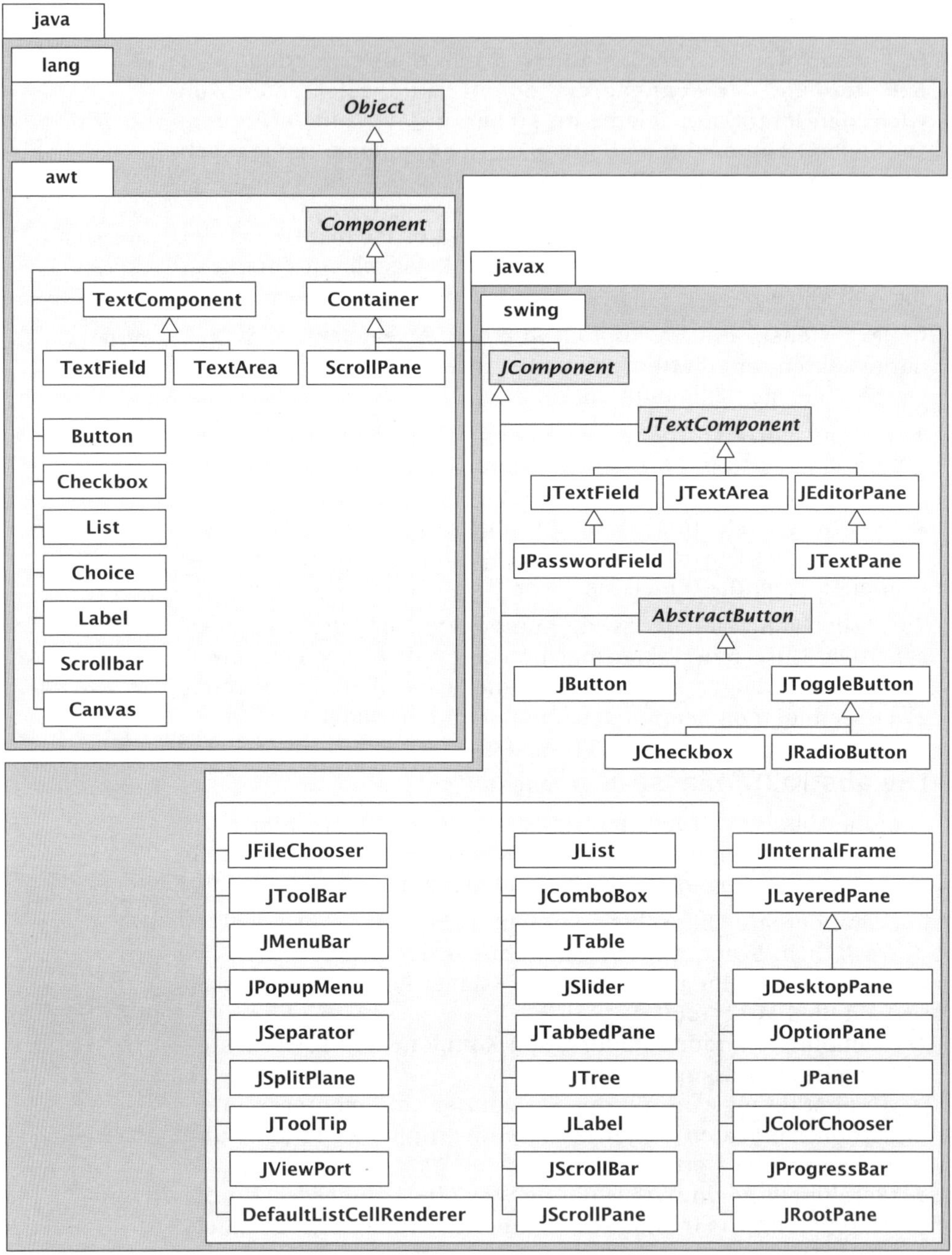

Abb. 8.6-1: Die Java-Klassenhierarchie von Component (ohne Fenster).

- Unterstützung einer Doppelpufferverwaltung *(double buffer)*. Ist sie eingeschaltet, dann werden alle Zeichenoperationen zuerst in einen unsichtbaren Bereich umgeleitet und erst dann auf den sichtbaren Bildschirmbereich kopiert. Dadurch wird die Anzeige optimiert und Flackern vermieden.

Die Klasse `JPanel`

Um Interaktionselemente gruppieren zu können, können sie auf einer Fläche *(panel)* angeordnet werden. Die Klasse `JPanel` stellt eine solche Fläche zur Verfügung, die selbst auf der Oberfläche *nicht* sichtbar ist.

Beispiel 1a

Als Beispiel für Interaktionselemente wird die Benutzungsoberfläche für eine Artikel- und Lieferantenverwaltung schrittweise entwickelt. Die im Kapitel »Anbindung des Fachkonzepts: Das MVC-Muster«, S. 160, dargestellte Dialogsteuerung dient als Grundlage. Zunächst wird das Fenster »Lieferant« mit geeigneten Interaktionselementen gestaltet. Als zusätzliche Attribute sollen noch ein Ansprechpartner mit Anrede, Titel, Vor- und Nachname erfasst werden.

Attributen Interaktionselemente zuordnen

Die erste Aufgabe bei der **E/A-Gestaltung** besteht darin, den Attributen aus dem Fachkonzept geeignete Interaktionselemente zuzuordnen.

Je ein **Textfeld** bietet sich für folgende Attribute an: Lieferantennummer, Firmenname, Straße/Postfach, Länderkennzeichen, Postleitzahl, Ort, Vorname, Nachname, Verbindlichkeiten.

Ein **Einfachauswahlknopf** ist für die Anrede Herr oder Frau am besten geeignet.

Ein ***Dropdown*-Kombinationsfeld** bietet sich für den Titel an.

Druckknöpfe mit Piktogrammen eignen sich besonders gut zum Vor- und Zurückblättern der Lieferantennummer.

Normale **Druckknöpfe** werden zum »Speichern« und »Löschen« verwendet.

Grafikeditor

Zum Anordnen und Positionieren der Interaktionselemente auf dem entsprechenden Fenster bietet sich der GUI-Grafikmodus der jeweiligen Programmierumgebung oder ein eigenständiges Werkzeug an (siehe »GUI-Grafikeditoren«, S. 49). In der Regel wird das gewünschte und als Piktogramm angezeigte Interaktionselement auf die Zeichenfläche gezogen und dort anschließend positioniert und in seinen Eigenschaften angepasst.

Im Folgenden werden zu den einzelnen verwendeten Interaktionselementen einige Hinweise gegeben.

Die abstrakte Klasse JTextComponent

Wie die Abb. 8.6-1 zeigt, ist JTextComponent eine abstrakte Oberklasse zu JTextField, JTextArea und JEditorPane. JTextComponent stellt die Funktionalität eines einfachen Texteditors zur Verfügung:

- cut(), copy(), paste(): Textteile ausschneiden, kopieren und einfügen.
- getSelectedText(), setSelectionStart(), setSelectionEnd(), selectAll(), replaceSelection(): Behandlung der Textauswahl.
- getText(), setText(), setEditable(), setCaretPosition(), setSelectionColor() und weitere: Text und Einstellungen modifizieren
- Scrollable: Rollen von Text durch Implementierung dieser Schnittstelle.

JTextPane

Im Gegensatz zu JTextField und JTextArea bietet JTextPane eine einfache Textverarbeitung mit formatiertem Text, Wortumbruch, Darstellung von Bildern usw.

JRadioButton und ButtonGroup

Ein Einfachauswahlknopf bzw. ein Optionsfeld wird durch die Klassen JRadioButton und ButtonGroup realisiert. Die Klasse JRadioButton stellt einen Einfachauswahlknopf zur Verfügung. Die Klasse ButtonGroup erlaubt es, mehrere Einfachauswahlknöpfe zu einer Gruppe zusammenzufassen. Es kann jeweils nur ein Einfachauswahlknopf aus einer Gruppe ausgewählt werden. Die Gruppe allein ist nicht sichtbar, sondern nur die Auswahlknöpfe.

Beispiel

```
ButtonGroup eineKnopfgruppe = new ButtonGroup();
JLabel anredeFuehrungstextJ = new JLabel("Anrede");
JRadioButton herrOptionsfeldJ = new JRadioButton("Herrn");
JRadioButton frauOptionsfeldJ = new JRadioButton("Frau");
...
anredeFuehrungstextJ.setFont
        (new Font("Dialog", Font.PLAIN, 12));
anredeFuehrungstextJ.setBounds(12,50,72,24);

//Hinzufügen zur übergeordneten Komponente
add(anredeFuehrungstextJ);

herrOptionsfeldJ.setSelected(true);
add(herrOptionsfeldJ);
herrOptionsfeldJ.setFont(new Font("Dialog", Font.PLAIN, 12));
herrOptionsfeldJ.setBounds(60,48,54,30);

add(frauOptionsfeldJ);
frauOptionsfeldJ.setFont(new Font("Dialog", Font.PLAIN, 12));
```

```
frauOptionsfeldJ.setBounds(120,48,54,30);

//Hinzufügen zur Optionsfeld-Gruppe
eineKnopfgruppe.add(herrOptionsfeldJ);
//Hinzufügen zur Optionsfeld-Gruppe
eineKnopfgruppe.add(frauOptionsfeldJ);
```

Die Abb. 8.6-2 zeigt das Ergebnis.

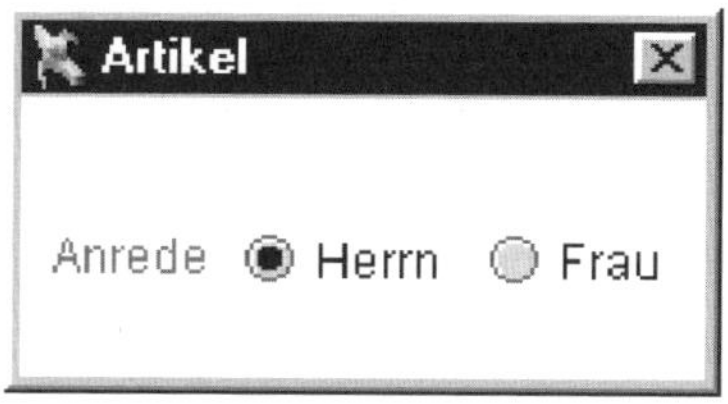

Abb. 8.6-2: Ansicht des programmierten Einfachauswahlknopfs mit Führungstext »Anrede«.

Ein *Dropdown*-Kombinationsfeld kann mit der Klasse `JComboBox` realisiert werden. Es ist möglich, das Textfeld so einzustellen, dass es frei editierbar ist oder dass nur die Eingaben aus der *Dropdown*-Liste ausgewählt werden können. Die wichtigsten Methoden sind in folgendem Beispiel aufgeführt. JComboBox

Beispiel

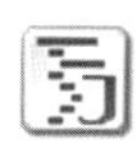

```
JLabel titelFuehrungstext = new JLabel();
JComboBox titelComboBoxJ = new JComboBox();
...
titelFuehrungstext.setBounds(36,24,36,24);
titelFuehrungstext.setText("Titel");
getContentPane().add(titelFuehrungstext);
titelComboBoxJ.setBounds(72,24,130,28);
titelComboBoxJ.setEditable(true);
titelComboBoxJ.addItem("Dipl.-Ing.");
titelComboBoxJ.addItem("Dr.");
titelComboBoxJ.addItem("Prof. Dr.");
getContentPane().add(titelComboBoxJ);
```

Die Abb. 8.6-3 zeigt das Ergebnis.

Die `AbstractButton` stellt für alle Druckknöpfe unter anderem folgende Dienstleistungen zur Verfügung: AbstractButton

- `setMnemonic()`: Definiert einen Buchstaben als Tastatur-Abkürzung für das Drücken des Knopfes.
- `setIcon()`: Legt das Piktogramm fest, das zur Darstellung des Druckknopfes verwendet werden soll. Es ist möglich, für die verschiedenen Zustände des Druckknopfes verschiedene Piktogramme zu verwenden. Außerdem kann das Piktogramm gewechselt werden, wenn der Mauszeiger sich über den Druckknopf bewegt, ohne dass die Maustaste gedrückt wird *(rollover)*.

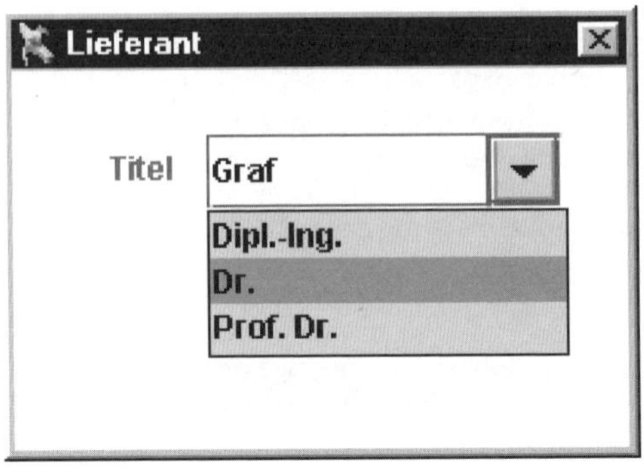

Abb. 8.6-3: Ansicht des programmierten Drop-down-Kombinationsfelds.

Beispiel

Der folgende Programmausschnitt zeigt, wie ein Piktogramm als Druckknopf verwendet werden kann:

```
JButton zurueckDruckknopfJ = new JButton();
Image einPiktogramm = getToolkit().getImage("Pfeillinks.gif");
ImageIcon Pfeillinks = new ImageIcon(einPiktogramm);
...
zurueckDruckknopfJ.setIcon(Pfeillinks);
add(zurueckDruckknopfJ);
zurueckDruckknopfJ.setBounds(25,40,26,26);
```

Die Abb. 8.6-4 zeigt das Ergebnis.

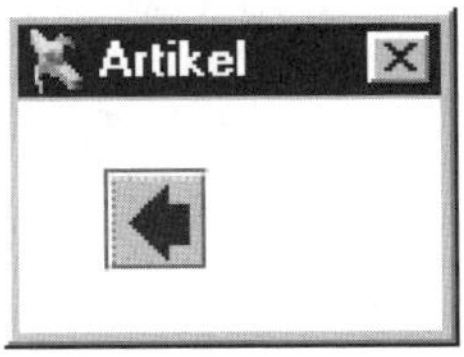

Abb. 8.6-4: Ansicht des programmierten Piktogramms.

Gruppierungen

Um eine harmonische und aufgabenoptimale Gestaltung eines Fensters zu erreichen, müssen Interaktionsgruppen nach fachlichen Kriterien zusammengefasst und optisch gekennzeichnet werden. Gut geeignet für diesen Zweck ist in Java die Klasse `JPanel`, die eine Fläche zur Verfügung stellt, auf der die Interaktionselemente angeordnet werden können. Die Fläche kann dann mit einem Rahmen *(border)* und einem Text im Rahmen versehen werden.

Border

Die Klasse `AbstractBorder` mit ihren Unterklassen erlaubt es, um jede Swing-Komponente einen Rahmen zu zeichnen. Die Klasse `BorderFactory` stellt folgende Klassenmethoden zur Verfügung, um Rahmen zu erzeugen:

- `createLineBorder()`: Erzeugt einen einfachen Linienrahmen.
- `createMatteBorder()`: Erzeugt einen breiten Rahmen, der mit einer Farbe oder einem sich wiederholenden Piktogramm gefüllt ist.
- `createEmptyBorder()`: Erzeugt einen leeren Rahmen, der einen Leerraum um die Komponente legt.
- `createEtchedBorder()`: Erzeugt einen Rahmen mit 3D-Effekt.
- `createBevelBorder()`:Erzeugt einen abgeschrägten Rahmen.
- `createLoweredBevelBorder()`: Erzeugt einen Rahmen, der wie eine abgesenkte Oberfläche aussieht.
- `createRaisedBevelBorder()`: Erzeugt einen Rahmen, der wie eine angehobene Oberfläche aussieht.
- `createTitledBorder()`: Erzeugt einen Rahmen mit Titel.
- `createCompoundBorder()`: Kombiniert zwei Rahmen zu einem neuen Rahmen.

Beispiel

```
Border einRahmen = BorderFactory.createTitledBorder("Firma");
...
firmaTafel.setBorder(einRahmen);
```

Das Ergebnis zeigt die Abb. 8.6-5.

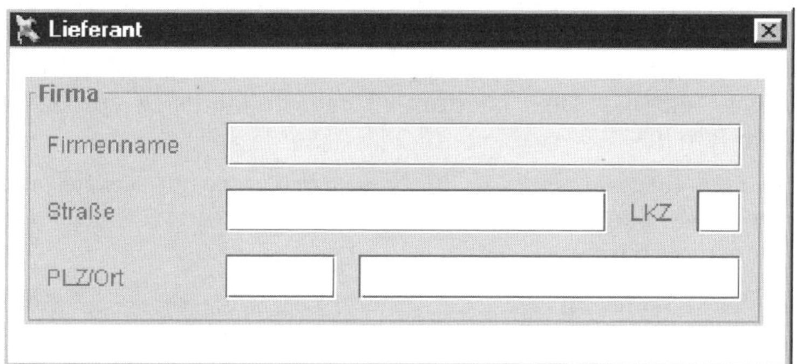

Abb. 8.6-5: Beispiel für einen Rahmen um Interaktionselemente mit Beschriftung, hier Firma.

Nachdem die einzelnen Interaktionselemente auf der Fensterfläche angeordnet sind, werden sie zu fachlogischen Gruppen zusammengefasst. Die Gruppen sind wiederum so anzuordnen, dass ein harmonischer Fensteraufbau entsteht.

Beispiel 1b Gruppierung & harmonische Anordnung

Den Fensteraufbau des Fensters »Lieferant« nach Gruppierung der Interaktionselemente und Anordnung der Gruppen zeigt die Abb. 8.6-6. Muss-Felder sind gelb unterlegt, Kann-Felder sind weiß und Ausgabefelder sind grau unterlegt.

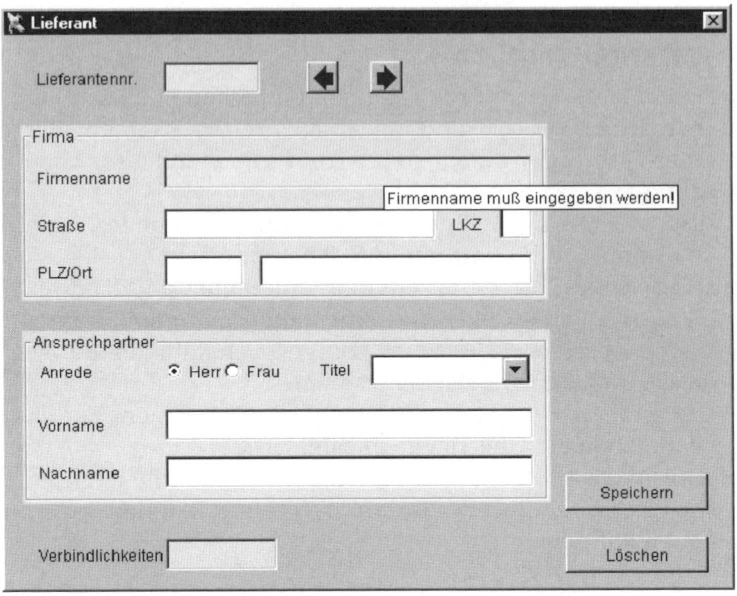

Abb. 8.6-6: Das gestaltete Lieferanten-Fenster.

Cursor-Steuerung

Bei Fenstern, die vorwiegend zur Eingabe von Daten dienen, ist es sinnvoll, eine Cursor-Steuerung vorzusehen. Immer wenn eine Eingabe mit der `Return`-Taste und/oder der `Tab`-Taste beendet wird, springt die Schreibmarke automatisch in das fachlogisch nächste Textfeld. Dies ist durch folgende Methode von `JComponent` möglich:

- `public void setNextFocusableComponent(Component aComponent)`: Bewirkt den Sprung auf `aComponent`, wenn die Tab-Taste gedrückt wird.

Beispiel 1c

```
firmennameTextfeldJ.setNextFocusableComponent(strasseTextfeldJ);
```

Vorgehensweise

Zur Gestaltung von E/A-Fenstern eignet sich folgende Vorgehensweise:

1 Zusammenstellen, welche Ein- und Ausgaben in dem E/A-Fenster erfolgen sollen (ergibt sich z. B. aus einem OOA-Modell).

2 Zusammenstellen, welche Elemente zur Dialoggestaltung (z. B. Druckknöpfe) und zur Navigation (z. B. Aufruf anderer Fenster) auf dem Fenster angeordnet werden müssen (ergibt sich z. B. aus einem OOA-Modell und der Dialoggestaltung). Es ist darauf zu achten, dass in allen Fenstern die Navigati-

onselemente möglichst gleichartig angeordnet sind, z. B. der Druckknopf OK immer links und daneben Übernehmen usw.

3 Festlegung, welche Interaktionselemente zur Darstellung welcher Ein-/Ausgaben geeignet sind und Skizzierung des Layouts entsprechend den Regeln für das jeweilige Interaktionselement.

4 Gruppierung der Interaktionselemente zu jeweils einer Gruppe, die in einem engen Sinnzusammenhang stehen bzw. logisch zusammengehören.

5 In jeder Gruppe die Interaktionselemente so anordnen, dass sie der Logik des Arbeitsablaufs aus Benutzersicht entsprechen.
Dann die Reihenfolge der Elemente entsprechend der Benutzungshäufigkeit und der Wichtigkeit der von ihr vermittelten Information überprüfen. Gibt es mehrere Alternativen als Interaktionselemente, dann die Alternative wählen, die den besten Arbeitsablauf gestattet oder am übersichtlichsten ist.

6 Versuchen, die Gruppen unter Berücksichtigung der Randbedingungen (minimale Breite und Höhe des E/A-Fensters) in dem E/A-Fenster einzuordnen. Bei Problemen versuchen, die Binnengliederung der betroffenen Gruppen zu modifizieren.

7 Die gewählte Gruppenordnung ist anhand der Gruppierungsregeln zu überprüfen und u. U. zu modifizieren. Gestaltungsmaßnahmen, die alle Gruppen betreffen, sind durchzuführen, wie
   a Cursorsteuerung
   b Hervorhebungen
   c Farbgestaltung

8 Gestaltung des Fein-Layouts wie Bündigkeiten, Gruppenabstände usw.

8.6.2 Das MVC-Muster am Beispiel einer Java-Tabelle *

Bei allen Swing-Komponenten wird das MVC-Muster *(model, view, controller)* verwendet, das eine Trennung zwischen den Daten der Komponente *(model)*, der Darstellung der Komponente auf der Oberfläche *(view)* und der Steuerung der Komponente *(controller)* unterscheidet.

Im Kapitel »Anbindung des Fachkonzepts: Das MVC-Muster«, S. 160, wurde gezeigt, wie das MVC-Musterdazu verwendet werden kann, um Aktualisierungen des Fachkonzepts in verschiedenen Fenstern und/oder Darstellungen anzuzeigen.

Um eine analoge Flexibilität innerhalb der Benutzungsoberfläche zu erhalten, verwenden die Swing-Klassen das MVC-Muster, reduziert auf das Beobachter-Muster, auch innerhalb der GUI-Klassen. Jede Komponente besteht aus zwei Teilen:

- den Daten der Komponente *(model)*, in Java *observable* (Beobachteter) genannt, und
- den Darstellungen der Komponente *(view & controller* oder *look & feel)*, in Java *user interface* (ui) genannt.

Tabellen in Java

Dieses Konzept wird im Folgenden am Beispiel einer Tabelle erläutert. In Java dient eine Tabelle dazu, zweidimensionale Datenstrukturen, bestehend aus Spalten und Zeilen, zu verwalten und anzuzeigen. Ein Tabelleneintrag heißt eine Zelle *(cell)* und ist eindeutig durch seine Spalte und Zeile bestimmt. Die Tabellenüberschrift *(tableheader)* zeigt den Titel jeder Spalte. Sie erlaubt es dem Benutzer ebenfalls, die Spaltenreihenfolge durch direkte Manipulation zu ändern. Die Tabellendaten werden in Spalten gleichen Typs angezeigt.

Eine Tabelle besteht aus zwei Teilen:

- Die Tabellendaten werden in einem Tabellendaten-Modell *(model)* abgelegt. Dieses Daten-Modell muss Methoden zur Verfügung stellen, die folgende Informationen ermitteln: Anzahl der Zeilen und Spalten, Informationen über den Datentyp einer Spalte, die Daten jeder Zelle und den Namen jeder Spalte. Außerdem muss feststellbar sein, ob eine Zelle editierbar ist. Wenn ja, dann muss das Daten-Modell eine Methode für die Datenänderung einer Zelle zur Verfügung stellen. Außerdem muss das Daten-Modell Tabellenbeobachter registrieren und sie über Tabellenänderungen informieren.
- Die Anzeige der Tabellendaten *(view)* erfolgt durch die Interaktionsklasse `JTable` *(user interface).*

Tabellendaten-Modell

Zum Aufbau eines Tabellendaten-Modells stellt Java die Schnittstelle `TableModel` und die abstrakte Klasse `AbstractTableModel` zur Verfügung, die die Schnittstelle `TableModel` implementiert. Die Klasse `AbstractTableModel` verwaltet Tabellenbeobachter und stellt Methoden zur Verfügung, um die Beobachter über Änderungen zu informieren. Um ein nur lesbares Tabellendaten-Modell zu erzeugen, müssen von der Klasse `AbstractTableModel` lediglich folgende Methoden redefiniert werden:

- `public int getRowCount()`: Gibt die Anzahl der Tabellenzeilen zurück.
- `public int getColumnCount()`: Gibt die Anzahl der Tabellenspalten zurück.
- `public Object getValueAt(int rowIndex, int columnIndex)`: Gibt das Objekt der entsprechenden Zelle zurück.

Beispiel

Einfache Tabelle

```
//Beispiel für eine einfache Tabelle
package de.w3l.anw;

import java.awt.*;
import javax.swing.*;
import javax.swing.table.*;

public class EinfacheTabelle extends JFrame
{
 //Attribute
 private JPanel einInhaltsfeld;
 private JTable eineTabellenAnsicht = new JTable();
 private JScrollPane einRollfeld;
 private MeinTabellenModell einTabellenModell;

 public EinfacheTabelle() //Konstruktor
 {
  setTitle("Eine einfache Tabelle");
  setSize(300, 200);
  setBackground(Color.gray);
  einInhaltsfeld = new JPanel();
  einInhaltsfeld.setLayout(new BorderLayout());
  getContentPane().add(einInhaltsfeld);

  einTabellenModell = new MeinTabellenModell();
  //Zuordnung des Tabellendaten-Modells (model) zur
  //Tabellenansicht (view)
  eineTabellenAnsicht.setModel(einTabellenModell);
  eineTabellenAnsicht.setBounds(71,53,150,100);
  eineTabellenAnsicht.setToolTipText
    ("Tabelle kann nur gelesen werden");
  //Einbettung der Tabellenansicht in ein Rollfeld
  einRollfeld = new JScrollPane(eineTabellenAnsicht);
  einRollfeld.setBounds(30,30,200,150);
  //Hinzufügen des Rollfelds zum Fenster
  getContentPane().add(einRollfeld);
  getContentPane().setSize(600,500);
 }

 public static void main(String args[])
 {
    SwingUtilities.invokeLater(new Runnable()
    {
       public void run()
       {
          EinfacheTabelle eineTabelle = new EinfacheTabelle();
          eineTabelle.setVisible(true);
       }
    });
 }

//Interne Klasse: Tabellendaten-Modell
public class MeinTabellenModell extends AbstractTableModel
{
 //Redefinieren geerbter Operationen
```

```
  public int getColumnCount()
  {
   return 4;//4 Spalten breit
  }
  public int getRowCount()
  {
   return 15;//15 Zeilen lang
  }
  public Object getValueAt (int Zeile, int Spalte)
  {
   return new Integer(Zeile * Spalte);
  }
 }//Ende der inneren Klasse
}
```

Die Abb. 8.6-7 zeigt das Ergebnis. Die Abb. 8.6-8 veranschaulicht nochmals die Zusammenhänge.

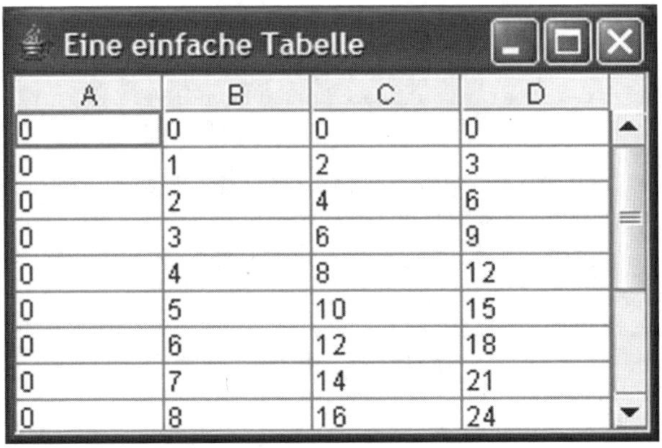

Abb. 8.6-7: Beispiel für eine einfache Swing-Tabelle.

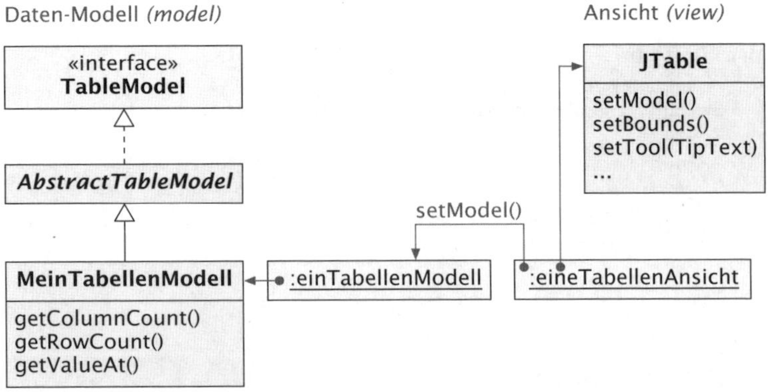

Abb. 8.6-8: Klassen und Objekte des Tabellenbeispiels.

Selektierbare Tabellen

Eine so einfache Tabelle wie im vorherigen Beispiel reicht für praktische Anwendungen natürlich nicht aus. In vielen kaufmännischen Anwendungen werden die erfassten Objekte in einem Listenfenster als Tabelle dargestellt. Wird eine Tabellenzeile ausgewählt, dann wird das Erfassungsfenster mit den Daten des selektierten Objekts angezeigt. Dazu muss die jeweils selektierte Zeile als Ereignis gemeldet und ausgewertet werden.

In Java ist dies durch ein Zusammenspiel der Klasse `JTable`, dem jeweiligen Tabellendaten-Modell (Unterklasse von `AbstractTableModel`) und den Schnittstellen `ListSelectionModel` und `ListSelectionListener` möglich.

Die Klasse `JTable` stellt dazu unter anderem folgende Methoden zur Verfügung: `JTable`

- `public void setRowSelectionAllowed(boolean flag)`: `flag = true` gibt an, dass einzelne Zeilen vom Benutzer selektiert werden können.
- `public int getSelectedRow()`: Gibt den Index der letzten selektierten Zeile zurück.
- `public ListSelectionModel getSelectionModel()`: Gibt das gewählte Selektionsmodell zurück (siehe unten).

Die Schnittstelle `ListSelectionModel` spezifiziert für alle Listen einschließlich Tabellen folgende Methoden: `ListSelection Model`

- `public void setSelectionMode(int selectionMode)`: Erlaubt es, folgende Selektionsmodi zu setzen: `SINGLE_SELECTION`, `SINGLE_INTERVAL_SELECTION` und `MULTIPLE_INTERVAL_SELECTION`.
- `public void addListSelectionListener(ListSelectionListener x)`: Fügt einen Beobachter hinzu, der bei jeder Selektionsänderung informiert wird.

Die Schnittstelle `ListSelectionListener` spezifiziert folgende Methode, die in der entsprechenden Fensterklasse implementiert werden muss: `ListSelection Listener`

- `public void valueChanged(ListSelectionEvent e)`: Diese Methode wird immer dann aufgerufen, wenn sich eine Selektion ändert.

Die abstrakte Klasse `AbstractTableModel` stellt folgende Methoden zum Lesen und Schreiben von Tabellenzellen im Tabellendaten-Modell zur Verfügung, die in der Unterklasse implementiert werden müssen: `AbstractTable Model`

- `public Object getValueAt(int rowIndex, int columnIndex)`: (von der Schnittstelle `TableModel`): Liefert den Wert der Zelle an der angegebenen Zeile und Spalte.

- `public void setValueAt(Object aValue, int rowIndex, int columnIndex)`: Ändert einen Zellenwert an der angegebenen Stelle.

Da der Benutzer die Spalten der Tabellenansicht umsortieren kann, sind die Spalten der Tabellenansicht und die Spalten des Tabellendaten-Modells u. U. *nicht* identisch. Je nachdem, welche Information man benötigt, muss man auf die Tabellenansicht oder auf das Tabellendaten-Modell zugreifen.

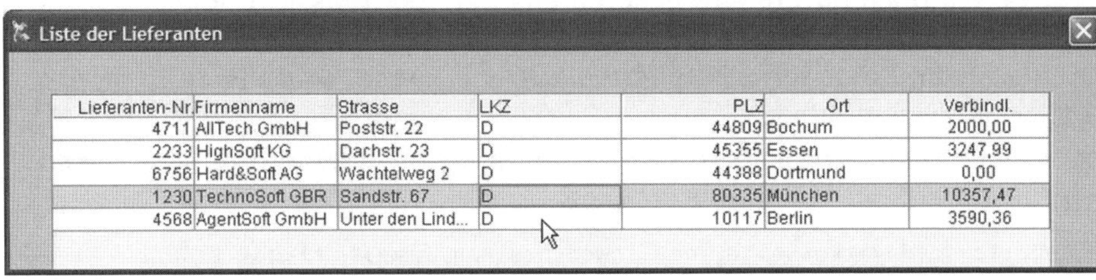

Lieferanten-Nr.	Firmenname	Strasse	LKZ	PLZ	Ort	Verbindl.
4711	AllTech GmbH	Poststr. 22	D	44809	Bochum	2000,00
2233	HighSoft KG	Dachstr. 23	D	45355	Essen	3247,99
6756	Hard&Soft AG	Wachtelweg 2	D	44388	Dortmund	0,00
1230	TechnoSoft GBR	Sandstr. 67	D	80335	München	10357,47
4568	AgentSoft GmbH	Unter den Lind...	D	10117	Berlin	3590,36

Abb. 8.6-9: Beispiel einer Lieferantenliste.

Beispiel

Die Abb. 8.6-9 zeigt das Fenster mit der Lieferantenliste (Programm `ArtikelLieferantenMitEA`), die es ermöglicht, Zeilen zu selektieren. Der folgende Programmausschnitt zeigt die Implementierung dieser Tabelle:

```
JTable eineTabellenAnsicht = new JTable();
JScrollPane einRollfeld;
MeinTabellenModell einTabellenModell;
ListSelectionModel einSelektionsmodell;
...
// Im Konstruktor
einTabellenModell = new MeinTabellenModell();
// Zuordnung des Tabellendaten-Modells (model)
// zur Tabellenansicht (view)
eineTabellenAnsicht.setModel(einTabellenModell);

// Nun muessen noch die Spalten entsprechend ihres
// Inhaltes ausgerichtet werden.
// Nummer rechtsbündig (laut Konvention)
TableColumn NummernSpalte =
   eineTabellenAnsicht.getColumn("Lieferanten-Nr. ");
DefaultTableCellRenderer einNummernAusrichter =
  new DefaultTableCellRenderer();
einNummernAusrichter.setHorizontalAlignment(JLabel.RIGHT);
NummernSpalte.setCellRenderer(einNummernAusrichter);
((JLabel)NummernSpalte.getHeaderRenderer()).
   setHorizontalAlignment(JLabel.RIGHT);

// Firmenname linksbündig
TableColumn NamenSpalte =
  eineTabellenAnsicht.getColumn(" Firmenname");
((JLabel)NamenSpalte.getHeaderRenderer()).
```

```
   setHorizontalAlignment(JLabel.LEFT);

// Strasse linksbündig
TableColumn StrassenSpalte =
  eineTabellenAnsicht.getColumn("Straße");
((JLabel)StrassenSpalte.getHeaderRenderer()).
  setHorizontalAlignment(JLabel.LEFT);

// Länderkennzeichen linksbündig
TableColumn LKZSpalte = eineTabellenAnsicht.getColumn("LKZ");
((JLabel)LKZSpalte.getHeaderRenderer()).
   setHorizontalAlignment(JLabel.LEFT);

// Postleitzahl als Zahl ohne Dezimalstelle  rechtsbündig
TableColumn PLZSpalte = eineTabellenAnsicht.getColumn("PLZ ");
PLZSpalte.setCellRenderer(einNummernAusrichter);
((JLabel)PLZSpalte.getHeaderRenderer()).
  setHorizontalAlignment(JLabel.RIGHT);

// Ort linksbündig
TableColumn OrtSpalte = eineTabellenAnsicht.getColumn(" Ort");
((JLabel)OrtSpalte.getHeaderRenderer()).
  setHorizontalAlignment(JLabel.LEFT);

// Verbindlichkeiten zentriert um das Dezimalkomma
TableColumn VerbindlichkeitenSpalte =
  eineTabellenAnsicht.getColumn("Verbindl.");
DefaultTableCellRenderer einDezimalAusrichter =
  new DefaultTableCellRenderer();
einDezimalAusrichter.setHorizontalAlignment(JLabel.CENTER);
VerbindlichkeitenSpalte.setCellRenderer(einDezimalAusrichter);

((JLabel)VerbindlichkeitenSpalte.getHeaderRenderer()).
  setHorizontalAlignment(JLabel.CENTER);

eineTabellenAnsicht.setBounds(71,53,700,100);
eineTabellenAnsicht.setToolTipText
   ("Es können nur Zeilen selektiert werden");
// Zeilen selektieren erlaubt
eineTabellenAnsicht.setRowSelectionAllowed(true);
// Einbettung der Tabellenansicht in ein Rollfeld
einRollfeld = new JScrollPane(eineTabellenAnsicht);
einRollfeld.setBounds(30,30,700,100);
// Hinzufügen des Rollfelds zum Fenster
getContentPane().add(einRollfeld);
getContentPane().setSize(1000,500);
einSelektionsmodell = eineTabellenAnsicht.getSelectionModel();
einSelektionsmodell.
  setSelectionMode(ListSelectionModel.SINGLE_SELECTION);
einSelektionsmodell.addListSelectionListener(this);
...
// Implementierung der Schnittstelle ListSelectionListener
// Wird aufgerufen immer wenn der Selektionswert sich ändert
public void valueChanged(ListSelectionEvent e)
{
```

```
  int selektierteReihe;
  selektierteReihe = eineTabellenAnsicht.getSelectedRow();

  Integer LiefNr = (Integer)(einTabellenModell.getValueAt
        (selektierteReihe,0));
  int zahl = LiefNr.intValue();
  System.out.println(zahl);
}

// Interne Klasse: Tabellendaten-Modell
public class MeinTabellenModell extends AbstractTableModel
{
  // Spaltenüberschriften
   private final String[]Spalten = {"Lieferanten-Nr. ",
         " Firmenname", "Straße", "LKZ",
         "PLZ ", " Ort", "Verbindl."};
   // Zweidimensionales Feld mit Daten für das TabellenModell
   private final Object[][] Daten =
   {
        {new Integer(4711), "AllTech GmbH",
         "Poststr.~22", "D",  "44809", "Bochum",
          new Float(2000.00)},
        ....
   };

   // Redefinieren geerbter Operationen
   public int getColumnCount()
   {
        return Spalten.length;
   }
   public int getRowCount()
   {
         return Daten.length;
   }
   public Object getValueAt(int Zeile, int Spalte)
   {
        return Daten[Zeile][Spalte];
   }
   // Wird von JTable benötigt, um Spaltentitel anzuzeigen
   public String getColumnName(int Spalte)
   {
       return Spalten[Spalte];
   }
   public boolean isCellEditable(int Zeile, int Spalte)
   {
       return false;
   }
}
```

In einer echten Anwendung müssen die Daten natürlich von der entsprechenden Fachkonzept-Klasse geliefert werden.

Tipp

Für den normalen Gebrauch bietet Swing bereits die konkrete Tabellenmodellklasse `DefaultTableModel` an. Diese erweitert

`AbstractTableModel` und implementiert viele häufig benötigte Funktionen.

8.6.3 Layout-Manager *

Zur Unterstützung der Komponentenanordnung auf Behältern und in Fenstern stehen in Java sogenannte Layout-Manager zur Verfügung.

Die Anordnung der Komponenten innerhalb eines Behälters wird in Java durch sogenannte Layout-Managerunterstützt. Jeder Behälter besitzt einen voreingestellten Layout-Manager.

Layout-Manager kümmern sich um die Größe und Anordnung der einzelnen Interaktionselemente und sorgen dadurch für die Portierbarkeit auf unterschiedliche Grafiksysteme und Plattformen. Die Abb. 8.6-10 zeigt die vorhandenen Layout-Manager.

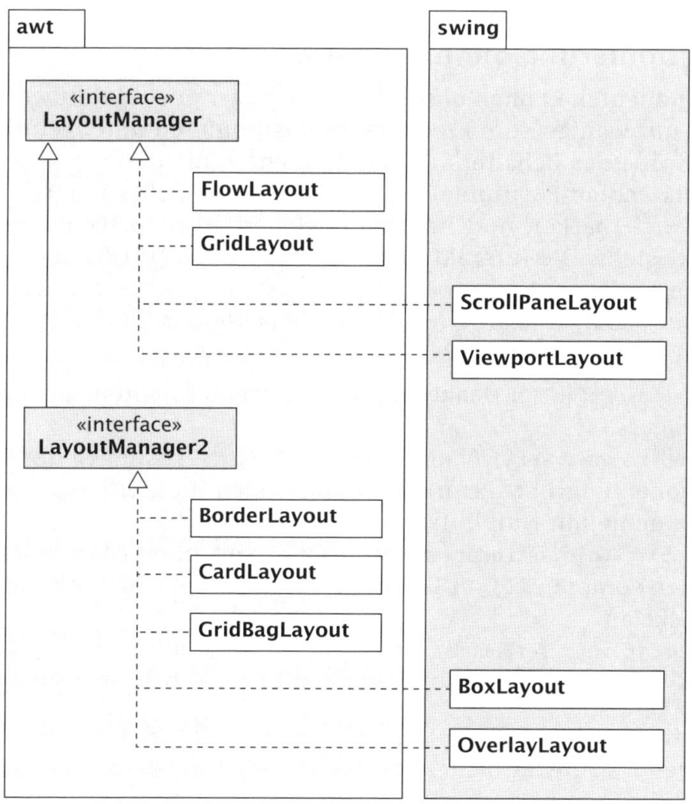

Abb. 8.6-10: Hierarchie der Layout-Manager in Java.

Alle AWT-Layout-Manager gelten auch für die Swing-Komponenten. Bei Verwendung eines Layout-Managers wird die effektive Größe einer Komponente aus dem zur Verfügung stehenden Platz, der Größe der anderen Komponenten und den Wünschen der Komponente selbst berechnet. Für jede Komponente können eine minimale, eine maximale und eine Vorzugsgröße eingestellt werden. Bei einer Änderung der Behältergröße, z. B. weil der Benutzer das zugehörige Fenster verkleinert oder vergrößert, werden vom Layout-Manager zuerst alle Komponenten nach ihrer Vorzugsgröße befragt. Unter- oder überschreitet die Summe dieser Werte in horizontaler oder vertikaler Richtung die neue Größe des Behälters, dann werden die Komponenten bis zur minimalen Größe verkleinert oder bis zur maximalen Größe ausgedehnt.

Mit der Methode `public void setLayout(LayoutManager mgr)`, wobei `mgr` der gewünschte Layout-Manager ist, wird einem Behälter ein Manager zugeordnet. Es können beliebig verschachtelte Layouts erstellt werden.

Positionierung ohne Layout-Manager

Komponenten können *ohne* Layout-Manager positioniert werden. Sind nur wenige Komponenten zu positionieren und beeinflusst die Größe des Behälters die Komponenten nicht, dann kann die eigenständige Positionierung sinnvoll sein, insbesondere wenn die Portierbarkeit und Internationalisierbarkeit *nicht* im Mittelpunkt steht. Die Interaktionselemente können pixelgenau positioniert werden. In den bisherigen Beispielen wurde immer ohne Layout-Manager gearbeitet. Folgende Methoden sind dazu erforderlich:

- `setLayout(null)`: Deaktivieren des voreingestellten Layout-Managers.
- `public void setSize(int width,int height)`: Festlegen der Komponentengröße. Erforderlich, da Höhe und Breite jeder Komponente mit Null initialisiert werden.
- `public void setLocation(int x,int y)`: Absolute Positionierung der Komponente im Behälter. x und y geben die linke, obere Ecke an.
- `public void setBounds(int x, int y, int width, int height)`: Gleichzeitige Einstellung von Größe und Positionierung.

Hinweis

Wenn Sie ohne Layout-Manager arbeiten, dann sollte in aller Regel das Fenster *nicht* in der Größe änderbar sein. Dazu kann die in `java.awt.Frame` und `java.awt.Dialog` definierte Methode `public void setResizable(false)` genutzt werden.

Der `FlowLayout`-Manager

Der `FlowLayout`-Manager ist für Flächen *(panels)* und Applets voreingestellt. Alle Komponenten werden nebeneinander in einer logischen Reihe angeordnet. Ist der Behälter zu schmal, um alle Komponenten in einer Reihe anzuordnen, dann erfolgt eine mehrzeilige Darstellung. Gut geeignet für die Anordnung von Druckknöpfen.

Die Komponenten können zentriert, linksbündig und rechtsbündig dargestellt werden: `FlowLayout.CENTER`, `FlowLayout.LEFT`, `FlowLayout.RIGHT` (Voreinstellung: `CENTER`). Zusätzlich können im Konstruktor der horizontale und der vertikale Abstand der Komponenten vorgegeben werden (Voreinstellung: 5 Pixel).

Beispiel

```
einStandardfenster.setLayout (new FlowLayout(FlowLayout.LEFT,
3, 10));
```

Beispiel

```
Container einContainer = getContentPane();
einContainer.setLayout(new FlowLayout());
einContainer.add(new Button("Knopf 1"));
einContainer.add(new Button("Knopf 2"));
einContainer.add(new Button("Knopf mit langem Text"));
einContainer.add(new Button("4"));
einContainer.add(new Button("Knopf 5"));
```

Die Abb. 8.6-11 zeigt die Ergebnisse in Abhängigkeit von der Fenstergröße.

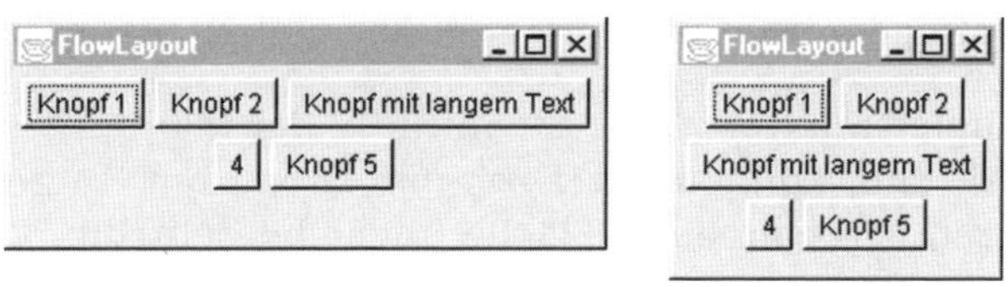

Abb. 8.6-11: Beispiel für ein FlowLayout.

Der `BorderLayout`-Manager

Dieser Layout-Manager ist voreingestellt für Standardfenster (`Frame`, `JFrame`), einfache Fenster (`Window`, `JWindow`) und Dialogfenster (`Dialog`, `JDialog`).

Komponenten können gezielt untereinander oder nebeneinander angeordnet werden. Der `BorderLayout`-Manager verwaltet bis zu fünf Komponenten, einen oberen (`NORTH`), einen linken (`WEST`), einen unteren (`SOUTH`), einen rechten (`EAST`) und einen in der Mitte (`CENTER`).

Beispiel

```
einStandardfenster.add (BorderLayout.NORTH, new Label
("Kundenverwaltung"));
```

Beispiel

```
Container einContainer = getContentPane();
einContainer.setLayout(new BorderLayout(0,0));
einContainer.add(BorderLayout.NORTH, new Button("Norden"));
einContainer.add(BorderLayout.SOUTH,new Button("Süden"));
einContainer.add(BorderLayout.EAST,new Button("Osten"));
einContainer.add(BorderLayout.WEST,new Button("Westen"));
einContainer.add(BorderLayout.CENTER,new Button("Zentrum"));
```

Die Abb. 8.6-12 zeigt die Ergebnisse in Abhängigkeit von der Fenstergröße.

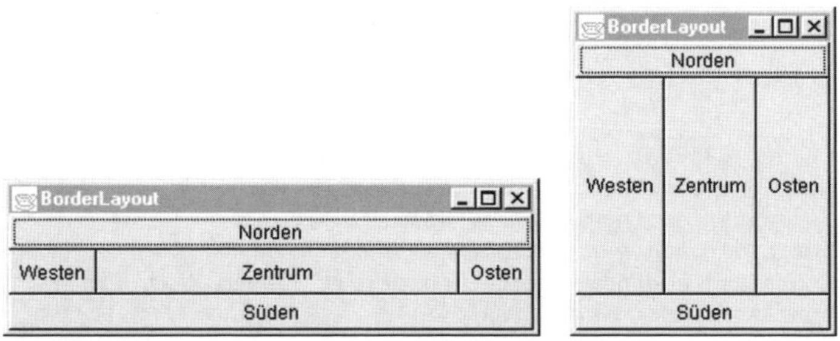

Abb. 8.6-12: Beispiel für den BorderLayout-Manager.

Hat man mehrere Interaktionselemente, dann müssen diese vorher zusammengefasst werden, zum Beispiel zu einer Fläche.

Tipp

Werkzeugleisten (*tool bar*), die mithilfe der Klasse `JToolBar` erzeugt werden, können per *Drag-and-Drop* vom Nutzer in alle äußeren Bereiche einer Fläche (nicht im Zentrum) abgelegt werden. Voraussetzung ist, dass für die Fläche der `BorderLayout`-Manager benutzt wird und keine anderen Komponenten in den äußeren Bereichen vorhanden sind.

Der `GridLayout`-Manager

Alle Komponenten werden in einem Gitter angeordnet, das aus gleich großen Gitterzellen besteht. Jede Komponente nimmt genau eine Gitterzelle ein. Die Größe einer Gitterzelle richtet sich nach der größten Komponente, die sich in diesem Layout befindet.

Der Abstand zwischen den Gitterzellen kann vorgegeben werden (Voreinstellung 0). Die Gitterzellen werden von oben links nach unten rechts gefüllt. Die Spalten- und Zeilenanzahl muss im Konstruktor angegeben werden. Sind weniger Komponenten als Gitterzellen vorhanden, dann bleiben die restlichen leer. Sind mehr

Komponenten vorhanden, dann werden Spalten automatisch hinzugefügt (keine Zeilen).

Gut geeignet für Flächen gleichartiger Komponenten, wie z. B. die Tastenanordnung eines Taschenrechnern oder Telefons.

Beispiel

```
einStandardfenster.setLayout(new GridLayout (3, 2, 5, 10));
```

Beispiel

```
Container einContainer = getContentPane();
einContainer.setLayout(new GridLayout(3,2,0,0));
//Parameter 1: Anzahl Zeilen
//Parameter 2: Anzahl Spalten
//Parameter 3: Horizontaler Abstand
//Parameter 4: Vertikaler Abstand
einContainer.add(new Button("Knopf 1"));
einContainer.add(new Button("Knopf 2"));
einContainer.add(new Button("Knopf mit langem Text"));
einContainer.add(new Button("4"));
einContainer.add(new Button("Knopf 5"));
```

Die Abb. 8.6-13 zeigt die Ergebnisse in Abhängigkeit von der Fenstergröße.

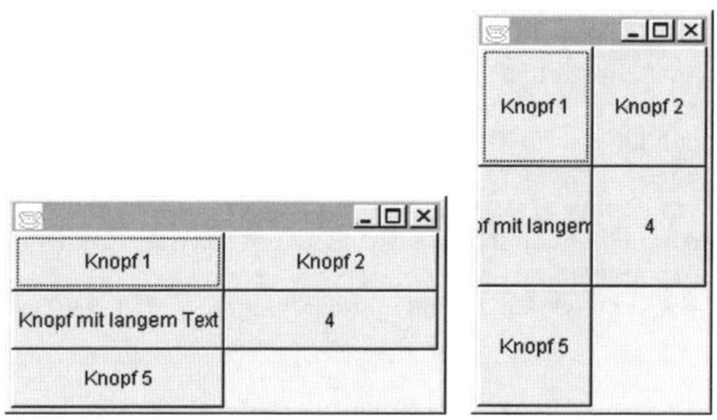

Abb. 8.6-13: Beispiel für ein GridLayout.

Der `GridBagLayout`-Manager

Dieser Layout-Manager basiert auf dem `GridLayout`, ist aber erheblich flexibler. Die Komponenten können an beliebige Stellen im Gitter gesetzt werden. Die Spalten können beliebig hoch und breit sein. Außerdem können sich Komponenten über mehrere Spalten und Zeilen erstrecken.

Beispiel

```
getContentPane().setLayout(new GridBagLayout());
JList Schriften = new JList(new String [] {"Times Roman",
            "Courier","Courier New",
            "Lucida","Terminal"});
Schriften.setSelectedIndex(2);
```

```
JCheckBox Fett = new JCheckBox("Fett");
JCheckBox Italic = new JCheckBox("Italic");
JLabel GroesseLabel = new JLabel("Größe");
JTextField GroesseFeld = new JTextField();
GroesseFeld.setText("14");
JTextField StatusFeld = new JTextField();

GridBagConstraints GridBagBedingungen =
                                new GridBagConstraints();

// Horizontale und vertikale Groessenaenderung erlauben
GridBagBedingungen.fill = GridBagConstraints.BOTH;
// Wie soll zusaetzlicher horizontaler Raum genutzt werden
GridBagBedingungen.weightx = 0;
// Wie soll zusaetzlicher vertikaler Raum genutzt werden
GridBagBedingungen.weighty = 100;
// Welche Spalte soll gewaehlt werden
hinzufuegen(Schriften,GridBagBedingungen,0,0,1,3);
GridBagBedingungen.weightx = 100;
// Keine Groessenaenderung der Komponente
GridBagBedingungen.fill = GridBagConstraints.NONE;
// Fuege Komponente im Zentrum ihres Bereichs ein
GridBagBedingungen.anchor = GridBagConstraints.CENTER;
hinzufuegen(Fett,GridBagBedingungen,1,0,2,1);
hinzufuegen(Italic,GridBagBedingungen,1,1,2,1);
hinzufuegen(GroesseLabel,GridBagBedingungen,1,2,1,1);
// Die Komponente nur horizontal in der Groesse verändern
GridBagBedingungen.fill = GridBagConstraints.HORIZONTAL;
hinzufuegen(GroesseFeld,GridBagBedingungen,2,2,1,1);
// Komponente unten, mittig in ihrem Bereich einfuegen
GridBagBedingungen.anchor = GridBagConstraints.SOUTH;
GridBagBedingungen.weighty = 0;
hinzufuegen(StatusFeld,GridBagBedingungen,0,3,4,1);
...
...
public void hinzufuegen(Component eineKomponente,
         GridBagConstraints gbb, int x, int y, int w, int h)
{
    // Spalte fuer den Anfangspunkt
    gbb.gridx = x;
    // Zeile fuer den Anfangspunkt
    gbb.gridy = y;
    // Wieviele Zellen in X-Richtung
    gbb.gridwidth = w;
    // Wieviele Zellen in Y-Richtung
    gbb.gridheight = h;
    // Komponente hinzufuegen
    getContentPane().add(eineKomponente, gbb);
}
```

Die Abb. 8.6-14 zeigt die Ergebnisse in Abhängigkeit von der Fenstergröße.

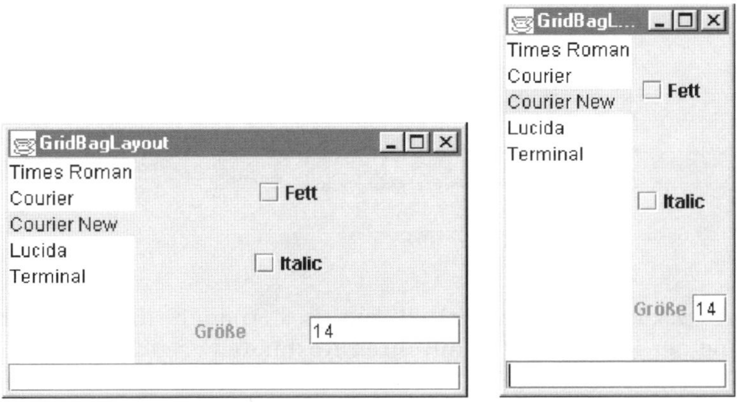

Abb. 8.6-14: Beispiel für ein GridBagLayout.

Der CardLayout-Manager

Die Komponenten werden wie ein Stapel Spielkarten angeordnet, von denen nur die oberste sichtbar ist. Alle Komponenten werden in der gleichen Größe dargestellt. Zum Blättern zwischen den »Karten« werden die Methoden `next()`, `previous()`, `last()` und `first()` zur Verfügung gestellt. Als Ersatz für das CardLayout verwendet man sinnvollerweise das Swing-Interaktionelement Register *(tabbed pane)*, das einfacher zu verwenden ist.

Der BoxLayout-Manager

Die Komponenten werden entlang einer primären Achse – entweder horizontal oder vertikal – aneinandergereiht. Die Konstanten X_AXIS und Y_AXIS legen die primäre Achse fest. Entlang der sekundären Achse werden alle Komponenten auf die Höhe bzw. Breite der größten Komponente ausgedehnt.

Beispiel

```
Container einContentPane = getContentPane();
einContentPane.setLayout(new BoxLayout
     (einContentPane,BoxLayout.X_AXIS));

einContentPane.add(new Button("Knopf 1"));
einContentPane.add(new Button("Knopf 2"));
einContentPane.add(new Button("Knopf mit langem Text"));
einContentPane.add(new Button("4"));
einContentPane.add(new Button("Knopf 5"));
```

Die Abb. 8.6-15 zeigt die Ergebnisse in Abhängigkeit von der Fenstergröße.

Anstatt den BoxLayout-Manager direkt zu verwenden, kann man die Klasse Box erweitern. Box ist ein einfacher Behälter mit dem

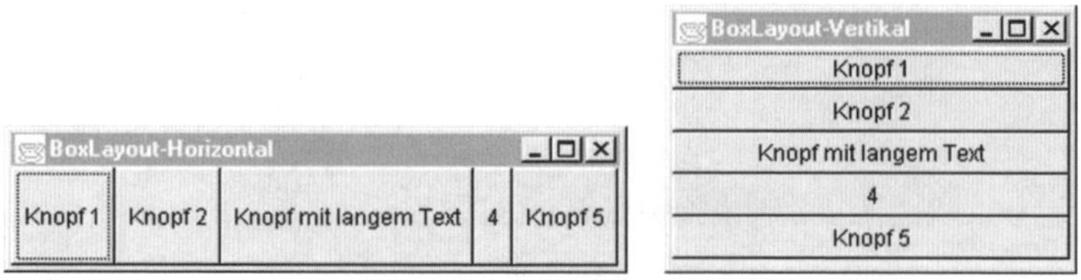

Abb. 8.6-15: Beispiel für ein BoxLayout.

BoxLayout-Manager. Box enthält einige Methoden, die die Anordnung der Komponenten mit ihren Abständen erleichtern.

Der ScrollPaneLayout-Manager

Dieser Manager wird zusammen mit einem Rollfeld *(scrollpane)* verwendet. Er definiert neun Felder: In der Mitte befindet sich ein Rollfeld der Klasse JViewPort, unten und rechts befinden sich Rollbalken (JScrollbar), oben und links befinden sich Tabellenüberschriften oder Maßstäbe, die synchron mit dem Inhalt in der Mitte gerollt werden, und in den vier Ecken befinden sich vier Komponenten.

Die Layout-Manager ViewportLayout und OverlayLayout sind für Spezialzwecke und werden daher hier nicht behandelt.

8.6.4 Eigene Layout-Manager in Java ***

Bei der Entwicklung von komplexen Oberflächen mit Swing ist es häufig schwierig, eine bestimmte Vorgabe mit den Standard-Layout-Managern zu realisieren. In einer solchen Situation gibt es die Möglichkeiten, Open-Source-Layout-Manager zu verwenden oder einen eigenen Layout-Manager zu implementieren.

Das JDK verfügt über das sehr flexible GridBagLayout, mit dem eine große Bandbreite an Layouts realisiert werden können (siehe »Layout-Manager«, S. 201). Allerdings hat dieser Layout-Manager eine sehr hohe Komplexität und ist daher schwierig in der Anwendung.

Beispiel 1 Kontaktformular

Die Problematik mit dem GridBagLayout wird bereits bei der Entwicklung eines einfachen Formulars deutlich (siehe Abb. 8.6-16).

Die Eingabefelder sollen die komplette Breite des Fensters einnehmen, die Führungstexte rechtsbündig sein und das mehrzeilige Eingabefeld steht unter dem dazu gehörendem Führungstext, der linksbündig ausgerichtet wird. Mithilfe des GridBagLayoutsist es möglich, ein solches Layout zu realisie-

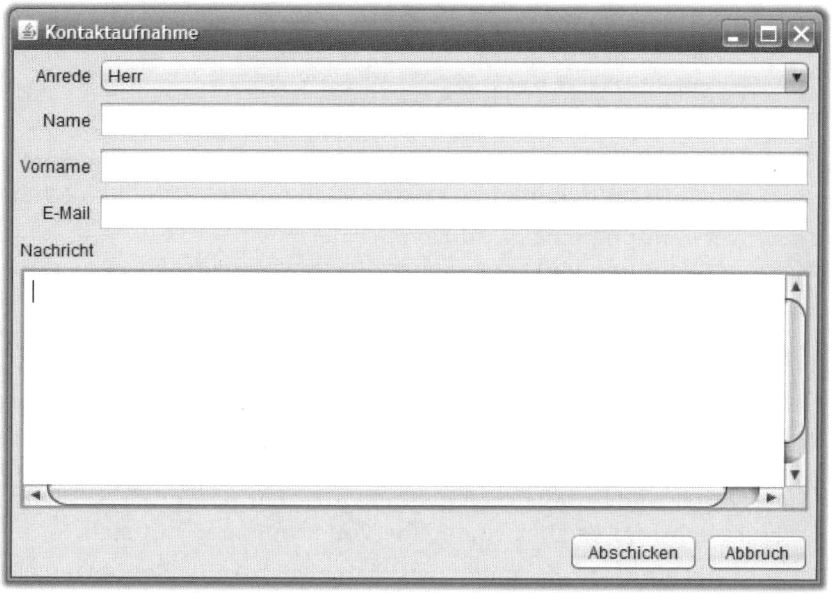

Abb. 8.6-16: Formular Kontaktaufnahme.

ren. Es ist allerdings *nicht* trivial, das Verhalten des Layouts bei Änderungen der Fenstergröße zu realisieren. Beim Ausprobieren des Beispiels werden auch generelle Probleme deutlich, so wird z. B. das mehrzeilige Eingabefeld auf eine einzige Zeile, die von dem horizontalen Rollbalken überlappt wird, reduziert, wenn das Fenster etwas verkleinert wird. Auch die Lesbarkeit des Programms wird durch die Nutzung des `GridBagLayout` nicht verbessert, wie folgender Ausschnitt zeigt:

```
GridBagConstraints gbc = new GridBagConstraints();
gbc.insets = new Insets(2, 2, 2, 2);
gbc.fill = GridBagConstraints.HORIZONTAL;

gbc.gridx = 1; gbc.gridy = 1;
gbc.weightx = 0;
contentPane.add(new JLabel
    ("Anrede", JLabel.RIGHT), gbc);
gbc.gridx++;
gbc.weightx = 1;
contentPane.add(new JComboBox
    (new String[] {"Herr", "Frau"}), gbc);
// ...
gbc.gridx = 1;
gbc.gridy++;
gbc.weightx = 0;
contentPane.add(new JLabel("Nachricht"), gbc);
gbc.gridy++;
```

```
gbc.gridwidth = GridBagConstraints.REMAINDER;
gbc.weightx = 1;
contentPane.add(new JScrollPane
    (new JTextArea(10, 50)), gbc);
```

Alternative Lösungen

Um das Problem mit dem Layout für das Formular in Beispiel 1 in den Griff zu bekommen, gibt es noch folgende Möglichkeiten:

- Verwendung eines Null-Layouts
- Verwendung von Open-Source-Layout-Managern
- Implementieren eines eigenen Layout-Managers

Null-Layout

Selbst ein so einfaches Beispiel ist also relativ komplex und schwierig mit dem `GridBagLayout` zu realisieren. Anfänger verwenden daher lieber das sogenannte Null-Layout. Es bezeichnet eigentlich das Fehlen eines Layout-Managers. Beim Null-Layout wird jede Komponente absolut platziert. Dieser Ansatz ist für Anfänger und zum Lernen gut geeignet. Für den professionellen Einsatz bringt es aber eine Reihe von Problemen mit sich:

Probleme mit Null-Layout

- Falls ein neues Element zwischen zwei bereits platzierten Elementen hinzugefügt werden muss, was bei der Wartung von Software durchaus möglich ist, muss das komplette Layout angepasst werden, da sich die Komponenten sonst überlappen.
- Elemente wachsen nicht mit dem Fenster mit, d. h., zusätzlicher Platz wird nicht genutzt und bei zu wenig Platz wird das Formular unbrauchbar.
- Aus diesem Grund sind solche Fenster häufig nicht in der Größe veränderbar, was wiederum zu Problemen führen kann.
- Swing unterstützt LAFs (*Look And Feel*) (siehe »Die Java Foundation Classes«, S. 13). Jedes LAF kann andere Größenvorstellungen in Bezug auf die GUI-Komponenten haben. Beispielsweise sind das `PgsLookAndFeel` und die `JGoodies LAF`-Familie darauf ausgelegt, dass alle Eingabeelemente die gleiche Höhe haben, während beim `Metal-LAF`, das Teil der Standard-API ist, z. B. ComboBoxen wesentlich höher als Textfelder sind. Es ist sehr aufwendig, das ohne Layout-Manager zu berücksichtigen.
- Die Länge der Führungstexte variiert mit der Sprache, in der sie geschrieben sind, wodurch mehrsprachige Anwendungen stark erschwert werden.

Open-Source-Layout-Manager

Möchte man die Nachteile eines Null-Layouts vermeiden, bieten sich Open-Source-Layout-Manager an. Der Open-Source-Markt bietet für Java mehrere sehr flexible Layout-Manager an, die empfehlenswert und der Entwicklung eines eigenen Layout-Managers vorzuziehen sind, falls sie verwendet werden können.

Darunter auch das `FormLayout` aus dem *Framework* JGoodies Forms (`http://www.jgoodies.com/freeware/forms/`), mit dem das Formular aus Beispiel 1 realisiert werden kann. Das `FormLayout` wird ebenfalls in der Fallstudie »AVPlus – OOP und Anbindung der GUI (Teil 1)«, S. 337, verwendet.

Eigener Layout-Manager

Einen eigenen Layout-Manager zu entwickeln, der ein speziell gefordertes Layout realisiert, ist sinnvoll, wenn die anderen Optionen nicht durchführbar sind. Dazu muss die Schnittstelle `LayoutManager` implementiert werden. Die beiden wichtigsten Methoden dieser Schnittstelle sind:

- `public Dimension preferredLayoutSize(Container parent)`: Bestimmt die gewünschte Größe der Komponente, für die der Layout-Manager zuständig ist. Neben den zu platzierenden Elementen spielt dabei auch der Rahmen der Komponente eine Rolle und muss berücksichtigt werden.
- `public void layoutContainer(Container parent)`: Ist dafür zuständig, das Layout tatsächlich herzustellen, d. h. die Komponenten zu platzieren.

Im Allgemeinen ist es kein Problem, wenn die Methode `minimumLayoutSize` ihre Arbeit an die Methode `preferredLayoutSize` delegiert und die Methoden `addLayoutComponent` sowie `removeLayoutComponent` ignoriert werden. Vor der Implementierung eines Layout-Managers ist es wichtig, das gewünschte Verhalten ausgiebig zu analysieren.

Beispiel 2a

- Es soll Formulare bestehend aus Führungstexten und Eingabefelder anzeigen können.
- Ist das Eingabefeld einzeilig, soll der Führungstext rechtsbündig ausgerichtet sein und das Eingabefeld rechts danebenstehen.
- Falls das Eingabefeld mehrzeilig ist, steht der Führungstext linksbündig über dem Eingabefeld.
- Die Eingabefelder sollen soviel horizontalen Platz wie möglich in Anspruch nehmen.
- Falls das letzte Element ein mehrzeiliges Eingabefeld ist, soll es außerdem vertikal allen verfügbaren Raum einnehmen.

Aus diesen Voraussetzungen kann man schließen, dass die Komponenten in einem Gitternetz angeordnet werden, dass aus zwei Spalten und beliebig vielen Zeilen besteht. Außerdem gibt es zwei Arten von Komponenten, die unterschiedlich behandelt werden: Führungstext und Eingabefelder. Vereinfachend wird angenommen, dass beim Hinzufügen die beiden zusammengehörenden Elemente nacheinander hinzugefügt werden.

Die gewünschte Breite des Formulars entspricht also der Summe der beiden Spalten oder des breitesten mehrzeiligen Eingabeelements, zzgl. des Rahmens des Elements, in dem das Formular realisiert wird. Die Berechnung der Höhe ist denkbar einfach: Alle Elemente, die eine eigene Zeile bekommen, werden nach ihrer gewünschten Höhe gefragt und die Ergebnisse summiert, wobei nur das höchste Element einer Zeile beachtet wird.

Die Implementierung von `preferredLayoutSize` sieht damit wie folgt aus:

```
public Dimension preferredLayoutSize(Container parent)
{
    // Verschiebe Koordinatensystem um -vgap nach
    // oben (dadurch kann hinterher +vgap hinzugefügt
    // werden, ohne auf die Zeile zu achten)
    Dimension size = new Dimension(0, -vgap);

    // Füge den Rahmen der Komponente zur
    // Gesamtgröße hinzu
    Insets border = parent.getInsets();
    size.width += border.left + border.right;
    size.height += border.top + border.bottom;

    // Benötigte Breite entspricht
    // breitestem Label-Element +   vgap +
    // dem breitesten Textelement
    // oder, falls vorhanden und größer, der Breite
    // des breitesten mehrzeiligen Elements (z. B. JTextArea).
    int maxLabelWidth = 0;  int maxInputWidth = 0;
    int maxMultiLineInputWidth = 0;
    // Iteriere immer über die zwei zusammenhängenden
    // Elemente gleichzeitig
    for(int i = 0; i < parent.getComponentCount(); i+=2)
    {
        Component label = parent.getComponent(i);
        Component input = parent.getComponent(i+1);

        // Prüfe, ob Eingabe mehrzeilig
        if (isMultiLineInput(input))
        {
            maxMultiLineInputWidth =
            Math.max(maxMultiLineInputWidth,
                    input.getPreferredSize().width);
            // Erhöhe Gesamthöhe um Höhe
            // von Label und Input
            size.height +=
                vgap + label.getPreferredSize().height;
            size.height +=
                vgap + input.getPreferredSize().height;
        }
        else
        {
```

```
            maxLabelWidth = Math.max(maxLabelWidth,
                    label.getPreferredSize().width);
            maxInputWidth = Math.max(maxInputWidth,
                    input.getPreferredSize().width);
            size.height += vgap +
                Math.max(label.getPreferredSize().height,
                        input.getPreferredSize().height);
        }
    }
    size.width =  Math.max(maxMultiLineInputWidth,
            maxLabelWidth + hgap + maxInputWidth);
    return size;
}
```

Dabei sind `hgap` und `vgap` Abstand zwischen den Spalten bzw. den Zeilen. Bei der Platzierung der Komponenten ist es wichtig, das vorher bereits klar ist, wie breit die linke Spalte, für die Führungstexte, sein wird. Sowohl das Ausrichten der Führungstexte als auch der Startpunkt der Eingabeelemente hängt davon ab. `layoutContainer` wird folgendermaßen umgesetzt:

```
public void layoutContainer(Container parent)
{
    // Hole Rahmen
    Insets border = parent.getInsets();

    // Gesamte verfügbare Breite, ohne Rahmen
    final int maxWidth =
        parent.getWidth() - border.left - border.right;

    // Um Label rechtsbündig ausrichten zu können,
    // müssen man wissen, wie breit das breiteste ist
    int maxLabelWidth = 0;
    for(int i = 0;
         i < parent.getComponentCount(); i+=2)
    {
        // Kann ignoriert werden, falls Eingabe mehrzeilig ist
        if (!isMultiLineInput(parent.getComponent(i+1)))
        {
            maxLabelWidth =  Math.max(maxLabelWidth,
                    parent.getComponent(i).
                        getPreferredSize().width);
        }
    }

    // Aktuelle Koordinaten, starten bei Rahmenabstand
    int x = border.left; int y = border.top;

    // Platzierung der Elemente
    for(int i = 0;
         i < parent.getComponentCount(); i+=2)
    {
        Component label = parent.getComponent(i);
        Component input = parent.getComponent(i+1);
```

```
        Dimension labelPrefSize = label.getPreferredSize();
        Dimension inputPrefSize = input.getPreferredSize();

        // Prüfe, ob Eingabe mehrzeilig
        if (isMultiLineInput(input))
        {
            // input ist mehrzeilig, also werden label
            // und input eigene Zeilen bekommen
            label.setBounds(x, y, labelPrefSize.width,
                labelPrefSize.height);
            y += vgap + labelPrefSize.height;
            // Falls input das letzte Element ist,
            // nimmt es die komplette
            // noch verfügbare Höhe in Anspruch
            if (i+2 == parent.getComponentCount())
            {
                input.setBounds(x, y, maxWidth,
                    parent.getHeight() - border.top -
                    border.bottom - y);
            }
            else
            {
                input.setBounds(x, y, maxWidth,
                    inputPrefSize.height);
                    y += vgap + inputPrefSize.height;
            }
        }
        else
        {
            // Platziere label, verschiebe soweit nach
            // rechts, dass es rechtsbündig ist,
            // und soweit nach unten, dass es in der Mitte
            // des Eingabeelements liegt
            label.setBounds(x+maxLabelWidth -
                labelPrefSize.width, y+(inputPrefSize.height-
                labelPrefSize.height)/2, labelPrefSize.width,
                labelPrefSize.height);
            // Platziere input
            input.setBounds(x+maxLabelWidth+ hgap,
                y, maxWidth-maxLabelWidth- hgap,
                inputPrefSize.height);
            y += Math.max(labelPrefSize.height,
                inputPrefSize.height) + vgap;
        }
    }
}
```

Diese Implementierung ist relativ einfach gehalten, erfüllt jedoch das Anforderungsprofil. Unter Umständen wäre es wünschenswert gewesen, Funktionen hinzuzufügen, um Elemente am Wachsen zu hindern oder mehrere Eingabeelemente einem Führungstext zuzuordnen. Um ein solches Layout zu realisieren, hätte die Schnittstelle `LayoutManager2` implementiert werden müssen.

Beispiel 2b

Neben der Erfüllung der Anforderungen vereinfacht sich der Code für die Erzeugung des Formulars dramatisch:

```
JPanel contentPane = new JPanel(new SimpleFormLayout());
contentPane.setBorder( BorderFactory.createEmptyBorder
        (5, 5, 5, 5));

contentPane.add(new JLabel("Anrede"));
contentPane.add(new JComboBox
    (new String[] {"Herr", "Frau"}));

contentPane.add(new JLabel("Name"));
contentPane.add(new JTextField(20));

contentPane.add(new JLabel("Vorname"));
contentPane.add(new JTextField(20));

contentPane.add(new JLabel("E-Mail"));
contentPane.add(new JTextField(20));

contentPane.add(new JLabel("Nachricht"));
contentPane.add(new JScrollPane
    (new JTextArea(10, 50)));
```

Der entwickelte Layout-Manager kann nicht nur für dieses Formular, sondern natürlich auch für alle Formulare mit einem ähnlichen Aufbau verwendet werden.

8.6.5 Das MVC-Muster und die Schnittstelle `Action` **

Die Schnittstelle `Action` erlaubt es, eine Aktion von der jeweiligen Oberflächenkomponente zu entkoppeln.

Das Swing-Rahmenwerk bietet eine Struktur, die eine saubere Trennung von Modell, Oberflächendarstellung und der eigentlichen Ereignisverarbeitung ermöglicht. Diese Aufspaltung ermöglicht eine bessere Wartbarkeit der Anwendungen und eine saubere Trennung der Belange.

Vorgehen

Dabei wird in der Regel folgendermaßen vorgegangen:

1 Das Modell der Daten erstellen oder laden.
2 Oberflächenkomponente, die die Daten des Modells grafisch anzeigt,
   a erzeugen,
   b mit dem Modell initialisieren,
   c auf den übergeordneten Container oder Fenster positionieren.
3 Oberflächenkomponenten hinzufügen, die Ereignisse auslösen (meist Schaltflächen). Diese werden zur Interaktion mit dem Benutzer benötigt. Dieser Schritt ist optional, da einige

Komponenten ausreichend eigene Interaktionsmöglichkeiten besitzen.

4 Die Ablauflogik für die Interaktion zwischen Oberflächenkomponenten und Modell bzw. den Modellen anderer Oberflächenkomponenten
   a programmieren und
   b an die jeweiligen Oberflächenkomponenten binden.

Beispiel

MVCDemo

In diesem sehr einfachen Beispiel wird dieses Vorgehen verdeutlicht:

```
package de.w3l.anw;

import java.awt.*;
import javax.swing.*;

public class MVCDemoMain
{
    public MVCDemoMain()
    {
        initGUI();
    }

    private void initGUI()
    {
        JFrame einFenster =
                FensterBauerKom.getFenster("MVCDemo",
                    new Dimension(400, 300), new Point(0,0),
                    false, true, Stil.JAVA);
        FensterBauerKom.zentriereFenster(einFenster);

        // 1 Modell erzeugen
        String einText = "Dies ist ein Text";

        // 2a Oberflächenkomponente erzeugen
        JTextArea einTextfeld = new JTextArea();

        // 2b Oberflächenkomponente mit Modell initialisieren
        einTextfeld.setText(einText);

        // 2c Oberflächenkomponente auf dem übergeordneten
        // Container oder Fenster positionieren
        einFenster.add(einTextfeld);

        // 3 Oberflächenkomponenten hinzufügen, die Ereignisse
        // auslösen, die zur Interaktion benötigt werden
        JButton loeschenKnopf = new JButton("Löschen");
        einFenster.add(loeschenKnopf, BorderLayout.SOUTH);
        einFenster.setVisible(true);

        // 4b Die Ablauflogik an die jeweiligen
        // Oberflächenkomponenten binden
        // (hier an loeschenKnopf)
        MVCBeobachter einBeobachter =
```

```
                new MVCBeobachter(einTextfeld);
        loeschenKnopf.addActionListener(einBeobachter);
    }

    public static void main(String[] args)
    {
        SwingUtilities.invokeLater(new Runnable()
        {
                public void run()
                {
                    new MVCDemoMain();
                }
            });
    }
}
```

MVCBeobachter

```
package de.w3l.anw;

import java.awt.event.*;
import javax.swing.JTextArea;

public class MVCBeobachter implements ActionListener
{
    private JTextArea einTextfeld;

    public MVCBeobachter(JTextArea einTextfeld)
    {
        this.einTextfeld = einTextfeld;
    }

    public void actionPerformed(ActionEvent einEreignis)
    {
        // 4a Die Ablauflogik für die Interaktion
        // zwischen Oberflächenkomponenten und Modell
        einTextfeld.setText("");
    }
}
```

Swing bietet für die beiden ersten Schritte standardmäßig sowohl elementare (z. B. Textfelder) als auch komplexere Oberflächenkomponenten (z. B. Listen, Bäume oder Tabellen) mit dazugehörigen Modellen an.

Hinweis

Über Containerklassen wie `JPanel` können durch Komposition bereits vorhandener Oberflächenkomponenten auch eigene entwickelt werden. Hierbei müssen Sie als Programmierer auf die Trennung von Modell, grafischer Darstellung und der Anbindung an die Ereignisverarbeitung achten.

Dem Ereignisbeobachter werden die für seine Aufgaben benötigten Oberflächenkomponenten im Konstruktor (im Beispiel `public MVCBeobachter(JTextArea einTextfeld)`) mitgegeben, da er häufig deren Zustand auswerten muss, um sinnvolle Aktionen auszuführen. Dadurch lassen sich sehr gut Abhängigkeitsbeziehungen zwischen den einzelnen Oberflächenelementen erkennen. Über die Oberflächenkomponente kann der Ereignisbeobachter auch indirekt auf das Modell zugreifen.

Problem

Ereignisbeobachter überwachen in der Regel mehrere Ereignisquellen. Aufgrund des aufgetretenen Ereignisses entscheiden sie, welche Aktionen ausgelöst werden. Mit zunehmender Komplexität der Oberflächen kommt es meist dazu, dass die Anzahl der Attribute in der Beobachterklasse stark steigt und die Entscheidungsregeln für die Auswahl der richtigen Aktion sehr komplex werden. Beides verschlechtert die Wartbarkeit und reduziert den Nutzen einer zusätzlichen Klasse für den Beobachter.

Lösung

Um diese Probleme zu umgehen, empfiehlt es sich,

1 den Inhalt der Kontrollstrukturen in eigene Methoden auszulagern und
2 die Aktionen semantisch zu gruppieren sowie jede Gruppe in eine eigene Beobachterklasse zusammenzufassen.

Abstraktion von der Ereignisquelle

Über die Methode `setActionCommand(...)` kann die Funktion von der eigentlichen Quelle des Ereignisses abstrahiert werden. So kann es z. B. mehrere Schaltflächen geben, die die gleiche Aktion auslösen. In vielen Anwendungen ist es z. B. möglich die gleiche Funktionalität über eine Menüoption in einem Kontextmenü oder einer Schaltfläche in einer Symbolleiste zu erhalten. Ein weiterer Vorteil ist, dass *nicht* auf die Beschriftung einer Schaltfläche zurückgegriffen wird. Dadurch muss bei veränderter Beschriftung der Schaltfläche (z. B. bei Internationalisierung) *keine* Anpassung der Ablauflogik vorgenommen werden.

Über die Methode `getActionCommand()` kann in der Ablauflogik dann einfach die gewünschte Verarbeitung unabhängig von der Quelle ausgeführt werden. Die Eigenschaft `actionCommand` kann zwar über eine Methode einer Schaltfläche gesetzt werden, allerdings gehört sie zur jeweiligen Aktion.

Schnittstelle `Action`

Um Attribute einer Aktion von der jeweiligen Oberflächenkomponente zu entkoppeln, wurde die Schnittstelle `Action` im Paket `javax.swing` eingeführt. Diese Schnittstelle implementiert u. a. die Schnittstelle `ActionListener` und enthält damit die abstrakte Methode `actionPerformed(...)`. Eine Basisimplementierung bietet die abstrakte Klasse `AbstractAction`.

Da eine Schnittstelle *keine* Attribute definieren kann, definiert `Action` Konstanten. Über die Methode `void putValue(String konstante, Object wert)` kann der jeweiligen Aktion ein entsprechender Wert zugewiesen werden. Die Konstante fungiert dabei als Schlüssel. Die Schnittstelle `Action` bietet u. a. folgende Konstanten:

Konstanten

- `static String NAME`: Der zugehörige Wert enthält einen Titel, der dann von der Schaltfläche angezeigt wird.
- `static String ACTION_COMMAND_KEY`: Der zugehörige Wert definiert einen internen Namen, der zur Unterscheidung der einzelnen Aktionen genutzt wird. Über die Methode `getActionCommand()` in der Klasse `ActionEvent` lässt sich dieser Name zur Unterscheidung einzelner Aktionen benutzen.
- `static String ACCELERATOR_KEY`: Der zugehörige Wert definiert eine Tastenkombination, mit der die Aktion ausgelöst werden kann.
- `static String SHORT_DESCRIPTION`: Der zugehörige Wert speichert einen kurzen Text, der angezeigt wird, wenn der Nutzer den Mauszeiger über die Schaltfläche bewegt.
- `static String LONG_DESCRIPTION`: Der zugehörige Wert speichert einen Text, der für die kontextsensitive Hilfe genutzt werden kann.
- `static String SMALL_ICON`: Der zugehörige Wert gibt ein Objekt an, das ein Bild enthält, welches die entsprechende Schaltfläche anzeigen soll.
- `static String MNEMONIC_KEY`: Der zugehörige Wert definiert einen Buchstaben, mit dem die Aktion ausgelöst werden kann, wenn das dazugehörige Menü geöffnet ist.

Beispiel

Dieses Beispiel zeigt einen Editor, der die drei Aktionen Kopieren, Einfügen und Löschen implementiert. Besonders interessant ist die zentrale Definition der Aktionen und ihre Wiederverwendung in den verschiedenen Ereignisquellen. Alle Schaltflächen (dazu gehören über die Vererbungshierarchie auch Menüoptionen) können durch Aktionen substituiert werden.

ActionDemo

```
package de.w3l.anw;

import java.awt.*;
import java.awt.event.*;
import javax.swing.*;

public class ActionDemo2Main
{
    public ActionDemo2Main()
    {
        initGUI();
    }

    private void initGUI()
    {
        JFrame einFenster =
                FensterBauerKom.getFenster("MVCDemo",
                        new Dimension(400, 300),
                        new Point(0,0), false, true, Stil.JAVA);
```

```
        FensterBauerKom.zentriereFenster(einFenster);

        //Textfeld zum Editieren
        JTextArea einTextFeld = new JTextArea();
        einFenster.add(einTextFeld);

        //Definition der Aktionen
        TextFeldAktion kopierenAktion =
                new TextFeldAktion(einTextFeld);
        kopierenAktion.putValue(Action.NAME, "Kopieren");
        kopierenAktion.putValue(Action.ACTION_COMMAND_KEY,
                "kopiereAusgewaehltenText");
        kopierenAktion.putValue(Action.ACCELERATOR_KEY,
                KeyStroke.getKeyStroke(KeyEvent.VK_K,
                                ActionEvent.CTRL_MASK));
        kopierenAktion.putValue(Action.SHORT_DESCRIPTION,
                "Kopiert den im Textfeld ausgewählten Text.");
        kopierenAktion.putValue(Action.SMALL_ICON,
                new ImageIcon("de/w3l/anw/copy24.gif"));

        TextFeldAktion einfuegenAktion =
                                new TextFeldAktion(einTextFeld);
        einfuegenAktion.putValue(Action.NAME, "Einfügen");
        einfuegenAktion.putValue(Action.ACTION_COMMAND_KEY,
                "fuegeTextEin");
        einfuegenAktion.putValue(Action.ACCELERATOR_KEY,
                KeyStroke.getKeyStroke(KeyEvent.VK_E,
                                ActionEvent.CTRL_MASK));
        einfuegenAktion.putValue(Action.SHORT_DESCRIPTION,
                "Fügt den kopierten Text im Textfeld ein.");
        einfuegenAktion.putValue(Action.SMALL_ICON,
                new ImageIcon("de/w3l/anw/paste24.gif"));

        TextFeldAktion loeschenAktion =
                                new TextFeldAktion(einTextFeld);
        loeschenAktion.putValue(Action.NAME, "Löschen");
        loeschenAktion.putValue(Action.ACTION_COMMAND_KEY,
                "loescheAusgewahltenText");
        loeschenAktion.putValue(Action.ACCELERATOR_KEY,
                KeyStroke.getKeyStroke(KeyEvent.VK_DELETE, 0));
        loeschenAktion.putValue(Action.SHORT_DESCRIPTION,
             "Löscht den ausgewählten Text aus dem Textfeld.");
        loeschenAktion.putValue(Action.SMALL_ICON,
                new ImageIcon("de/w3l/anw/delete24.gif"));

        // Verwenden der Aktionsobjekte
        // in verschiedenen Ereignisquellen
        JPopupMenu einKontextMenue = erzeugeKontextMenue(
               kopierenAktion, einfuegenAktion, loeschenAktion);
        einTextFeld.addMouseListener(
                new MausZuKontextMenueAdapter(einKontextMenue));

        JMenuBar einMenueBalken = erzeugeMenueBalken(
             kopierenAktion, einfuegenAktion, loeschenAktion);
        einFenster.setJMenuBar(einMenueBalken);
```

```
    JToolBar eineWerkzeugLeiste = erzeugeWerkzeugLeiste(
       kopierenAktion, einfuegenAktion, loeschenAktion);
    einFenster.add(eineWerkzeugLeiste, BorderLayout.NORTH);

    einFenster.setVisible(true);
}

private static JMenuBar erzeugeMenueBalken
            (TextFeldAktion kopierenAktion,
             TextFeldAktion einfuegenAktion,
             TextFeldAktion loeschenAktion)
{
    JMenuBar derMenueBalken = new JMenuBar();
    JMenu dasBearbeitenMenue =
            derMenueBalken.add(new JMenu("Bearbeiten"));
    dasBearbeitenMenue.add(kopierenAktion);
    dasBearbeitenMenue.add(einfuegenAktion);
    dasBearbeitenMenue.add(loeschenAktion);
     return derMenueBalken;
}

private static JToolBar erzeugeWerkzeugLeiste
            (TextFeldAktion kopierenAktion,
             TextFeldAktion einfuegenAktion,
             TextFeldAktion loeschenAktion)
{
    JToolBar eineWerkzeugLeiste = new JToolBar();
    eineWerkzeugLeiste.add(kopierenAktion);
    eineWerkzeugLeiste.add(einfuegenAktion);
    eineWerkzeugLeiste.add(loeschenAktion);
    return eineWerkzeugLeiste;
}

private static JPopupMenu erzeugeKontextMenue
            (TextFeldAktion kopierenAktion,
             TextFeldAktion einfuegenAktion,
             TextFeldAktion loeschenAktion)
{
    JPopupMenu einPopupMenue = new JPopupMenu();
    einPopupMenue.add(kopierenAktion);
    einPopupMenue.add(einfuegenAktion);
    einPopupMenue.add(loeschenAktion);
    return einPopupMenue;
}

public static void main(String[] args)
{
    SwingUtilities.invokeLater(new Runnable()
    {
            public void run()
            {
                new ActionDemo2Main ();
            }
        });
```

```
    }
}
```

Schon bei nur drei verschiedenen Aktionen steigt die Komplexität für die Entscheidungsregeln in der Methode `actionPerformed(...)` deutlich an. Ggf. bietet sich hier eine Refaktorisierung an, in dem entweder für jede einzelne Aktion eine eigene Klasse gebildet wird oder die Aktionen in eigene Methoden ausgelagert werden.

TextFeldAktion

```
package de.w3l.anw;

import java.awt.event.*;
import javax.swing.*;

public class TextFeldAktion extends AbstractAction
{
    private JTextArea einTextFeld;
    private static String dieTextAblage;

    public TextFeldAktion(JTextArea einTextFeld)
    {
        this.einTextFeld = einTextFeld;
        dieTextAblage = "";
    }

    public void actionPerformed(ActionEvent ereignis)
    {
        if(ereignis.getActionCommand().equals
                ("kopiereAusgewaehltenText"))
        {
            if(einTextFeld.getSelectedText()!= null)
                dieTextAblage = einTextFeld.getSelectedText();
        }
        else if(ereignis.getActionCommand().equals
                ("fuegeTextEin"))
        {
            if(dieTextAblage.length() > 0)
            {
                int einfuegePosition =
                        einTextFeld.getCaretPosition();
                einTextFeld.insert(dieTextAblage,
                        einfuegePosition);
            }
        }
        else if(ereignis.getActionCommand().equals
                ("loescheAusgewahltenText"))
        {
            if(einTextFeld.getSelectedText()!= null)
            {
                int start = einTextFeld.getSelectionStart();
                int ende = einTextFeld.getSelectionEnd();
                String einText = einTextFeld.getText();
                einText = einText.substring(0, start) +
                              einText.substring(ende);
```

```
                einTextFeld.setText(einText);
            }
        }
    }
}
```

Die Hilfsklasse `MausZuKontextMenueAdapter` sieht wie folgt aus:

MausZuKontext
MenueAdapter

```
package de.w3l.anw;

import java.awt.event.*;
import javax.swing.JPopupMenu;

public class MausZuKontextMenueAdapter extends MouseAdapter
{
    private JPopupMenu auszufuehrendesKonextMenue;

    public MausZuKontextMenueAdapter
            (JPopupMenu auszufuehrendesKontextMenue)
    {
        this.auszufuehrendesKonextMenue =
                auszufuehrendesKontextMenue;
    }
    public void mousePressed(MouseEvent mausEreignis)
    {
        aktiviereKontextMenue(mausEreignis);
    }
    public void mouseReleased(MouseEvent mausEreignis)
    {
        aktiviereKontextMenue( mausEreignis);
    }
    private void aktiviereKontextMenue(MouseEvent mausEreignis)
    {
        if(mausEreignis.isPopupTrigger())
            auszufuehrendesKonextMenue.show
                (mausEreignis.getComponent(),
                 mausEreignis.getX(), mausEreignis.getY());
    }
}
```

Die Schnittstelle `Action` stellt folgende Methoden zur Verfügung:

- `public boolean isEnabled()`: Prüft, ob die Aktion aktiviert ist. Nicht aktivierte Aktionen werden auf Schaltflächen ausgegraut dargestellt und können nicht ausgelöst werden.
- `public void setEnabled(boolean aktiviert)`: Wenn `aktiviert == true`, dann wird die Aktion aktiviert (Vorgabe), sonst ist sie deaktiviert.

Tipp

Wenn Sie in Ihrem Programm Symbolleisten verwenden, dann nutzen Sie nach Möglichkeit Piktogramme *(icons)* in Ihren Aktionen. Einen sehr umfangreichen Satz an Piktogrammen finden Sie hier: Java Icons (`http://java.sun.com/developer/techDocs/hi/repository/`).

8.7 Vom OOA-Modell zur Benutzungsoberfläche ***

Ein OOA-Modell für kaufmännisch/administrative Anwendungen kann systematisch auf eine Dialogstruktur abgebildet werden. Für jede Klasse des Analysemodells werden ein Erfassungsfenster und ein Listenfenster erstellt. Assoziationen zwischen den Klassen werden mittels eines Auswahlfensters realisiert. Die Dialogabläufe lassen sich durch ein Zustandsdiagramm darstellen.

Die fachlichen Anforderungen an ein neues Software-System werden heute in der Definitionsphase mit Hilfe eines objektorientierten Analysemodells (OOA-Modell) spezifiziert. Anschließend oder leicht versetzt parallel dazu soll ein Prototyp der Benutzungsoberfläche entwickelt werden. Für die Entwicklung des Prototypen verwendet man entweder einen GUI-Editor einer Programmierumgebung oder andere spezialisierte Entwicklungssysteme für Benutzungsoberflächen, oft UIMS *(user interface management system)* genannt (siehe auch »GUI-Grafikeditoren«, S. 49).

Vergleicht man ein OOA-Modell für kaufmännisch-administrative Anwendungen mit Benutzungsoberflächen für solche Anwendungen, dann stellt sich dabei heraus, dass es Abhängigkeiten zwischen dem OOA-Modell und der Benutzungsoberfläche gibt. Für kaufmännisch/administrative Anwendungen hat der Autor Helmut Balzert zusammen mit seinen Mitarbeitern eine Methode entwickelt ([Balz93], [Balz94], [BHN95], [BHK+96], [Hofm98], [Krus99]), um systematisch aus einem OOA-Modell eine Benutzungsoberfläche abzuleiten. Sie hat sich in der Praxis bewährt und wird im Folgenden vorgestellt.

Methode

Ausgangspunkt ist das Klassendiagramm eines OOA-Modells. Ziel ist die systematische Ableitung einer Dialog- und E/A-Schnittstelle, die es erlaubt, das im Klassendiagramm modellierte Fachkonzept um eine ergonomisch zu bedienende Benutzungsoberfläche zu ergänzen.

Ableitung der Dialog- und E/A-Schnittstelle

Aus dem Klassendiagramm werden schrittweise Dialog- und E/A-Schnittstelle abgeleitet. Dafür werden folgende Transformationsregeln verwendet:

Dialog- und E/A-Struktur Klasse

Basistransformation:
Klasse → Erfassungs- und Listenfenster
Attribute → Interaktionselemente
Operationen → Druckknöpfe oder Kontextmenü

Die grundlegende Idee der Transformation ist, dass jede Klasse des OOA-Modells auf ein Erfassungsfenster *und* ein Listenfenster abgebildet wird.

Erfassungsfenster

Das **Erfassungsfenster** bezieht sich auf ein einzelnes Objekt der Klasse (Abb. 8.7-1). Jedes Attribut der Klasse wird – entsprechend seines Typs – auf ein grafisches Interaktionselement im Erfassungsfenster abgebildet. Bei der Auswahl der Interaktionselemente können die Struktogramme aus »Gestaltung von Fenstern«, S. 175, zu Hilfe genommen werden. Jede Methode der Klasse wird auf einen Druckknopf oder auf eine Menüoption innerhalb eines Kontextmenüs abgebildet. Das Erfassungsfenster dient zum Erfassen und zum Ändern eines Objekts. Die Druckknöpfe besitzen folgende semantische Bedeutung:

- `OK`: Speichern des Objekts und Schließen des Fensters.
- `Übernehmen`: Speichern des Objekts ohne das Fenster zu schließen. Da i. Allg. anschließend ein weiteres Objekt erfasst wird, werden alle Textfelder des Fensters neu initialisiert.
- `Abbrechen`: Schließen des Fensters und Verwerfen der Eingabe.
- `Liste`: Öffnen des zugehörigen Listenfensters, während das Erfassungsfenster geöffnet bleibt.

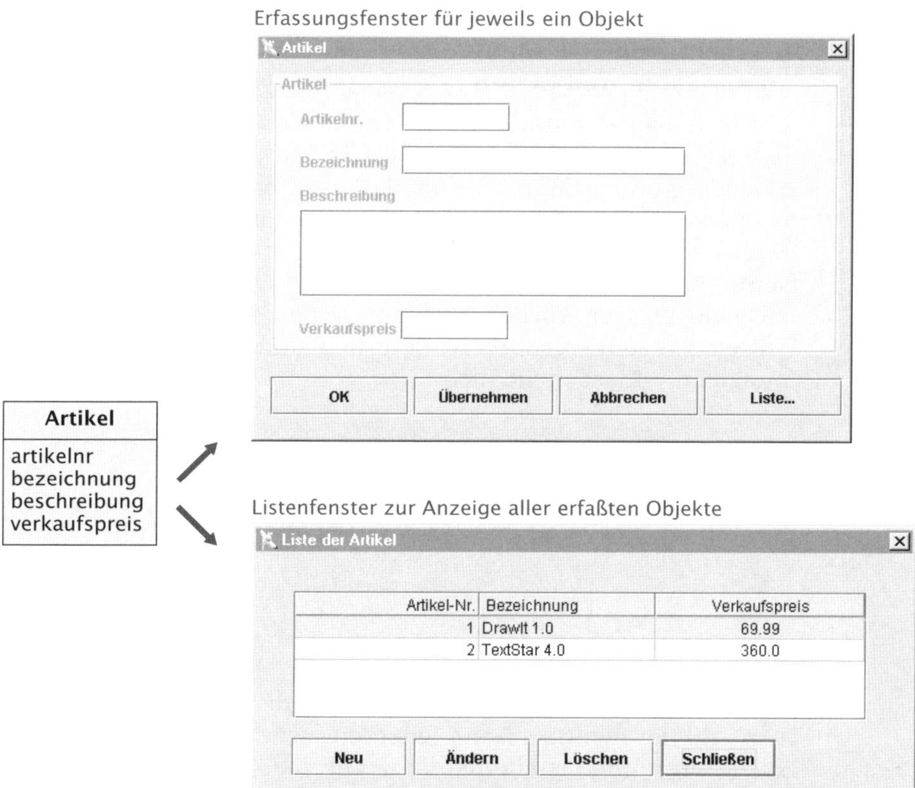

Abb. 8.7-1: Abbildung einer Klasse auf Erfassungs- und Listenfenster.

Listenfenster

Das **Listenfenster** zeigt alle Objekte der Klasse an (Abb. 8.7-1). Meistens werden die Objekte im Listenfenster nur durch einen Teil der Attribute beschrieben. Der Benutzer soll die wichtigsten Attribute auf einen Blick sehen und kann bei Bedarf das Erfassungsfenster des entsprechenden Objekts öffnen.

Klassenattribute und -operationen beziehen sich auf alle Objekte der Klasse und werden daher im Listenfenster oder in einem speziellen Fenster (Administration) dargestellt. Klassenattribute werden auf Interaktionselemente, Klassenoperationen auf Menüoptionen bzw. Druckknöpfe abgebildet.

Die dargestellten Druckknöpfe besitzen folgende semantische Bedeutung:

- `Neu`: Öffnen eines leeren Erfassungsfensters.
- `Ändern`: Öffnen des Erfassungsfensters für das selektierte Objekt.
- `Löschen`: Löschen des selektierten Objekts.
- `Schließen`: Schließen des Listenfensters.

Menübalken

Transformation:
Klassenname → Menüoption im Drop-down-Menü für Stammdaten und Listen

Der Menübalken enthält je ein Drop-down-Menü für Erfassungsfenster und Listenfenster (Abb. 8.7-2). Für jede Klasse des OOA-Modells ist zu prüfen, ob für die betreffenden Daten eine Listenausgabe sinnvoll ist und ob die Daten über einen separaten Dialog erfasst und geändert werden sollen. Die ermittelten Klassen werden in den Menüs `Stammdaten` und `Listen` aufgeführt. Wenn zu viele Klassen vorliegen, dann werden sie zusätzlich – z. B. mittels Paketen – gruppiert. Natürlich sind auch andere Anordnungen der Klassen möglich.

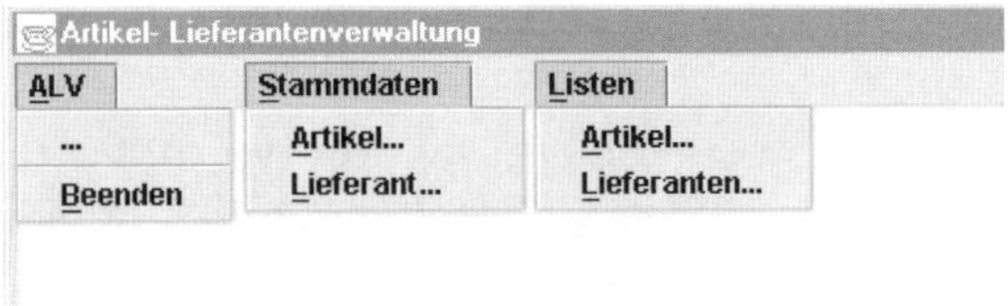

Abb. 8.7-2: Abbildung der Klassen auf Menüs.

Dialogdynamik

Jedes Fenster ist über eine entsprechende Menüoption erreichbar, und der Benutzer kann jederzeit zwischen allen geöffneten Erfassungs- und Listenfenstern wechseln (Abb. 8.7-3).

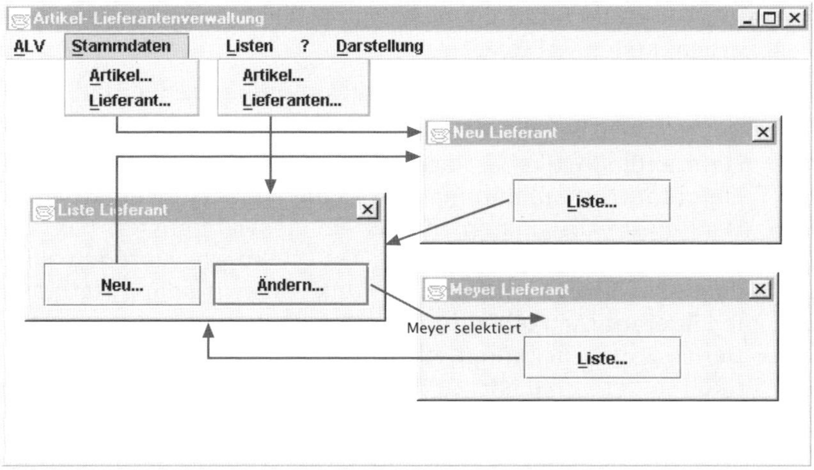

Abb. 8.7-3: Erreichbarkeit von Erfassungs- und Listenfenster.

Transformation: Assoziation → Verbindungs-Druckknöpfe, Link-Listen und Auswahlfenster

Dialogstruktur Assoziation

Assoziationen erlauben es den Benutzern, durch ein Netz von Objekten zu traversieren. Bei einer laufenden Anwendung werden viele Objektverbindungen durch die implementierten Operationen aufgebaut und geändert. Einige Verbindungen werden aber auch weiterhin über den Dialog erstellt. Im OOA-Modell sind alle Assoziationen inhärent bidirektional. Sie werden daher im Folgenden auch bidirektional auf den Prototyp abgebildet. Es kann jedoch durchaus ausreichend sein, wenn einige Assoziationen nur in einer Richtung realisiert werden. Dann kann auch die entsprechende weggelassene Richtung in der Dialogstruktur entfallen.

Das Erstellen und Entfernen von Objektverbindungen wird in die Erfassungsfenster der betreffenden Klassen integriert. Für jedes Erfassungsfenster wird dargestellt, zu welchen Klassen Verbindungen möglich sind, und mit welchen Objekten bereits eine Verbindung besteht. Verbindungen zu anderen Objekten können aufgebaut und auch wieder getrennt werden.

mehrfache Assoziation

Das OOA-Modell der Abb. 8.7-4 gestattet es, dass null, ein oder mehrere Anbieter einen Artikel liefern. Umgekehrt kann ein Lieferant null, ein oder mehrere Artikel anbieten.

Für den Benutzer der Artikel-Lieferanten-Anwendung ist es wichtig zu wissen, welche Anbieter einen Artikel anbieten. Daher wird das Erfassungsfenster für Artikel um eine Link-Liste der zugehörigen Anbieter erweitert. Umgekehrt wird auch das Erfassungsfenster für Lieferanten um eine Link-Liste der zugehörigen Artikel ergänzt (siehe Abb. 8.7-4).

Zu jeder Link-Liste werden drei Druckknöpfe hinzugefügt:

- Der `Neu`-Druckknopf öffnet ein leeres Erfassungsfenster des Lieferanten (Artikels). Nach Abschluss der Erfassung wird der Lieferant (Artikel) automatisch in die Link-Liste eingetragen.
- Der `Auswahl`-Druckknopf öffnet ein Auswahlfenster, das alle Lieferanten (Artikel) anzeigt. Der selektierte Lieferant wird dem Artikel zugeordnet. In die Link-Liste wird der ausgewählte Lieferant (Artikel) automatisch eingetragen.
- Der `Löschen`-Druckknopf ermöglicht es, einen Lieferanten (Artikel) in der Link-Liste zu löschen. Damit wird jedoch nur die Verbindung zu diesem Lieferanten (Artikel) gelöscht, nicht der Lieferant (Artikel) selbst.

Wenn von einer Klasse mehrere mehrfache Assoziationen ausgehen, kann jede Link-Liste platzsparend auf einer Seite eines Registers dargestellt werden.

Dialogstruktur

Für die Klassen `Artikel` und `Lieferant` ergibt sich die im Diagramm der Abb. 8.7-5 dargestellte Dialogstruktur. Der Benutzer löst durch Drücken eines Druckknopfs auf dem jeweiligen Fenster ein Ereignis aus. Dieses Ereignis ist an den Pfeilen angetragen. Der Pfeil gibt an, in welches Fenster gewechselt wird, wenn das entsprechende Ereignis auftritt. Dieses sogenannte **Zustandsdiagramm** zeigt den Vorteil der systematischen Transformation. Es entsteht eine konsistente Dialogstruktur, die der Benutzer schnell erlernen kann.

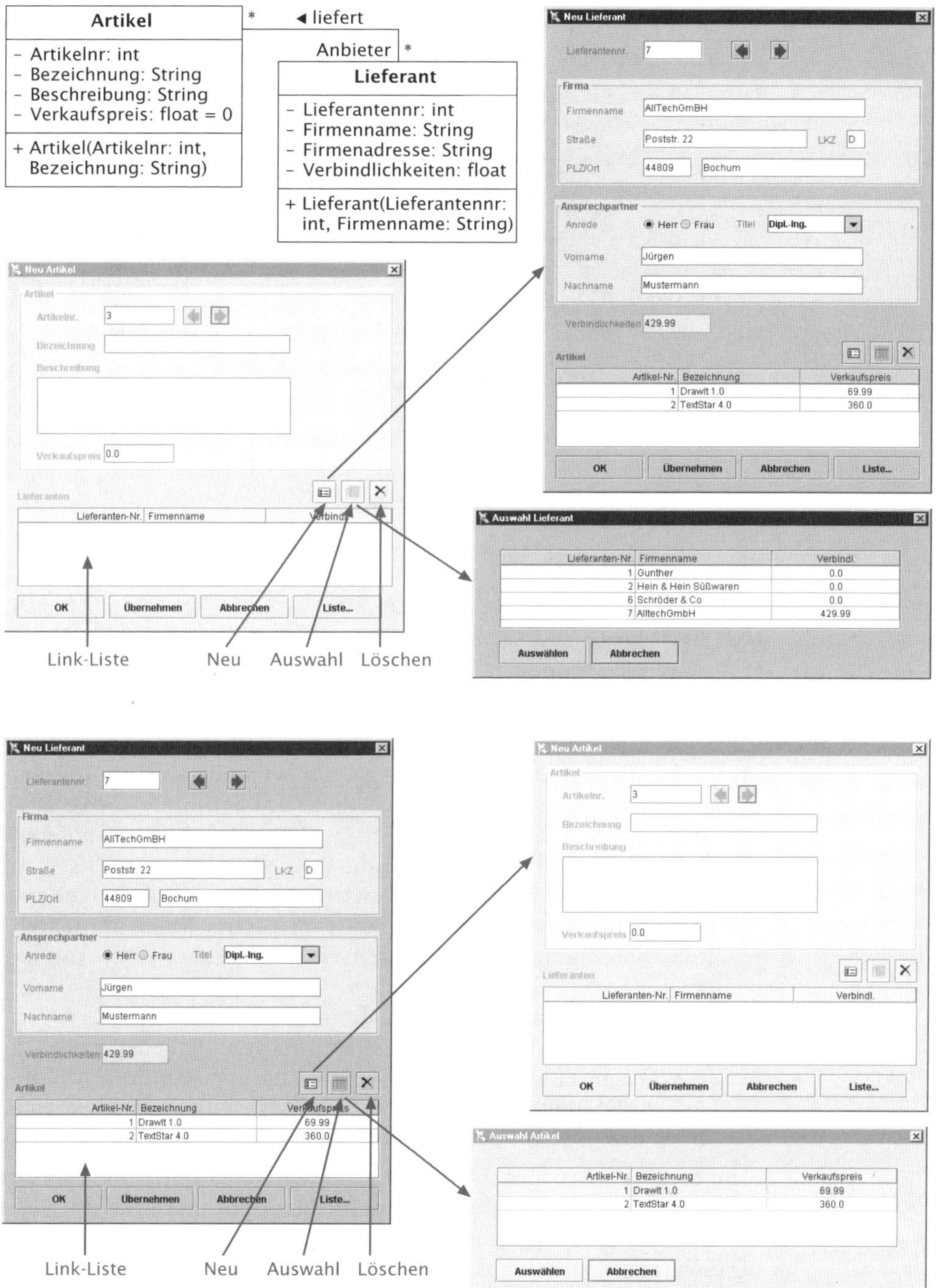

Abb. 8.7-4: Darstellung der mehrfachen Assoziation.

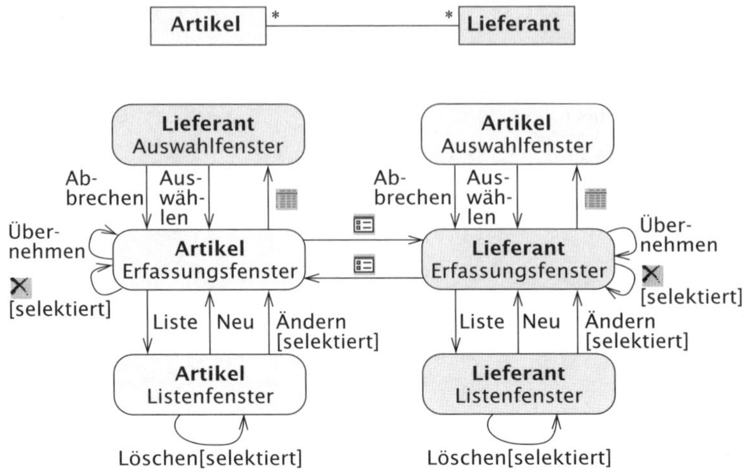

Abb. 8.7-5: Dialogstruktur.

Transformation: Einfachvererbung → Geerbte Attribute & Operationen einheitlich auf alle Erfassungsfenster der Unterklassen

Dialogstruktur Einfachvererbung

Um eine Vererbungsstruktur auf den Dialog abzubilden, gibt es verschiedene Möglichkeiten, die in der Abb. 8.7-6 dargestellt sind.

1 Bei einer konkreten Oberklasse wird außer den Unterklassen auch die Oberklasse auf ein Fenster abgebildet. Die Fenster der Unterklassen enthalten zusätzlich zu den eigenen Eigenschaften und Operationen alle Elemente der Oberklasse. In der Abb. 8.7-6 besteht das Fenster der Klasse B aus eigenen – im Rechteck mit einem Querstrich rechts oben dargestellten – Elementen und aus den von der Klasse A geerbten – grau dargestellten – Elementen.
2 Ist die Oberklasse abstrakt, dann taucht sie *nicht* als eigenständiges Fenster auf. Wie bei 1 enthalten die Fenster der Unterklassen zusätzlich zu den eigenen die geerbten Elemente.
3 Bei einer mehrstufigen Vererbungsstruktur ist analog zu 1 bzw. 2 zu verfahren.

Die ererbten Attribute sollten in den Fenstern der Unterklassen einheitlich präsentiert werden, damit der Benutzer erkennt, dass es sich um dieselben Elemente handelt. Reicht der Platz in einem Erfassungsfenster nicht aus, dann ist ein Register zu verwenden. Alle Muss-Attribute sollten möglichst auf der ersten Seite stehen.

Anwendungsneutrale Funktionen

Viele Anwendungen enthalten eine Reihe von anwendungsneutralen Funktionen, die noch hinzugefügt werden müssen. Das können beispielsweise sein:

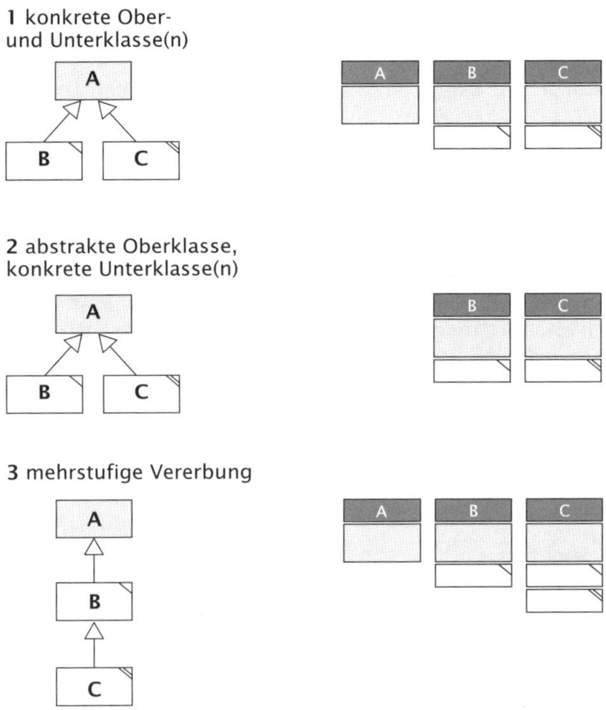

Abb. 8.7-6: Transformation der Einfachvererbung.

- Funktion zur Änderung von Passwörtern,
- Funktionen zum Initialisieren und zur Definition von Voreinstellungen,
- Funktionen zum Hinzufügen bzw. Entfernen von Benutzerrollen oder Benutzerprivilegien.

8.8 Anbindung der Benutzungsoberfläche an das Fachkonzept **

Die Anbindung der GUI-Schicht an die Fachkonzept-Schicht erfolgt nach festen Regeln. Jedes Erfassungs-Fensterobjekt ist mit seinem Fachkonzeptobjekt über eine Referenz verbunden. Für jedes Listenfenster wird eine eigene GUI-Klasse entworfen. Die Verwaltung der Fachkonzeptobjekte wird mittels einer geeigneten Container-Klasse realisiert. Das Listenfenster besitzt eine Referenz auf den entsprechenden Container.

Im Folgenden wird anhand der Klasse `Artikel` gezeigt, wie die systematische Anbindung der GUI-Klassen an die Fachkonzept-Klassen erfolgen kann.

Erfassungsfenster

Im einfachsten Fall existiert für eine Klasse des Fachkonzepts genau ein Erfassungsfenster, das durch eine GUI-Klasse realisiert wird. Die Verbindung zwischen dieser GUI-Klasse und der Fachkonzeptklasse wird durch eine Assoziation hergestellt. Sie wird innerhalb des GUI-Objekts durch eine Referenz auf das Fachkonzeptobjekt realisiert.

Die Anbindung erfolgt nach folgenden Regeln:

1 Jedes Fensterobjekt ist mit seinem Fachkonzeptobjekt über eine Referenz verbunden und kann so dessen Operationen aufrufen. In diesem Zusammenhang wird häufig der Begriff Subjekt für das assoziierte Fachobjekt verwendet.
2 Die GUI-Klasse besitzt die Operation `aktualisiere()`, die Attributwerte aus dem zugehörigen Fachkonzeptobjekt liest. Die Operation `speichere()` übergibt die Eingaben aus dem Fensterobjekt an das Fachkonzeptobjekt.

Beispiel

Die Abb. 8.8-1 zeigt, wie der OOA-Klasse `Artikel` ein Erfassungsfenster zugeordnet wird. Da für die Artikel-Lieferanten-Verwaltung mehrere Unterfenster benötigt werden, wird von der Java-Swing-Klasse `JDialog` eine Klasse `MeinUnterfenster` abgeleitet. Unterklasse davon wird das Fenster `MeinArtikelfenster`, das eine Assoziation zur Klasse `Artikel` besitzt. Beim Erzeugen eines neuen Objekts der Klasse `MeinArtikelfenster` wird immer ein neues Artikel-Objekt erzeugt und eine Referenz darauf gesetzt. Die Attribute der Klasse `MeinArtikelfenster` beschreiben die Eingabefelder des Erfassungsfensters.

```
public class MeinArtikelfenster extends MeinUnterfenster
{
        //Attribute
        ...
        //Referenz auf das aktuelle Fachkonzeptobjekt
        Artikel einArtikel;
        ...
}
```

Das Drücken des OK-Druckknopfs im Erfassungsfenster löst die Methode `speichere()` aus, d. h., alle Daten werden vom GUI-Objekt zum assoziierten Fachkonzeptobjekt übertragen.

```
void speichere()
{
        //precondition: MeinArtikelfenster-Objekt kennt
        //sein Artikel-Objekt
        subject.setArtikelnummer(artikelnummerTextfeld);
        subject.setBezeichnung(bezeichnungTextfeld);
        ...
        subject.setVerkaufsreis(VerkaufspreisAlsFloat);
        ...
}
```

Wenn das Erfassungsfenster für einen vorhandenen Artikel geöffnet und initialisiert wird, dann werden mittels der Methode `aktualisiere()` die Attributwerte des assoziierten Artikels angezeigt.

```
void aktualisiere()
{
        //precondition: MeinArtikelfenster-Objekt kennt
        //sein Artikel-Objekt
        artikelnrTextfeld = subject.getArtikelnummer();
        bezeichnungTextfeld = subject.getBezeichnung();
        ...
        verkaufspreisAlsString = subject.getVerkaufspreis();
        ...
}
```

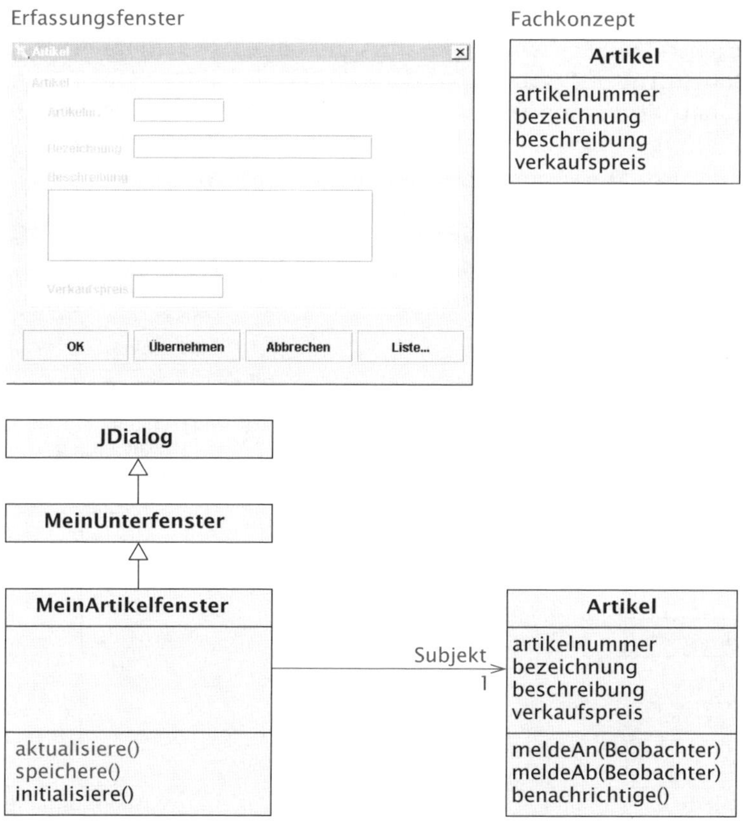

Abb. 8.8-1: Klassendiagramm zur Erfassung eines Artikels.

Listenfenster

Wenn das Listenfenster geöffnet wird, dann müssen alle vorhandenen Artikel in der Liste angezeigt werden. Bei einer »echten« Anwendung umfasst die Klasse `Artikel` sehr viele Attribute, die unter Umständen auf mehrere Seiten verteilt werden müssen. In der Liste werden für jeden Artikel meistens nur die wichtigsten Attribute eingetragen.

Für das Listenfenster wird – analog zum Erfassungsfenster – eine eigene Klasse entworfen. Die Verwaltung der Fachkonzeptobjekte wird mittels einer geeigneten Container-Klasse realisiert. Für jede Container-Klasse existiert genau ein Objekt. Es wird daher das Singleton-Muster angewendet.

Beispiel

Die Abb. 8.8-2 zeigt, wie aus der OOA-Klasse `Artikel` zunächst ein Listenfenster abgeleitet wird. Die Fachkonzeptklasse `Artikel` wird um die Container-Klasse `ArtikelContainer` ergänzt, die alle Artikel verwaltet. Das Klassenattribut `einzigesObjekt` enthält die Referenz auf das einzige Objekt dieser Klasse. Mit der Klassenmethode `getObjektreferenz()` kann auf diese Referenz überall zugegriffen werden. Beim ersten Aufruf von `getObjektreferenz()` wird zusätzlich die leere Artikelliste erzeugt. Der Aufruf der `getObjektreferenz()`-Klassenmethode erfolgt im Konstruktor, und die erhaltene Referenz wird als Objektverbindung `alleArtikel` festgehalten.

```
class MeineArtikelliste extends MeinUnterfenster
{
        Artikelliste alleArtikel;
        ...
}
```

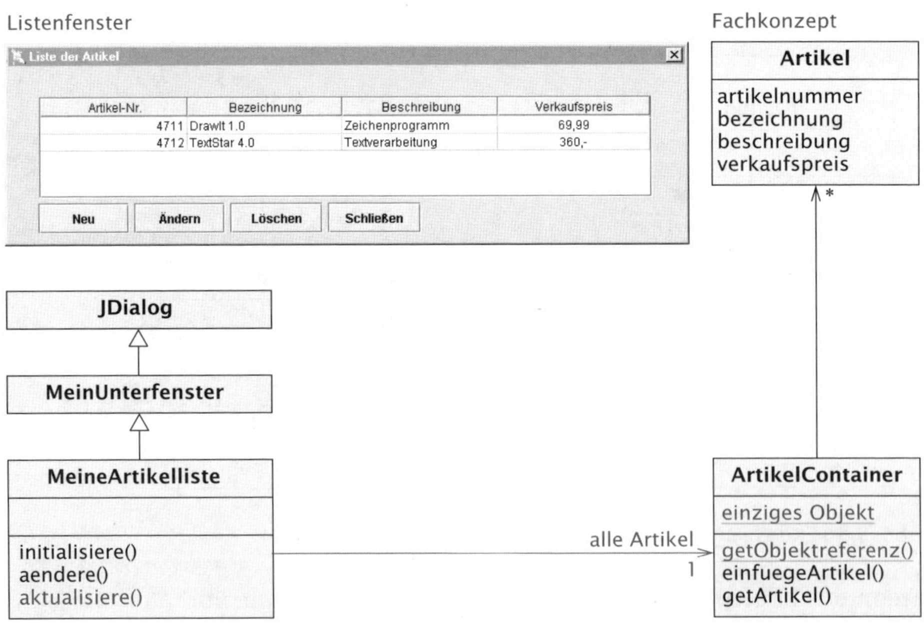

Abb. 8.8-2: Klassendiagramm für die Liste aller Artikel.

Beim Öffnen des Listenfensters wird ein neues Objekt der Klasse `MeineArtikelliste` erzeugt, und alle Artikel werden angezeigt. Dazu holt sich die Methode `aktualisiere()` aus dem Artikelcontainer die Referenzen aller Artikel und kann dann für jedes Artikelobjekt dessen benötigte Attributwerte lesen und darstellen.

Szenario: Erfassen eines Artikels

Wenn im Erfassungsfenster ein neuer Artikel erfasst und der OK-Druckknopf betätigt wird, dann läuft das in der Abb. 8.8-3 dargestellte Szenario ab. Die Methode trägt zunächst mit `speichere()` alle Attributwerte in das erzeugte Fachkonzeptobjekt ein. Anschließend fügt sie dieses Objekt mit `einfuegeArtikel()` in den Artikelcontainer ein.

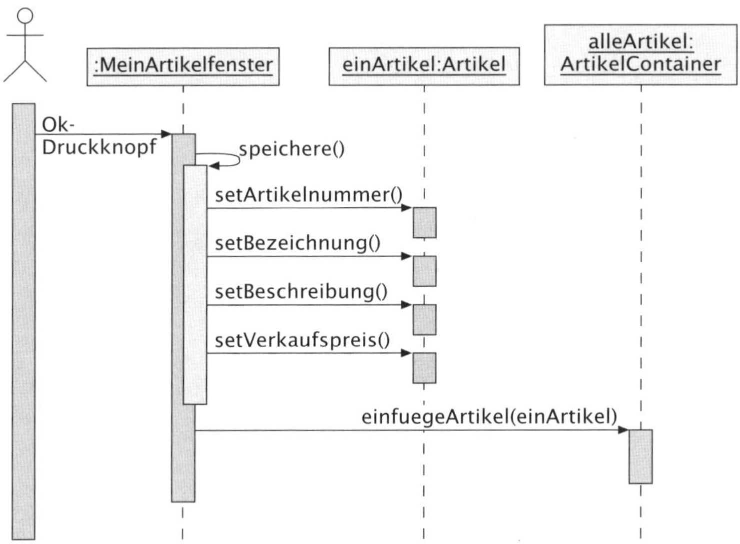

Abb. 8.8-3: Sequenzdiagramm zum Erfassen eines neuen Artikels.

Szenario: Ändern eines Artikels

Die Abb. 8.8-4 beschreibt das Szenario zum Ändern eines vorhandenen Artikels. Der Benutzer öffnet ein Listenfenster. Das bedeutet, dass ein neues Objekt der Klasse `MeineArtikelliste` mit der Operation new erzeugt und anschließend mit `initialisiere()` mit der Artikelliste initialisiert wird. Wenn der Benutzer einen Artikel selektiert hat, betätigt er den Ändern-Druckknopf. Nun soll sich das Erfassungsfenster mit den aktuellen Daten des selektierten Artikels öffnen. Dazu wird mittels `getArtikel()` die Referenz des selektierten Artikels ermittelt, damit dessen Attributwerte ausgelesen werden können.

Das Öffnen des Erfassungsfensters wird durch das Erzeugen eines entsprechenden Objekts realisiert, das anschließend initialisiert wird. Mit Drücken des OK-Druckknopfs werden die geänderten Daten übernommen. Dazu wird die Methode `speichere()` aufgerufen. Das Wissen, wie die Attributwerte gelesen und geschrieben werden, ist ausschließlich in den speichere- und aktualisiere-Methoden verborgen.

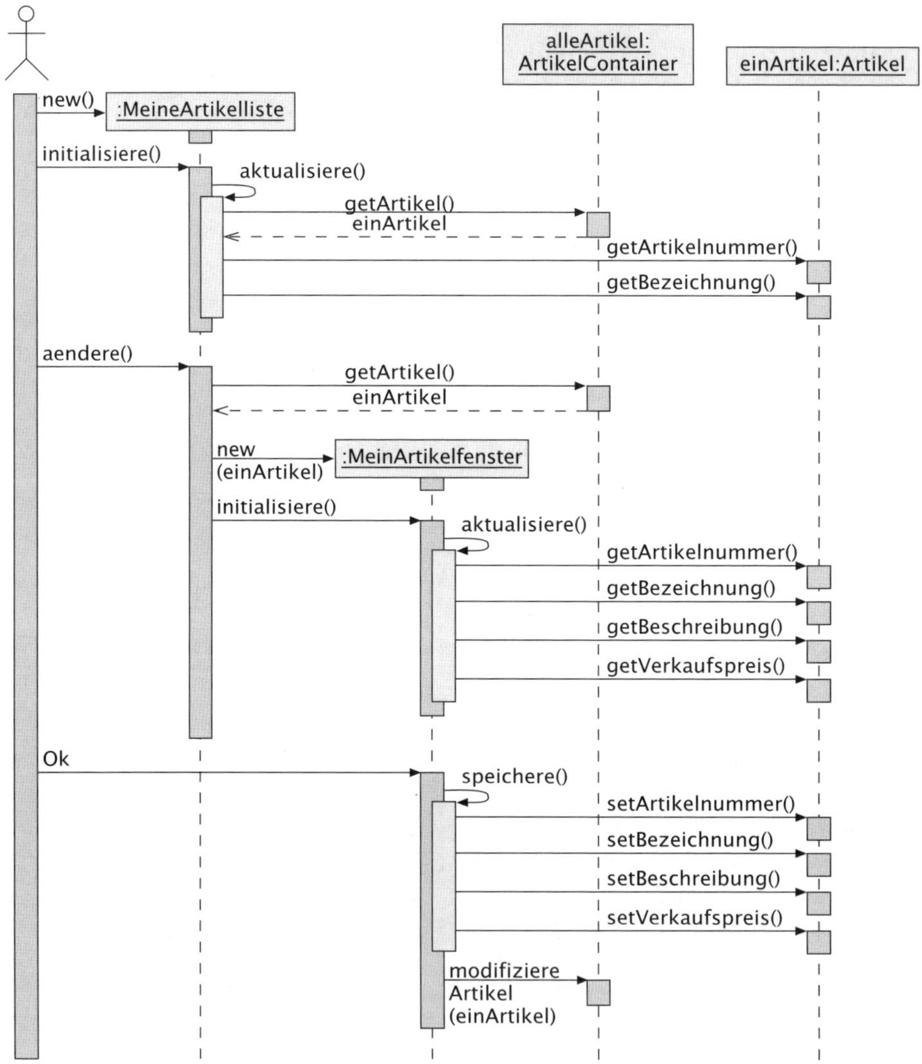

Abb. 8.8-4: Sequenzdiagramm zum Ändern eines Artikels.

Aktualisierung der Listenfenster

Es können ein oder mehrere Listenfenster geöffnet sein, wenn im Erfassungsfenster ein neuer Artikel eingetragen wird. Um alle Daten konsistent anzuzeigen, sollen alle geöffneten Listenfenster automatisch aktualisiert werden. Für die Lösung dieser Problemstellung wird das Beobachter-Muster verwendet, wobei die Fachkonzeptklasse dem Subjekt und die Listenfenster-Klassen den Beobachtern entsprechen.

Beispiel

Die Abb. 8.8-5 zeigt das Szenario, das nach dem Betätigen des OK-Druckknopfs im Erfassungsfenster abläuft. Die Methode `speichere()` überträgt die Eingabefelder an das Fachkonzeptobjekt `Artikel`. Wurde ein neuer Artikel erfasst, dann muss das Artikel-Objekt mit `einfuegeArtikel()` in die Artikelliste eingetragen werden. Das Objekt der Klasse `MeinArtikelfenster` kann auf den Artikelcontainer über seine Objektverbindung `alleArtikel` zugreifen. Diese Verbindung wird analog zur Listenfensterklasse mittels Singleton-Muster aufgebaut. Das Fachkonzeptobjekt `ArtikelContainer` informiert alle Listenfenster – ihre Beobachter – mittels `benachrichtige()` darüber, dass eine Veränderung stattgefunden hat. Die benachrichtige-Methode sendet die Botschaft `aktualisiere()` an alle Listenfenster, die sich daraufhin selbst aktualisieren, d.h., sie beschaffen sich mittels `getArtikel()` das betreffende Artikel-Objekt und holen sich anschließend mittels der get-Methoden die benötigten Attributwerte.

Die Abb. 8.8-6 zeigt für das beschriebene Szenario den zugehörigen Ausschnitt aus dem Klassendiagramm, aus dem zu ersehen ist, welche Objekte sich kennen. Die Methode `meldeAn()` baut eine Verbindung zu einem Beobachter auf, die Methode `meldeAb()` löst diese Verbindung wieder.

Die Abb. 8.8-7 zeigt das vollständige Klassendiagramm für den Entwurf der GUI-Klassen und ihre Anbindung an die Fachkonzeptklassen `Artikel` und `ArtikelContainer`.

Eine Zusammenfassung der durchzuführenden Schritte enthält folgende Checkliste:

Checkliste

Checkliste: Entwurf der GUI-Schicht und Anbindung an die Fachkonzeptschicht
Ergebnisse: OOD-Klassendiagramm, Sequenzdiagramme

- GUI-System auswählen. Die folgenden Ausführungen beziehen sich auf das Java-GUI-System mit Swing-Klassen.
- Jedes GUI-Fenster durch eine Unterklasse von `JDialog` realisieren.
- GUI-Klasse für **Erfassungsfenster** enthält:
- ☐ eine einfache Assoziation zur Fachkonzeptklasse (Subjekt),

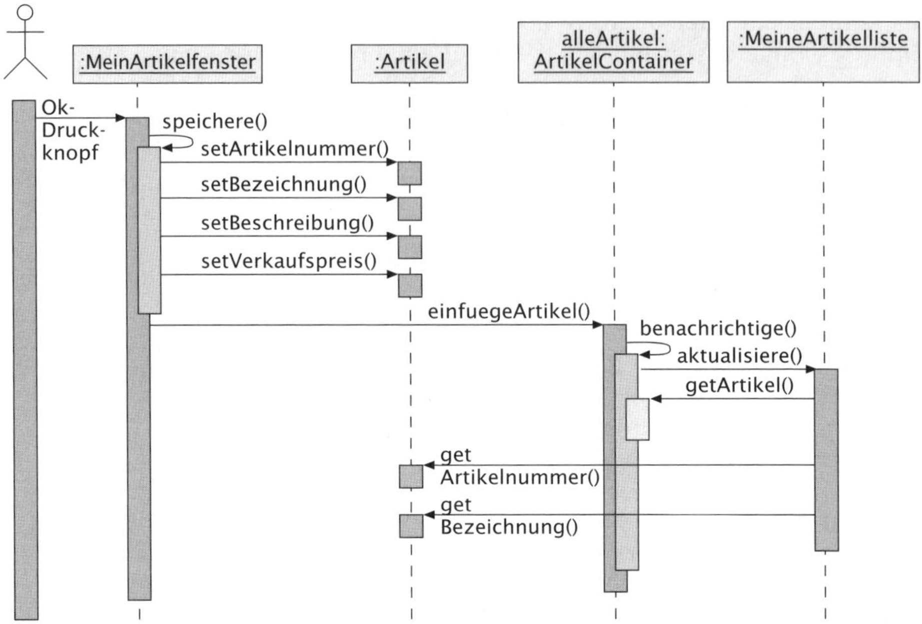

Abb. 8.8-5: Szenario zum Aktualisieren aller Listenfenster mittels Beobachter-Muster.

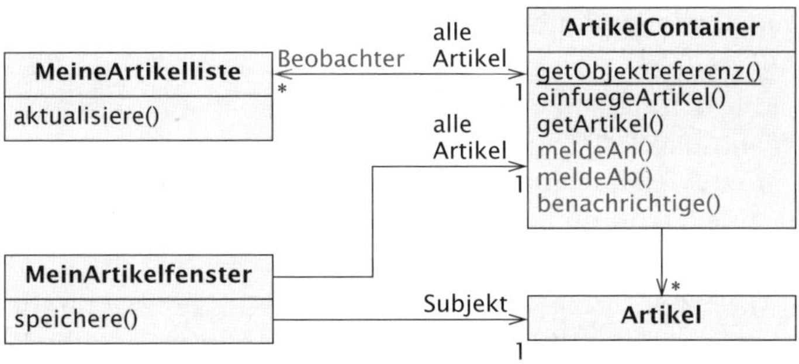

Abb. 8.8-6: Klassendiagramm zum Beobachter-Muster.

- eine einfache Assoziation zur Container-Klasse (alleObjekte),
- die Methode `speichere()` zum Übergeben der Werte an die Fachkonzeptklasse,
- die Methode `aktualisiere()` zum Anzeigen der fachlichen Werte im Erfassungsfenster.

- GUI-Klasse für `Listenfenster` enthält:
  - eine einfache Assoziation zur Container-Klasse (alleObjekte),
  - die Operation `aktualisiere()` zum Anzeigen aller Objekte dieser Klasse.

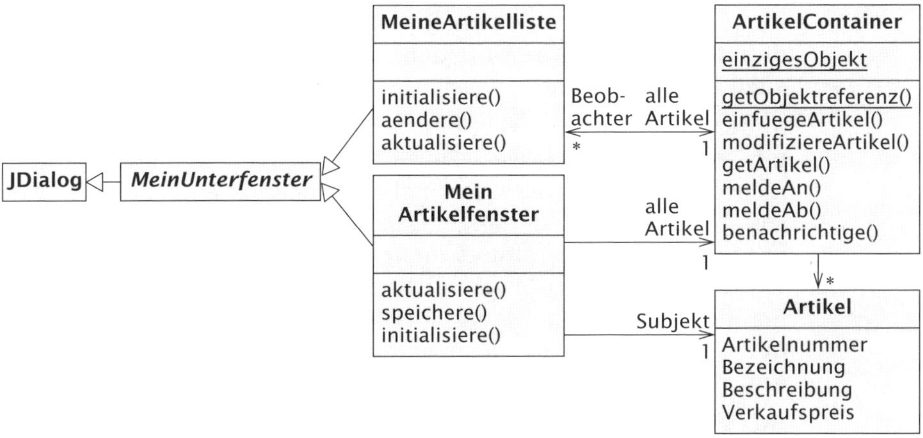

Abb. 8.8-7: Vollständiges Klassendiagramm für die Anbindung der GUI-Schicht an die Fachkonzept-Schicht.

- Container-Klasse (Fachkonzeptklasse), von der es nur ein Exemplar gibt (Singleton-Muster), enthält:
  - das Klassenattribut `einzigesObjekt`, das die Referenz auf das einzige Objekt enthält,
  - die Klassenoperation `getObjektreferenz()`, die auf diese Referenz zugreifen kann und beim ersten Aufruf das Objekt erzeugt.
- **Container-Klasse** informiert ihre GUI-Listenklassen (Beobachter) mittels Beobachter-Muster und enthält:
  - eine *-Assoziation zur GUI-Listenklasse (Beobachter),
  - die Operation `meldeAn()`, die eine Verbindung zu einem Beobachter-Objekt aufbaut,
  - die Operation `meldeAb()`, die eine Verbindung zu einem Beobachter-Objekt abbaut,
  - die Operation `benachrichtige()`, die alle Beobachter über eine Veränderung benachrichtigt.

Quelle: [Balz99]

8.9 Fallbeispiel: Artikel- und Lieferantenverwaltung **

In diesem Fallbeispiel werden die Erkenntnisse des Kapitels »GUI-Gestaltung – Theorie und Praxis«, S. 111, zusammenfassend an einer Artikel- und Lieferantenverwaltung dargestellt.

elementare Klassen

Bei einer OOA-Modellierung ist darauf zu achten, dass geeignete, problemangepasste Typen verwendet werden. In vielen praktischen Fällen ist es daher notwendig, eigene, neue Typen zu definieren, insbesondere wenn sie öfter benötigt werden. Beispielsweise ist es sinnvoll, einen Typ `Adresse` und einen Typ `Anrede` zu definieren. Sie werden oft benötigt und sollten in allen Fällen auch gleich verwendet werden.

In der Objektorientierung beschreibt man solche selbstdefinierten Typen durch Klassen. Diese Klassen werden als elementare Klassen *(support classes)*, manchmal auch als eingebettete Klassen, bezeichnet. In der Regel werden sie *nicht* in das Klassendiagramm eingetragen, um es nicht zu überladen. In Abhängigkeit von der jeweiligen Anwendung werden elementare Klassen einmal definiert und bei jeder Softwareentwicklung wiederverwendet. Manchmal ist es sogar sinnvoll, Aufzählungen wie »Herr« und »Frau« bei der Anrede als elementare Klassen zu realisieren.

Was bleibt noch zu tun, um zu einer einsatzfähigen Artikel- und Lieferantenverwaltung zu gelangen?

1. Die vorgestellten Teillösungen sind zu modifizieren und zu ergänzen. Insbesondere sind die Auswahlfenster hinzuzufügen und die Erfassungs- und Listenfenster um entsprechende Druckknöpfe und Link-Listen zu ergänzen. Die Abb. 8.9-1 zeigt das erweiterte OOD-Klassendiagramm.
2. Die Anbindung an das Fachkonzept muss überarbeitet werden.

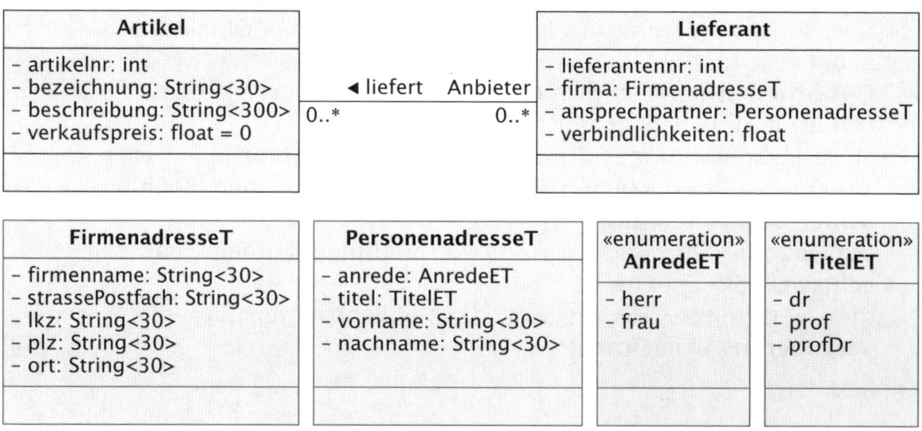

Abb. 8.9-1: Klassendiagramm der vervollständigten Artikel-Lieferantenverwaltung.

Die vollständige Artikel-Lieferanten-Verwaltung (`ArtikelLieferantenAnwVoll`) befindet Sie bei den Programmen zum Buch zum Herunterladen.

9 Modellgetriebene Entwicklung **

Eine methodische Softwareentwicklung beginnt nach der Erstellung eines Pflichtenheftes immer mit einer objektorientierten Modellierung des Fachkonzepts. Ein solches OOA-Modell verwendet in der Regel die UML-Notation und ein Software-Werkzeug, das es ermöglicht, UML-Diagramme zu erfassen.

Wurde bei der Modellierung ein Klassendiagramm erstellt, dann liegen sowohl die Fachkonzeptklassen mit den Attributen und Methoden als auch die Assoziationen zwischen den Klassen vor. Diese Informationen müssen bei der objektorientierten Programmierung z. B. in Java-Code umgesetzt werden. Diese Umsetzung erfolgt nach festgelegten Regeln. Daher kann die Umsetzung auch durch ein Software-Werkzeug erfolgen.

Es gibt eine ganze Reihe von Software-Werkzeugen, die es ermöglichen UML-Diagramme zu erstellen. Ein Werkzeug, das besonders viele Möglichkeiten zu einem vertretbaren Preis (30-Tage-Testversion kostenlos) bietet und außerdem eine Verknüpfung mit der Entwicklungsumgebung Eclipse ermöglicht, ist Enterprise Architect der australischen Firma Sparx Systems. Im kostenlosen E-Learning-Kurs zu diesem Buch finden Sie eine Installationsanleitung für den Enterprise Architect. Enterprise Architect stellt einen grafischen Editor für UML-Diagramme zur Verfügung:

- »Modellieren mit dem Enterprise Architect«, S. 242

In Kombination mit der Entwicklungsumgebung Eclipse ermöglicht der Enterprise Architect ein sogenanntes *Forward Engineering*, d. h., aus dem Klassendiagramm wird automatisch ein Java-Rahmen erzeugt:

- »Forward Engineering«, S. 242

Da in einem UML-Klassendiagramm z. B. keine Methodenrümpfe eingetragen werden, müssen diese Angaben im erzeugten Java-Rahmen noch ergänzt werden. Außerdem kann es sich herausstellen, dass noch Attribute fehlen. Oft werden diese dann direkt in Java eingefügt. Korrekt wäre es, solche fehlenden Informationen im Klassendiagramm nachzutragen und dann eine neue Generierung des Java-Rahmens vorzunehmen.

Was kann bei einer neuen Generierung passieren? Frage

Wenn im generierten Code Änderungen vorgenommen wurden, dann werden diese Änderungen bei einer Neugenerierung überschrieben. Manche Software-Werkzeuge kennzeichnen durchgeführte Änderungen und schützen sie bei Neugenerierungen. Um Änderungen im Quellcode nicht »per Hand« im UML-Modell Antwort

»nachziehen« zu müssen, erlauben manche Werkzeuge ein sogenanntes *Reverse Engineering*, d. h., Änderungen im Quellcode werden im UML-Modell ebenfalls automatisch geändert:

- »Reverse Engineering «, S. 244

Round Trip Engineering ist eine Kombination von *Forward Engineering* und *Reverse Engineering*. Modell und Quellcode existieren nebeneinander und werden bei Änderungen auf der einen oder auf der anderen Seite miteinander synchronisiert.

9.1 Modellieren mit dem Enterprise Architect ***

Objektorientierte Analyse- und Entwurfsmodelle verwenden die UML-Notation. Grafische Software-Werkzeuge erlauben es, die verschiedenen UML-Diagrammarten zu erstellen.

Mithilfe eines grafischen Editors ist es möglich, UML-Modelle zu erstellen, zu ändern und weiterzuverarbeiten. Ein solches Werkzeug ist der Enterprise Architect(siehe auch SparxSystems (`http://www.sparxsystems.de/`)).

Im kostenlosen E-Learning-Kurs zu diesem Buch erfolgt eine Einführung in die Bedienung dieses Werkzeugs. Ein Klassendiagramm, bestehend aus zwei Klassen und einer Assoziation, gezeichnet mit dem Werkzeug Enterprise Architect, zeigt die Abb. 9.1-1.

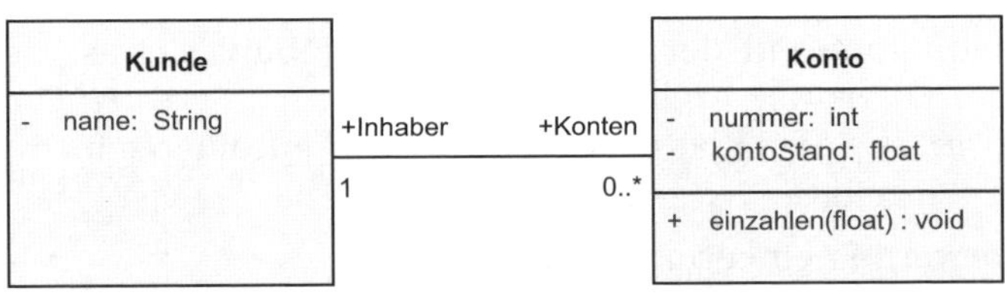

Abb. 9.1-1: Klassendiagramm Kunde – Konto.

9.2 *Forward Engineering* ***

Beim *Forward Engineering*wird aus einem objektorientierten (UML-)Modell ein Rahmen-Quellcode in einer Programmiersprache von einem Software-Werkzeug generiert.

Im kostenlosen E-Learning-Kurs zu diesem Buch wird die Bedienungsweise des Enterprise Architect (EA) gezeigt.

Beispiel 1a

Folgender Quellcode wird für die Klasse `Konto` in das Eclipse-Projekt generiert:

```
package bank;

public class Konto
{
        private int nummer;
        private float kontoStand;

        public Konto()
        {
        }

        public void finalize() throws Throwable
        {
        }

        /**
         *
         * @param betrag
         */
        public void einzahlen(float betrag)
        {
        }
}
```

Alle im Klassendiagramm angegebenen Methoden und Attribute wurden generiert. Zusätzlich wurden ein Standardkonstruktor und die Methode `finalize` angelegt.

Beispiel 1b

Für die Klasse `Kunde` wird folgender Quellcode generiert:

```
package bank;

public class Kunde
{
        private String name;
        public Konto Konten;

        public Kunde()
        {
        }

        public void finalize() throws Throwable
        {
        }
}
```

Abbildung von 1-zu-*-Assoziationen

Bei dem Quelltext von der Klasse `Kunde` fällt auf, dass die 1-zu-*-Assoziation nicht richtig abgebildet wird. Bei einer korrekten Abbildung müsste die 1-zu-*-Assoziation durch ein Attribut vom Typ Container dargestellt werden. Dies muss dem Enterprise Architect mitgeteilt werden. Im Enterprise Architect kann dazu als *Collection*-Klasse `ArrayList` ausgewählt werden.

Beispiel 1c

Im Quelltext von Kunde hat sich nun das Attribut Konten geändert:

```
public class Kunde {
...
    public java.util.ArrayList Konten;
...
```

9.3 *Reverse Engineering* ***

Beim *Reverse Engineering*wird aus einem vorhandenen Programm-Quelltext mithilfe eines Werkzeugs ein objektorientiertes Modell – i.Allg. ein UML-Klassendiagramm – automatisch erzeugt.

Mit *Reverse Engineering* ist es möglich, aus einem vorhandenen Quellprogramm ein UML-Diagramm automatisch zu erzeugen. Außerdem kann ein durch *Forward Engineering* erzeugtes Programm, das geändert und ergänzt wurde, in ein aktualisiertes UML-Diagramm zurückgewandelt werden. Im kostenlosen E-Learning-Kurs zu diesem Buch, werden die Bedienungsschritte im Enterprise Architect dazu erläutert.

Beispiel

Wird der Klasse Kunde das Attribut String wohnsitz hinzugefügt, dann entsteht nach dem *Reverse Engineering* das Diagramm der Abb. 9.3-1.

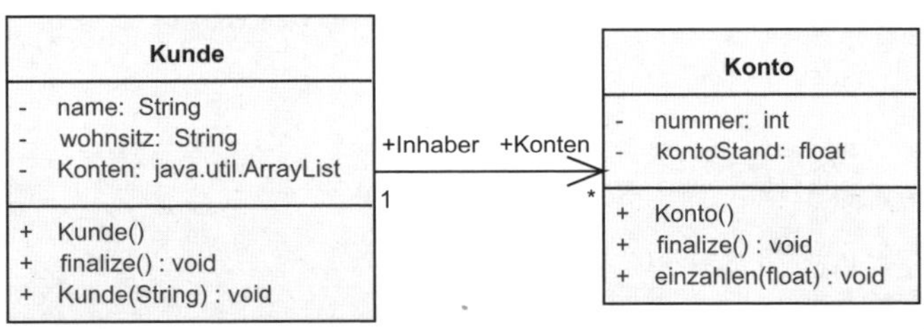

Abb. 9.3-1: Klassendiagramm Kunde – Konto nach dem *Reverse Engineering*.

Die finalize-Methoden, die während des *Forward Engineerings* durch den Enterprise Architect in den Quellcode eingefügt wurden, tauchen jetzt nach dem *Reverse Engineering* explizit im Modell auf.

10 Persistenz mit relationalen Datenbanksystemen *

langfristige Speicherung

In fast allen Anwendungen müssen Daten langfristig gespeichert werden. Statt von langfristiger Speicherung spricht man häufig auch von (Daten-) **Persistenz**. Gemeint ist, dass die Daten das Beenden des dazu gehörenden Anwendungsprogramms »überleben« sollen, also unabhängig vom laufenden Programm weiter zur Verfügung stehen sollen. Zur Realisierung der Persistenz bestehen heute vier Möglichkeiten:

- Speicherung in »flachen« Dateien *(flat files)* unter Nutzung des jeweiligen Betriebssystems.
- Speicherung in **relationalen Datenbanken** (RDB), d. h. Speicherung in Tabellenform.
- Speicherung in **XML**-Datenbanken, d. h. Speicherung in textueller Form mit semantischen Markierungen, ähnlich wie HTML- bzw. XHTML-Dokumente.
- Speicherung in **objektorientierten Datenbanken**, d. h. Speicherung in Form von Objektnetzen.

Markt: RDB

Mit über 90 Prozent Marktanteil dominieren heute relationale Datenbanken. Eine kurze Einführung in relationale Datenbanken und die Datenbanksprache SQL finden Sie hier:

- »Relationale Datenbanksysteme und SQL«, S. 246

Java-DB

Die Open-Source-Datenbank **Java DB** ist eine in Java implementierte relationale Datenbank, die seit Java 6 Bestandteil des JDK ist und einfach in eigene Programme eingebunden werden kann. Diese Datenbank wird hier benutzt, um die Anbindung an Java-Programme zu zeigen (siehe auch Fallstudie »Betriebswirtschaftlich/administrative Anwendungen«, S. 295).

Hinweise zur Installation, Einbindung in Eclipse und Nutzung von Java DB finden Sie im kostenlosen E-Learning-Kurs zu diesem Buch.

ODBC/JDBC

Will man über klassische oder objektorientierte Programmiersprachen auf relationale Datenbanken zugreifen, dann verwendet man in der Regel bei klassischen Programmiersprachen einen sogenannten **ODBC**-Treiber und beim Zugriff über Java einen **JDBC**-Treiber. Dadurch ist man unabhängig von den proprietären Schnittstellen der einzelnen Datenbank-Hersteller. Der Zugriff von Java aus wird hier beschrieben:

- »Datenbankzugriff per JDBC«, S. 250

Durch die Verwendung des so genannten *Data Access Object*-Musters ist es möglich, Anwendungssysteme mit einer »sauberen« Aufbaustruktur bei der Verwendung relationaler Datenbanksysteme zu erstellen:

- »Das einfache DAO-Muster«, S. 256
- »Das komplexe DAO-Muster«, S. 263

Ein weiterer Ansatz besteht in der Verwendung der JPA (*Java Persistence API*). JPA definiert eine Schnittstelle für Java-Anwendungen, um eine Abbildung zwischen Daten aus einer relationalen Datenbank und (Hauptspeicher-) Objekten herzustellen:

- »JPA: das Java Persistence API«, S. 270

10.1 Relationale Datenbanksysteme und SQL **

In relationalen Datenbanken (RDB) werden Daten in Tabellen gespeichert. Jede Tabelle besteht aus Spalten. Jeder Spalte wird ein Spaltenname und ein Datentyp zugeordnet. In die Spalten können dann Daten des entsprechenden Datentyps eingetragen werden. Die Verwaltung einer relationalen Datenbank geschieht mit der Sprache SQL. Mit SQL können Tabellen angelegt, gelöscht und modifiziert werden. Ist eine Tabelle angelegt, dann können Daten eingetragen und vorhandene Daten nach Kriterien gesucht und abgefragt werden.

Relationale Datenbanken (RDB) speichern Daten in Form von Relationen. **Relationen** werden über mehrere Attribute definiert und können beliebig viele **Tupel** enthalten. Sie können sich die Begriffe Relation, Tupel und Attribut bildlich annähernd mithilfe von Tabellen vorstellen. Eine Relation entspricht einer **Tabelle**, die Attribute stellen die **Spalten**, die Tupel die **Zeilen** einer Tabelle dar.

Beispiel 1

Eine Tabelle `benutzer` zum Speichern von Benutzerdaten kann – wie in Abb. 10.1-1 dargestellt – aussehen.

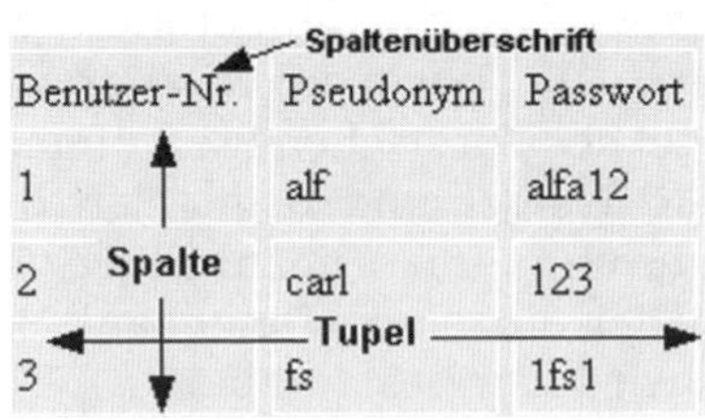

Abb. 10.1-1: So sieht eine Beispieltabelle für die Benutzerverwaltung aus.

SQL

Das Erzeugen, Löschen und Manipulieren von Tabellen und Tabelleninhalten geschieht in der Regel mit der Datenbanksprache **SQL** *(structured query language).*

verschiedene RDBs

Im Markt gibt es eine ganze Anzahl von relationalen Datenbanken unterschiedlicher Hersteller. Bekannte Datenbanken sind **DB2** von IBM, **Oracle** von der Firma Oracle, **SQL Server** von Microsoft und **MySQL** *(Open Source)* von Sun Microsystems.

Java DB

Neben diesen »Mainstream-Datenbanken« gibt es eine große Anzahl weiterer relationaler Datenbanksysteme, die oft für spezielle Zwecke entwickelt wurden. Ein solches System ist das Open-Source-Datenbanksystem **Java DB**. Java DB ist seit Java 6 ein Bestandteil der JDK-Installation. Vor der Karriere im JDK war Java DB auch schon unter den Namen »Cloudscape« und »Apache Derby« bekannt; das Datenbankprojekt wurde ursprünglich von IBM ins Leben gerufen, dann an die Apache Software Foundation abgegeben. Es wird dort auch heute noch weiter entwickelt (siehe Apache Derby (`http://db.apache.org/derby/index.html`)). Das Besondere an Java DB ist die Tatsache, dass das Datenbanksystem selbst ein (sehr schlankes) Java-Programm ist und daher besonders einfach in eigene Java-Anwendungen eingebettet werden kann.

Die nachfolgenden Aussagen gelten allgemein für relationale Datenbanksysteme. An einigen Stellen wird jedoch auch Besonderheiten von Java DB hingewiesen.

Syntaxnotation

Folgende Syntaxnotation wird im Weiteren verwendet:
| = oder, *[ ]* = optional, *{}* = Auswahl notwendig, *+* = kann wiederholt werden, ... = Liste (Elemente durch "," getrennt), *A ::= B* (*A* definiert durch *B*), *Platzhalter* (Nicht-Terminalsymbol).

Datentypen & ihre Repräsentation

SQL verfügt – im Gegensatz zu klassischen Programmiersprachen – über eine große Anzahl von einfachen Datentypen. In SQL lassen sich aber nur begrenzt eigene Datentypen definieren. Die wichtigsten einfachen Datentypen sind:

exakt numerisch

- *{*`integer` *|* `int` *}*: in der Regel 4 Bytes, z. B. `-123457`
- `smallint`: in der Regel 2 Bytes, z. B. `4321`
- `numeric(p,q)`: Dezimalzahl mit *genau* `p` Stellen, davon `q` hinter dem Dezimalpunkt, z. B. `-1234.56`
- `decimal(p,q)`: Dezimalzahl mit *mindestens* `p` Stellen, davon `q` hinter dem Dezimalpunkt, z. B. `1789.2`

angenähert numerisch

- `real`: Gleitpunktzahl, einfache Genauigkeit, z. B. `3456.123`
- `double precision`: Gleitpunktzahl, doppelte Genauigkeit, z. B. `-98765.8798`
- `float(p)`: Gleitpunktzahl, mindestens `p` Stellen Genauigkeit, z. B. `3.97E+9`

Zeichenketten

- {character / char }(n): Zeichenkette mit genau n Zeichen, z.B. 'Hallo'
- {character varying / varchar }(n): Zeichenketten mit höchstens n Zeichen, z.B. 'Herbert Müller'
- {character large object / clob }(n): Umfangreiche Texte. n = ganze Zahl optional gefolgt von K (Kilo), M (Mega) oder G (Giga)

Bitketten

- bit(n): Bitketten mit genau n Bits, z.B. B'1101'
- bit varying(n): Bitketten mit höchstens n Bits, z.B. X'F408'
- {binary large object / blob }[(n)]: Zur Speicherung großer Binärobjekte. n = Anzahl Bytes optional gefolgt von K (Kilo), M (Mega) oder G (Giga), z.B. blob(2K)

logischer Datentyp

- boolean: Wahrheitswerte true und false sowie unknown, z.B. 'true'

Datum & Uhrzeit

- date: Kalenderdaten von Jahr 1 bis Jahr 9999, z.B. date'2008-02-04'
- time(p): Uhrzeit in Stunden, Minuten, Sekunden, wobei die Sekunden noch p Stellen nach dem Komma haben, z.B. time'10:22:06.35'
- timestamp(p): Datum und Uhrzeit, z.B. timestamp'2008-07-30 11:12'

Java DB

Nicht alle Datenbanksysteme stellen genau die oben genannte Menge an Datentypen bereit: So entfallen bei einigen Datenbanksystemen die datenspezifischen Präfixe date und time. Java DB verwendet den Datentyp numeric synonym zu decimal und float synonym zu real bzw. double precision (je nach angegebener Genauigkeit). Statt der Datentypen bit(n) und bit varying(n) stehen spezielle Arten von Zeichenketten für Bits char for bit data bzw. varchar for bit data zur Verfügung. Ein Datentyp boolean existiert nicht. Darüber hinaus gibt es in Java DB einige weitere Datentypen; eine Übersicht finden Sie auf der Apache Derby Website (http://db.apache.org/derby/index.html).

Anlegen einer Tabelle

Mit dem Befehl create table wird eine Tabelle angelegt. Die Syntax sieht im einfachsten Fall wie folgt aus:

```
create table tabellenname (spaltendefinition...)
```

Eine Spaltendefinition sieht folgendermaßen aus:

```
spaltendefinition ::= spaltenname typangabe [spaltenintegritäts-
regel...]
```

Spaltenintegrität bedeutet, dass in der jeweiligen Spalte nur zulässige Werte eingetragen sind. Die Spaltenintegritätsregel ist optional. Oft wird not null angegeben, um sicherzustellen, dass in dieser Spalte ein Wert stehen muss (Muss-Feld).

In einer Tabelle sollte jeder Datensatz eindeutig identifizierbar sein, um Inkonsistenzen innerhalb des Datenbestandes zu vermeiden. Hierzu muss mindestens eine Spalte als **Primärschlüssel** gekennzeichnet werden. Primärschlüssel

Wenn *keine* einzelne Spalte oder Kombination von Spalten einen Datensatz eindeutig definiert, dann definiert man oft künstlich einen Primärschlüssel durch das Hinzufügen einer neuen Spalte.

Beispiel 2

Eine Tabelle mit den Spalten Name und Vorname enthält Mitarbeiterdaten. Heißen zwei Mitarbeiter Heinz Müller, dann können Sie *nicht* unterschieden werden. Um die eindeutige Identifizierbarkeit sicherzustellen, kann man eine Spalte Personalnummer hinzufügen. Für den ersten Heinz Müller lautet sie dann z. B. 4711 und für den zweiten Heinz Müller 4812.

Die Spalten, die den Primärschlüssel bilden, können innerhalb der create table-Anweisung durch not null primary key gekennzeichnet werden.

Beispiel 3

Die Tabelle benutzer aus Beispiel 1 kann durch folgenden create-Befehl erzeugt werden:

```
create table benutzer
( benutzernr  integer not null primary key,
  pseudonym char varying(10) not null,
  passwort     char varying(6) not null
);
```

Liste aller Tabellen

Eine Liste aller angelegten Tabellen einer Datenbank erhalten Sie bei der Datenbank JavaDB mit dem folgenden Befehl:

```
select * from sys.systables
```

Dieser Befehl ist *kein* SQL-Standard und lautet bei jedem Datenbanksystem anders.

Eintragen von Daten

In eine vorhandene Tabelle können mit dem insert-Befehl Daten, d. h. Tabellenzeilen, eingetragen werden. Die Syntax sieht folgendermaßen aus:

insert into *tabelle [(spaltenname...)]* values (*wert...*)

Die Anzahl der Spaltenangaben muss mit der Anzahl der Werteangaben übereinstimmen. Fehlen die Spaltenangaben, dann erfolgt die Zuordnung der Werte entsprechend dem create-Befehl.

Beispiel 4

Die in Beispiel 3 erzeugte Tabelle benutzer wird mit folgenden Befehlen gefüllt:

```
insert into benutzer (benutzernr, pseudonym, passwort)
   values (1, 'alf','alfa12');
insert into benutzer (benutzernr, pseudonym, passwort)
   values  (2, 'carl','123');
```

```
insert into  benutzer (benutzernr, pseudonym, passwort)
   values  (3, 'fs','1fs1');
```

Lesen von Daten

Der SQL-`select`-Befehl ermöglicht es, alle Daten oder Daten, die bestimmten **Suchkriterien** entsprechen, aus Tabellen zu lesen. Die grundlegende Syntax lautet:

`select * from` *`tabelle`* `where` *`ausdruck`*

Der Stern (*) hinter `select` gibt an, dass die Werte aller Spalten angezeigt werden sollen. Fehlt `where` *`ausdruck`*, dann wird der komplette Tabelleninhalt ausgegeben.

Beispiel 5

Alle Daten der Tabelle `benutzer` werden durch folgenden Befehl ausgeben:

```
select * from benutzer;
```

Wenn nur der oder die Benutzer mit dem Pseudonym 'alf' gewünscht werden, kann hinter dem Schlüsselwort `where` eine einschränkende Bedingung angegeben werden:

```
select * from benutzer where pseudonym='alf';
```

10.2 Datenbankzugriff per JDBC **

Java-Programme können über einen JDBC-Treiber auf relationale Datenbanken lesend und schreibend zugreifen. Nach Einbindung des Treibers (*Driver*) kann eine Verbindung (*Connection*) zur Datenbank aufgebaut werden. Über diese können Anweisungen in Form von SQL-Befehlen geschickt werden. Die Ausführung einer lesenden Anweisung liefert in der Regel eine Ergebnismenge (*ResultSet*), welche die gewünschten Datensätze enthält.

JDBC

Java-Programme können über **JDBC** *(Java Database Connectivity)* mit relationalen Datenbanken kommunizieren. JDBC ist eine Anwendungs-Programmierschnittstelle (API = *Application Programming Interface*). Sie besteht aus Klassen und Schnittstellen, die in den Paketen `java.sql` und `javax.sql` zusammengefasst sind.

JDBC-Treiber

Ziel des **JDBC-API** ist es, einen konsistenten und standardisierten Zugriff auf Datenbanken unterschiedlicher Hersteller zu ermöglichen. Datenbankhersteller stellen für ihre Datenbanken JDBC-Treiber *(driver)* zur Verfügung, die es erlauben eine Verbindung zur jeweiligen Datenbank herzustellen und über diese Verbindung die Datenbank abzufragen und zu aktualisieren. Den Zugriff auf eine Datenbank von Java-Programmen aus zeigt die Abb. 10.2-1.

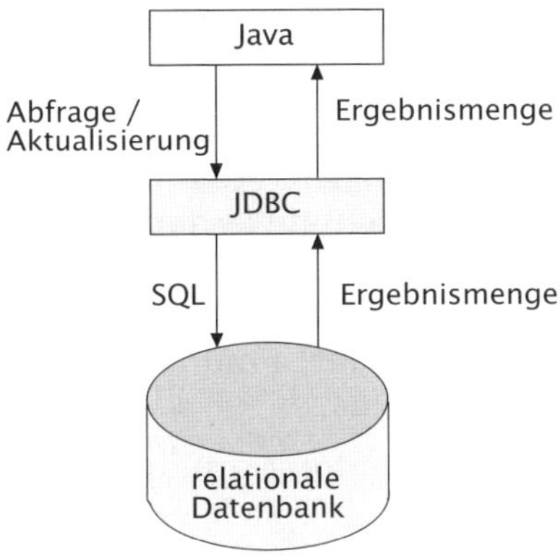

Abb. 10.2-1: So sieht der Zugriff eines Java-Programms über die JDBC-Schnittstelle auf eine relationale Datenbank aus.

Nutzung von JDBC

Zur Einbindung und Nutzung relationaler Datenbanken über JDBC sind mehrere Schritte erforderlich. Bei der Durchführung dieser Schritte lernen Sie gleichzeitig die fünf wichtigsten JDBC-Klassen und Schnittstellen kennen (siehe auch nachfolgende Beispiele):

1 Der JDBC-Treiber liegt als datenbankspezifische Klasse vor, die geladen und registriert werden muss. Dies geschieht mit Hilfe der Klasse `DriverManager` durch Übergabe des Namens der Treiberklasse an die Klassenmethode `Class.forName()`. Hinweis: Damit die Klasse gefunden wird, muss sie im Klassenpfad vorhanden sein.
2 Jetzt kann eine Verbindung zum Datenbanksystem aufgebaut werden. Die Verbindung ist ein Objekt aus einer datenbankspezifischen Klasse, die die Schnittstelle `Connection` implementiert. Das Objekt wird unter Verwendung der Klassenmethode `DriverManager.getConnection()` erzeugt wird.
3 Aufbauend auf dem `Connection`-Objekt kann jetzt ein Objekt aus der einer datenbankspezifischen Klasse erzeugt werden, die die Schnittstelle `Statement` implementiert. Das `Statement`-Objekt kann später SQL-Anweisungen aufnehmen.
4 Jetzt kann eine Anweisung an das Datenbanksystem gesendet werden. Anweisungen zum Lesen von Datensätzen werden durch `statement.executeQuery()` an das Datenbanksystem geschickt. Die Ergebnismenge wird in Form eines Objekts der Klasse `ResultSet` zurückgegeben. Sollen neue Datensätze in die Datenbank geschrieben oder bestehende Datensätze gelöscht oder verändert werden, so kann das mittels `statement.executeUpdate()` erfolgen.

Installieren Sie für Ihr Datenbanksystem einen JDBC-Treiber.

Verbindung zum Datenbanksystem

Verbindungsaufbau & -abbau

Um SQL-Befehle an eine Datenbank schicken zu können, muss zunächst eine Verbindung zur Datenbank hergestellt werden. Auch wenn die Verbindungsherstellung nur wenige Codezeilen umfasst, sollte darauf geachtet werden, für jede Anwendung *nur einmal* eine Verbindung herzustellen, da der Verbindungsaufbau viel Laufzeit beansprucht. Dieselbe Verbindung sollte immer wieder genutzt werden und erst mit Beendigung der Anwendung selbst geschlossen werden.

Beim Versuch eine Verbindung aufzubauen, können verschiedene Probleme auftreten, die sich in Form von *Exceptions* bemerkbar machen. So erhalten Sie z. B. eine `ClassNotFoundException`, wenn die Treiberklasse nicht gefunden wurde. Eine `SqlException` tritt auf, wenn beim Verbindungsaufbau selbst Probleme aufgetreten sind, weil z. B. das Datenbanksystem nicht betriebsbereit ist.

Die nachfolgenden Codeausschnitte stammen alle aus der Klasse `DBTest`. Den vollständigen Quellcode finden Sie im kostenlosen E-Learning-Kurs zu diesem Buch.

Beispiel 1

DBTest

```
package de.w3l.db;

import java.sql.Connection;
import java.sql.DriverManager;
import java.sql.PreparedStatement;
import java.sql.ResultSet;
import java.sql.Statement;

public class DBTest
{
  public static void main(String[] args)
  {
        // Herstellen einer Verbindung zur Datenbank
        Connection verbindung;
        try
        {
          // 1. Schritt: Einbinden des JDBC-Treibers Binden
        // Sie an dieser Stelle den Treiber für die von
        // Ihnen verwendete Datenbank ein. Hier wird Java DB
        // ("Derby") verwendet.

          Class.forName("org.apache.derby.jdbc.ClientDriver");

         // 2. Schritt: Spezifizieren der Verbindung
         // (Connection). Im Beispiel wird die Datenbank
         // "Test" genutzt, die auf dem lokalen Rechner
         // liegt. Verwenden Sie den Rechnernamen, wenn Ihre
         // Datenbank auf einem entfernten Rechner liegt.

          verbindung = DriverManager.getConnection(
                            "jdbc:derby://localhost:1527/Test",
```

```
                              "benutzer", "kennwort");

        // Jetzt können über die Verbindung SQL-Befehle als
        // Statement-Objekte abgesetzt werden.
        //...
        // Bevor die Anwendung beendet wird, sollte die
        // Verbindung wieder geschlossen werden.

          verbindung.close();
        }
        catch (Exception ex)
        {
          ex.printStackTrace();
        }
    }
}
```

Schreibender Zugriff

Um neue Datensätze einzufügen oder vorhandene Datensätze zu ändern oder zu löschen, ist ein schreibender Zugriff erforderlich. Die entsprechenden SQL-Befehle `insert`, `update` und `delete` können über ein `Statement`-Objekt mittels `executeUpdate()` an das Datenbanksystem geschickt werden. `executeUpdate()` liefert die Anzahl der geschriebenen/veränderten/gelöschten Datensätze als `int`-Wert zurück.

Beim schreibenden Zugriff können Probleme auftreten, die sich in Form von Objekten aus der Klasse `SQLException` bemerkbar machen.

Hinweis zur Groß-/Kleinschreibung

Um SQL-Schlüsselwörter von Java-Schlüsselwörtern zu unterscheiden, werden alle SQL-Schlüsselwörter im folgenden Programmcode in Großbuchstaben geschrieben.

Beispiel 2

In den folgenden Beispielen wird eine einfache Beispieldatenbank implementiert, die nur eine einzige Tabelle `benutzer` enthält. Die Tabelle hat nur drei Spalten, nämlich `Benutzernr` als Integer-Zahl, `Pseudonym` als Zeichenkette mit maximal 10 Zeichen und `Passwort` als Zeichenkette mit maximal 6 Buchstaben (Abb. 10.2-2). Wie eine entsprechende Tabelle angelegt werden kann, ist im Kapitel »Relationale Datenbanksysteme und SQL«, S. 246, beschrieben.

`insert`

Zunächst sollen zwei neue Datensätze in die Datenbank eingefügt werden: `(1, alf, alfa12)` und `(2, carl, 123)`. Der folgende Programmcode ergänzt die Klasse `DBTest` aus dem Beispiel 1. Auch hier können `SQLExceptions` auftreten, z. B. wenn

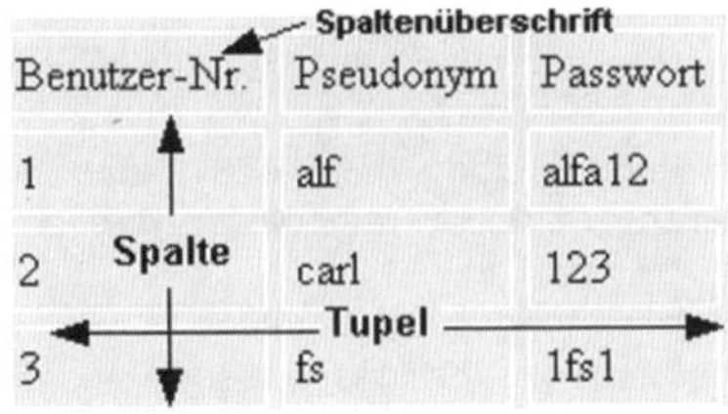

Abb. 10.2-2: So sieht eine Beispieltabelle für die Benutzerverwaltung aus.

es beim Einfügen zur Verletzung einer Primärschlüsselbedingung kommt.

DBTest

```
// INSERT
// Zunächst ein Statement-Objekt erzeugen
Statement insertStatement =
   verbindung.createStatement();

 // Jetzt kann ein SQL-Befehl mit Hilfe des Statements
 // ausgeführt werden

int anzahlDatensaetze =
   insertStatement.executeUpdate(
      "INSERT INTO benutzer VALUES(1,'alf', 'alfa12')");
System.out.println(anzahlDatensaetze
   + " Datensatz eingefügt");

 // Ein PreparedStatement ist ein Statement mit
 // Platzhaltern, die später durch Werte ersetzt werden
 // können. Außerdem kann es PreparedStatement Vorteile
 // hinsichtlich der Performance von Datenbankabfragen
 // bieten, wenn dieselbe Abfrage mit unterschiedlichen
 // Werten für die Platzhalter mehrfach verwendet wird.

PreparedStatement prepStatement =
   verbindung.prepareStatement(
      "INSERT INTO benutzer VALUES(?,?,?)");

 // Jetzt werden die Platzhalter für Platz 1...3 gefüllt

prepStatement.setInt(1, 2);
prepStatement.setString(2, "carl");
prepStatement.setString(3, "123");

// Jetzt in die Datenbank einfügen
anzahlDatensaetze = prepStatement.executeUpdate();
System.out.println(anzahlDatensaetze
   + " Datensatz eingefügt");
```

Beispiel 3 update

In diesem Schritt soll das Passwort des Benutzers mit dem Pseudonym `carl` verändert werden. Dies geschieht unter Verwendung des SQL-Befehls `update`. Fehler machen sich wieder durch Objekte aus `SQLException` bemerkbar. Der Programmcode ergänzt das Beispiel 2.

DBTest

```
// UPDATE
// Das Kennwort von carl soll verändert werden
Statement updateStatement =
   verbindung.createStatement();

// SQL-Befehl UPDATE ausführen
anzahlDatensaetze =
   updateStatement.executeUpdate(
         "UPDATE benutzer SET passwort = 'geheim'"
         + " WHERE pseudonym = 'carl'");
System.out.println(anzahlDatensaetze
   + " Datensatz aktualisiert.");
```

delete

Das Löschen von vorhandenen Datensätzen verwendet den SQL-Befehl `delete`. Auch hier bestehen natürlich wieder Fehlermöglichkeiten, die sich in Form von `SQLExceptions` äußern.

Beispiel 4

DBTest

```
// DELETE
// Alle Datensätze sollen gelöscht werden
Statement deleteStatement =
   verbindung.createStatement();

// SQL-Befehl DELETE ausführen
anzahlDatensaetze =  deleteStatement
     .executeUpdate("DELETE FROM benutzer");
System.out.println(anzahlDatensaetze
   + " Datensätze gelöscht.");
```

Lesender Zugriff

Um vorhandene Datensätze aus einer Tabelle zu lesen, ist ein lesender Zugriff erforderlich. Der entsprechende SQL-Befehl `select` kann über ein `Statement`-Objekt mittels `executeQuery()` an das Datenbanksystem geschickt werden. Zurück geliefert wird ein `ResultSet`-Objekt, das die Datensätze enthält, welche die Ergebnismenge der Abfrage bilden. Ein beweglicher Zeiger (*Cursor*) zeigt immer auf genau einen Datensatz in der Ergebnismenge. Initial steht der Cursor *vor* dem ersten Datensatz der Ergebnismenge. Durch diese Vereinbarung hat der Cursor eine definierte Position, auch wenn die Ergebnismenge leer ist.

Durch die Methode `next()` kann der Cursor um einen Datensatz weiter geschoben werden. Falls kein gültiger Datensatz folgt, liefert die Methode `false` zurück. Mittels verschiedener `get`-Methoden (unterschiedlich je nach Datentyp des gewünschten Feldes) kann auf die Felder eines Datensatzes zugegriffen werden. Dabei kann das gewünschte Feld entweder über die Spaltennummer in der Tabelle oder über seinen Namen spezifiziert werden.

Beispiel 5: select

DBTest

Es sollen die Daten des Benutzers mit der Benutzernummer 2 gelesen werden.

```
 // SELECT
 // Benutzer mit Nummer 2 soll ausgegeben werden

Statement selectStatement =
   verbindung.createStatement();

 // SELECT ausführen. Ergebnis ist ein ResultSet

ResultSet ergebnis = selectStatement.executeQuery(
      "SELECT * FROM benutzer WHERE benutzernr = 2");

 // Zuerst steht man vor dem ersten Datensatz des
 // Ergebnisses. Daher kann mindestens einmal mit
 // next() vorgerückt werden.

while (ergebnis.next())
{
   System.out.print("Datensatz: ");
   System.out.print(ergebnis.getInt(1) + ", ");
   // Zugriff über Index
   System.out.print(ergebnis.getString("pseudonym")
      + ", "); // Zugriff über Feldnamen
   System.out.println(ergebnis.getString(3));
}

 // Am Ende wird das ResultSet automatisch geschlossen.
 // Wenn man Ressourcen früher freigeben will, kann es
 // auch 'von Hand' durch close() geschlossen werden.

ergebnis.close();
```

Lassen Sie das Programm auf Ihrem Computersystem ablaufen.

10.3 Das einfache DAO-Muster **

Das DAO-Muster ermöglicht es, die Schichten Fachkonzept und Datenhaltung zu entkoppeln. Durch das Einkapseln der Datenhaltungsschicht muss bei der Realisierung des Fachkonzepts nicht berücksichtigt werden, in welcher Form, mit welcher Technik oder gar mit welchem konkreten Produkt die Datenhaltung vorgenommen wird.

Hinweis

Das hier beschriebene *Data Access Object*-Muster (**DAO-Muster**) darf *nicht* mit dem (fast) identisch benannten Konstrukt der *Data Access Objects* der Firma Microsoft verwechselt werden. Bei Microsoft handelt es sich um eine Schnittstellen-Bibliothek, die Methoden für den Zugriff auf Daten und Strukturen von Datenbanken, speziell Microsoft Access, zur Verfügung stellt.

Das Prinzip der Schichtenbildung

Ein Prinzip bei der Architektur von Softwaresystemen ist die Bildung von Schichten. Ziel ist es, die Komplexität eines Systems dadurch beherrschbarer zu machen, indem man die Funktionalitäten des Systems in unterschiedlichen Schichten erbringen lässt. Zwischen den Schichten gibt es festgelegte Zugriffsregeln. Wie eine Schicht ihre Aufgabe erledigt, ist für andere Schichten nicht relevant. Andere Schichten müssen nur wissen, auf welche Art und Weise die bereitgestellte Funktionalität genutzt werden kann.

Bei dialogorientierten Anwendungen, die eine dauerhafte Datenhaltung erfordern, werden im Regelfall mindestens die drei Schichten »Benutzungsoberfläche«, »Fachkonzept« (auch »Anwendungslogik« oder »Applikationslogik«) und »Datenhaltung« unterschieden. Es wird dann von einer **Drei-Schichten-Architektur** gesprochen (siehe auch »AVplus – Architektur und Komponenten«, S. 307).

Das DAO-Muster, das zu den *Core J2EE Patterns* zählt, kann zur Entkopplung zwischen Fachkonzeptschicht und Datenhaltungsschicht verwendet werden (siehe Website Sun DAO (`http://java.sun.com/blueprints/corej2eepatterns/Patterns/DataAccessObject.html`)).

Das DAO-Muster dient dazu, für alle Klassen des Fachkonzepts, deren Objekte dauerhaft gespeichert werden sollen, eine Trennung zwischen der Realisierung des Fachkonzepts solcher Klassen und der Realisierung der Datenspeicherung vorzunehmen.

Einfaches DAO-Muster

In der Grundform (Abb. 10.3-1) existiert zu jeder `Fachkonzeptklasse` eine entsprechende DAO-Klasse (`FachkonzeptklasseDAO`), die die Methoden zum Erzeugen (`create()`), Lesen (`read()`), Aktualisieren (`update()`) und Löschen (`delete()`) eines Fachkonzeptklasse-Objekts im persistenten Speicher, also in der `Datenquelle`, bereitstellt. Die DAO-Klasse trennt damit die Fachkonzeptklasse von der Datenquelle. Zusammengefasst werden die vier Methoden nach ihren Anfangsbuchstaben häufig auch als »CRUD-Methoden« bezeichnet.

Beispiel

Das DAO-Muster soll am Beispiel der einfachen Fachklasse `Benutzer` gezeigt werden, die lediglich über die drei zu spei-

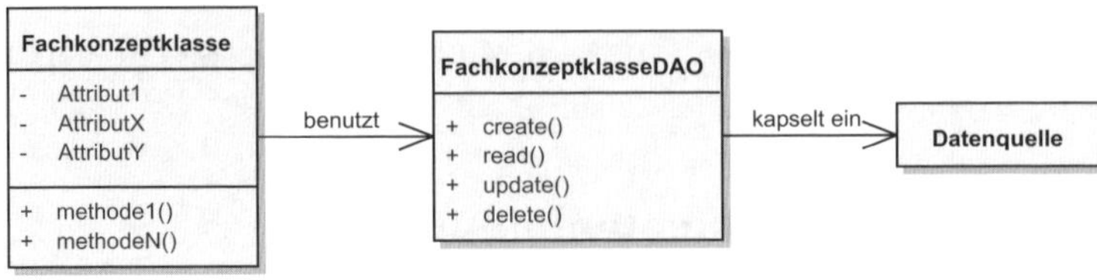

Abb. 10.3-1: Klassendiagramm Einfaches DAO-Muster.

chernden Attribute benutzernr, pseudonym und passwort verfügt. Eine entsprechende Tabelle und ein einfaches Testprogramm zum Zugriff per **JDBC** wurden bereits in Kapitel »Datenbankzugriff per JDBC«, S. 250, vorgestellt.

Zur Fachklasse Benutzer gehört die DAO-Klasse BenutzerDAO. Da Objekte dieser Klasse die Verbindung zur Datenbank aufbauen, wird BenutzerDAO im Beispiel als **Singleton** implementiert, d. h., es gibt für alle Benutzer-Objekte gemeinsam nur ein BenutzerDAO-Objekt. Über ein privates Attribut meinDAO merkt sich ein Benutzer-Objekt, ob es schon Zugriff auf ein DAO-Objekt hat. Nur wenn dies der Fall ist, sind die Daten des entsprechenden Benutzers auch schon in der Datenbank vorhanden. Da benutzernr eindeutiger Schlüssel für Benutzer-Objekte sein soll, dürfen Benutzernummern nachträglich nicht verändert werden.

Nachfolgend sehen Sie zunächst die Klasse Benutzer in Ausschnitten:

Benutzer

```
package de.w3l.db.anwendungslogik;
import de.w3l.db.datenhaltung.*;

public class Benutzer
{
     // Es folgen die Attribute eines Benutzers. Ein
     // Benutzer-Objekt soll mit all seinen Attributen
     // peramenent gespeichert werden können

  private int benutzernr;
  private String pseudonym;
  private String passwort;

     //  Wenn meinDAO!= null ist, dann wurde das Objekt
     // gespeichert

  private BenutzerDAO meinDAO = null;

     // Der parameterlose Standardkonstruktor steht nur für
     // interne Zwecke zur Verfügung.

  private Benutzer()   { }
```

```
    // CREATE Der parametrisierte Konstruktor erzeugt nicht
    // nur einen neuen Benutzer im Hauptspeicher, sondern
    // muss auch veranlassen, dass dieser in die Datenbank
    // geschrieben wird.

  public Benutzer(int benutzernr, String pseudonym,
         String passwort)
  {

    // Falls irgendein Attribut Einschränkungen hat, sollten
    // wir diese hier eigentlich überwachen.

        this.benutzernr = benutzernr;
        this.pseudonym = pseudonym;
        this.passwort = passwort;

        // Jetzt muss BenutzerDAO sich ums Speichern kümmern.
        meinDAO = BenutzerDAO.getInstance();
        meinDAO.create(this);
  }

    // UPDATE Ein Beispiel für eine SET-Methode. Es darf
    // nicht nur das Objekt im Hauptspeicher geändert
    // werden, sondern auch die entsprechende Zeile in der
    // Datenbank muss aktualisiert werden.

  public void setPassword(String neuesPasswort)
  {
        this.passwort = neuesPasswort;

    // Man kann nur in der DB aktualisieren, wenn das Objekt
    // auch in der Datenbank vorhanden ist.

        if (meinDAO!= null) meinDAO.update(this);
  }
...

    // READ Ein Benutzer-Objekt, das noch nicht im
    // Hauptspeicher ist, wird aus der Datenbank gelesen.
    // Zugriff erfolgt über den Schlüssel benutzernr. Es
    // handelt sich um eine Klassenmethode, da am Anfang
    // noch kein Objekt vorhanden ist. Wenn NULL
    // zurückgeliefert wird, ist das Objekt in der Datenbank
    // nicht vorhanden.

  public static Benutzer finden(int benutzernr)
  {
        Benutzer b = new Benutzer();
        b.benutzernr = benutzernr;
        b = BenutzerDAO.getInstance().read(b);

    // Wenn ein Benutzer zurückgeliefert wird, dann ist er
    // auch in der Datenbank. Also wird dann meinDAO auf das
    // BenutzerDAO-Objekt gesetzt.
```

```
        if (b!= null)
          b.meinDAO = BenutzerDAO.getInstance();
        return b;
  }

     // DELETE Wenn wir ein Objekt dauerhaft nicht mehr haben
     // wollen, muss das auch der Datenbank mitgeteilt  werden.

  public void loeschen()
  {
        BenutzerDAO.getInstance().delete(this);
  }
...
}
```

BenutzerDAO

Die Aufgabe von BenutzerDAO ist es, den Kontakt mit der Datenbank herzustellen und die gewünschten »CRUD«-Operationen zu realisieren:

BenutzerDAO

```
package de.w3l.db.datenhaltung;
import java.sql.Connection;
import java.sql.DriverManager;
import java.sql.PreparedStatement;
import java.sql.ResultSet;
import de.w3l.db.anwendungslogik.Benutzer;

public class BenutzerDAO
{
  private static BenutzerDAO dasBenutzerDAO =
          new BenutzerDAO();
  private Connection dbVerbindung;

  private BenutzerDAO()
  {
        try
        {
          // Herstellen einer Verbindung zur Datenbank
          // 1. Schritt: Einbinden des JDBC-Treibers
          Class.forName("org.apache.derby.jdbc.ClientDriver");

          // 2. Schritt: Spezifizieren der Verbindung
          dbVerbindung = DriverManager.getConnection(
                        "jdbc:derby://localhost:1527/Test",
                        "benutzer", "kennwort");
        }
        catch (Exception ex) {  ex.printStackTrace(); }
  }

     // Es soll nur ein BenutzerDAO-Objekt geben, da wir
     // sonst mehrere Verbindungen zur Datenbank gebrauchen.
     // BenutzerDAO wird daher als Singleton implementiert.

  public static BenutzerDAO getInstance()
  {
        return dasBenutzerDAO;
```

```
}

// Jetzt kommen die CRUD-Methoden
public void create(Benutzer b)
{
      try
      {
        PreparedStatement prepStatement =
                dbVerbindung.prepareStatement(
                 "INSERT INTO benutzer VALUES(?,?,?)");
        prepStatement.setInt(1, b.getBenutzernr());
        prepStatement.setString(2, b.getPseudonym());
        prepStatement.setString(3, b.getPasswort());
        prepStatement.executeUpdate();
      }
      catch (Exception ex)
      {
        ex.printStackTrace();
      }
}

   // Suchen einen Benutzers in der Datenbank. Parameter b
   // ist ein Benutzerobjekt, das zunächst nur den
   // gesuchten Schlüssel enthält, in das später aber die
   // gefundenen Daten eingefüllt werden können. Auf diese
   // Weise kann verhindert werden, dass BenutzerDAO den
   // Konstruktor aus Benutzer aufrufen muss, was wiederum
   // zum erneuten Speichern des Datensatzes führen würde.

public Benutzer read(Benutzer b)
{
      try
      {
        PreparedStatement prepStatement =
                dbVerbindung.prepareStatement(""
                        + "SELECT pseudonym, passwort FROM "
                        + "benutzer WHERE benutzernr =?");
        prepStatement.setInt(1, b.getBenutzernr());
        ResultSet ergebnis = prepStatement.executeQuery();

       // Es kann nur maximal einen Ergebnisdatensatz geben.

        if (ergebnis.next())
        {
              b.setPseudonym(ergebnis.getString(1));
              b.setPassword(ergebnis.getString(2));
              return b;
        }
      }
      catch (Exception ex)
      {
        ex.printStackTrace();
      }

   // Wenn man hier ankommt, wurde der Datensatz nicht
```

```
    // gefunden. Dann wird NULL zurück geliefert
        return null;
  }

  public void update(Benutzer b)
  {
        try
        {
          PreparedStatement prepStatement =
                  dbVerbindung.prepareStatement(
                   "UPDATE benutzer SET pseudonym =?, "
                         + "passwort =? WHERE benutzernr =?");
          prepStatement.setInt(3, b.getBenutzernr());
          prepStatement.setString(1, b.getPseudonym());
          prepStatement.setString(2, b.getPasswort());
          prepStatement.executeUpdate();
        }
        catch (Exception ex) {  ex.printStackTrace(); }
  }

  public void delete(Benutzer b)
  {
        try
        {
          PreparedStatement prepStatement =
                  dbVerbindung.prepareStatement(
                   "DELETE FROM benutzer WHERE benutzernr =?");
          prepStatement.setInt(1, b.getBenutzernr());
          prepStatement.executeUpdate();
        }
        catch (Exception ex) { ex.printStackTrace(); }
  }
}
```

Testrahmen

Ein kleiner Testrahmen (hier in die Klasse `Benutzer` integriert), zeigt, dass `Benutzer` und `BenutzerDAO` korrekt zusammen arbeiten (vgl. Abb. 10.3-2).

Benutzer.main()

```
  public static void main(String[] args)
  {
        Benutzer b = new Benutzer(10, "Peter Pan", "Wendy");

     // Das Objekt sollte jetzt auch in der Datenbank sein.
     // Um das zu testen, wird die Referenz im Hauptspeicher
     // auf NULL gesetzt und das Objekt erneut aus der DB geholt.

        b = Benutzer.finden(10);
        System.out.println(b.benutzernr + ": " + b.pseudonym
                + ", " + b.passwort);

     // Jetzt wird das Passwort geändert. Anschließend wird
     // die Referenz b auf NULL gesetzt und der Benutzer neu
     // aus der DB geholt.

        b.setPassword("geheim");
```

```
        b = null;
        b = Benutzer.finden(10);
        System.out.println(b.benutzernr + ": " + b.pseudonym
                + ", " + b.passwort);

        // Jetzt soll der Benutzer aus der DB verschwinden
        b.loeschen();
        b = Benutzer.finden(10);
        System.out.println(b);
    }
```

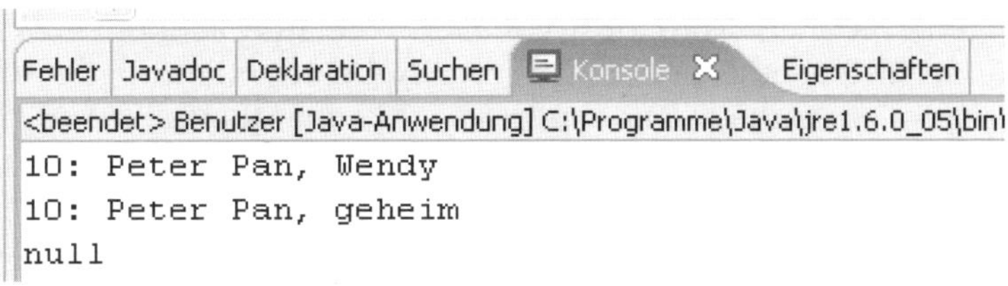

Abb. 10.3-2: Ausgabe des Testrahmens für ein einfaches DAO-Muster.

Wie man sieht, kann das DAO-Muster in seiner Grundform ohne großen Aufwand realisiert werden. Allerdings ist die Grundform bei größeren Projekten mit arbeitsteiliger Entwicklung nicht immer ausreichend.

10.4 Das komplexe DAO-Muster **

Das komplexe DAO-Muster ermöglicht es, die Schichten Fachkonzept und Datenhaltung voneinander zu entkoppeln. Gleichzeitig werden eine arbeitsteilige Entwicklung und eine physikalische Verteilung von Komponenten besser als beim einfachen DAO-Muster unterstützt.

Nachteile des einfachen DAO-Musters

Das einfache DAO-Muster hat einige Nachteile, die insbesondere deutlich werden bei der arbeitsteiligen Entwicklung von Anwendungen, deren Komponenten auf unterschiedliche Computersysteme verteilt sind:

1 Bei der arbeitsteiligen Entwicklung werden für Aufgaben aus unterschiedlichen Bereichen in der Regel Spezialisten für den jeweiligen Bereich eingesetzt. Klassen der Fachkonzept-Ebene werden durch Spezialisten aus dem Anwendungsbereich realisiert, während Klassen, die die Interaktion mit einer Datenbank umfassen, durch Datenbankspezialisten implementiert werden. Für das einfache DAO-Muster bedeutet dies, dass Fachkonzeptklasse und DAO-Klasse durch ver-

schiedene Entwickler realisiert werden. Da aber beide Klassen genau zueinanderpassen müssen, sind permanente Abstimmungen während des Entwicklungsprozesses erforderlich.

2 Bei einer verteilten Anwendung liegen Fachkonzeptschicht und Datenhaltungsschicht in der Regel auf unterschiedlichen Computersystemen in Form einer Client-Server-Architektur. Die Fachkonzeptschicht nimmt als Client die Dienste der Datenhaltungsschicht, die den Server bildet, in Anspruch. Durch die Verteilung auf verschiedene Computersysteme wird ein Transport von Objekten aus Fachkonzeptklassen zwischen Client und Server in beiden Richtungen erforderlich. Da die Methoden der Fachkonzeptklasse für die Datenhaltungsschicht uninteressant sind und oft auch nicht alle Attribute der Objekte dauerhaft gespeichert werden müssen, ist eigentlich kein Transport der komplexen Fachkonzeptklasse-Objekte erforderlich, sondern es könnte stattdessen auf »schlankere Stellvertreter« ausgewichen werden.

Erweiterungen des einfachen DAO-Musters

Trennung Schnittstelle – Implementierung

Der ersten Anforderung kann nachgekommen werden, indem beide Entwickler zunächst eine Schnittstelle vereinbaren. Der Entwickler der Fachkonzeptschicht programmiert dann gegen diese Schnittstelle, während der Datenbankspezialist die Aufgabe hat, die Schnittstelle zu implementieren.

Objekte aus einer Schnittstelle?

Wenn eine Fachklasse gegen die zugehörige DAO-Schnittstelle programmiert werden soll, stellt sich natürlich sofort das Problem, dass aus einer Schnittstelle keine Objekte erzeugt werden können. Die nutzende Fachklasse benötigt aber Zugriff auf Objekte, mit denen die Methoden der Schnittstelle ausgeführt werden sollen.

Verwendung Fabrikmethode

An dieser Stelle hilft die Verwendung einer so genannten **Fabrikmethode**. Der Aufrufer glaubt ein Objekt aus der Schnittstelle zu erzeugen, in Wirklichkeit erhält er von der Fabrikmethode aber ein Objekt einer Klasse, welche die Schnittstelle passend implementiert.

Transfer-Objekte

Die zweite Anforderung kann gelöst werden durch die Einführung einer weiteren Klasse, deren Objekte (**Transfer-Objekte**) ausschließlich für den Transfer der relevanten Attribute aus Fachkonzeptklasse-Objekten zwischen Fachkonzeptschicht und Datenhaltungsschicht genutzt werden. Ein Transfer-Objekt besteht nur aus den zu speichernden Attributen.

Soll ein Objekt einer Fachklasse zwecks dauerhafter Speicherung an die Datenhaltungsschicht weitergegeben werden, so erzeugt die Fachkonzeptschicht zunächst das passende Transfer-Objekt und gibt dieses an die Datenhaltungsschicht weiter. Soll umgekehrt ein Fachklasse-Objekt aus der Datenquelle geladen werden, so erzeugt die Datenhaltungsschicht zunächst ein Transfer-Objekt und übergibt dieses anschließend an die Fachkonzeptschicht, die ein Fachklasse-Objekt daraus macht.

Zwei Gründe sprechen für den Einsatz von Transfer-Objekten:

1 Wenn die eigentlichen Fachobjekte eine große Anzahl an Attributen enthalten, die nicht dauerhaft gespeichert werden müssen, so ist es ineffizient, die Fachobjekte selbst zu serialisieren und zu übertragen, da hierdurch eine unnötige Belastung des Netzwerks entsteht. Es ist effizienter, nur die zu speichernden Attribute in einem neuen (Transfer-) Objekt zusammenzufassen und dieses zu übertragen.
2 Wenn ein lesender oder schreibender Zugriff auf die Attribute der Fachobjekte mittels *getter/setter*-Methoden möglich ist, so kann die Datenhaltungsschicht zwar scheinbar direkt auf die zu speichernden Attribute zugreifen, allerdings ist zu bedenken, dass jeder Aufruf einer *getter*- bzw. *setter*-Methode einen entfernten Methodenaufruf darstellt und damit auch zu einer erhöhten Netzwerkbelastung führt.

Beispiel

Das Prinzip soll durch eine Erweiterung des Beispiels aus Kapitel »Das einfache DAO-Muster«, S. 256, deutlich gemacht werden: Zur Fachklasse `Benutzer2` (als Weiterentwicklung von `Benutzer`) gibt es eine DAO-Implementierung `Benutzer2DAOImpl`. Allerdings kennt `Benutzer2` selbst diese Implementierung nicht direkt, sondern nur die Schnittstelle `Benutzer2DAO`. Über die Fabrik `DAOFactory` wird dafür gesorgt, dass Fachklasse und DAO-Implementierung in Kontakt kommen.

Über Transferobjekte werden Daten zwischen Fachkonzept und Datenhaltungsschicht hin und her geschoben. In der Abb. 10.4-1 sehen Sie das Klassendiagramm für das Beispiel.

In der Klasse `Benutzer2` ändert sich gegenüber dem einfachen DAO-Muster nur sehr wenig. Die Klasse kennt nun die Datenhaltungsschicht nicht mehr und muss daher auch keine Klassen aus dieser Schicht importieren. Einige Änderungen ergeben sich bei der Methode `finden`, da die Datenhaltungsschicht nun kein Benutzer-Objekt mehr benötigt, das `finden` schon beim Aufruf mitliefern muss. Stattdessen findet die Kommunikation über Transfer-Objekte statt.

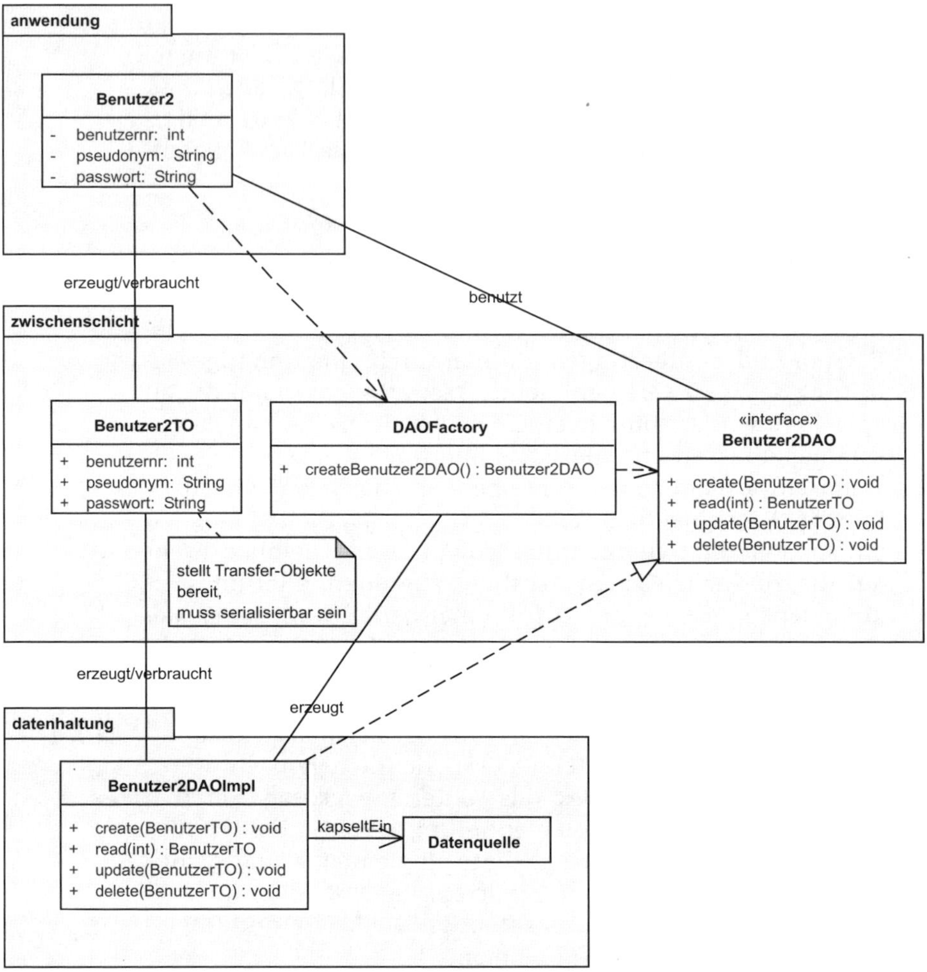

Abb. 10.4-1: Klassendiagramm für das komplexe DAO-Beispiel.

Benutzer2

```
package de.w3l.db.anwendungslogik;
import de.w3l.db.zwischenschicht.Benutzer2DAO;
import de.w3l.db.zwischenschicht.Benutzer2TO;
import de.w3l.db.zwischenschicht.DAOFactory;

public class Benutzer2
{
  //Attribute eines Benutzers
  private int benutzernr;
  private String pseudonym;
  private String passwort;

  // Wenn meinDAO!= null ist, dann wurde das Objekt
  //gespeichert
```

```
  private Benutzer2DAO meinDAO = null;
  // ...
  /**
    * READ: Ein Benutzer-Objekt, das noch nicht im
    * Hauptspeicher ist, wird aus der Datenbank gelesen.
    * Zugriff erfolgt über den Schlüssel benutzernr. Es
    * handelt sich um eine Klassenmethode, da am Anfang
    * noch kein Objekt vorhanden ist. Wenn NULL
    * zurückgeliefert wird, ist das Objekt in der Datenbank
    * nicht vorhanden.
    */
  public static Benutzer2 finden(int benutzernr)
  {
        Benutzer2TO to;
        Benutzer2 b = null;
        to = DAOFactory.getInstance().createBenutzer2DAO().
                   read(benutzernr);
    /*
     * Wenn ein BenutzerTO zurückgeliefert wird, dann ist
     * der Benutzer auch in der Datenbank. Also wird dann
     * ein entsprechendes Benutzer-Objekt erzeugt.
     */
        if (to!= null)
        {
          b = new Benutzer2();
          b.benutzernr = to.benutzernr;
          b.pseudonym = to.pseudonym;
          b.passwort = to.passwort;
          b.meinDAO =
                 DAOFactory.getInstance().createBenutzer2DAO();
        }
        return b;
  }
 // ...
}
```

Transferobjekt Benutzer2TO

Die Transferobjektklasse `Benutzer2TO` ist sehr einfach gehalten. Sie enthält nur die Teilmenge der Attribute aus `Benutzer2`, die dauerhaft zu speichern sind. Wichtig ist, dass die Klasse serialisierbar ist, damit eine Übertragung der Objekte z. B. über ein Netzwerk stattfinden kann.

Benutzer2TO

```
package de.w3l.db.zwischenschicht;
import java.io.Serializable;

public class Benutzer2TO implements Serializable
{
  /*
    * Es folgen die zu speichernden Attribute eines
    * Benutzers. Attribute eines Benutzers, die nicht
    * permanent gespeichert werden sollen, müssen nicht in
    * die Transferobjektklasse übernommen werden.
    */
  public int benutzernr;
  public String pseudonym;
```

```
  public String passwort;
}
```

Schnittstelle und *Factory*

Schnittstelle und *Factory* sind ebenfalls sehr simpel. Die Signatur der Schnittstelle ist schon aus Abb. 10.4-1 ersichtlich. Die Fabrik enthält pro DAO-Implementierungsklasse nur eine einzige Methode, im Beispiel also nur die Methode `createBenutzer2DAOImpl()`.

DAOFactory

```
package de.w3l.db.zwischenschicht;
import de.w3l.db.datenhaltung.Benutzer2DAOImpl;

public class DAOFactory
{
   /*
    * Da eine Fabrik reicht, wird ein Singleton
    * implementiert
    */
  static private DAOFactory ich = new DAOFactory();

  public static DAOFactory getInstance()
  {
        return ich;
  }

  public Benutzer2DAO createBenutzer2DAO()
  {
        return Benutzer2DAOImpl.getInstance();
  }

   /*
    * ggf. weitere Methoden für weitere
    * DAO-Implementierungen
    */
}
```

DAO-Implementierung

Da sich die Implementierungsklasse `Benutzer2DAOImpl` ebenfalls nur wenig von der Klasse `BenutzerDAO` aus dem vorherigen Beispiel unterscheidet, wird auch sie nur in Auszügen vorgestellt. Wesentliche Unterschiede bestehen darin, dass die neue Implementierungsklasse nicht mehr auf Benutzer-Objekte zugreifen muss, sondern nur noch die entsprechenden Transferobjekte benutzt. Weiterhin muss `Benutzer2DAOImpl` natürlich die Schnittstelle `Benutzer2DAO` implementieren.

Benutzer2DAOImpl

```
package de.w3l.db.datenhaltung;
import java.sql.Connection;
import java.sql.DriverManager;
import java.sql.PreparedStatement;
import java.sql.ResultSet;
import de.w3l.db.zwischenschicht.Benutzer2DAO;
import de.w3l.db.zwischenschicht.Benutzer2TO;

public class Benutzer2DAOImpl implements Benutzer2DAO
{
```

```
  private static Benutzer2DAOImpl dasBenutzerDAO =
     new Benutzer2DAOImpl();

  private Connection dbVerbindung;

  private Benutzer2DAOImpl()
  {
   try
   {
     /* Herstellen einer Verbindung zur Datenbank */
     /* 1. Schritt: Einbinden des JDBC-Treibers */
     Class.forName("org.apache.derby.jdbc.ClientDriver");
...
  }
  /*
     * Es soll nur ein BenutzerDAO-Objekt geben, da wir
     * sonst mehrere Verbindungen zur Datenbank gebrauchen.
     * BenutzerDAO wird daher als Singleton implementiert.
     */
  public static Benutzer2DAOImpl getInstance()
  {
   return dasBenutzerDAO;
  }

  /* Jetzt kommen die CRUD-Methoden */
  public void create(Benutzer2TO b)
  {
   try
   {
     PreparedStatement prepStatement =
        dbVerbindung.prepareStatement(
           "INSERT INTO benutzer VALUES(?,?,?)");
     prepStatement.setInt(1, b.benutzernr);
     prepStatement.setString(2, b.pseudonym);
     prepStatement.setString(3, b.passwort);
     prepStatement.executeUpdate();
   }
   catch (Exception ex)
   {
     ex.printStackTrace();
   }
  }
  /**
     * Suchen einen Benutzers in der Datenbank über den
     * Schlüssel benutzernr. Anders als im einfachen
     * Beispiel müssen hier keine Klimmzüge gemacht werden,
     * um ein Benutzer-Objekt zu erzeugen. Hier werden die
     * Daten einfach in ein offenes Transfer-Objekt gepackt.
     */
  public Benutzer2TO read(int benutzernr)
  {
   Benutzer2TO benutzer = null;
   try
   {
     PreparedStatement prepStatement =
```

```
        dbVerbindung.prepareStatement(""
            + "SELECT pseudonym, passwort FROM "
            + "benutzer WHERE benutzernr =?");
      prepStatement.setInt(1, benutzernr);
      ResultSet ergebnis = prepStatement.executeQuery();

      /*
       * Es kann nur maximal einen Ergebnisdatensatz
       * geben.
       */
      if (ergebnis.next())
      {
       benutzer = new Benutzer2TO();
       benutzer.benutzernr = benutzernr;
       benutzer.pseudonym = ergebnis.getString(1);
       benutzer.passwort = ergebnis.getString(2);
      }
    }
    catch (Exception ex)
    {
      ex.printStackTrace();
    }
    return benutzer;
  }
...
}
```

Eine größere Anwendung, in der das komplexe DAO-Muster verwendet wird, finden Sie in

- »Betriebswirtschaftlich/administrative Anwendungen«, S. 295

Mit dem DAO-Muster beschäftigen sich insbesondere die Kapitel:

- »AVPlus – OOP der Datenhaltungsschicht«, S. 366
- »AVPlus – Anwendungslogik & Datenhaltung (Teil 1)«, S. 357

10.5 JPA: das *Java Persistence API* ***

JPA (*Java Persistence API*) ist eine Schnittstellen-Definition, um eine Abbildung zwischen Java-Objekten und Daten in einer relationalen Datenbank herzustellen und die Objekte über die Laufzeit eines Programms hinaus persistent zu speichern.

JPA und die *Java Standard Edition*

JPA ist eigentlich ein Bestandteil der Java 5 EE *(Java Enterprise Edition, Version 5)* und dient dort dazu, die Handhabung der Persistenz für sogenannte *Enterprise Java Beans* einfacher zu gestalten. JPA kann aber auch in Applikationen der *Java Standard Edition* genutzt werden. Allerdings ist es dafür erforderlich, zunächst zusätzliche Software zu installieren, damit ein JPA-Provider zur

Verfügung steht. Dies kann z. B. erfolgen, indem man ein Java EE SDK mit einem Applikationsserver installiert (z. B. »GlassFish« von Sun (`http://java.sun.com/javaee/downloads/index.jsp`)). Damit erhält man jedoch auch alle anderen, nicht benötigten, Funktionalitäten der *Enterprise Edition*. Eine schlankere Möglichkeit zum Test von JPA ergibt sich durch Nutzung einer speziellen JPA-Implementierung, z. B. der Open-Source-Lösung von Apache (`http://openjpa.apache.org`).

Beachten Sie bitte, dass Quellcode, der JPA-Elemente enthält, nur erfolgreich kompiliert werden kann, wenn Sie die entsprechende Bibliothek aus der *Java Enterprise Edition* (hier also `javaee.jar`) oder aus dem verwendeten JPA-Provider (z. B. `openjpa-1.0.2.jar` für OpenJPA von Apache) in den Erstellungspfad einfügen. Bei dem letztgenannten JPA-Provider werden darüber hinaus auch andere Klassen- und Schnittstellenbezeichner verwendet. Alle nachfolgend genannten Klassen und Schnittstellen werden in OpenJPA durch das Präfix »OpenJPA« eingeleitet. So heißt z. B. die Klasse `Persistence` dort `OpenJPAPersistence`.

Elemente von JPA

Annotationen

Annotationen `@Entity`

Der Grundgedanke der JPA ist, dass die Persistenzmachung einer Klasse möglichst einfach sein soll. Klassen, deren Objekte persistent sein sollen, also dauerhaft zu speichern sind, werden in UML oft durch das Stereotyp »entity« gekennzeichnet. JPA verwendet dieselbe Kennzeichnung, um kenntlich zu machen, dass eine Klasse persistent ist. Aus einer Klasse »ganz gewöhnlicher« nicht-persistenter Java-Objekte, oft mit dem Akronym »POJO« (*Plain Old Java Objects*) bezeichnet, wird eine »Entity-Klasse«, deren Objekte persistent sind, indem man die Klasse mit der **Annotation** `@Entity` (bzw. mit qualifiziertem Namen `@javax.persistence.Entity`) kennzeichnet.

Beispiel 1a

Die einfache Klasse `Benutzer`

```
package de.w3l.db.jpa;
public class Benutzer
{
  private Long benutzernr;
  private String pseudonym;
  private String passwort;
}
```

wird nach Kennzeichnung mit `@Entity` zu einer persistenten Klasse. Die Annotation muss zuvor aus dem Paket `javax.persistence` importiert werden. Außerdem sollten die Objekte serialisierbar sein.

```
package de.w3l.db.jpa;
import java.io.Serializable;
import javax.persistence.Entity;

@Entity
public class Benutzer implements Serializable
{ ...
}
```

Es existieren eine Reihe weiterer Annotationen. Mit anderen Annotationen kann z. B. bestimmt werden, wie die einzelnen Attribute des Java-Objekts auf Spalten in der relationalen Datenbank abzubilden sind.

JPA setzt voraus, dass die persistente Klasse ein **Schlüsselattribut** enthält. Eine wichtige Annotation ist daher die Kennzeichnung dieses Attributs. Im Beispiel 1 ist dies `benutzernr`. Hat eine Klasse noch *kein* Schlüsselattribut, dann sollte man an dieser Stelle die Klasse um ein entsprechendes Attribut vom Typ `Long` erweitern.

`@Id`

Durch die Annotation `@Id` wird das Schlüsselattribut oder die zum Schlüsselattribut gehörenden `get`-Methode markiert. Da JPA auch auf private Attribute zugreifen kann, ist an dieser Stelle die Kennzeichnung des Attributs ausreichend.

`@Generated Value`

Werden die Werte des Schlüsselattributs nicht von der Anwendung vorgegeben, sondern durch die Persistenzschicht generiert, so kann dies durch die zusätzliche Annotation `@GeneratedValue` deutlich gemacht werden.

Beispiel 1b

```
@Id
// @GeneratedValue zusätzlich, wenn Wert durch
// Persistenzschicht generiert werden soll.
public Long getBenutzernr()
{
      return benutzernr;
}

public void setBenutzernr(Long benutzernr)
{
      this.benutzernr = benutzernr;
}
```

Weitere Annotationen

Es existieren insgesamt 63 JPA-Annotationen. Eine Übersicht finden Sie in der Java Persistence API (`http://java.sun.com/javaee/5/docs/api/index.html?javax/persistence/package-summary.html`).

EntityManager

Nachdem gekennzeichnet worden ist, welche Klassen bzw. Attribute auf welche Art gespeichert werden sollen, braucht man jetzt allerdings noch jemanden, der sich um die Speicherung selbst kümmert. Diese Aufgabe wird durch den `EntityManager` erledigt. Der `EntityManager` definiert eine Schnittstelle, die Methoden für alle Funktionalitäten spezifiziert, die im Zusammenhang mit der Abbildung von Laufzeitobjekten auf Datensätze in einer relationalen Datenbank benötigt werden. Wesentliche Methoden sind:

- `persist(..)`, um ein Objekt dauerhaft zu speichern,
- `merge(..)`, um Änderungen an einem Objekt in die Datenbank zu übernehmen,
- `remove(..)`, um ein Objekt aus der Datenbank zu entfernen und
- `find(..)`, um ein Objekt über seinen Primärschlüssel in der Datenbank zu suchen.

Ein konkreter `EntityManager` muss durch den JPA-Provider bereitgestellt werden.

EntityManagerFactory

Ein Objekt, das den Anforderungen der Schnittstelle `EntityManager` genügt, kann man von einer `EntityManagerFactory` erhalten. Auch hier handelt es sich aber wieder nur um eine Schnittstelle. Eine entsprechende Fabrik liefert die Klasse `Persistence`, die übrigens die einzige konkrete Klasse im gesamten Paket `javax.persistence` ist.

Durch Aufruf von `Persistence.createEntityManagerFactory(..)` erhält man zunächst ein `EntityManagerFactory`-Objekt, mit dessen Hilfe man dann anschließend durch Aufruf von `createEntityManager` einen neuen `EntityManager` erzeugen kann. Dieser kann nun zum Speichern und Abrufen von Objekten verwendet werden.

Abfragen

JPA beinhaltet eine Abfragesprache mit dem Namen **JPQL** (*Java Persistence Query Language*). Diese verfügt über ähnliche Möglichkeiten wie **SQL** und lehnt sich auch in der Syntax an SQL an. Damit wird es z. B. möglich, auf persistente Attribute über Nichtschlüsselattribute zuzugreifen. Ist `em` ein `EntityManager`, so kann mittels JPQL

```
javax.persistence.Query abfrage = em.createQuery(....);
```

ein Query-Objekt `abfrage` erzeugt werden. Über

`List ergebnisliste = abfrage.getResultList();` bzw.

`Object ergebnis = abfrage.getSingleResult();`

kann dann anschließend eine Liste von Ergebnisobjekten bzw. ein einziges Ergebnisobjekt abgerufen werden.

Eine Sprachreferenz finden Sie unter JPQL-Referenz (`http://edocs.bea.com/kodo/docs41/full/html/ejb3_langref.html`).

Gesamtbeispiel

Nachfolgend finden Sie den gesamten Quellcode der Klasse Benutzer.

Beispiel 1c

Benutzer

```
package de.w3l.db.jpa;
import java.io.Serializable;
import javax.persistence.Entity;
import javax.persistence.EntityManager;
import javax.persistence.EntityManagerFactory;
import javax.persistence.Id;
import javax.persistence.Persistence;
import javax.persistence.Query;

@Entity
public class Benutzer implements Serializable
{
  private Long benutzernr;
  private String pseudonym;
  private String passwort;

  @Id
  // @GeneratedValue zusätzlich, wenn Wert durch
  // Persistenzschicht generiert werden soll.
  public Long getBenutzernr()
  {
    return benutzernr;
  }

  public void setBenutzernr(Long benutzernr)
  {
    this.benutzernr = benutzernr;
  }

  public String getPasswort()
  {
    return passwort;
  }

  public void setPasswort(String passwort)
  {
    this.passwort = passwort;
  }

  public String getPseudonym()
  {
    return pseudonym;
  }

  public void setPseudonym(String pseudonym)
  {
    this.pseudonym = pseudonym;
  }

  public static void main(String[] args)
  {
```

```
    EntityManagerFactory emf =
        Persistence.createEntityManagerFactory("benutzer");
    EntityManager em = emf.createEntityManager();

    /* Jetzt soll ein Objekt erzeugt ... */
    Benutzer neuerBenutzer = new Benutzer();
    neuerBenutzer.setBenutzernr(47111);
    neuerBenutzer.setPseudonym("meier2");
    neuerBenutzer.setPasswort("geheim");

    /*
     * ... und jetzt persistent gespeichert werden Zunächst
     * wird eine neue Transaktion geöffnet. Anschließend
     * wird das Objekt gespeichert. Am Ende wird die
     * Transaktion abgeschlossen.
     */
    em.getTransaction().begin();
    em.persist(neuerBenutzer);
    em.getTransaction().commit();

    /* Jetzt ändern wir das Passwort */
    neuerBenutzer.setPasswort("vergessen");

    /* und aktualisieren die Datenbank */
    em.getTransaction().begin();
    em.merge(neuerBenutzer);
    em.getTransaction().commit();

    /*
     * Jetzt wird ein Benutzer über sein Pseudonym gesucht.
     * Wir verwenden dazu JPQL. Als Ergebnis wird ein
     * einzelnes Objekt erwartet, so dass getSingleResult()
     * verwendet werden kann.
     */
    neuerBenutzer = null;
    Query abfrage =
        em
            .createQuery("SELECT benutzernr, pseudonym, passwort"
                + " FROM Benutzer where pseudonym = 'meier2'");
    neuerBenutzer = (Benutzer) abfrage.getSingleResult();

    /*
     * Am Ende sollte auch der EntityManager geschlossen
     * werden
     */
    em.close();

    /*
     * Wenn man sicher ist, dass kein neuer EntityManager
     * mehr gebraucht wird, kann auch die Factory
     * geschlossen werden.
     */
    emf.close();
  }
}
```

Abschließende Bemerkungen

JPA ist ein Ansatz, um die Handhabung von Persistenz in der *Java Standard Edition* und der *Enterprise Edition* zu vereinheitlichen. Dabei können prinzipiell beliebige Java-Objekte persistent gemacht werden. Die Klassen, deren Objekte dauerhaft gespeichert werden sollen, müssen sich nicht aus einer Oberklasse ableiten, sodass die Verwendung von JPA nicht zu einer Einschränkung von Vererbungshierarchien führt. Die persistenten Klassen müssen auch keine Schnittstelle implementieren.

Die Kennzeichnung, welche Klassen bzw. Attribute wie gespeichert werden sollen, findet in Form von Annotationen im Quellcode der zu speichernden Klasse selbst statt. Dadurch wird die Arbeitsteilung zwischen Fachkonzept-Experten und Datenbankexperten erschwert (vgl. »Das komplexe DAO-Muster«, S. 263). Allerdings ist oft die Verwendung einiger weniger Annotationen ausreichend.

Im Moment ist bei Verwendung in der *Java Standard Edition* noch die Installation zusätzlicher Software und deren Konfiguration erforderlich.

11 Exkurs: Nebenläufigkeit **

In vielen Anwendungen müssen mehrere Aktivitäten nebeneinander ablaufen. Das Konzept der nebenläufigen Programmierung *(concurrent programming)* ermöglicht dies. Eine kurze theoretische und praktische Einführung gibt einen Einblick in die Möglichkeiten der nebenläufigen Programmierung:

- »Zuerst die Theorie: Nebenläufigkeit durch Threads«, S. 277
- »Dann die Praxis: Threads in Java«, S. 279

Eine ausführliche Behandlung dieser Thematik erfolgt z.B. in [Zies04] (Buch und Online-Kurs).

Beim Einsatz von Swing sind einige Besonderheiten zu beachten:

- »Dann die Praxis: Swing und Nebenläufigkeit«, S. 284

11.1 Zuerst die Theorie: Nebenläufigkeit durch *Threads* **

Nebenläufige Programme können sogenannte *Threads* starten, d.h. andere Methoden aufrufen, die selbstständig ablaufen. Der Aufrufer läuft selbst weiter. In vielen Anwendungen können dadurch quasi-parallele, unabhängige Aktivitäten nebeneinander ausgeführt werden.

In fast allen bisherigen Beispielen startete eine Anwendung mit Ausführung der `main`-Methode und ein Applet mit Ausführung der `init`-Methode. Ausgehend von diesen Methoden wurden dann andere Operationen aufgerufen, d.h. Dienstleistungen der eigenen Klasse oder fremder Klassen in Anspruch genommen.

Aufruf – Warten – Weiterarbeiten

Charakteristisch für den Aufruf anderer Methoden war es, dass die aufrufende Methode an der Aufrufstelle wartete, bis die aufgerufene Methode abgearbeitet war und die Kontrolle an die rufende Methode zurückgab, sodass die Abarbeitung hinter der Aufrufstelle der aufrufenden Methode fortgesetzt werden konnte.

Erwartet die aufrufende Methode Ergebnisse von der gerufenen Methode, dann ist es sicher sinnvoll, dass die aufrufende Methode auf das Ergebnis wartet. Es gibt jedoch auch Situationen, in denen die aufrufende Methode *keine* Ergebnisse erwartet und eigentlich nebenläufig zur aufgerufenen Operation weiterarbeiten könnte. Man spricht von nebenläufig ablaufenden Aktivitäten, nicht von parallel ablaufenden Aktivitäten, da für parallele Aktivitäten mehr als ein Prozessor zur Verfügung stehen müsste.

Thread

Laufen in einem Programm mehrere Aktivitäten nebenläufig ab, dann bezeichnet man diese Aktivitäten als ***Threads***. Das englische Wort *Thread* heißt wörtlich übersetzt »Faden«. Es soll damit angedeutet werden, dass die nebenläufigen Aktivitäten wie Fäden nebeneinander existieren. Die Abb. 11.1-1 veranschaulicht den Unterschied zwischen einem sequenziell ablaufenden Programm und einem Programm mit *Threads*. Vereinfacht kann man sich vorstellen, dass jeder *Thread* durch einen eigenen virtuellen Prozessor ausgeführt wird.

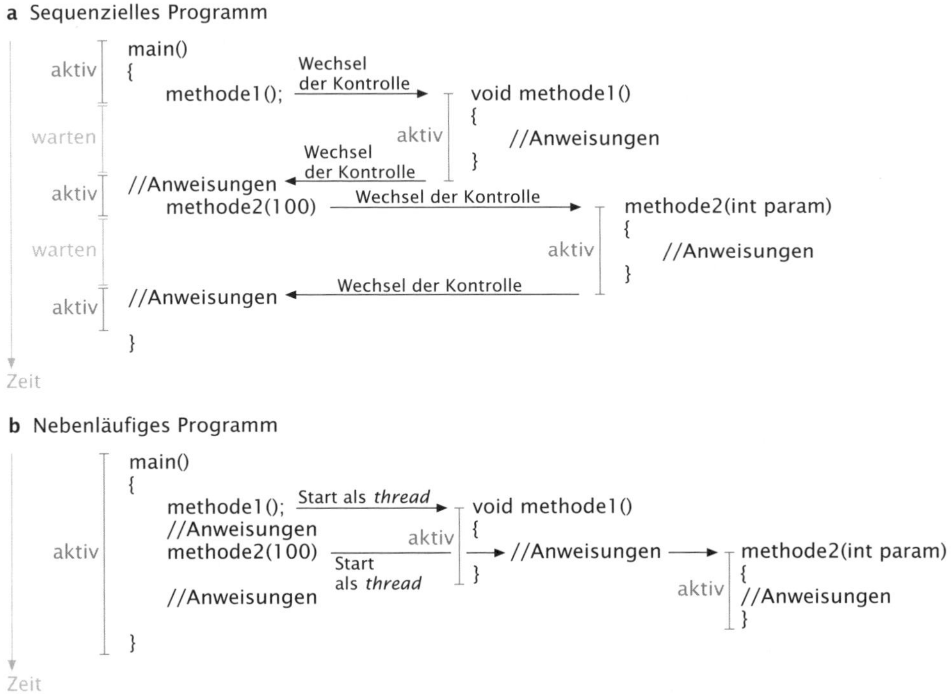

Abb. 11.1-1: Sequenzielles vs. nebenläufiges Programm.

Aufruf - Weiterarbeiten

In der Abb. 11.1-1 ist das nebenläufige Programm als parallel ablaufendes Programm dargestellt. Steht nur ein Prozessor zur Verfügung, dann teilt das Betriebssystem nacheinander jedem *Thread* Rechenzeit zu. In manchen Anwendungen müssen *Threads* auch miteinander kommunizieren. Auf die entsprechenden Konzepte zur Synchronisation und Kommunikation von *Threads* wird hier *nicht* eingegangen. Ob und wie *Threads* in Programmiersprachen realisiert sind, hängt von der jeweiligen Programmiersprache ab.

11.2 Dann die Praxis: *Threads* in Java **

In Java stellt die Klasse `Thread` die Methoden `run()` und `start()` für *Threads* zur Verfügung. Alternativ kann die Schnittstelle `Runnable` implementiert werden.

Bei jedem Java-Programm wird ein *Thread* ausgeführt, auch wenn man es nicht merkt. Wenn die virtuelle Maschine VM eine Java-Anwendung lädt, dann startet sie einen *Thread*, der damit beginnt, die `main`-Methode auszuführen. Dieser *Thread* heißt `main`-*Thread*. Er läuft solange, bis die `main`-Methode abgearbeitet ist und terminiert dann. Laufen zu diesem Zeitpunkt keine weiteren *Threads*, dann wird das Programm beendet.

Klasse Thread

Für eigene *Threads* stellt Javadie Klasse `Thread` zur Verfügung. Die wichtigsten Methoden dieser Klasse sind `run()` und `start()`. Um Aktivitäten in einem eigenen `Thread` ablaufen zu lassen, bildet man eine Unterklasse von `Thread` und redefiniert die `run()`-Methode.

Beispiel 1a

Es soll ein Programm geschrieben werden, das einen springenden Ball animiert. Die Abb. 11.2-1 zeigt das entsprechende OOD-Diagramm, ergänzt um die Benutzungsoberfläche, Objekte, Referenzen und Implementierungen.

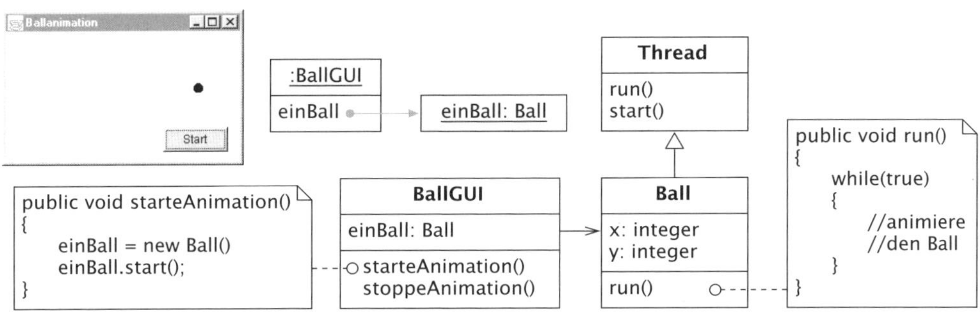

Abb. 11.2-1: Erweitertes OOD-Diagramm einer Ballanimation.

Objekte der Klasse `Thread` kann man sich als virtuelle Prozessoren vorstellen, die parallel zu anderen *Threads* Aktivitäten ausführen. *Threads* werden in Java also immer von einem Objekt repräsentiert. Um einen *Thread* zu starten, muss daher im Beispiel 1a ein Objekt der Klasse `Ball` erzeugt werden.

Ein *Thread* wird durch den Aufruf der `start()`-Methode gestartet. Die `run()`-Methode wird daraufhin als eigenständiger *Thread* ausgeführt. Die `start()`-Methode kehrt sofort zum Aufrufer zurück, der daraufhin nebenläufig zur `run()`-Methode weiterläuft. Ein gestarteter `Thread` läuft solange, bis die `run()`-Methode abgearbeitet ist. Im Beispiel 1a wird in der run()-Methode eine Endlosschleife durchlaufen. Der *Thread* terminiert also zunächst nicht.

Schnittstelle Runnable

In Java kann jede Klasse nur eine Oberklasse haben. Im Beispiel 1a könnte die Klasse Ball z.B. auch Unterklasse von Component sein. Dann ist es nicht mehr möglich, dass sie gleichzeitig auch Unterklasse von Thread ist.

Um *Threads* auch in Klassen mit einer anderen Oberklasse als Thread erzeugen zu können, bietet Java die Schnittstelle Runnable an, in der eine Methode run() deklariert ist.

Beispiel 1b

Die Abb. 11.2-2 zeigt das OOD-Diagramm für die Ballanimation, wenn die Schnittstelle Runnable verwendet wird.

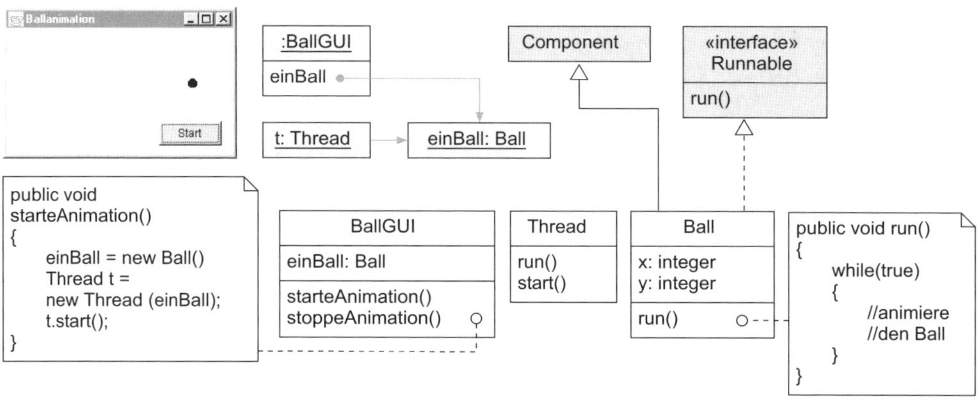

Abb. 11.2-2: Erweitertes OOD-Diagramm einer Ballanimation unter Verwendung von Runnable.

Die Klasse Ball kann also, statt von Thread zu erben, die Schnittstelle Runnable implementieren, d.h. eine run()-Methode zur Verfügung stellen. Die Methode run() von Beispiel 1a kann unverändert übernommen werden, um die Schnittstelle zu implementieren. Die Erzeugung eines neuen *Threads* in der Methode starteAnimation() ändert sich. Zunächst wird wieder ein Objekt der Klasse Ball erzeugt. Anschließend wird ein Objekt der Klasse Thread erzeugt, dem im Konstruktor eine Referenz auf das Ball-Objekt übergeben wird. Zum Schluss wird die start()-Methode des Thread-Objekts aufgerufen. Dadurch wird mit der Ausführung der run()-Methode des Ball-Objekts in einem eigenständigen *Thread* begonnen.

Wie das Beispiel zeigt, wird mit der Schnittstelle `Runnable` die Analogie eingeführt, dass ein virtueller Prozessor (hier das `Thread`-Objekt `t`) ein Programm (hier die `run()`-Methode des Ball-Objekts) zur Ausführung übergeben bekommt.

Beispiel 1c

BallAlsThreadGUI

Das folgende Programm zeigt die Implementierung der Ballanimation:

```
// Programmname: Ballanimation
//GUI-Klasse: BallAlsThreadGUI

package de.w3l.anw;

import java.awt.*;
import java.awt.event.*;
public class BallAlsThreadGUI extends Frame
{
    // Es werden nur die wichtigen Operationen dargestellt
    Canvas eineZeichenflaeche;
    Button startDruckknopf;

    public BallAlsThreadGUI()
    {
        super("Ballanimation");
        addWindowListener(new FensterAbhoerer());
        eineZeichenflaeche = new Canvas();
        startDruckknopf = new Button("Start");
        startDruckknopf.addActionListener(
                new AktionsAbhoerer());
        this.setLayout(new BorderLayout());
        this.setSize(500, 400);
        Panel panel = new Panel();
        panel.add(startDruckknopf);
        this.add(eineZeichenflaeche, BorderLayout.CENTER);
        this.add(panel, BorderLayout.SOUTH);
        this.setResizable(false);
    }
    // Innere Klassen
    class FensterAbhoerer extends WindowAdapter
    {
        public void windowClosing(WindowEvent event)
        {
            // Programm beenden, alle noch laufenden
            // Ball-Threads werden automatisch beendet.
            setVisible(false); System.exit(0);
        }
    }
    class AktionsAbhoerer implements ActionListener
    {
        public void actionPerformed(ActionEvent event)
        {
            Object object = event.getSource();
            if(object == startDruckknopf)
            {
                // Ein neues Ball-Objekt erzeugen und
```

```
                // als eigenen Thread animieren.
                BallAlsThread b = new
                BallAlsThread(eineZeichenflaeche);
                b.start();
                // Solange der Thread läuft, wird das
                // Ball-Objekt nicht vom Garbage-Collector
                // zerstört, auch wenn die Referenz b ihren
                // Gültigkeitsbereich verlässt
            }
        }
    }
    public static void main(String argv[])
    {
        BallAlsThreadGUI batg = new BallAlsThreadGUI();
        batg.setVisible(true);
    }
}
```

BallAlsThread

```
// Programmname: Ballanimation
// Fachkonzept-Klasse: BallAlsThread

package de.w3l.anw;

import java.awt.*;

public class BallAlsThread extends Thread
{
    // Zeichenfläche, in der sich der Ball bewegen soll
    private Canvas box;
    private static final int XSIZE = 10; // Größe des Balls
    private static final int YSIZE = 10;
    private int x = 0;  private int y = 0; // Position
    private int dx = 2; // Richtung und Geschwindigkeit
    private int dy = 2;
    // Konstruktor: Dem Objekt wird die Zeichenfläche
    // übergeben, in der es sich bewegen soll
    public BallAlsThread(Canvas c)
    {
        box = c;
    }
    // Die Operation dient zum einmaligen Zeichnen des Balls.
    // Es wird der Grafik-Kontext der Zeichenfläche benutzt.
    public void draw()
    {
        Graphics g = box.getGraphics();
        g.fillOval(x, y, XSIZE, YSIZE);          g.dispose();
        // Mit dispose werden evtl. vom Grafik-Kontext
        // belegte Ressourcen freigegeben.
        // Dadurch wird das Betriebssystem entlastet.
    }
    // Der Ball wird einen Schritt weiterbewegt und
    // neu gezeichnet. Es wird wieder der Grafik-Kontext
    // der Zeichenfläche benutzt.
    public void move()
    {
        if(!box.isVisible()) { return; }
```

```
        Graphics g = box.getGraphics();
        // Ball an alter Position löschen
        g.setXORMode(box.getBackground());
        g.fillOval(x, y, XSIZE, YSIZE);
        // Ball bewegen
        x += dx; y += dy;
        // Ausdehnung der Zeichenfläche für Kollisionsbehandlung
        // ermitteln
        Dimension d = box.getSize();
        // Kollision mit linkem Rand
        if(x < 0)  { x = 0; dx = -dx; }
        // Kollision mit rechtem Rand
        else if (x + XSIZE >= d.width)
            {
                x = d.width - XSIZE; dx = - dx;
            }
        // Kollision mit oberem Rand
        if(y < 0) { y = 0; dy = -dy; }
        // Kollision mit unterem Rand
        else if (y + YSIZE >= d.height)
            {
                y = d.height - YSIZE; dy = - dy;
            }
        // Ball an neuer Position zeichnen
        g.fillOval( x, y, XSIZE, YSIZE );
        g.dispose();
    } // move
    // Diese Operation wird in einem eigenen Thread ausgeführt
    // Sie ruft wiederholt die move-Operation auf
    public void run()
    {
        // Da die move-Operation den Ball vor dem Neuzeichnen
        // löscht, muß er vor dem ersten Aufruf von move einmal
        // dargestellt werden.
        draw();
        while(true)// Endlosschleife
            {
                move(); // Ball bewegen
                try // warten bis zur nächsten Bewegung
                    {
                        // Legt den thread 5 ms "schlafen"
                        Thread.sleep(5);
                    }
                catch(InterruptedException e) {/* nichts */}
            }
    }
} // class Ball
```

Die Abb. 11.2-3 zeigt die Ballanimation nach mehrmaligem Drücken von Start.

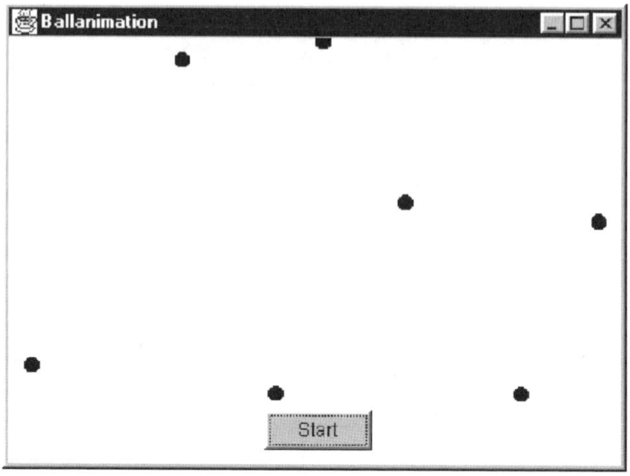

Abb. 11.2-3: Ballanimation nach mehrmaligem Drücken von Start.

11.3 Dann die Praxis: Swing und Nebenläufigkeit **

In Programmen, die grafische Benutzungsoberflächen implementieren, muss auf Ereignisse reagiert werden, die zumeist als Folge von Benutzeraktionen auftreten. Wenn als Reaktion komplexe und lang-laufende Berechnungen erforderlich sind, sollten diese in einem eigenen *Thread* ausgeführt werden, um die »Lebendigkeit« der Oberfläche nicht zu gefährden. Dabei ist aber zu beachten, dass Swing nicht »thread-sicher« ist, also beim Einsatz von Nebenläufigkeiten Probleme auftreten können. Besonderheiten sind auch bei der Programmierung periodischer Aktivitäten zu beachten, die parallel zu den eigentlichen Benutzeraktivitäten stattfinden sollen.

Swing wird verwendet, um grafische Benutzungsoberflächen zu implementieren. Diese Oberflächen müssen auf Aktionen des Benutzers reagieren. Dazu gibt es in Swing ein Ereignismodell, das es Klassen erlaubt, sich über das Eintreffen eines bestimmten Ereignisses informieren zu lassen, wenn sie die entsprechende Unterschnittstelle von `java.util.EventListener`, also z. B. `java.awt.event.ActionListener`, implementieren und sich als *Listener* registrieren.

Event Dispatcher Thread

Wesentlich dabei ist, dass die *Listener*-Methoden (z. B. `actionPerformed(event)`) im selben *Thread* ausgeführt werden, in dem das Ereignis auftrat. Für Swing-Oberflächen ist dies stets der **EDT** (*Event Dispatcher Thread*). Er muss auf alle Ereignisse, die die

Swing-Oberfläche betreffen, reagieren. Darüber hinaus muss er für die Aktualisierung der Darstellung nach Änderungen sorgen.

Verbraucht die Verarbeitung eines Ereignisses innerhalb des EDTs eine größere Zeitspanne, dann ist die Oberfläche in dieser Zeit nicht mehr »lebendig«, da weder Aktualisierungen vorgenommen noch auf andere Ereignisse reagiert werden kann.

Beispiel 1

Dieses Beispiel zeigt eine direkte Abarbeitung des Ereignisses im EDT. Für einen `JButton`-Druckknopf wird ein `ActionListener` registriert, der auf Anklicken des Knopfes reagieren soll. Um eine zeitaufwendige Verarbeitung zu simulieren, wird eine Verzögerung von drei Sekunden in den Verarbeitungsvorgang eingebaut. Am Ende der Verarbeitung wird die Oberfläche aktualisiert, indem ein »!« an die ursprüngliche Beschriftung des Knopfes angefügt wird.

Wenn Sie das Programm ausführen und mehrmals schnell hintereinander klicken, werden Sie feststellen, dass das Programm auf Ihre Aktionen erst verzögert reagiert. Insbesondere der Knopf bleibt auch nach dem Anklicken längere Zeit »eingedrückt« und reagiert damit nicht wie erwartet.

SwingButton
OhneThread

```
package de.w3l.anw;
import java.awt.*;
import java.awt.event.*;
import javax.swing.*;

// Eine langlaufende Ereignisverarbeitung wird direkt im EDT
// ausgeführt.
public class SwingButtonOhneThread
{
   public static void main(String args[])
   {
      JFrame frame = new JFrame("Lange Aktion im EDT");
      frame.setDefaultCloseOperation(JFrame.EXIT_ON_CLOSE);
      final JButton button = new JButton("Drück mich");

      // Es wird eine Klasse benötigt, die die Schnittstelle
      // ActionListener implementiert
      ActionListener action = new ActionListener()
      {
         public void actionPerformed(ActionEvent e)
         {
            System.out.println("Klick");
            try
            {
               // Komplexe Verarbeitung simulieren, durch 3
               // Sekunden Verzögerung
               Thread.sleep(3000);
               String label = button.getText();
               button.setText(label + "!");
            }
```

```
            catch (Exception ex)  {   }
         }
      };
      button.addActionListener(action);
      frame.add(button, BorderLayout.CENTER);
      frame.setSize(200, 200);
      frame.setVisible(true);
   }
}
```

Wie das Beispiel verdeutlicht, sollten lang laufende Ereignisverarbeitungen *nicht* direkt im EDT erfolgen. Sie sind in einen separaten *Thread* auszulagern.

Eigener *Thread* für die Bearbeitung von Ereignissen

Die Reaktion auf Ereignisse sollte also, zumindest wenn sie länger dauert, außerhalb des EDT in einem eigenen *Thread* erfolgen. Dazu kann eine separate Klasse definiert werden, die sich aus `Thread` ableitet oder die Schnittstelle `Runnable` implementiert. Ein Objekt dieser Klasse erzeugt dann einen neuen *Thread*, der für die Abarbeitung des Ereignisses genutzt wird.

Das folgende Code-Fragment zeigt das Vorgehen:

```
final JButton button = new JButton("Drück mich");
ActionListener action = new ActionListener()
{
  Runnable eigenerThread = new Runnable()
  {
    public void run()
    {
     // Hier kommt die eigentliche Ereignisbehandlung
     }
  };
  public void actionPerformed(ActionEvent e)
  {
    System.out.println("Klick");
   // Als Reaktion auf das Ereignis wird der
   // Thread gestartet.
    new Thread(eigenerThread).start();
  }
};
```

Die Einzelthread-Regel

Das zuvor beschriebene Vorgehen, die Reaktion auf ein Ereignis einfach in einen eigenen *Thread* auszulagern, hat allerdings einen kleinen Pferdefuß, wenn bei der Abarbeitung Änderungen an der Oberfläche selbst vorgenommen werden sollen (z. B. die Beschriftung eines Knopfes geändert werden soll). Die Entwickler von Swing haben aus Performance-Gründen darauf verzichtet, Swing »thread-sicher«, also sicher gegen Nebenläufigkeiten, zu machen. Aktualisierungen der Oberfläche dürfen daher nur aus einem *Thread*, nämlich dem EDT, heraus erfolgen. Dies wird als **Einzelthread-Regel** (*Single Thread Rule*) bezeichnet.

Um die Einzelthread-Regel einzuhalten, muss man also dafür sorgen, dass der separate *Thread* Änderungen an der Oberfläche wieder innerhalb des EDT durchführt. Hierzu können die beiden folgenden Klassenmethoden aus `java.awt.EventQueue` bzw. `javax.swing.SwingUtilities` (die letztgenannte ist nur eine *Wrapper*-Klasse für verschiedene Methoden) genutzt werden:

- `invokeAndWait(Runnable r)` sorgt dafür, dass die Methode `run()` des *Threads* `r` im EDT ausgeführt wird, nachdem alle anderen noch ausstehenden Arbeiten des EDT erledigt wurden. `invokeAndWait(r)` endet erst dann, wenn der übergebene *Thread* `r` beendet ist (»synchroner Aufruf«). `invokeAndWait()`
- `invokeLater(Runnable r)` sorgt dafür, dass die Methode `run()` des *Threads* `r` im EDT ausgeführt wird, nachdem alle anderen noch ausstehenden Arbeiten des EDT erledigt wurden. `invokeLater(r)` endet jedoch sofort nach der Übergabe des *Threads* an den EDT (»asynchroner Aufruf«). `invokeLater()`

Beispiel 2

Das Programm aus Beispiel 1 wird so modifiziert, dass die Ereignisbearbeitung in einem eigenen *Thread* stattfindet. Um die Modifikation der Oberfläche im EDT auszuführen, wird `EventQueue.invokeLater(..)` benutzt.

SwingButton MitThread

```
package de.w3l.anw;
import java.awt..*;
import java.awt.event.*;
import javax.swing.*;

// Eine langlaufende Ereignisverarbeitung wird in einem
// eigenen Thread ausgeführt. modifiziert aus:
// http://www.javaworld.com/javaworld/jw-08-2007/
// jw-08-swingthreading.html
public class SwingButtonMitThread
{
   public static void main(String args[])
   {
      JFrame frame = new JFrame("Separater Thread");
      frame.setDefaultCloseOperation(JFrame.EXIT_ON_CLOSE);
      final JButton button = new JButton("Drück mich");
      // Es wird eine Klasse benötigt, die die Schnittstelle
      // ActionListener implementiert
      ActionListener action = new ActionListener()
      {
         // Die Veränderung der Oberfläche muss in einem Thread
         // erfolgen, der später mittels invokeAndWait() oder
         // invokeLater() an den EDT übergeben wird.
         Runnable modifizierer = new Runnable()
```

```
            {
               public void run()
               {
                  String label = button.getText();
                  button.setText(label + "!");
               }
            };
            Runnable abarbeiter = new Runnable()
            {
               public void run()
               {
                  try
                  {
                     Thread.sleep(3000);
                     EventQueue.invokeLater(modifizierer);
                  }
                  catch (InterruptedException e)
                  {
                     e.printStackTrace();
                  }
               }
            };
            public void actionPerformed(ActionEvent e)
            {
               System.out.println("Klick");
               // Komplexe Verarbeitung in einem separaten Thread.
               new Thread(abarbeiter).start();
            }
         };
         button.addActionListener(action);
         frame.add(button, BorderLayout.CENTER);
         frame.setSize(200, 200);
         frame.setVisible(true);
      }
   }
```

Das Programm wirkt jetzt »lebendiger«, da der EDT nicht mehr durch die komplexe Abarbeitung in `abarbeiter` ausgebremst wird. Der Knopf reagiert wieder normal und bleibt nicht längere Zeit eingedrückt.

Führt man das Programm im Debug-Modus von Eclipse aus und führt schnell nacheinander mehrere Klicks aus, so kann man erkennen, dass für jeden Klick ein eigener *Thread* gestartet wird (Abb. 11.3-1).

Die Klasse `SwingWorker`

`javax.swing.SwingWorker` gehört seit Java 6 zur *Standard Edition* und hilft, die Behandlung von nebenläufigen Aktivitäten in Swing weiter zu vereinfachen. Mit `SwingWorker` ist es möglich, Code-Abschnitte außerhalb des EDT ablaufen zu lassen, die Ergebnisse aber nachher wieder in den EDT einfließen zu lassen.

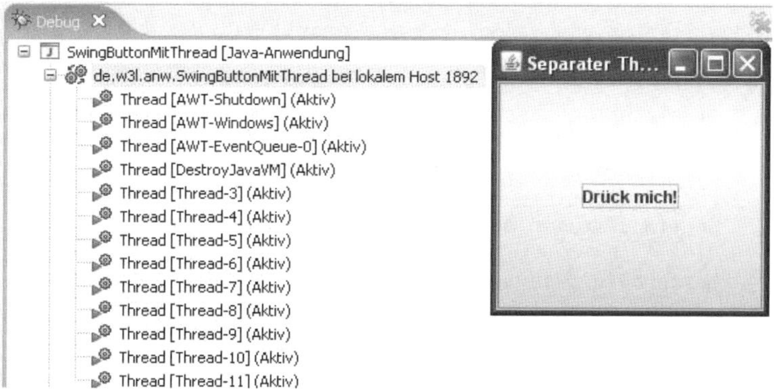

Abb. 11.3-1: Swing-Ereignisbearbeitung mit Threads.

Da die Klasse abstrakt ist, muss man eine eigene Klasse aus `SwingWorker` ableiten und dabei die benötigten Methoden implementieren. Unter anderem bietet `SwingWorker` die folgenden Methoden:

- `doInBackground()` wird in einem separaten *Thread* (»im Hintergrund«) ausgeführt. Nach Beendigung wird ein Ergebnis zurückgeliefert.
- `done()` wird automatisch im EDT angestoßen, wenn `doInBackground()` beendet wurde.
- `get()` erlaubt die Abfrage des Ergebnisses nach Ende der Berechnung.

Nutzt man `SwingWorker` und die drei genannten Methoden, dann kann bei der Programmierung langlaufender Ereignisbearbeitungen auf die explizite Nutzung von `Thread` oder `Runnable` verzichtet werden. Auch müssen Modifikationen der Oberfläche nicht innerhalb von `invokeAndWait(..)` oder `invokeLater(..)` durchgeführt werden.

Beispiel 3

SwingButton MitSwingWorker

Auf die explizite Verwendung von `Runnable` wird verzichtet. Stattdessen wird `SwingWorker` genutzt.

```
package de.w3l.anw;
import java.awt.*;
import java.awt.event.*;
import javax.swing.*;

// Eine langlaufende Ereignisverarbeitung wird unter
// Verwendung von SwingWorker ausgeführt. modifiziert aus:
// http://www.javaworld.com/javaworld/jw-08-2007/
// jw-08-swingthreading.html

public class SwingButtonMitSwingWorker
{
```

```
    public static void main(String args[])
    {
        JFrame frame = new JFrame("SwingWorker");
        frame.setDefaultCloseOperation(JFrame.EXIT_ON_CLOSE);
        final JButton button = new JButton("Drück mich");
         // Es wird eine Klasse benötigt, die die Schnittstelle
         // ActionListener implementiert
        ActionListener action = new ActionListener()
        {
            public void actionPerformed(ActionEvent e)
            {
                System.out.println("Klick");
                // Der abarbeiter muss eine lang-laufende
                // Bearbeitung realisieren. Am Ende der Bearbeitung
                // soll die Oberfläche modifiziert werden (im EDT).
                // abarbeiter muss also die Methoden
                // doInBackground() und done() implementieren. Soll
                // zusätzlich ein von der Berechnung abhängiges
                // Ergebnis angezeigt werden, muss auch get()
                // implementiert werden.
                SwingWorker abarbeiter = new SwingWorker()
                {
                    protected String doInBackground()
                         throws InterruptedException
                    {
                        // Komplexe Bearbeitung simulieren
                        Thread.sleep(3000); return null;
                    }
                    protected void done()
                    {
                        String label = button.getText();
                        button.setText(label + "!");
                    }
                };
                abarbeiter.execute();
            }
        };
        button.addActionListener(action);
        frame.add(button, BorderLayout.CENTER);
        frame.setSize(200, 200); frame.setVisible(true);
    }
}
```

Führt man auch dieses Programm im Debug-Modus von Eclipse aus, dann sieht man, dass auch hier neue *Threads* für die Abarbeitung der Klick-Ereignisse entstehen. Allerdings werden *Threads* hier effizienter eingesetzt, da vorhandene *Threads* in einem Pool gesammelt und wiederverwendet werden (Abb. 11.3-2).

Die Methode `get()` aus `SwingWorker` wurde im Beispiel 3 *nicht* verwendet, da kein Berechnungsergebnis zurückgeliefert werden muss. In der Fallstudie »Othello – OOP der Othello-GUI«, S. 466, finden Sie auch hierzu ein Beispiel.

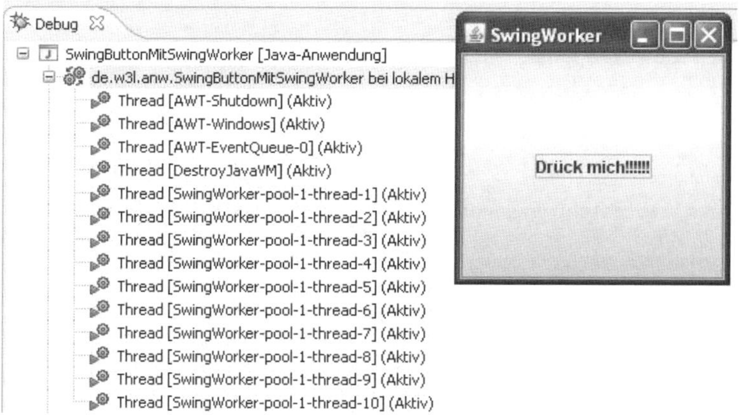

Abb. 11.3-2: Swing Ereignisbearbeitung mit SwingWorker.

Die Klasse `Timer`

`javax.swing.Timer` ist eine weitere Klasse, die im Zusammenhang mit der Behandlung von Nebenläufigkeiten bei Swing nützlich sein kann. Immer dann, wenn man automatische und regelmäßig durchzuführende Aktivitäten in eine Benutzungsoberfläche einbinden möchte, bietet sich die Klasse `Timer` an.

Soll zum Beispiel eine Uhrzeitanzeige in eine Oberfläche integriert werden, dann kann man das entsprechende Oberflächenelement als eine Unterklasse von `JLabel` implementieren, die zusätzlich `Runnable` realisiert. Wenn das Element einmal erzeugt und der *Thread* gestartet wurde, kann sich die Uhrzeitanzeige fortlaufend selbst aktualisieren. Allerdings würde damit die Einzelthread-Regel verletzt.

Die bessere Lösung besteht darin, den Anstoß zur Aktualisierung der Uhrzeit aus dem EDT zu geben. Ein `Timer`-Objekt kann in einem per Parameter vorgegebenen Intervall aus dem EDT ein `ActionEvent` auslösen, das ein gewünschtes Objekt (also zum Beispiel die Uhrzeitanzeige) durch die Realisierung der Methode `actionPerformed(..)` auffangen kann. Da die Aktualisierung jetzt innerhalb des EDT stattfindet, wird die Einzelthread-Regel nicht verletzt.

Beispiel 4

Das bisherige Beispiel wird dahin gehend geändert, dass jetzt im `JFrame` die aktuelle Uhrzeit angezeigt werden soll in Form eines Objekts einer aus `JLabel` abgeleiteten Klasse `Digitaluhr`, die `ActionListener` implementiert. Die Aktualisierung der Uhr erfolgt regelmäßig von außen durch ein `Timer`-Objekt.

Digitaluhr

```
package de.w3l.anw;
import java.awt.*;
import java.awt.event.*;
import java.text.DateFormat;
import java.util.Date;
import javax.swing.*;

class Digitaluhr extends JLabel implements ActionListener
{
    // Die Methode wird regelmäßig über javax.swing.Timer
    // innerhalb des EDT angestossen
   public void actionPerformed(ActionEvent arg0)
   {
      Date aktuellesDatum = new Date();
      this.setText(DateFormat.getTimeInstance().format(
          aktuellesDatum));
   }
}
public class DigitaluhrTest
{
   public static void main(String args[])
   {
      JFrame frame = new JFrame("Digitaluhr");
      frame.setDefaultCloseOperation(JFrame.EXIT_ON_CLOSE);
      Digitaluhr meineUhr = new Digitaluhr();
      meineUhr.setFont(new Font("SansSerif", Font.BOLD, 24));
      meineUhr.setHorizontalAlignment(Digitaluhr.CENTER);
      frame.add(meineUhr, BorderLayout.CENTER);
      frame.setSize(150, 150);
      frame.setVisible(true);
      // Timer-Objekt erzeugen, das alle 950 ms ein Ereignis
      // im EDT auslöst.
      new Timer(950, meineUhr).start();
   }
}
```

Wenn Sie das Beispielprogramm starten, erhalten Sie eine Digitaluhr wie in der Abb. 11.3-3, deren Anzeige jede Sekunde aktualisiert wird.

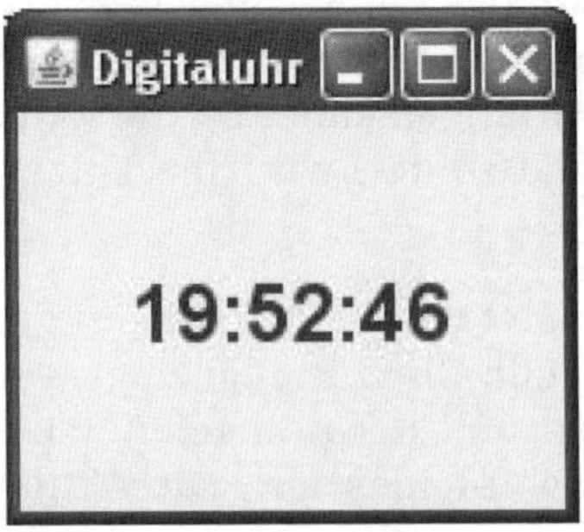

Abb. 11.3-3: Digitaluhr realisiert mit javax.swing.Timer.

Initialisierung von Swing-Oberflächen

Die fehlende Thread-Sicherheit von Swing bzw. die daraus resultierende Einzelthread-Regel hat auch Einfluss auf die Initialisierung von Swing-Oberflächen. Eine »saubere« Initialisierung darf (insbesondere, wenn es sich um einen komplexen Vorgang handelt) nur aus dem *Event Dispatcher Thread* heraus erfolgen. Initialisierungen durch andere *Threads* (und dazu zählt auch das »Hauptprogramm«) sollten unterbleiben.

Man sollte also die Oberfläche *nicht* so initialisieren, wie im folgenden Code-Fragment (und vielen realen Anwendungen):

```
main()
{
   // Initialisierung GUI
}
```

invokeLater()

Stattdessen muss der Initialisierungscode in einem eigenen *Thread* ausgeführt werden, der mittels `invokeLater(..)` an den EDT zur Ausführung übergeben wird:

```
main()
{
        Runnable initialisiereGUI = new Runnable()
        {
                public void run()
                {
                // Initialisierung GUI
                }
         };
        EventQueue.invokeLater(initialisiereGUI);
}
```

Beispiel 5

Der Code zur Erzeugung der Swing-Oberfläche wird hier in eine eigene Klasse `FrameMitButton` gepackt. Der Code zur Initialisierung der Oberfläche steht im Konstruktor dieser Klasse.

In der `main`-Methode der Klasse `RichtigeInitialisierung` wird der Konstruktor aufgerufen und damit die Oberfläche erzeugt. Der Aufruf erfolgt in einem separaten *Thread*, der mittels `invokeLater()` an den EDT übergeben wird. Die Initialisierung findet damit im EDT statt.

Richtige Initialisierung

```
package de.w3l.anw;
import java.awt.BorderLayout;
import java.awt.EventQueue;
import java.awt.event.ActionEvent;
import java.awt.event.ActionListener;
import javax.swing.JButton;
import javax.swing.JFrame;

@SuppressWarnings("serial")
class FrameMitButton extends JFrame
{
   JButton einKnopf;
```

```
   FrameMitButton(String titel)
   {
      super();
      einKnopf = new JButton(titel);
      ActionListener action = new ActionListener()
      {
...
         public void actionPerformed(ActionEvent e)
         {
            System.out.println("Klick");
            new Thread(abarbeiter).start();
         }
      };
      einKnopf.addActionListener(action);
      this.add(einKnopf, BorderLayout.CENTER);
      this.setSize(200, 200);
      this.setVisible(true);
   }
}
public class RichtigeInitialisierung
{
   public static void main(String[] args)
   {
      // Da FrameMitButton eine GUI-Klasse ist, darf die
      // Initialisierung nur im EDT stattfinden
      Runnable initialisierer = new Runnable()
      {
         public void run()
         {
            new FrameMitButton("Hier klicken");
         }
      };
      EventQueue.invokeLater(initialisierer);
      // Wahlweise: SwingUtilities.invokeLater(..)
   }
}
```

12 Betriebswirtschaftlich/ administrative Anwendungen **

Domänen

Software wird heute in vielen verschiedenen Anwendungsgebieten eingesetzt – in der Informatik spricht man von Anwendungsdomänen. In jeder Domäne werden neben den allgemeinen Programmierkonzepten auch spezielle Konzepte eingesetzt, die spezifische Probleme der jeweiligen Domäne lösen.

betriebs-wirtschaftlich/ administrativ

Eine der größten Anwendungsdomänen für Software ist die betriebswirtschaftliche, administrative, kaufmännische Domäne. Diese Domäne besitzt eine Reihe spezifischer Eigenschaften:

Anhand einer durchgehenden Fallstudie wird gezeigt, wie die Probleme aussehen und welche Konzepte zur Lösung verwendet werden können. Bei der Fallstudie handelt es sich um eine Auftragsverwaltung – fiktiver Produktname AVplus. Es wird – wie bei einer Softwareentwicklung üblich – gezeigt, wie das Produkt ausgehend von einem Pflichtenheft schrittweise erstellt wird:

Den Quelltext zum implementierten Teil der Auftragsverwaltung AVplus finden Sie im kostenlosen E-Learning-Kurs zu diesem Buch.

12.1 Eigenschaften betriebswirtschaftlicher Anwendungen *

Anwendungen, die im betriebswirtschaftlichen oder administrativen Bereich eingesetzt werden, zeichnen sich durch eine Reihe besonderer Eigenschaften aus: Strukturierte Daten, Trennung

von Stamm- & Bewegungsdaten, anpassbare Geschäftslogik, unterschiedliche Benutzer, monetäre Aspekte, Transaktionsorientierung, Persistenz.

Betriebswirtschaftlich/administrative Anwendungen werden in Unternehmen und Organisationen zur Unterstützung bei der Abwicklung kaufmännischer oder administrativer Aufgaben eingesetzt. Hierzu gehören im weitesten Sinne alle Aufgaben, die sich mit der Verwaltung und Steuerung von Organisationen und den von ihnen durchgeführten Geschäftsprozessen beschäftigen.

strukturierte Daten

Anwendungen im betriebswirtschaftlichen, administrativen oder kaufmännischen Bereich sind in der Regel dadurch gekennzeichnet, dass sie große Mengen an **strukturierten Daten** verwalten, d.h. erfassen, ändern, löschen, suchen, sortieren und analysieren. Bei strukturierten Daten liegt – wie der Name schon vermuten lässt – einer Menge von Daten eine bestimmte, festgelegte Struktur zugrunde. Ein bestimmtes Element in einer Zusammenstellung von Daten, z.B. in einem Datensatz, ist mit einer festgelegten Bedeutung versehen, die sich in der Regel auch darin äußert, dass das Element einen Namen erhält. So enthält das Feld KNR eines Auftragdatensatzes stets die Nummer des Kunden, der den Auftrag erteilt hat. Namen und Bedeutung der einzelnen Daten stellen bei der Nutzung der Daten selbst wieder Daten dar. Diese werden als **Metadaten** bezeichnet.

Stamm- & Bewegungsdaten

Der Kern einer betriebswirtschaftlichen Anwendung ist meist ein Informationssystem, d.h. ein System, in dem strukturierte Stamm- und Bewegungsdaten erzeugt, gespeichert, verändert und als Listen angezeigt werden. **Bewegungsdaten** entstehen im Regelfall im Zusammenhang mit der Durchführung einer betriebswirtschaftlichen Transaktion, z.B. der Erfassung eines Auftrags oder der Buchung einer Kontobewegung. Sie stellen Daten über den durchgeführten Vorgang dar und haben einen Zeitbezug (z.B. das Datum der Auftragserfassung). **Stammdaten** dagegen haben in der Regel *keinen* Zeitbezug. Sie sind – auch unabhängig von einer bestimmten betriebswirtschaftlichen Transaktion – im Anwendungssystem vorhanden. Beispiele für Stammdaten sind Kundendaten, Artikeldaten, Lieferantendaten usw.

anpassbare Geschäftslogik

Da betriebswirtschaftlich/administrative Anwendungen zur Unterstützung und Abwicklung von Abläufen aus der realen (Geschäfts-)Welt eingesetzt werden, müssen sie die (manchmal nicht einfachen) Ablauf- und Entscheidungsstrukturen dieser Welt implementieren. Man bezeichnet diese spezielle Art der **Anwendungslogik** auch als **Geschäftslogik**. Da sich Abläufe im Geschäftsleben und damit auch die Geschäftslogik häufig ändern, sollte man beim Entwurf einer betriebswirtschaftlich/administrativen Anwendung auf leichte Änderbarkeit achten. Häufig implementieren betriebswirtschaftliche Anwendungen spezielle Mechanismen zum ***Customizing***, mit deren Hilfe eine Anpassung an die Abläufe unterschiedlicher Unternehmen erreicht wird, ohne dass eine Anpassung im Quellcode der Anwendung erforderlich wird.

große Anzahl unterschiedlicher Benutzer

Weiterhin müssen betriebswirtschaftlich/administrative Anwendungen meist von einer großen Anzahl von Benutzern gleichzeitig genutzt werden. Dabei ist zu beachten, dass die Benutzer oft aus unterschiedlichen Bereichen eines Unternehmens oder einer Organisation stammen und verschiedene Aufgabenbereiche haben. Im Anwendungssystem muss diese Aufgabenteilung durch ein entsprechendes **Benutzerkonzept** und die Verwaltung und Überwachung von **Benutzerberechtigungen** unterstützt werden.

Internationalisierung & Lokalisierung

Oft soll der Gebrauch einer Anwendung nicht nur in einem Sprachgebiet oder einer Region möglich sein, sondern es ist erforderlich, dass unterschiedliche **Sprachen**, **Währungen** sowie verschiedene **Datums**- und **Zahlenformate** unterstützt werden. Von einer **Internationalisierung** wird gesprochen, wenn die Anwendung Nationalitäten-übergreifend eingesetzt werden kann, z. B. durch die gleichzeitige Nutzbarkeit mehrerer Währungen. Von einer **Lokalisierung** ist dann die Rede, wenn das System an die lokalen Gewohnheiten eines Benutzers, also an seine Sprache, speziell genutzte Formate (z. B. Datumsformate) usw. angepasst werden kann.

Behandlung monetärer Aspekte & Mehrwährungsfähigkeit

Da es in der Betriebswirtschaft meist um Geld geht, müssen auch betriebswirtschaftliche Anwendungen im Normalfall mit monetären Größen umgehen können. Beim Einsatz in großen Unternehmen oder unterschiedlichen Regionen muss oft nicht nur mit **Beträgen** einer Währung hantiert werden, sondern es ist ein Nebeneinander **unterschiedlicher Währungen** und deren Umrechnung untereinander erforderlich.

Transaktionsorientierung

Ein betriebswirtschaftlicher Prozess beinhaltet in der Regel mehrere nacheinander abzuarbeitende Schritte, die mit einer Vielzahl von Objekten durchzuführen sind. Für das Anwendungssystem muss gewährleistet werden, dass beim Ablauf eines Prozesses keine Schritte ausgelassen werden oder nur für eine Teilmenge der Objekte durchgeführt werden, sodass nicht gewünschte Zustände entstehen (z. B. der Kunde erhält eine Lieferung, die Rechnung beinhaltet aber nur einen Teil der gelieferten Artikel, weil bei der Rechnungserstellung ein Systemfehler auftrat). Durch die Verwendung von **Transaktionen** wird sichergestellt, dass eine Abfolge von Operationen ganz oder gar nicht ausgeführt wird.

Dauerhafte Speicherung von Daten

Die Mehrheit der Daten einer betriebswirtschaftlichen Anwendung ist nicht nur für eine aktuelle Sitzung mit dem System und für den aktuellen Benutzer interessant, sondern sie muss in der Regel über einen längeren Zeitraum, oft sogar unabhängig von der eigentlichen Anwendung, auch für andere Benutzer zur Verfügung stehen. Um die erforderliche **Persistenz der Daten** unabhängig von der Anwendung zu erhalten, kommt im betriebswirtschaftlich/administrativen Bereich meist ein **relationales Datenbanksystem** zur dauerhaften Speicherung von Daten zum Einsatz.

objekt-relationale Abbildung

Durch den vornehmlichen Einsatz relationaler Datenbanksysteme entsteht für objektorientierte Anwendungen das Problem, wie Objekte (aus dem Hauptspeicher) in Tabellen einer relationalen Datenbank gespeichert werden können. Eine **objektrelationale Abbildung** (*Object-Relational-Mapping*) vermittelt zwischen objektorientierten Daten im Arbeitsspeicher und deren dauerhafter Ablage in Form von Datensätzen in relationalen Datenbanken.

Schichtenkonzept & Verteilung

Die unterschiedlichen implementierungstechnischen Probleme und Aufgabenstellungen, die beim Bau betriebswirtschaftlich/administrativer Anwendungen zu lösen sind, machen eine Zusammenfassung ähnlicher Problemstellungen in einer Gruppe und die getrennte Betrachtung der entstehenden Gruppen erforderlich. Hierbei entstehen normalerweise wenigstens drei **Schichten**: Die Softwareschicht zur Realisierung der Benutzungsoberfläche, die Schicht zur Implementierung der Anwendungslogik und die Schicht, die die Datenhaltung übernimmt.

Mit der Schichtenbildung ist bei betriebswirtschaftlichen Anwendungen im Regelfall auch eine **Verteilung** der Schichten auf unterschiedliche Computersysteme verbunden: So sind große Anwendungsbestandteile der Benutzungsoberfläche meist direkt auf den einzelnen Benutzer-PCs angesiedelt, während die Datenhaltung im Normalfall auf einem zentralen Server stattfindet. In der Praxis entstehen oft weitere Schichten, z. B. zur Trennung von Anwendungsfunktionen (»Was ist bei der Erledigung einer bestimmten Funktion zu tun?«) und der Aufeinanderfolge von Funktionen im Arbeitsablauf (***Workflow***) (»Welche Funktionen sind unter welchen Bedingungen hintereinander auszuführen?«)

12.2 AVplus – Pflichtenheft und Glossar *

Die nachfolgend beschriebene Fallstudie »AVplus« stellt eine einfache betriebswirtschaftliche Anwendung zur Erfassung, Verwaltung und Abwicklung von Aufträgen dar. Die Anforderungen an AVplus werden in einem Pflichtenheft festgelegt.

Eine Auftragsverwaltung für die Firma BHP GmbH

BHP GmbH

Die **BHP GmbH** ist ein Handelsunternehmen, das mit Gütern aller Art handelt. Die Firma betreibt *kein* Ladengeschäft, vielmehr können Kunden Artikel aus dem Lieferspektrum der Firma durch die Erteilung eines Auftrags bestellen und bekommen diese Artikel dann ins Haus geliefert. Die Handelsware bezieht die BHP GmbH von verschiedenen Lieferanten.

Herr Froh

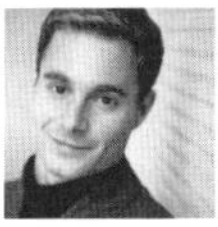

Da die Anzahl der Kunden und Aufträge in den letzten Jahren stark gestiegen ist, beschließt Herr Froh (Geschäftsführer der BHP GmbH), dass eine Umstellung der bislang manuell vorgenommenen Auftragsabwicklung auf eine IT-Lösung erforderlich ist. Nachdem er von einem Bekannten von dessen guten Erfahrungen mit der Firma **WebSoft** (siehe Box) gehört hat, und nach einem ersten Telefongespräch feststeht, dass die Firma WebSoft ein entsprechendes Anwendungssystem für machbar hält, vereinbart Herr Froh ein Projekt zur Erstellung einer Auftragsverwaltung mit der Firma WebSoft. Herr Pilot, der von der Firma WebSoft als Projektleiter ernannt wird, trifft sich bald darauf mit Herrn Froh, um ein **Pflichtenheft** und ein **Glossar** für die neue Software zu erstellen.

Abb. 12.2-1: Firma WebSoft

Die Firma **WebSoft** ist ein junges, innovatives Unternehmen, das sich auf die Erstellung von **Websites** spezialisiert hat, d. h. auf Software, die über das Web zu bedienen ist. Aufträge werden durch ein interdisziplinäres Team bearbeitet. Jedes Teammitglied ist auf ein Fachgebiet spezialisiert. Die Abbildung unten zeigt einen Teil der WebSoft-Mannschaft.

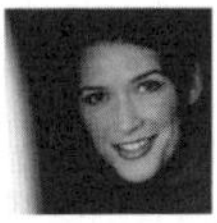

Frau Dr. Graf
Geschäftsführerin

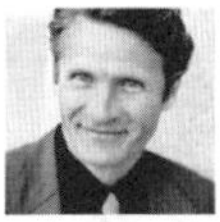

Dipl.-Ing. Pilot
Projektleiter

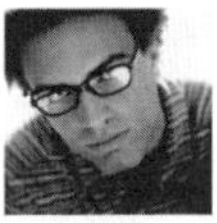

Herr Kaiser
Software-Ergonom

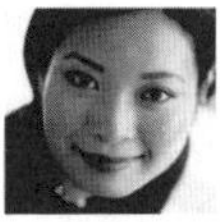

Frau Anton
Anwendungs-Entwicklerin

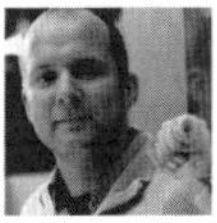

Herr Schulz
Web-Entwickler

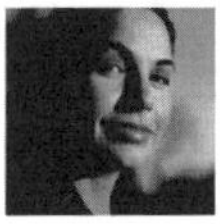

Frau Schick
Web- und Multimedia-Designerin

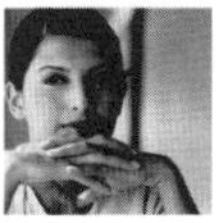

Frau Aust
Software-Architektin

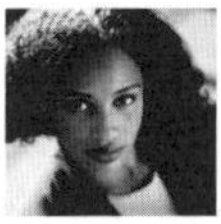

Frau Sonnenschein
System-analytikerin

Glossar

Begriffe

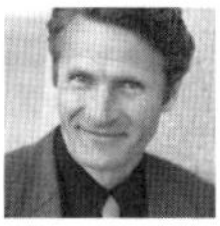

Herr Froh und Herr Pilot definieren zunächst die wichtigsten Begriffe aus dem Umfeld einer Auftragsverwaltung, um von vornherein eine einheitliche Terminologie zu besitzen. Herr Pilot definiert folgende Begriffe (ein Pfeil verweist auf einen jeweils anderen Glossarbegriff):

Auftrag: Ein Auftrag ist eine formelle Aufforderung einer Person oder eines Unternehmens (→Kunde) an eine andere Person oder ein anderes Unternehmen (→Lieferant) ein oder mehrere Artikel oder Dienstleistungen (→Artikel) bereitzustellen oder zu erbringen.

Kunde: Ein Kunde ist eine natürliche oder juristische Person (also ein Mensch oder eine Firma), die Interesse an den Artikeln oder Dienstleistungen (→Artikel) eines Unternehmens zeigt. Dabei ist es zunächst unerheblich, ob der Kunde tatsächlich einen Auftrag (→Auftrag) erteilt. Es ist aber möglich, dass Personen ihren Kundenstatus wieder verlieren, wenn längere Zeit Inaktivität vonseiten des Kunden vorliegt. Mit dem Bezug von Artikeln geht der Kunde in der Regel eine Zahlungsverpflichtung als Schuldner (**Debitor**) ein.

Lieferant: Ein Lieferant ist eine natürliche oder juristische Person, die einen Kunden (→Kunde) auf dessen Auftrag (→Auftrag) mit Waren oder Dienstleistungen (→Artikel) versorgt. Mit der Versorgung ist in der Regel eine Zahlungsverpflichtung verbunden, bei der der Lieferant als Gläubiger (**Kreditor**) auftritt.

Artikel: Ein Artikel ist ein materielles Gut oder eine Dienstleistung. Durch einen Kaufvorgang, der in der Regel durch eine Absichtserklärung (→Auftrag) des Käufers (→Kunde) eingeleitet wird, geht das materielle Gut an den Käufer über bzw. die Dienstleistung wird für den Käufer erbracht.

Pflichtenheft

Im Anschluss an das Glossar erstellen Herr Froh und Herr Pilot gemeinsam folgendes Pflichtenheft:

Zielbestimmung

Das System AVplus zur Auftragsverwaltung muss Aufträge mit den dazu gehörenden Stamm- und Bewegungsdaten verwalten und diese dauerhaft speichern. Da die BHP GmbH zunächst nur eine Unterstützung auf der Verkaufsseite wünscht, ist eine Verwaltung von Bestellungen, die von der BHP GmbH ausgehen und der dazu gehörenden Lieferanten *nicht* erforderlich.

Zur ersten Sitzung hat Herr Froh einen Satz der bisher zur Abwicklung benutzten Formulare mitgebracht. Aus diesen geht klar hervor, welche Daten durch das System zu verwalten sind. Herr Pilot schlägt daher vor, zunächst die Struktur der zu verwaltenden Daten zu untersuchen. Das Ergebnis ist die folgende Auflistung:

Produktdaten

/D10/ Kundendaten müssen dauerhaft gespeichert werden. Für jeden Kunden sollen eine eindeutige Kundennummer, eine Anrede, ein Name und ein Vorname, eine Adresse, bestehend aus der Angabe von Straße, Postleitzahl und Ort sowie eine Debitorennummer festgehalten werden. Die Debitorennummer dient als Referenz auf den Kunden in der Finanzbuchhaltung. Der Kundenstamm der BHP GmbH umfasst zurzeit ca. 50.000 Kunden, in den nächsten Jahren wird mit einem Wachstum auf bis zu 500.000 Kunden gerechnet.

/D20/ Die folgenden Artikeldaten sollen dauerhaft gespeichert werden: Für jeden Artikel wird eine eindeutige Artikelnummer, eine Bezeichnung, ein Preis, ein Mindestbestand und ein aktueller Bestand hinterlegt. Jedem Preis ist eine Währung zugeordnet.
Zurzeit sind ungefähr 30.000 Artikelstämme vorhanden. Das System soll auch mit 100.000 Artikelstämmen noch performant funktionieren.

/D30/ Jeder erteilte Auftrag muss gespeichert werden: Ein Auftrag besteht aus einem Auftragskopf und einer nicht leeren Liste von Auftragspositionen. Im Auftragskopf werden alle Daten festgehalten, die unabhängig von den Positionen sind, also für alle Positionen gelten sollen. Dies sind eine eindeutige Auftragsnummer, die Angabe des Kunden, zu dem der Auftrag gehört, eine Auftragswährung, ein Auftragsdatum, das angibt, wann der Auftrag zustande gekommen ist und ein Lieferdatum, das den gewünschten Lieferzeitpunkt für alle Positionen angibt. Eine Auftragsposition besteht aus der Angabe des Artikels und der Angabe einer Menge (positive ganze Zahl). Kommt eine Auftragsposition zur Auslieferung, soll in einem weiteren Attribut das tatsächliche Lieferdatum festgehalten werden.
Im Schnitt erhält die BHP ca. 2 Aufträge pro Kunde und Jahr. Bei der derzeitigen Menge an Kunden ergibt sich somit ei-

ne Auftragsmenge von 100.000 Aufträgen pro Jahr. Da von durchschnittlich 2,5 Auftragspositionen pro Auftrag gerechnet wird, ergeben sich 250.000 Auftragspositionen jährlich. Hochgerechnet auf eine halbe Million Kunden kommen also 1 Million Aufträge und 2,5 Millionen Auftragspositionen im Jahr zusammen. Zu jedem Zeitpunkt soll auf mindestens alle Daten des Vorjahres zugegriffen werden können, sodass sich mindesten 2 Millionen Aufträge und 5 Millionen Auftragspositionen speichern lassen müssen.

Danach überlegen Herr Froh und Herr Pilot gemeinsam, welche Funktionen von der Auftragsverwaltung erwartet werden. Implementiert werden soll eine einfache Auftragsverwaltung, die folgende Kernfunktionalitäten umfasst:

Funktionale Anforderungen

Kunden

/F10/ Es können neue Kunden hinzugefügt werden. Für alle Attribute, außer für die Debitorennummer, müssen Werte angegeben werden. Die Kundennummer muss eindeutig sein, d. h., sie darf bei keinem der schon vorhandenen Kunden verwendet werden.
/F11/ Auf die Daten eines bestehenden Kunden kann durch Eingabe der Kundennummer zugegriffen werden.
/F12/ Die Daten bestehender Kunden können verändert werden. Dies gilt für alle Attribute mit Ausnahme der Kundennummer. Diese darf nicht nachträglich verändert werden.
/F13/ Ein vorhandener Kunden kann nur dann gelöscht werden, wenn keine Aufträge für diesen Kunden vorhanden sind.
/F14/ Für Kunden stehen folgende Listen zur Verfügung:

- **a** Kunden geordnet nach dem Datum des letzten Auftrags (aktuelle Daten zuerst)
- **b** Kunden geordnet nach der Auftragssumme (hohe Summen zuerst)
- **c** Kunden ohne Aufträge

Artikel

/F20/ Es können neue Artikel hinzugefügt werden. Für alle Attribute, außer für den aktuellen Bestand, müssen Werte angegeben werden. Die Artikelnummer muss eindeutig sein, d. h., es kann nicht zwei Artikel mit derselben Artikelnummer geben. Wird bei der Anlage eines Artikels kein Mindestbestand angegeben, so wird von einem Mindestbestand von 0 ausgegangen.
/F21/ Auf die Daten zu einem Artikel kann durch die Eingabe der Artikelnummer zugegriffen werden.

/F22/ Die Daten bereits vorhandener Artikel können verändert werden. Dies gilt für alle Attribute mit Ausnahme der Artikelnummer. Diese darf nicht nachträglich verändert werden.
/F23/ Ein vorhandener Artikel soll gelöscht werden können. Allerdings soll dies nur möglich sein, wenn keine Aufträge über diesen Artikel vorhanden sind.
/F24/ Für Artikel sollen folgende Listen zur Verfügung stehen:

a Artikel deren Mindestbestand unterschritten wird
b Artikel sortiert nach Auftragssumme (hohe Summen zuerst)
c Artikel für die keine Aufträge vorliegen

Aufträge

/F30/ Es können neue Aufträge hinzugefügt werden. Bei der Anlage eines Auftrags soll ein eindeutiger Wert für die Auftragsnummer automatisch durch das System vergeben werden. Alle anderen Daten des Auftragskopfs müssen durch den Benutzer eingepflegt werden. Zu jedem Auftrag muss mindestens eine Auftragsposition eingegeben werden, ehe der Auftrag gespeichert werden kann.
/F31/ Auf die Daten zu einem Auftrag kann durch die Eingabe der Auftragsnummer zugegriffen werden.
/F32/ Einige Daten von Aufträgen und Auftragspositionen können unter Beachtung bestimmter Regeln verändert werden, solange die entsprechenden Positionen noch nicht ausgeliefert wurden:
a. Die beauftragte Menge kann erhöht werden.
b. Das gewünschte Lieferdatum kann verändert werden, solange es nicht kleiner als das aktuelle Datum wird.
/F33/ Ein vorhandener Auftrag kann gelöscht werden, wenn noch keine Position zur Auslieferung gekommen ist.
/F34/ Für Aufträge stehen folgende Listen zur Verfügung:

a Aufträge, die mit mindestens einer noch nicht ausgelieferten Position das gewünschte Lieferdatum überschritten haben (»überfällige Aufträge«)
b Aufträge, für die noch mindestens eine Position auszuliefern ist (»offene Aufträge«)
c Aufträge aufsteigend sortiert nach dem gewünschten Lieferdatum

Unabhängig von konkreten Daten und Funktionen vereinbaren Herr Froh und Herr Pilot die folgenden allgemeinen Produktleistungen:

Produktleistungen

/L10/ Die Anwendung soll für ca. 100 Benutzer ausgelegt sein; diese kommen aus unterschiedlichen Sprachräumen, sodass mehrere Sprachen in der Benutzungsoberfläche unterstützt werden müssen.
/L20/ Das System soll unterschiedliche Benutzerberechtigungen unterstützen.
/L30/ Die Daten sollen so in einem (relationalen) Datenbanksystem gespeichert werden, dass sie unabhängig von der Auftragsverwaltung AVplus auch anderen Anwendungen (z. B. Finanzbuchhaltung) zur Verfügung stehen.
/L40/ Die Anwendung soll so aufgebaut sein, dass ein Austausch des Datenbanksystems möglich ist, ohne dass dies zu (großen) Konsequenzen für den Rest der Anwendung führt.
/L50/ In der BHP GmbH gibt es eine weitgehende Arbeitsteilung. Ein Teil der Mitarbeiter ist nur für die Bearbeitung von Kundendaten, ein Teil nur für Artikeldaten und ein Teil für die Auftragspflege zuständig. Die Menüstruktur der Anwendung soll diese Arbeitsteilung berücksichtigen.
/L60Wunsch/ AVplus soll an geänderte Geschäftsabläufe anpassbar sein, ohne dass der Quellcode dafür geändert werden muss.

Da sich die Abläufe in der BHP GmbH in der Vergangenheit häufig geändert haben, möchte Herr Froh eine Anpassbarkeit des Systems ohne Änderungen im Quellcode durch so genanntes ***Customizing*** erreichen. Da Herr Pilot zu bedenken gibt, dass dies möglicherweise zu einem stark erhöhten Implementierungsaufwand führt, definiert Herr Froh diese Anforderung als Wunschkriterium.

12.3 AVplus – das OOA-Modell **

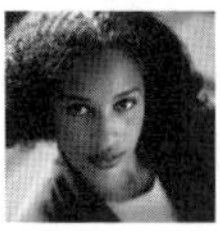

Ausgehend von dem erstellten Pflichtenheft und dem Glossar erstellt Frau Sonnenschein als Systemanalytikerin der Firma WebSoft ein objektorientiertes Analysemodell (**OOA-Modell**) für die Software AVplus. Ziel der objektorientierten Analyse ist es, eine fachliche Lösung für das zu entwickelnde Softwaresystem zu erarbeiten. In der Regel besteht ein OOA-Modell aus einem **Klassendiagramm**, das die statische Struktur des Systems wiedergibt. Es kann durch **Sequenzdiagramme**, **Objektdiagramme** und ***Use-Case-Diagramme*** ergänzt werden. Als Notation wird die **UML** *(Unified Modeling Language)* benutzt.

GUI

Um dem zukünftigen Benutzer schon früh eine Vorstellung vom späteren System zu geben, wird oft parallel zur objektorientierten Analyse bereits die Benutzungsoberfläche skizziert.

Fachliche Anforderungen - statisches Modell

statisches Modell

Ein statisches Modell der fachlichen Anforderungen wird meist in Form eines Klassendiagramms erstellt. Das Klassendiagramm enthält die aus fachlicher Sicht relevanten Klassen (**Fachklassen** bzw. **Fachkonzeptklassen**) und deren Beziehungen zueinander.

Die Darstellung der Klassen, die im Zusammenhang mit der Benutzungsoberfläche oder der persistenten Speicherung von Daten stehen, ist *nicht* Bestandteil der objektorientierten Analyse, sondern erfolgt erst im objektorientierten Entwurf (OOD).

Die Fachklassen kann man bei betriebswirtschaftlich/administrativen Anwendungen zu einem großen Teil durch die Analyse der Formulare erhalten, die im betrachteten Bereich ohne Unterstützung durch ein Softwaresystem angewendet würden. Die Formulare dienen meist zur Erfassung von Stamm- und Bewegungsdaten, die wiederum in der Regel mit Fachklassen und deren Objekten korrespondieren.

Auf den Zusammenhang zwischen Formularen bzw. Dokumenten und betriebswirtschaftlichen Anwendungen wird auch noch eingegangen im Kapitel »AVplus – GUI«, S. 311.

Fachklassen

Anhand des Pflichtenhefts ermittelt Frau Sonnenschein folgende Klassen:

- Klasse **Kunde**: Repräsentiert die Kunden mit den dazu gehörenden Stammdaten.
- Klasse **Artikel**: Repräsentiert verkaufsfähige Artikel mit ihren Stammdaten.
- Klasse **Auftrag**: Repräsentiert einen Auftrag bestehend aus einem Auftragskopf, der allgemeine Daten zum Auftrag enthält, und ein oder mehreren Auftragspositionen.
- Assoziative Klasse **Auftragsposition**: Repräsentiert jeweils eine Position eines Auftrags.
- Klasse **Geld**: Repräsentiert Geldbeträge. Ein Geldbetrag besteht neben der Angabe des Betrages aus der Angabe einer Währung (z. B. Euro) und aus der Angabe der Anzahl der Nachkommastellen des Betrages. Bei in Euro angegebenen Beträgen liegen i. Allg. zwei Nachkommastellen vor. Dies ist aber nicht zwingend. Benzinpreise werden z. B. oft mit drei Nachkommastellen angegeben.

Assoziationen zwischen den Klassen

Nach der Identifikation relevanter Klassen ermittelt Frau Sonnenschein die fachlichen Beziehungen zwischen den Klassen:

- Ein Kunde kann einen oder mehrere Aufträge erteilen. Er tritt dann (jeweils) als **Auftraggeber** auf.
- Ein Artikel kann in ein oder mehreren Aufträgen in der Form (jeweils) einer **Auftragsposition** vorkommen.
- Ein Auftrag umfasst ein oder mehrere Auftragspositionen.

Das von Frau Sonnenschein erstellte Klassendiagramm zeigt die Abb. 12.3-1.

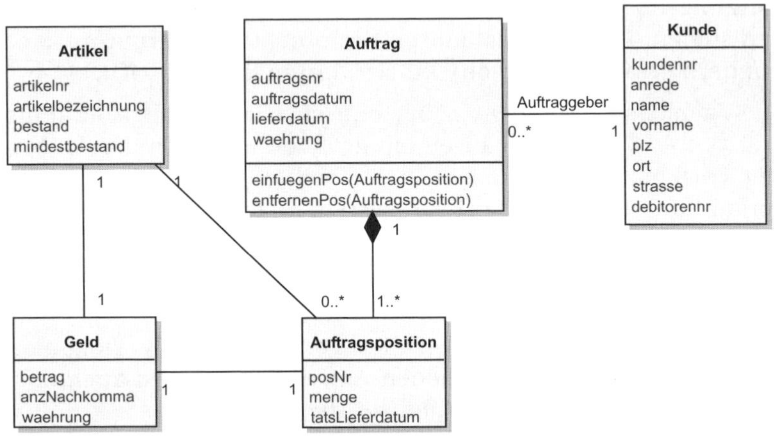

Abb. 12.3-1: Klassendiagramm mit Fachklassen der Auftragsverwaltung.

Objektdiagramm

Da Frau Sonnenschein weiß, dass bei der Diskussion mit dem Auftraggeber ein Klassendiagramm oft schwer zu erklären ist, erstellt sie noch ein Objektdiagramm zur Veranschaulichung (Abb. 12.3-2).

Das in der Abb. 12.3-2 dargestellte Objektdiagramm stellt die folgende Situation dar:

- Der Kunde »Müller« hat einen Auftrag erteilt, der zwei Auftragspositionen umfasst. In Auftragsposition 1 werden fünf Stück des Artikels »Festplatte« geordert, die jeweils einen Betrag von 98 kosten. In Auftragsposition 2 wird der Artikel »Tastatur« mit einer Menge von 3 zum Stückpreis von 15 bestellt.
- Der Kunde »Maier« erteilt zwei Aufträge: »Auftrag 2« umfasst eine Auftragsposition, die aus einem Exemplar des bereits erwähnten Artikels »Tastatur« besteht. »Auftrag 3« besteht ebenfalls nur aus einer Auftragsposition, nämlich aus dem Artikel »Maus« in der Menge 10. Der Stückpreis des Artikels beträgt 10.

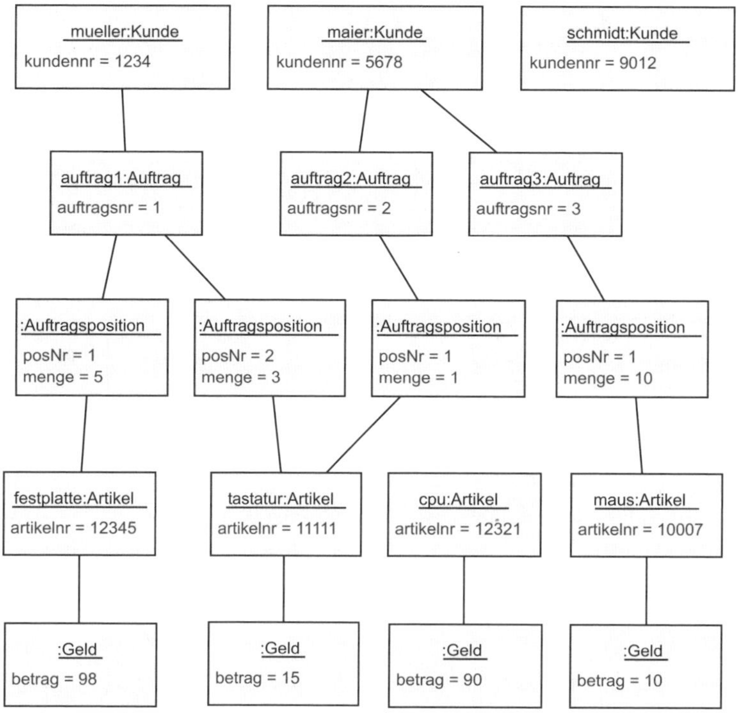

Abb. 12.3-2: Objektdiagramm Auftragsverwaltung.

- Der Kunde »Schmidt« hat zurzeit keinen Auftrag erteilt.
- Für den Artikel »CPU« liegt zurzeit kein Auftrag vor

12.4 AVplus - Architektur und Komponenten **

Im Folgenden wird die Architektur für die Fallstudie AVplus mit den Schichten für Benutzungsoberfläche, Anwendungslogik und Datenhaltung mit den verwendeten Hauptkomponenten vorgestellt.

Komplexität und Schichtenbildung

Im Regelfall sind betriebswirtschaftliche Anwendungen (aber nicht nur diese) so komplex und umfangreich, dass beim Softwareentwurf eine Schichtenbildung vorgenommen wird. Dies ermöglicht eine Reduzierung der Komplexität für jede betrachtete Komponente und erleichtert die Arbeitsteilung der Entwickler (Abb. 12.4-1).

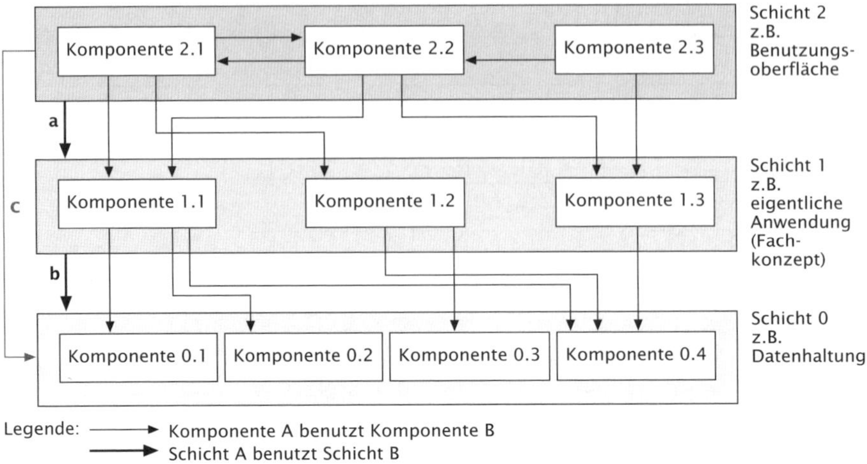

Abb. 12.4-1: Beispiel für eine Drei-Schichten-Architektur.

Weiterhin ist eine Schichtenbildung eine notwendige Voraussetzung für die physikalische Verteilung von Komponenten (Abb. 12.4-2).

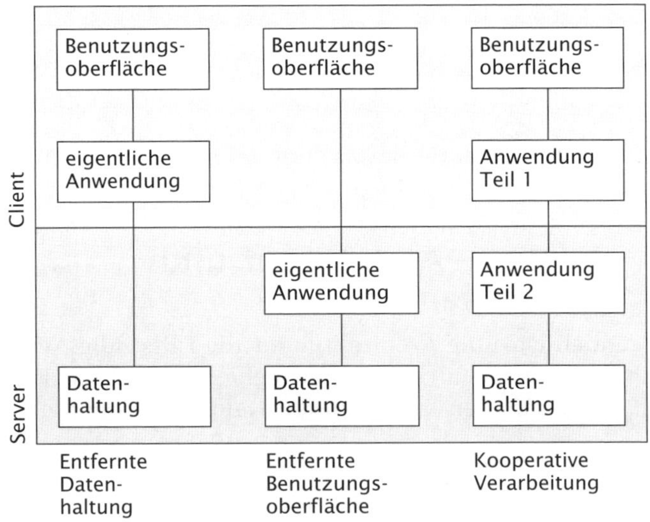

Abb. 12.4-2: Verteilungsalternativen beim Client-Server-Konzept.

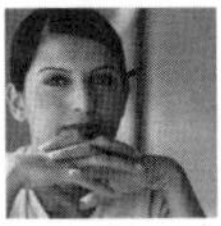

Nachdem der Projektleiter, Herr Pilot, mit seiner Kollegin und Software-Architektin, Frau Aust, das Pflichtenheft und die Ergebnisse der objektorientierten Analyse durchgearbeitet haben, ist man sich schnell einig, dass für die Software AVplus eine klassische Drei-Schichten-Architektur, bestehend aus **Benutzungs-**

oberfläche, **eigentlicher Anwendung** und **Datenhaltungsschicht** sinnvoll ist.

Systemkomponenten

Eine betriebswirtschaftliche Anwendung, wie es AVplus ist, muss im Regelfall mit einer großen Anzahl einfach strukturierter Datensätze arbeiten und ihre Funktionalitäten einem großen Benutzerkreis mit oft unterschiedlichen technischen und betriebswirtschaftlichen Kenntnissen zur Verfügung stellen.

Benutzungsoberfläche

Durch die einfache Struktur der verwendeten Daten und die oft an bestimmte Dokument- und Formularstrukturen (z. B. Auftrag in Papierform) gebundene Ein- und Ausgabe der Daten hat man bei der Gestaltung der Benutzungsoberflächen meist nur geringe Freiheitsgrade, da sich betriebswirtschaftliche Anwendungen oft am Fluss von Formularen oder Dokumenten orientieren und eine Darstellung der Daten auf dem Bildschirm, die sich an die Darstellung der entsprechenden Dokumente und Formulare anlehnt, gewünscht ist. Die Software-Architektin Frau Aust überlegt, wie Sie die Programmierung formularorientierter Fenster erleichtern kann. Sie recherchiert im Internet nach geeigneten ***Frameworks*** und findet dabei JGoodies Forms (`http://www.jgoodies.com/freeware/forms/`). Innerhalb dieses *Frameworks* hält sie *FormLayout* für geeignet zur Gestaltung von formularähnlichen Swing-Oberflächen. Der bei der Firma WebSoft verwendete GUI-Builder »Jigloo«, S. 49, kann mit dem *FormLayout* umgehen. Frau Aust schlägt daher vor, *JGoodies Forms* zu verwenden.

Eigentliche Anwendung

Die eigentliche Anwendung, auch Anwendungslogik oder Applikationslogik genannt, muss die Abläufe und Funktionen der jeweiligen betriebswirtschaftlichen Anwendung realisieren. Darüber hinaus ist eine einfache Anpassbarkeit an Änderungen in den betriebswirtschaftlichen Abläufen gewünscht. Durch *Customizing*-Konzepte sollte dies ohne eine Veränderung des Quellcodes möglich sein. Die Realisierung der Anwendungslogik in einer zentralen Schicht bietet den Vorteil, dass für alle Anwender gleiche Funktionalität erreicht wird und darüber hinaus betriebswirtschaftliche Änderungen nur an einer zentralen Stelle vorgenommen werden müssen.

Datenhaltung

Da die Daten einer Anwendung im Unternehmen meist nicht isoliert für eine Anwendung genutzt werden sollen, sollten einfache

Mechanismen zur Mehrfach-Nutzung von Daten unabhängig von einer spezifischen Anwendung und zur Weitergabe von Daten an andere Anwendungen bereitstehen. In der Regel wird ein relationales Datenbanksystem verwendet.

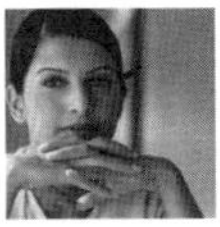

Frau Aust konzipiert folgende Schichtenarchitektur für die Software AVplus:

- Schicht **Benutzungsoberfläche**: »AVplus – GUI«, S. 311
- Schicht **persistente Datenhaltung**: »AVPlus – OOP der Datenhaltungsschicht«, S. 366
- Schicht **eigentliche Anwendung**: »AVPlus – OOD und OOP des Fachkonzepts (Teil 1)«, S. 320

Zwischen den Schichten soll eine möglichst große Unabhängigkeit hinsichtlich von zwei Kriterien erreicht werden:

- Die Implementierung einer Schicht, die Dienste einer anderen Schicht benutzt, soll möglichst unabhängig von deren Implementierung sein. Oft ist es auch wünschenswert, dass unterschiedliche Implementierungen der benutzten Schicht erstellt werden können, die ohne Einfluss auf die benutzende Schicht gegeneinander ausgetauscht werden können. Es kann z. B. für die Datenhaltungsschicht Implementierungen für unterschiedliche Datenbanksysteme oder sogar völlig unterschiedliche Arten der Datenspeicherung geben. Bei einer Installation kann z. B. das relationale Datenbanksystem Oracle 10 zum Einsatz kommen, während bei einer zweiten Installation mit MySQL eine andere relationale Datenbank verwendet wird.
- Bedingt durch die hohe Anzahl an Benutzern muss im Regelfall eine physikalische Verteilung der Komponenten des Softwaresystems auf mehrere Computersysteme stattfinden. Die Datenhaltungsschicht muss dabei für die Bereitstellung konsistenter Daten für alle Benutzer sorgen. Sie ist daher normalerweise auf einem zentralen Computersystem installiert, während die Benutzungsoberfläche in der Regel auf dem PC jedes Benutzers und damit dezentral installiert wird. Die Schichten eines Softwaresystems müssen diese physikalische Verteilung effektiv unterstützen (siehe Abb. 12.4-2).

Der Wunsch nach Einhaltung dieser beiden Kriterien erfordert eine zusätzliche Softwareschicht zur Trennung von Anwendungslogik und Datenhaltung:

- »AVPlus – Anwendungslogik & Datenhaltung (Teil 1)«, S. 357

12.5 AVplus - GUI **

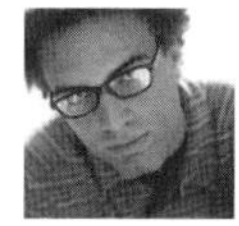

Herr Kaiser erhält als Software-Ergonom der Firma WebSoft das Pflichtenheft, das OOA-Modell und die Basisarchitektur als Vorlagen, um anhand dieser Informationen eine grafische Benutzungsoberfläche für das Produkt AVplus zu konzipieren.

Grundsätzliche Überlegungen zur Dialogstruktur

Die Ergebnisse der objektorientierten Analyse können verwendet werden, um die Dialogstruktur und den Fensteraufbau einer betriebswirtschaftlichen/administrativen Anwendung systematisch herzuleiten. Eine entsprechende Vorgehensweise wird beschrieben im Kapitel »Vom OOA-Modell zur Benutzungsoberfläche«, S. 224. Bei Anwendung dieser Regeln benötigt man Erfassungs- und Listenfenster für Artikel, Kunden und Aufträge mit Auftragspositionen (eine isolierte Erfassung von Auftragspositionen ist nicht sinnvoll, da Auftragspositionen immer zu genau einem Auftrag gehören und auch nur in Abhängigkeit von diesem existieren können). Die Attribute der jeweiligen Klassen werden zu Interaktionselementen der Fenster.

Abweichend von den genannten Regeln entschließt sich Herr Kaiser nach Rücksprache mit der Software-Architektin, Frau Aust, und dem Kunden, Herrn Froh, auf klassische Listenfenster zur Selektion von Objekten zu verzichten: Ausschlaggebend ist hier das Mengengerüst der Anwendung (siehe »AVplus – Pflichtenheft und Glossar«, S. 298, /D10/ bis /D30/). Im Pflichtenheft ist vorgegeben, dass die Anwendung mit einer sehr hohen Anzahl an Artikeln, Kunden und Aufträgen arbeiten soll. Weiterhin soll eine größere Anzahl Benutzer gleichzeitig das System verwenden können (/L10/). Ein effizientes Arbeiten mit Listen ist aber nur möglich, wenn alle Objekte permanent im Arbeitsspeicher gehalten werden. Frau Aust geht jedoch davon aus, dass es nicht möglich sein wird, alle Kunden, Artikel und Aufträge permanent im Arbeitsspeicher zu halten. Herr Kaiser beschließt daher, auf die konventionellen Listenfenster zur Selektion von Objekten zu verzichten und sieht stattdessen Dialogfenster zur Suche von Artikeln, Kunden und Aufträgen über deren eindeutigen Schlüssel vor. In den Erfassungsfenstern entfällt der Listen-Knopf.

Menüstruktur

Die Funktionalität einer Anwendung wird dem Benutzer über Menüs oder Schaltflächen zur Verfügung gestellt. Menüs stellen für den Benutzer den Ausgangspunkt bei der Suche nach einer bestimmten Funktion einer Anwendung dar. Der Dialogablauf hängt damit wesentlich von der Gestaltung der Menüs ab.

Bei deren Strukturierung stellt sich als Erstes die Frage, wie die Menüoptionen gruppiert werden sollen.

allgem. Funktionen

Um dem Benutzer die Einarbeitung in AVplus zu erleichtern, orientiert sich Herr Kaiser am Menüaufbau anderer betriebswirtschaftlicher Anwendungen. Funktionen, die zur gesamten Anwendung AVplus gehören, fasst er unter dem Menütitel `AVplus` zusammen, der ganz links im Menübalken angeordnet wird. Die Menüoptionen lauten `Drucken` und `Beenden`. Anders als bei Büroanwendungen gibt es hier *keine* Menüoptionen wie `Datei öffnen` und `Datei speichern`, da bei AVplus nicht auf einzelnen Objekten, wie beispielsweise bei einer Textverarbeitung mit einem Dokument, gearbeitet wird.

Hinzu kommt noch, wie üblich, ein Menü `?` im Menübalken ganz rechts, das die Funktionen zur Hilfe und Information beinhaltet.

objektorientierte Menüs

Bei betriebswirtschaftlichen Anwendungen ist es sinnvoll – anders als bei Büroanwendungen – die Menüs entsprechend zu den Objekten der Anwendung zu strukturieren. Für AVplus ergibt dies folgende Menüs: `Kunde`, `Artikel`, `Auftrag`.

Alternativen

Im Kapitel »Vom OOA-Modell zur Benutzungsoberfläche«, S. 224, wird eine Trennung von »Stammdaten« und »Listen« im Menübalken vorgeschlagen. Diese Trennung ist objektorientiert, da sie zwischen Stammdaten-Objekten (z. B. Kunde) und List-Objekten (z. B. Listen von Kunden) unterscheidet. Dies würde zu folgender Menüstruktur führen:

`Stammdaten` mit Menüoptionen `Kunde...`, `Artikel...`, `Auftrag...` und `Listen` mit den Menüoptionen `Kunden...`, `Artikel...`, `Aufträgen...`

Eine alternative Struktur wäre:

`Kunde Kundenlisten Artikel Artikellisten Auftrag Auftragslisten`

Herr Kaiser entscheidet sich für eine dritte Alternative. Aus dem Pflichtenheft ist zu entnehmen, dass beim Auftraggeber eine weitgehende Arbeitsteilung bezüglich der Bearbeitung von Kunden, Artikeln und Aufträgen besteht (»Pflichtenheft /L50/«, S. 298). Er fasst daher den Zugriff auf einzelne Objekte und auf Listen jeweils unter einem Menü zusammen (Abb. 12.5-1). Die Reihenfolge der Menüs ergibt sich daraus, dass zunächst die Menüs für die Stammdaten Kunde und Artikel und dann das Menü für die Bewegungsdaten (Aufträge) dargestellt werden sollen. Die Reihenfolge für Kunde und Artikel resultiert daraus, dass Kundendaten häufiger erfasst oder geändert werden.

Zu jeder der drei Objektarten `Kunde`, `Artikel` und `Auftrag` gibt es Funktionen zum `Anlegen...` und `Suchen/Bearbeiten...` (inkl. Löschen). Vor einer Bearbeitung muss das zu bearbeitende Objekt über seinen eindeutigen Schlüssel gesucht werden. Damit dem

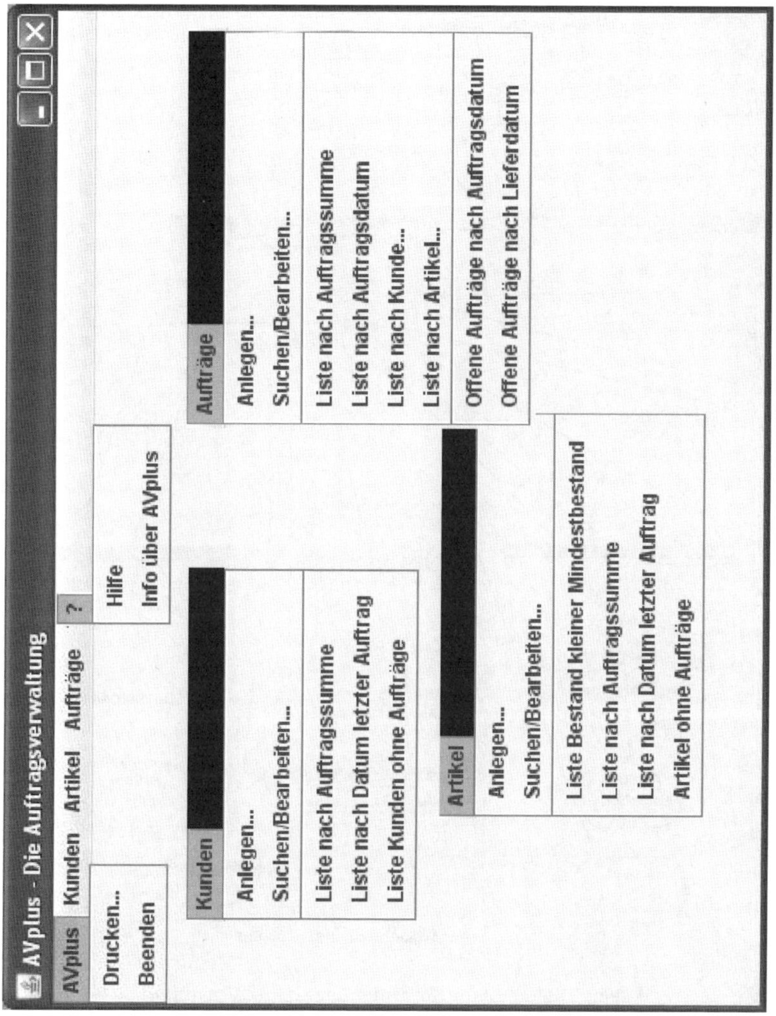

Abb. 12.5-1: AVPlus Überblick Menüstruktur.

Anwender deutlich wird, dass eine Schlüsseleingabe erfolgen muss, bevor die Daten des entsprechenden Objekts angezeigt und bearbeitet werden können, sieht Herr Kaiser die Eingabe des Schlüssels in einem **modalen Dialogfenster** vor.

Zu den beiden Funktionen, die auf einem Objekt arbeiten, kommen jeweils unterschiedliche Listen.

Den Dialogablauf für alle Artikel-bezogenen Aktivitäten zeigt die Abb. 12.5-2.

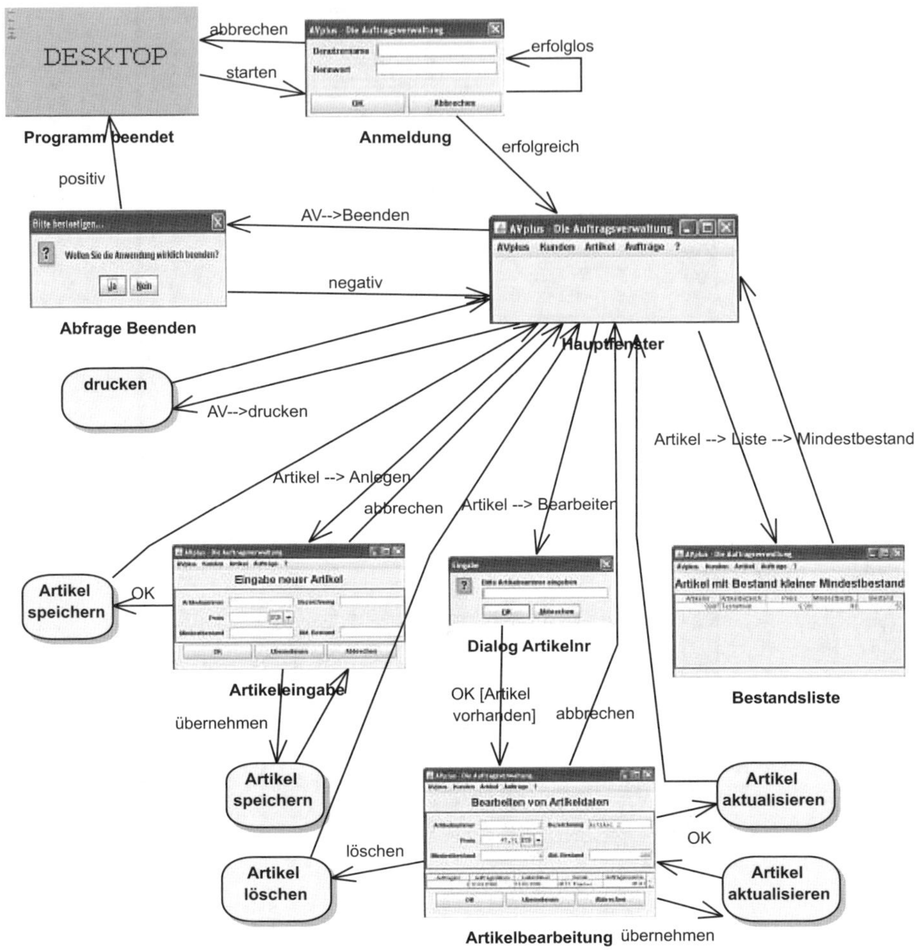

Abb. 12.5-2: AVPlus Dialogablauf für artikelbezogene Aktivitäten.

Für die Erfassung und Bearbeitung von Kunden und Aufträgen läuft der Dialog weitgehend analog ab. Skizzieren Sie die entsprechenden Dialoge.

Erfassungsfenster für die Stamm- und Bewegungsdaten

Die Daten, die für die einzelnen Objekte erfasst werden müssen, ergeben sich aus den Attributen der Klassen. Bei der Anordnung und der Auswahl der Interaktionselemente sind sowohl ergonomische als auch ablauforganisatorische Gesichtspunkte zu berücksichtigen.

Erfassungsfenster

AVplus arbeitet mit zwei Arten von Stammdaten, nämlich Artikeln und Kunden. Hinzu kommen Bewegungsdaten in Form von

Aufträgen. Daher werden drei Fenster zur Erfassung der Informationen benötigt. Zu dem Fenster für Kunden (Abb. 12.5-3) und Artikel (Abb. 12.5-4) kommt ein Fenster zur Eingabe neuer Aufträge (Abb. 12.5-5).

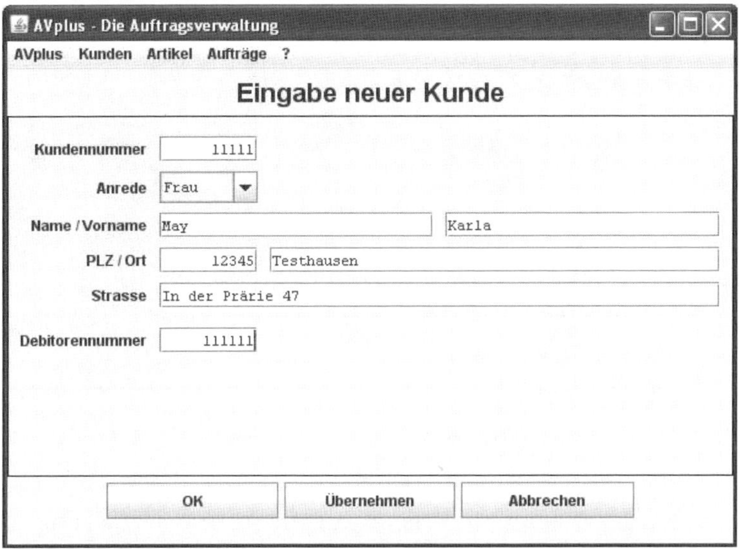
AVplus - Die Auftragsverwaltung
AVplus
Kunden
Artikel
Aufträge
?
Eingabe neuer Kunde
Kundennummer
11111
Anrede
Frau
Name / Vorname
May
Karla
PLZ / Ort
12345
Testhausen
Strasse
In der Prärie 47
Debitorennummer
111111
OK
Übernehmen
Abbrechen

Abb. 12.5-3: Ein neuer Kunde wird erfasst.

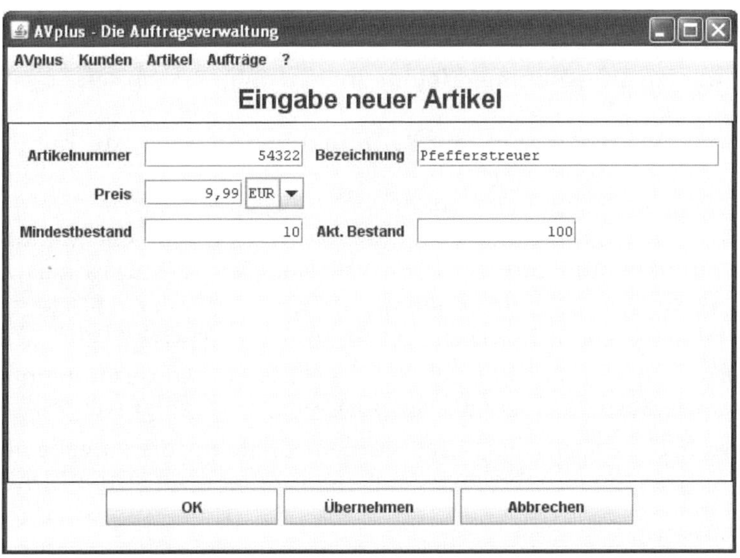

Abb. 12.5-4: Ein neuer Artikel wird erfasst.

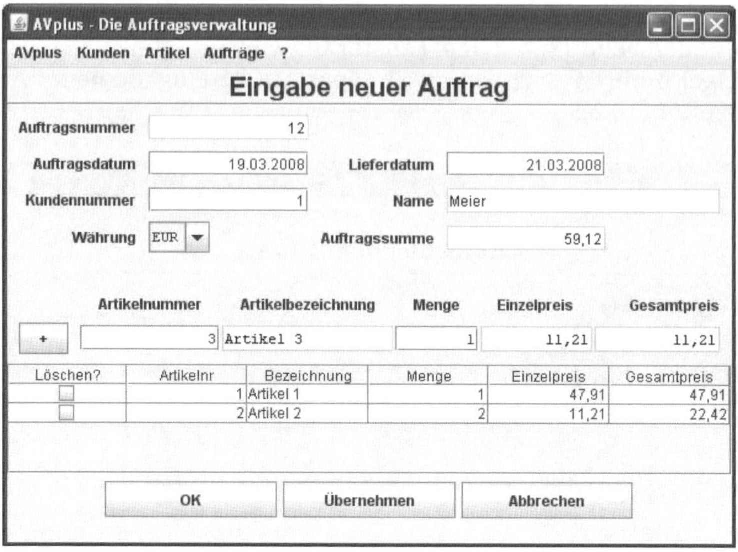

Abb. 12.5-5: Erfassung eines neuen Auftrags.

Fenster für Aufträge

Die Abb. 12.5-5 zeigt ein Fenster für die Auftragserfassung. Wie viele ähnliche Fenster (Angebot, Lieferschein, Rechnung, ...) umfasst das Auftragsfenster Bereiche für den Kopf und für eine Reihe von Positionen.

Auftragskopf

Im Kopf werden alle Daten erfasst, die für den gesamten Auftrag gelten. Im Beispiel sind dies

- die Auftragsnummer (eindeutiger Schlüssel für einen Auftrag),
- das Auftragsdatum (der Zeitpunkt, zu dem der Auftrag offiziell erteilt wurde),
- das gewünschte Lieferdatum,
- Angaben zum Kunden, der den Auftrag erteilt hat (Kundennummer und zur besseren Prüfbarkeit der Korrektheit zusätzlich Angabe des Namen,
- Angabe der Währung, in der der Auftrag erfasst wird.

Zusätzlich soll im Kopf des Auftragsfensters die Gesamtsumme über die Beträge aller Auftragspositionen angezeigt werden.

Auftragspositionen

Unterhalb des Auftragkopfes wird eine Zeile für die Eingabe neuer Auftragspositionen angezeigt. Jede Auftragsposition besteht aus

- der Angabe einer Artikelnummer, zusätzlich wird zur besseren Überprüfbarkeit der Name und der Preis des Artikels angegeben, und
- der Angabe der gewünschten Menge des Artikels sowie

- dem Gesamtpreis für die Auftragsposition. Dieser berechnet sich automatisch aus der eingegebenen Menge und dem Preis des Artikels.

Änderungsfenster

Im Regelfall sollen Stamm- und Bewegungsdaten nicht nur erfasst, sondern auch geändert werden können. Dabei beinhalten Erfassungs- und Änderungsfenster oft dieselben Felder und sehen auch sonst sehr ähnlich aus. Es kann daher möglich sein, dieselben Fenster sowohl für die Erfassung als auch für die Veränderung von Daten zu benutzen. Es muss lediglich dafür gesorgt werden, dass der Benutzer eindeutig erkennen kann, welche Funktion er gerade durchführt. Dies kann z. B. durch die Anpassung von Überschriften oder eine Änderung der Beschriftung von **Schaltflächen** zur Laufzeit erfolgen.

Zusatzinformationen bei Änderungen

Allerdings ist es häufig gerade bei betriebswirtschaftlichen Anwendungen erforderlich, dass dem Benutzer bei der Änderung oder Löschung von vorhandenem Datenmaterial mehr Informationen zur Verfügung gestellt werden als bei dessen Neuerfassung. So ist es z. B. vor der Änderung eines Artikels wichtig zu wissen, in welchen Aufträgen der Artikel vorkommt, da die Änderung eventuell einen Einfluss auf noch nicht abgearbeitete Aufträge hat. Das Löschen eines Artikels, für den noch offene Aufträge vorliegen, sollte sogar unmöglich sein.

Liegt, wie hier, der Fall vor, dass sich die Anforderungen bei der Ersterfassung und der späteren Änderung von Daten deutlich unterscheiden, so werden im Regelfall getrennte Fenster verwendet. Allerdings sollte man darauf achten, dass Erfassungs- und Änderungsfenster so ähnlich wie möglich gestaltet werden, um dem Benutzer eine konsistente Bedienung zu ermöglichen und um den Implementierungsaufwand zu minimieren.

visuelle Vererbung

Im Kapitel »AVPlus – OOP und Anbindung der GUI (Teil 1)«, S. 337, wird gezeigt, wie man auch bei Fenstern das Prinzip der Vererbung nutzen kann. Herr Kaiser entschließt sich, getrennte Fenster für die Eingabe und die Überarbeitung von Artikeln, Kunden und Aufträgen vorzusehen.

Zu den drei Fenstern für die Neueingabe von Artikel, Kunden und Aufträgen kommen also drei weitere Fenster für die Bearbeitung vorhandener Kunden-, Artikel- und Auftragsdaten. Diese Fenster unterscheiden sich von den Fenstern zur Neueingabe, da ergänzend zu den eigentlichen Grunddaten weitere relevante Informationen, wie z. B. Aufträge, in denen ein Artikel verwendet wird, angezeigt werden (Abb. 12.5-6).

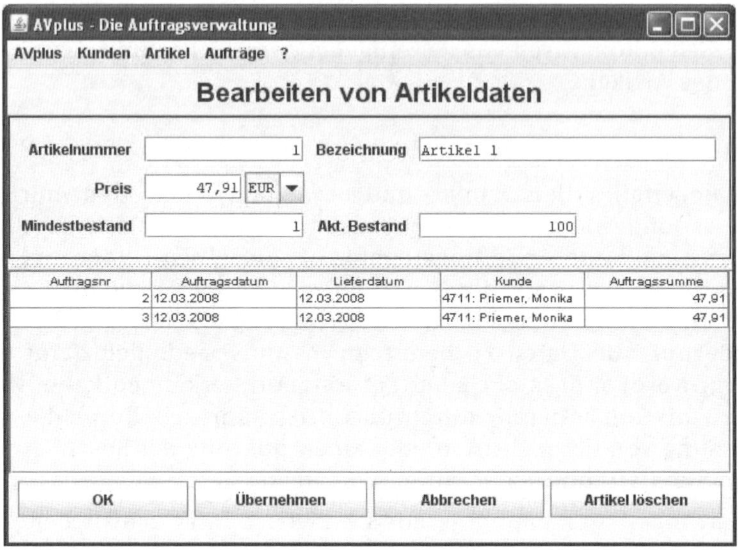

Abb. 12.5-6: Ein Artikel wird geändert.

Aufbau der Listen

Das Pflichtenheft von AVplus fordert verschiedene Auswertungen, deren Ergebnisse in Listenform dargestellt werden müssen. Im Allgemeinen geht es bei einer Auswertung darum, die relevanten Daten für eine Menge gleichartiger Objekte, die ein oder mehrere vorgegebene Bedingungen erfüllen, in kompakter Form anzuzeigen. Da sich mehrere Listen oft nur in den Bedingungen unterscheiden, die an die Objekte gestellt werden, ist in vielen Fällen eine gemeinsame Grundstruktur für mehrere Listen ausreichend.

Artikel-Listen

Bei der Auftragsverwaltung werden die folgenden Artikellisten benötigt (siehe »AVplus – Pflichtenheft und Glossar«, S. 298):

- Artikel, deren Mindestbestand unterschritten wird,
- Artikel für die keine Aufträge vorliegen,
- Artikel geordnet nach Auftragssumme.

Für alle drei Listen ist eine Listenstruktur ausreichend, da sich die Struktur der anzuzeigenden Informationen nicht unterscheidet (Abb. 12.5-7).

Für Kunden und Aufträge ist bei der Gestaltung der zugehörigen Listen ähnlich zu verfahren. Skizzieren Sie die entsprechenden Listen.

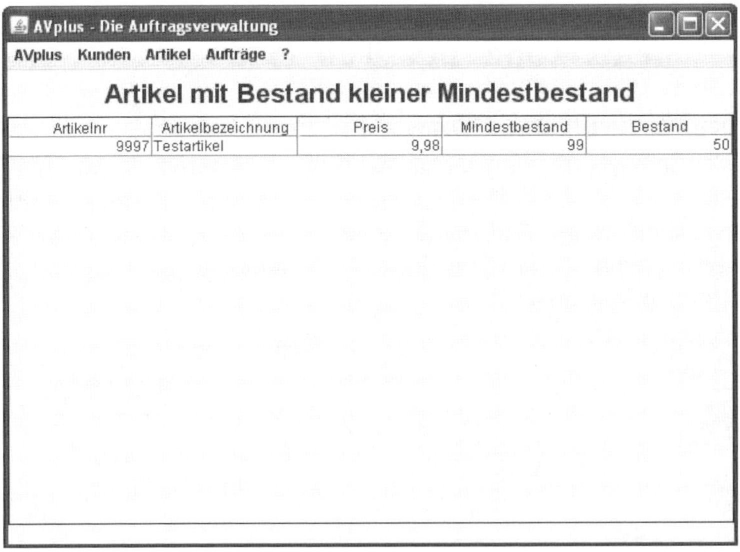

Abb. 12.5-7: Fenster zur Anzeige von Artikellisten.

Weitere Fenster - Sekundärdialoge

Weitere Fenster sind zur Abwicklung der Anmeldung und gegebenenfalls zur Abwicklung von Fehler- und Warnmeldungen sowie von sonstigen **Sekundärdialogen** erforderlich.

Sekundärdialoge

Damit ein berechtigter Benutzer richtig erkannt werden kann, wird er nach einer Benutzerkennung (**Identifizierung**) und dem dazu gehörenden Passwort (**Authentifizierung**) gefragt. Hierfür verwendet Herr Kaiser einen Sekundärdialog (Abb. 12.5-8). Auf die Besonderheiten im Zusammenhang mit der Identifizierung von Benutzern und der Zuordnung von Berechtigungen wird im Kapitel »AVPlus – Berechtigungssteuerung«, S. 381, eingegangen.

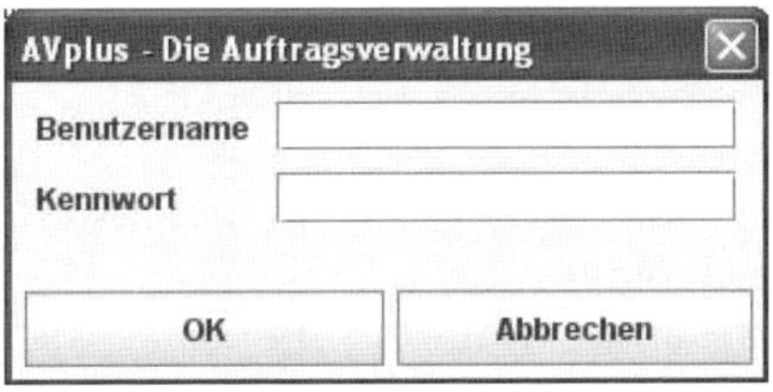

Abb. 12.5-8: Fenster zur Eingabe von Benutzerkennung und Passwort.

12.6 AVPlus – OOD und OOP des Fachkonzepts (Teil 1) **

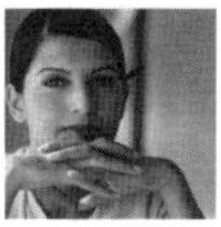

Objektorientierter Entwurf

Die in der objektorientierten Analyse ermittelten Fachkonzeptklassen `Kunde`, `Artikel` und `Auftrag` werden um die drei Containerklassen `Kundenverwaltung`, `Artikelverwaltung` und `Auftragsverwaltung` erweitert, um alle Kunden, Artikel und Aufträge zu verwalten (Abb. 12.6-1).

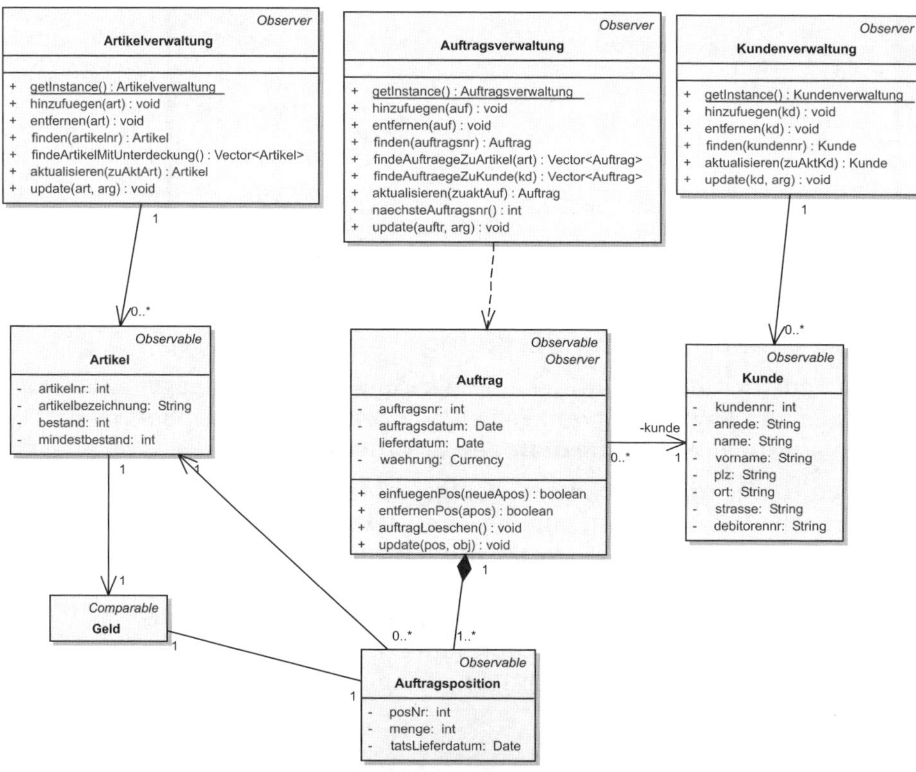

Abb. 12.6-1: Klassendiagramm Applikationslogik.

Alle Hauptklassen der Anwendungslogik einschl. der Klasse `Auftragsposition` werden dem Paket `auftragsverwaltungAL` zugeordnet. Zu den Hauptklassen kommt als Hilfsklasse die Klasse `Geld` hinzu, die außerhalb des Pakets `auftragsverwaltungAL` realisiert wird (siehe unten).

OOP: Die Klasse Artikel

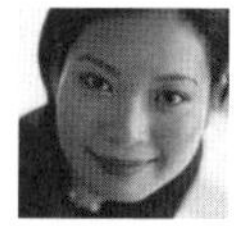

Artikel

```
package de.w3l.anw.avplus.applikationslogik;
import java.util.Observable;
import de.w3l.anw.avplus.dao.*;
import de.w3l.anw.utility.*;

public class Artikel extends Observable
{
  private int artikelnr;
  private String artikelbezeichnung;
  private Geld preis;
  private int mindestbestand;
  private int bestand;

  /**
   * Konstruktor zur Erzeugung von Artikel-Objekten. Da
   * artikelnr, bezeichnung, preis, mindestbestand und
   * bestand mussattribute sind, enthält der Konstruktor
   * diese als Parameter.
   */
  public Artikel(int artikelnr, String bezeichnung,
      Geld preis, int mindestbestand, int bestand)
  {
    this.artikelnr = artikelnr;
    artikelbezeichnung = bezeichnung;
    this.preis = new Geld(preis);
    this.mindestbestand = mindestbestand;
    this.bestand = bestand;
  }
...
  // Getter und Setter-Methoden

  public String getArtikelbezeichnung()
  {
    return artikelbezeichnung;
  }

  public void setArtikelbezeichnung(
      String artikelbezeichnung) throws ArtikelException
  {
    if ((artikelbezeichnung == null)
        || (artikelbezeichnung.trim().isEmpty()))
    {
      throw new ArtikelException(
          "Bezeichnung darf nicht leer sein.");
    }
    this.artikelbezeichnung = artikelbezeichnung;
    this.aktualisieren();
  }
...
}
```

kein Standardkonstruktor

Um zu verhindern, dass Artikel-Objekte ohne sinnvolle Belegungen der zwingend vorgeschriebenen Attribute Artikelnummer und -bezeichnung sowie Preis, Mindestbestand und aktueller Bestand entstehen, ist ein Konstruktur definiert, der genau diese Attribute entgegennimmt. Da gleichzeitig kein parameterloser Konstruktor zur Verfügung gestellt wird, können keine Artikel-Objekte ohne Belegung der Muss-Attribute erstellt werden.

Auf zwei Besonderheiten der Implementierung der Klasse `Artikel` soll noch hingewiesen werden:

Artikel als `Observable`

Zum einen implementiert die Klasse einen Teil des **Beobachter-Musters** (nämlich den Teil des beobachteten Subjekts; siehe auch »Ereignisverarbeitung: Der Einstieg«, S. 25), indem es die Klasse `java.util.Observable` erweitert und die dort bereitgestellten Methoden `setChanged()` und `notifyObservers()` nutzt, um einen Beobachter, der im Beispiel in Gestalt eines Artikelverwaltungs-Objekts vorliegt, über Änderungen zu informieren. Die private Methode `aktualisieren()` ist nach jeder Änderung eines Artikel-Objekts (wie oben bei `setArtikelbezeichnung()`) auszuführen.

```
private void aktualisieren()
{
        this.setChanged(); // Observable hat sich geändert ...
        this.notifyObservers(); // Observer benachrichtigen
}
```

Transport von Objekten

Eine zweite Besonderheit der Klasse `Artikel` liegt in der Verwendung einer Hilfsklasse `ArtikelTO`, die benutzt wird, um Artikel-Objekte zwischen der Schicht der Anwendungslogik und der Datenhaltungsschicht hin und her zu transportieren. Durch die Verwendung dieser Hilfsklasse wird das sogenannte **Transfer-Object-Muster** zum Transport von Daten zwischen zwei Softwareschichten genutzt. Dieses Muster ist auch ein Bestandteil des DAO-Musters (*Data Access Objekt*-Muster, siehe »Das einfache DAO-Muster«, S. 256). Die konkrete Implementierung wird im Kapitel »AVPlus – Anwendungslogik & Datenhaltung (Teil 1)«, S. 357, beschrieben.

Um aus einem `Artikel`-Objekt ein `ArtikelTO`-Objekt bzw. aus einem `ArtikelTO`-Objekt wieder ein `Artikel`-Objekt zu machen, werden die Methode `public ArtikelTO getTO()` bzw. der Konstruktor `public Artikel(ArtikelTO artTO)` genutzt.

Die Beschreibung von `ArtikelTO` finden Sie – wie die Beschreibung aller anderen Transfer-Objekte – in »AVPlus – Anwendungslogik & Datenhaltung (Teil 1)«, S. 357.

```
/**
 * Einen neuen Artikel mit Hilfe eines
 * Artikel-Transfer-Objects (ArtikelTO) erzeugen
 * @param artTO
 */
public Artikel(ArtikelTO artTO) throws ArtikelException
{
  this(artTO.artikelnr, artTO.artikelbezeichnung,
```

```
            new Geld(artTO.preis), artTO.mindestbestand,
            artTO.bestand);
    }

    /**
     * Aus einem Artikel ein Artikel-Transfer-Objekt
     * (ArtikelTO) generieren.
     */
    public ArtikelTO getTO()
    {
      ArtikelTO ergebnis = new ArtikelTO();
      ergebnis.artikelnr = this.artikelnr;
      ergebnis.artikelbezeichnung = this.artikelbezeichnung;
      ergebnis.bestand = this.bestand;
      ergebnis.mindestbestand = this.mindestbestand;
      ergebnis.preis = this.preis;

      return ergebnis;
    }
```

OOP: Die Klasse `Artikelverwaltung`

Während die Klasse `Artikel` einzelne Artikel-Objekte erzeugt, dient `Artikelverwaltung` zur Verwaltung der Gesamtheit aller Artikel. Da von betriebswirtschaftlichen Anwendungen meist eine sehr hohe Anzahl von Stammdaten verwaltet werden muss, ist es im Regelfall nicht sinnvoll, alle Objekte gleichzeitig in den Arbeitsspeicher zu holen. Es ist daher eine Aufgabe der Klasse `Artikelverwaltung` die Verbindung zur Datenhaltungsschicht herzustellen und im Bedarfsfall die Artikel zu holen, die in der Datenbank, aber noch *nicht* als Objekte im Arbeitsspeicher vorhanden sind.

DAO-Muster

Die Datenhaltungsschicht wird unter Verwendung des »komplexen DAO-Musters«, S. 263 realisiert, d. h. die Klasse `Artikelverwaltung` wird gegen eine Schnittstelle programmiert, welche die grundlegenden Methoden der Datenhaltungsschicht unabhängig von deren Implementierung spezifiziert (siehe »AVPlus – Anwendungslogik & Datenhaltung (Teil 1)«, S. 357). Die Komponente `database` eines Artikelverwaltungs-Objekts wird für den Zugriff auf die Datenhaltungsschicht benötigt:

Singleton-Muster

Da Zugriffe auf die möglicherweise entfernt auf einem Server liegende Datenhaltungsschicht vergleichsweise teuer sind, sollte man vermeiden, Artikel-Objekte, die bereits in der Artikelverwaltung bekannt sind, unnötigerweise nochmals von der Datenhaltungsschicht zu holen. Die Klasse `Artikelverwaltung` führt daher über die `HashMap<Integer, Artikel> artikelliste` Buch, welche Artikel bereits im Arbeitsspeicher sind. Der Zugriff auf einen solchen Artikel erfolgt einfach über dessen eindeutigen Schlüssel `artikelnr`. Eine `HashMap` gestattet einen schnellen Zugriff auf ein

Objekt, ohne vorher großen Aufwand beim Einfügen des Objekts zu erzeugen.

Um sicher zu stellen, dass nicht durch die Existenz mehrerer Artikelverwaltungs-Objekte doch wieder unnötigerweise auf die Datenhaltungsschicht zugegriffen wird, wird durch die Verwendung des **Singleton-Musters** garantiert, dass es nur ein einziges, für alle zugängliches Artikelverwaltungs-Objekt gibt. Das einzige Objekt wird über die Methode `getInstance()` geliefert, der parameterlose Standardkonstruktor wird versteckt (`private`).

Artikel-verwaltung

```
package de.w3l.anw.avplus.applikationslogik;

import java.util.*;

import de.w3l.anw.avplus.dao.ArtikelDAO;
import de.w3l.anw.avplus.dao.ArtikelTO;
import de.w3l.anw.avplus.dao.DAOFactory;

/**
 * Verwaltet eine Sammlung von Artikeln und greift dafür auf
 * ein Artikel Data Access-Objekt (ArtikelDAO) zurück.
 */
public class Artikelverwaltung implements Observer
{

  private static Artikelverwaltung eineArtikelverwaltung =
      null;

  private HashMap<Integer, Artikel> artikelliste =
      new HashMap<Integer, Artikel>();

  // Zugriff auf ein ArtikelDAO bekommen
  private ArtikelDAO datenquelle =
      DAOFactory.getInstance().createArtikelDAO();

  private Artikelverwaltung()
  {
  }

  /**
   * Singleton-Methode zum Zugriff auf das einzige Objekt
   */
  public static Artikelverwaltung getInstance()
  {
    if (eineArtikelverwaltung == null)
      eineArtikelverwaltung = new Artikelverwaltung();
    return eineArtikelverwaltung;
  }
//...
}
```

Einfügen, Lesen, Aktualisieren und Löschen von Artikeln

CRUD-Methoden

Nahezu jede Klasse, die der Verwaltung einer Sammlung von gleichartigen Objekten dient, verfügt über dieselben vier Standardmethoden, nämlich

- eine Methode zum Erzeugen (*create*) und Einfügen neuer Objekte in die Sammlung,
- eine Methode zum Lesen (*read*) eines Objekts aus der Sammlung,
- eine Methode zum Aktualisieren (*update*) von Objekten der Sammlung und schließlich
- eine Methode zum Entfernen von Objekten aus der Sammlung (*delete*).

Nach den Anfangsbuchstaben der englischen Begriffe werden diese Methoden auch oft mit dem Sammelbegriff »CRUD-Methoden« bezeichnet, Die »CRUD-Methoden« finden sich bei der Auftragsverwaltung in Gestalt der folgenden Methoden wieder:

- `public void hinzufuegen(Artikel art)`: Erzeugen und Einfügen eines neuen Artikels,
- `public Artikel finden(int artikelnr)`: Lesen eines Artikels,
- `public Artikel aktualisieren(Artikel zuAktArt)`: Aktualisierung eines Artikels,
- `public void entfernen(Artikel art)`: Löschen eines Artikels.

Alle genannten Methoden müssen dabei sowohl mit der internen HashMap (`artikelliste`) als auch mit der Verbindung zur Datenhaltungsschicht (`database`) operieren: Bei allen lesenden Operationen findet zunächst nur ein Zugriff auf die `HashMap` statt und erst wenn der gewünschte Artikel dort *nicht* gefunden wird, findet ein Zugriff auf die Datenhaltungsschicht statt, um den Artikel von dort zu holen. Ist dieser Zugriff erfolgreich, muss sichergestellt werden, dass der Artikel anschließend auch in der `HashMap` verfügbar ist.

Finden eines Artikels

Das Zusammenspiel zwischen der Datenhaltungsschicht und der `HashMap` bei der Suche nach einem Artikel zeigt die Abb. 12.6-2.

```
  /**
   * @param artikelnr
   * @return Artikel, falls ein Artikel mit artikelnr
   * vorhanden ist
   * @throws ArtikelException
   */
 public Artikel finden(int artikelnr)
     throws ArtikelException
 {
   Artikel ergebnis = null;
```

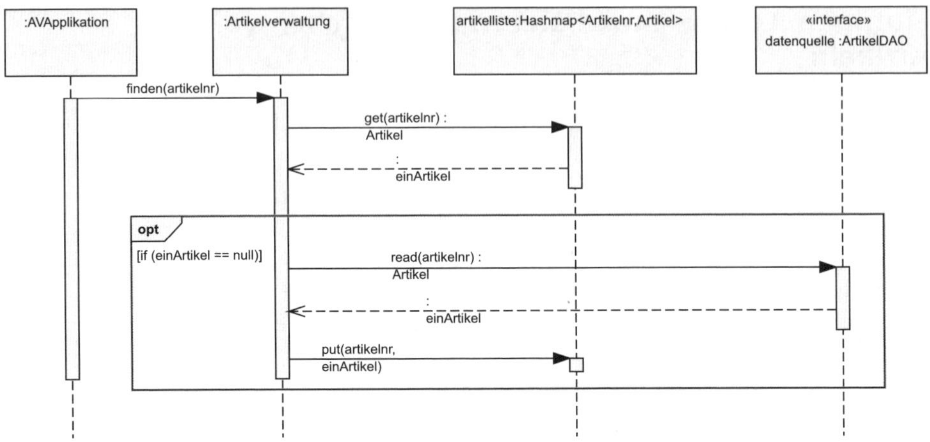

Abb. 12.6-2: Zusammenspiel von `Artikelverwaltung`, `HashMap` und `ArtikelDAO` bei der Suche nach einem Artikel.

```
    // Erst in der eigenen Artikelliste nachschauen
    ergebnis = artikelliste.get(artikelnr);
    if (ergebnis!= null)
      return ergebnis;

    // ... und dann in der Datenhaltungsschicht
    try
    {
      ArtikelTO ergebnisTO =
          (ArtikelTO) datenquelle.read(artikelnr);
      if (ergebnisTO!= null)
      {
        ergebnis = new Artikel(ergebnisTO);

        // jetzt in die eigene Artikelliste einfügen
        artikelliste.put(artikelnr, ergebnis);
      }
    }
    catch (Exception ex)
    {
      throw new ArtikelException("Artikel " + artikelnr
          + " konnte nicht gefunden werden");
    }
    return ergebnis;
  }
```

Modifizieren

Bei den modifizierenden Methoden `hinzufuegen`, `entfernen` und `aktualisieren` muss gewährleistet werden, dass Änderungen sowohl in der `HashMap` als auch in der Datenhaltungsschicht stattfinden, wie der folgende Programmcode der Methode `hinzufuegen` zeigt:

```
  /**
   * Einen neuen Artikel hinzufügen (sowohl in der internen
   * Liste als auch im ArtikelDAO)
   * @throws ArtikelException
```

```
  */
public void hinzufuegen(Artikel art)
    throws ArtikelException
{
  int artikelnr = art.getArtikelnr();

  // Zuerst in der eigenen Liste nachschauen, dann ggf.
  // beim ArtikelDAO nachfragen
  try
  {
    if ((artikelliste.containsKey(artikelnr))
        || (datenquelle.read(artikelnr)!= null))
      throw new ArtikelException(
          "Artikel mit dieser Artikelnummer"
              + " ist schon vorhanden");

    // Artikel in die eigene Liste schreiben und an
    // ArtikelDAO weitergeben
    artikelliste.put(artikelnr, art);
    datenquelle.create(art.getTO());

    // Auf Änderungen achten
    art.addObserver(this);
  }
  catch (Exception ex)
  {
    throw new ArtikelException("Artikel " + artikelnr
        + " konnte nicht gespeichert werden!");
  }
}
```

Selektion von Artikeln

Weitere finde-Methoden

Gemäß »Pflichtenheft«, S. 298, Anforderung /F24/ sollen mehrere Artikellisten implementiert werden. Für jede dieser Artikellisten muss das Artikelverwaltungs-Objekt eine spezielle finde-Methode bereitstellen, welche die passenden Artikel selektiert und in einer Liste bereitstellt. Im Quellcode des Fallbeispiels ist nur eine derartige Liste implementiert, nämlich die Liste aller Artikel, die ihren Mindestbestand unterschreiten.

Die Implementierung weiterer Listen kann nach dem unten stehenden Beispiel erfolgen. Implementieren Sie die weiteren Listen.

```
public Vector<Artikel> findeArtikelMitUnterdeckung()
    throws ArtikelException
{
  try
  {
    Vector<Artikel> ergebnis = new Vector<Artikel>();

    // Die Aufgabe wird delegiert an die
    // Datenhaltungsschicht, weil dieser bessere
    // Instrumente zum gezielten Suchen von Datensätzen
```

```
    // zur Verfügung stehen (z.B. SQL). datenquelle ist
    // das ArtikelDAO-Objekt, mit dessen Hilfe auf die
    // Datenhaltungsschicht zugegriffen wird.
    Iterator<ArtikelTO> it =
        datenquelle.findeKleinerMindestbestand();
    while (it.hasNext())
    {
      ergebnis.add(new Artikel(it.next()));
    }
    return ergebnis;
  }
  catch (Exception ex)
  {
    throw new ArtikelException(
        "Artikel mit Unterdeckung nicht abrufbar.");
  }
}
```

Die Verwaltung von Artikeln und das Beobachter-Muster

Artikelverwaltung als *Observer*

Weil sichergestellt werden muss, dass Änderungen an einem Artikel-Objekt nicht nur im Arbeitsspeicher stattfinden, sondern auch in der Datenhaltungsschicht nachvollzogen werden, muss diese von der Artikelverwaltung über geänderte Artikel informiert werden. Artikel und Artikelverwaltung implementieren daher gemeinsam das **Beobachter-Muster**, wobei die Auftragsverwaltung die Rolle des Beobachters einnimmt. Implementiert wird dies, indem die Klasse `Auftragsverwaltung` die Schnittstelle `java.util.Observer` mit der dort spezifizierten Methode `void update(Observable artikel, Object arg)` implementiert. Diese Methode wird vom beobachteten Artikel über `notifyObservers()` immer dann angestoßen, wenn sich eine relevante Artikeländerung ergeben hat. Für die Durchführung der Aktualisierung schickt die Artikelverwaltung dann ein entsprechendes `ArtikelTO`-Objekt an die Datenhaltungsschicht, die dann wiederum die Aktualisierung durchführt.

```
public void update(Observable o, Object arg)
{
  Artikel art = (Artikel) o;
  try
  {
    datenquelle.update(art.getTO());
  }
  catch (Exception ex)
  {
    ex.printStackTrace();
  }
}
```

Die Klassen Kunde und Kundenverwaltung

Kunde

`Kunde` und `Kundenverwaltung` werden weitgehend analog zu `Artikel` und `Artikelverwaltung` implementiert:

- Es wird kein parameterloser Standardkonstruktor zur Verfügung gestellt. Es gibt nur einen Konstruktur, der die betriebswirtschaftlich notwendigen Attribute entgegen nimmt.
- `Kunde` und `Kundenverwaltung` bilden gemeinsam ein Beobachter-Muster, sodass die Kundenverwaltung stets über die Änderung von Kunden-Objekten informiert wird.
- Der Zugriff auf Kunden-Attribute findet ausschließlich über *Getter*- und *Setter*-Methoden statt. Die Benutzung einer *Setter*-Methode führt zu einer Benachrichtigung des Kundenverwaltungs-Objekts.
- Es gibt eine Klasse `KundeTO`, die dem Transport von Kundendaten zwischen der Schicht der Anwendungslogik und der Datenhaltungsschicht dient.
- `Kundenverwaltung` ist als Singleton implementiert, da verhindert werden soll, dass mehrere Kundenverwaltungs-Objekte dieselben Kunden-Objekte in ihrer `HashMap` speichern.
- `Kundenverwaltung` wird in Bezug auf die persistente Speicherung von Objekten gegen eine Schnittstelle nach dem DAO-Muster implementiert.
- `Kundenverwaltung` implementiert die CRUD-Methoden und muss für jede spezifischere Abfrage von Kunden-Objekten eine spezielle finde-Methode zur Verfügung stellen.

12.7 AVPlus - OOD und OOP des Fachkonzepts (Teil 2) **

OOP: Die Klassen `Auftrag`, `Auftragsverwaltung` und `Auftragsposition`

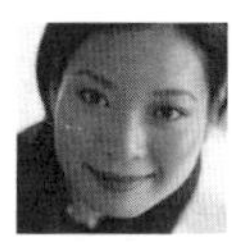

Auftrag

Die Klassen `Auftrag` und `Auftragsverwaltung` sind zwar prinzipiell analog zu den Klassen `Kunde` und `Artikel` sowie den dazu gehörenden Containerklassen `Kundenverwaltung` und `Artikelverwaltung` aufgebaut. Allerdings wird die Implementierung dadurch erschwert, dass ein Auftrag ein oder mehrere Auftragspositionen umfasst (»Komposition«) und Bezug auf Kunden-Objekte nimmt, was natürlich bei der Realisierung aller Methoden, insbesondere aber beim Senden und Empfangen von Daten aus der Datenhaltungsschicht, zu berücksichtigen ist.

Ein Auftrags-Objekt besteht also neben den einfachen Attributen `auftragsnr`, `auftragsdatum`, `lieferdatum` und `waehrung` auch aus der Referenz auf ein Kunden-Objekt und eine Liste von Referenzen (hier implementiert als `Vector`) auf Auftragspositions-Objekte (Realisierung der Kompositonsbeziehung).

Auftrag

```
package de.w3l.anw.avplus.applikationslogik;
import java.util.*;
import de.w3l.anw.avplus.dao.*;
import de.w3l.anw.utility.*;

public class Auftrag extends Observable implements Observer
{
  private int auftragsnr;
  private Date auftragsdatum;
  private Date lieferdatum;
  private Kunde kunde;
  private Currency waehrung;
  private Vector<Auftragsposition> apositionen =
      new Vector<Auftragsposition>();

  /**
   * Ein neuer Auftrag wird erzeugt. Ein neuer Auftrag hat
   * zunächst noch keine Auftragspositionen.
   */
  public Auftrag(int auftragsnr, Date auftragsdatum,
      Date lieferdatum, Kunde kunde, Currency waehrung)
      throws AuftragException
  {
    this.auftragsnr = auftragsnr;
    setAuftragsdatum(auftragsdatum);
    setLieferdatum(lieferdatum);
    setKunde(kunde);
    setWaehrung(waehrung);
  }
...
}
```

Jede Auftragsposition besteht aus einer Positionsnummer, der Angabe des beauftragten Artikels und der Auftragsmenge, dem Betrag der Auftragsposition und (damit eine schon erfolgte Lieferung für die Position erkannt werden kann) dem tatsächlichen Lieferdatum.

Auftrags-position

```
package de.w3l.anw.avplus.applikationslogik;
import java.util.*;
import de.w3l.anw.avplus.dao.AuftragspositionTO;
import de.w3l.anw.utility.*;

public class Auftragsposition extends Observable
{
  private int posNr;
  private Artikel artikel;
  private int menge;
  private Geld betrag;
  private Date tatsLieferdatum;

  public Auftragsposition(int posNr, Artikel artikel,
      int menge, Geld betrag, Date tatsLDat)
```

```
      throws AuftragException
  {
    this.posNr = posNr;
    setArtikel(artikel);
    setMenge(menge);
    setBetrag(new Geld(betrag));
    setTatsLieferdatum(tatsLDat);
  }
...
}
```

Referenzen auf abhängige Objekte

abhängige dauerhafte Objekte

Da jede Auftragsposition genau einem Auftrag zugeordnet ist und auch nur in Abhängigkeit von diesem existieren kann, wird *keine* eigenständige Klasse zur Verwaltung einer Sammlung von Auftragspositionen benötigt. Vielmehr kümmert sich jeder Auftrag direkt um die zugeordneten Auftragpositionen. Insbesondere ist das Auftragsobjekt bei Anwendung des Beobachter-Musters zu benachrichtigen, wenn sich eine seiner Auftragspositionen verändert.

Auf der anderen Seite gehört zu einem Auftrag aber auch eine Auftragsverwaltung, die informiert werden will, wenn sich ein Auftrag geändert hat. `Auftrag` tritt also gleich bei zwei Realisierungen des Beobachter-Musters auf, nämlich einmal in der Rolle des Beobachters (*Observer*) gegenüber dem Beobachtungsobjekt Auftragsposition und einmal als Beobachtungssubjekt (*Observable*) gegenüber dem Beobachter Auftragsverwaltung.

set-Methoden

Wie schon bei den bisherigen Klassen führt jede Anwendung einer `set`-Methode auf einem Auftrags-Objekt zum Aufruf der privaten Methode `aktualisieren()`, die wiederum über `notifyObservers()` die Änderung an eventuelle Beobachter in Gestaltung von Auftragsverwaltungs-Objekten weitergibt. Außerdem gibt es eine `update`-Methode, die durch die Veränderung von Auftragspositionen aktiviert wird, und die Änderung ebenfalls an das Auftragsverwaltungs-Objekt weiter gibt.

```
  public void setKunde(Kunde kunde)
  {
    this.kunde = kunde;
    this.aktualisieren();
  }
...
  private void aktualisieren()
  {
    this.setChanged();
    this.notifyObservers(this);
  }

  public void update(Observable o, Object obj)
  {
```

```
    /* Wir bekommen Bescheid, wenn sich an einer Position
     * etwas geändert hat. Wir melden diese Änderung einfach
     * nach oben weiter. obj ist die geänderte Position
     */
    this.notifyObservers(obj);
  }
```

Referenzen auf nicht-abhängige Objekte

nicht-abhängige dauerhafte Objekte

Der Kunde, der einen Auftrag erteilt, wird in der Implementierung durch ein `Kunde`-Objekt abgebildet, das dem `Auftrag`-Objekt (in Form einer Referenz) zugeordnet wird. Da das `Kunde`-Objekt unabhängig vom `Auftrag`-Objekt weiterbestehen und verändert werden kann, muss sich das `Auftrag`-Objekt nicht um das `Kunde`-Objekt gesondert kümmern, sondern kann diese Aufgabe der Kundenverwaltung überlassen. Insbesondere weiß die Klasse `Auftrag`, dass sie von der Kundenverwaltung jederzeit durch Angabe einer Kundennummer das dazu gehörende `Kunde`-Objekt bekommen kann. Gleiches gilt für die `Artikel`-Objekte, die als Komponente einer Auftragsposition auftreten. Hier liefert das Artikelverwaltungs-Objekt jederzeit das zur Artikelnummer gehörende Artikel-Objekt.

Transfer-Objekte

Auch bei der dauerhaften Speicherung von Aufträgen werden wieder Transfer-Objekte für den Transport von Aufträgen zwischen Applikationslogik und Datenhaltungsschicht genutzt. Allerdings ist zu berücksichtigen, dass sich ein Auftrag um seine Positionen selber kümmern muss. Da die Auftragspositionen nur im Zusammenhang mit einem Auftrag existieren können, werden zum Transport der Auftragspositionen `AuftragspositionTO`-Objekte, die in einem `Vector` in ein `AuftragTO`-Objekt eingebettet sind, verwendet.

`AuftragTO` und `AuftragspositionTO` sind wie alle Transfer-Objekte im Kapitel »AVPlus – Anwendungslogik & Datenhaltung (Teil 1)«, S. 357, beschrieben.

Die Referenz auf den auftragserteilenden Kunden kann bei der Sicherstellung der Persistenz einfacher behandelt werden. Die Kundenverwaltung liefert zu einer Kundennummer jederzeit wieder das zugehörige Kundenobjekt, sodass bei der dauerhaften Datenhaltung und damit auch beim Transfer-Objekt die Angabe der Kundennummer ausreichend ist.

Analog zu den für Kunde beschriebenen Mechanismen verhält sich die Handhabung von Transfer-Objekten in Bezug auf Referenzen auf Artikel-Objekte, die in Auftragspositionen vorhanden sind. Auch hier ist die Verwendung einer eindeutigen Artikelnummer ausreichend, da das Artikelverwaltungs-Objekt zu dieser jederzeit wieder das zugehörige Artikel-Objekt liefert.

Die Methoden `getTo()` in Auftrag bzw. Auftragsposition und die Konstruktoren in den genannten Klassen, die aus Transfer-Objekten wieder »richtige« Objekte machen, sehen also wie folgt aus:

Die Methoden aus `Auftrag`:

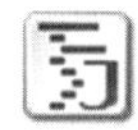

Auftrag

```
/**
 * Aus dem Transfer-Objekt ergebnisTO wird ein
 * Auftrag-Objekt erzeugt.
 * @param ergebnisTO
 * @throws AuftragException
 */
public Auftrag(AuftragTO ergebnisTO)
    throws AuftragException
{
  if (ergebnisTO == null)
    return;
  try
  {
    this.auftragsnr = ergebnisTO.auftragsnr;
    setAuftragsdatum(ergebnisTO.auftragsdatum);
    setLieferdatum(ergebnisTO.lieferdatum);
    setKunde(Kundenverwaltung.getInstance().finden(
        ergebnisTO.kunde));
    setWaehrung(ergebnisTO.waehrung);

    // Aus allen AuftragspositionTO-Objekten wieder
    // "richtige" Auftragspositionen machen.
    Vector<AuftragspositionTO> apos =
        ergebnisTO.apositionen;
    for (int i = 0; i < apos.size(); i++)
    {
      this
          .einfuegenPos(new Auftragsposition(apos.get(i)));
    }
  }
  catch (Exception ex)
  {
    throw new AuftragException(
        "Fehler bei Umwandlung Transfer-Objekt.");
  }
}

/**
 * Aus einem Auftrag-Objekt wird ein Transfer-Objekt
 * erzeugt.
 */
public AuftragTO getTO()
{
  Vector<AuftragspositionTO> aposTO =
      new Vector<AuftragspositionTO>();
```

```
    // Nacheinander für alle Auftragspositionen
    // Transfer-Objekte erzeugen und im AuftragTO verstauen.
    for (int i = 0; i < this.apositionen.size(); i++)
      aposTO.add(this.apositionen.get(i).getTO());
    AuftragTO ergebnis =
        new AuftragTO(this.auftragsnr, this.auftragsdatum,
            this.lieferdatum, this.kunde.getKundennr(),
            this.waehrung, aposTO);
    return ergebnis;
  }
```

Auftrags-position

Die Methoden aus `Auftragsposition`:

```
  public Auftragsposition(AuftragspositionTO aposTO)
      throws AuftragException
  {
    this.posNr = aposTO.posNr;
    setMenge(aposTO.menge);
    setBetrag(new Geld(aposTO.betrag));
    setTatsLieferdatum(aposTO.tatsLieferdatum);
    try
    {
      setArtikel(Artikelverwaltung.getInstance().finden(
          aposTO.artikel));
    }
    catch (Exception ex)
    {
      throw new AuftragException(
          "Artikel in Auftragsposition nicht gefunden.");
    }
  }

  public AuftragspositionTO getTO()
  {
    return new AuftragspositionTO(this.posNr, this.artikel
       .getArtikelnr(), this.menge, this.betrag,
        this.tatsLieferdatum);
  }
```

Klassen zur Fehlerbehandlung

Zu den drei Hauptklassen `Artikel`, `Kunde` und `Auftrag` existiert jeweils eine *Exception*-Klasse zur Signalisierung von Fehlern im Umfeld der genannten Klassen und der dazu gehörenden Sammlungsklassen.

Für `Auftragsposition` gibt es keine separate *Exception*-Klasse. Da Fehler an Auftragspositionen nur im Kontext von Aufträgen auftreten können, werden diese über `AuftragException` signalisiert.

Eine Fehlerbehandlung ist hauptsächlich im Zusammenhang mit der Anbindung an die Datenhaltungsschicht erforderlich. Suchoperationen können wegen Fehlern auf der Datenhaltungsschicht wider Erwarten ohne Ergebnis bleiben und Einfügeoperationen können wegen verletzter Integritätsbedingungen (z. B.

doppelter Schlüssel) oder sonstigen Fehlern der Datenhaltungsschicht eventuell nicht erfolgreich durchgeführt werden.

Hilfsklassen

Geld

Betriebswirtschaftliche Anwendungen müssen i. Allg. mit Geldbeträgen umgehen können, die möglicherweise in unterschiedlichen Währungen vorliegen. Für die Auftragsverwaltung wurde keine definierte Währung vorgegeben. Um flexibel mit Geldbeträgen arbeiten zu können und in einer späteren Ergänzung auch mit Umrechnungen zwischen Beträgen unterschiedlicher Währungen arbeiten zu können, wird die Klasse `Geld` definiert. Da diese Klasse möglicherweise auch für andere Anwendungen interessant ist, wird sie einem eigenen Paket `utility` zugeordnet.

Bei der Erstellung der Klasse `Geld` werden die folgenden Vorgaben berücksichtigt:

- Ein Betrag besteht aus einer Größe (Zahlenwert) und einer dazu gehörenden Währung. Während bei zwei dimensionslosen Zahlen alle Rechenoperationen ohne weitere Vorkehrungen durchgeführt werden können (wenn man von der Division durch 0 absieht), ist dies bei Beträgen nicht möglich. Beträge unterschiedlicher Währungen können z. B. nicht ohne Weiteres addiert werden. Dies macht es erforderlich, spezielle Methoden für `Geld`-Objekte zu implementieren, die nur erlaubte Rechenoperationen zulassen.
- Codes oder Kürzel für unterschiedliche Währungen sollen nicht frei vergeben werden, sondern sich an die ISO-Richtlinie 4217 (ISO 4217 Currency Codes (`http://www.iso.org/iso/en/prods-services/popstds/currencycodeslist.html`)) halten. Dies wird durch die Benutzung der Java-Klasse `java.util.Currency` gewährleistet.
- Beträge können über unterschiedlich viele Dezimalstellen verfügen. So ist z. B. bei der Angabe des Preises für einen Computer in Euro im Allgemeinen die Verwendung von zwei Dezimalstellen ausreichend (z. B. 599,99 Euro), während der Preis für Benzin pro Liter mit drei Dezimalstellen angegeben wird (z. B. 1,399 Euro pro Liter). In unterschiedlichen Währungen ist oft eine unterschiedliche Anzahl von Dezimalstellen relevant.

Der Klasse `Geld` wird eine Klasse `GeldException` zur Signalisierung von Ausnahmen zur Seite gestellt.

Nachfolgend ein Auszug aus dem Quellcode der Klasse `Geld`:

Geld

```
package de.w3l.anw.utility;
import java.text.NumberFormat;
import java.util.Currency;
import java.util.Locale;
```

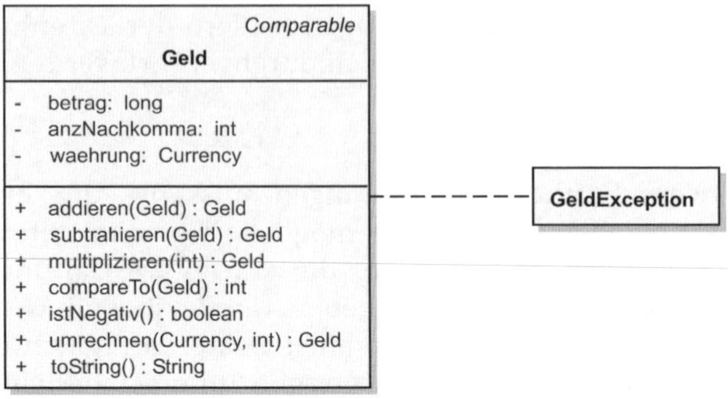

Abb. 12.7-1: Allgemein verwendbare Klassen.

```
/**
 * Dient zur Abbildung von Geldbeträgen in verschiedenen
 * Währungen
 */
public class Geld implements Comparable<Geld>
{
  private long betrag;
  private int anzNachkomma;
  private Currency waehrung;

  /**
   * @param bet
   * Betrag in Währungsuntereinheit (z.B. Cent bei Euro)
   * @param anzNKS
   * Anzahl der Nachkommastellen bei Obereinheit (z.B. 2 bei
   * Euro)
   * @param waehrung
   * Währungskennzeichen
   * @throws GeldException
   */
  public Geld(long bet, int anzNKS, Currency waehrung)
      throws GeldException
  {
    if (anzNKS < 0) throw new GeldException(
          "Anzahl Nachkommastellen darf nicht kleiner 0 sein!");
    betrag = bet;
    anzNachkomma = anzNKS;
    this.waehrung = waehrung;
  }
...
  /**
     * Addieren von zwei Geldbeträgen
     *
     * @param betrag2
     * @return Summe der Beträge
     * @throws GeldException,
     * wenn Beträge nicht zueinander passen
     */
```

```
   public Geld addieren(Geld betrag2) throws GeldException
   {
         if (this.istKompatibel(betrag2))
           return new Geld(this.betrag + betrag2.betrag,
                   this.anzNachkomma, this.waehrung);
         // Hier kommen wir nur an, wenn die beiden Beträge nicht
       // addiert werden können
         throw new GeldException("Beträge sind nicht kompatibel");
   }
...
}
```

12.8 AVPlus - OOP und Anbindung der GUI (Teil 1) **

Verbindung von GUI und Fachkonzept

GUI und Fachkonzept werden durch das **MVC-Muster** miteinander (lose) verknüpft (siehe »Anbindung des Fachkonzepts: Das MVC-Muster«, S. 160). Das *Model* ist bei AVplus das Fachkonzept. Die *Views* werden durch die Fenster, Menüs und Interaktionselemente gebildet (siehe »AVplus – GUI«, S. 311). MVC-Muster

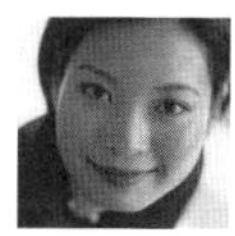

Frau Anton, die Anwendungsentwicklerin der Firma WebSoft, entscheidet sich für den Einsatz des GUI-Grafikeditors Jigloo, da damit bereits Erfahrungen bei WebSoft vorliegen (siehe »GUI-Grafikeditoren«, S. 49). Für das Layout der Fenster schlägt Sie das `FormLayout` aus dem *Framework* JGoodies Forms (`http://www.jgoodies.com/freeware/forms/`) vor.

Klassen der Benutzungsoberfläche

View-Klassen

Alle Klassen, die mit der *View-* oder *Controller*-Komponente von AVPlus zusammenhängen, finden sich im Paket `avplus.gui`. Hinzu kommen einige speziell erstellte *Model*-Klassen im Paket `avplus.applikationslogik`, wenn nicht direkt auf die Daten aus der Applikationsschicht zurückgegriffen wird. View

Eine weitere Klasse ist `Messages`. Diese Klasse ermöglicht es, konstante Texte aus dem Quellcode der Klassen, die die Benutzungsoberfläche realisieren, zu entfernen. Sie öffnet damit den Weg für eine einfache Umsetzung von Benutzungsoberfläche und Systemmeldungen in verschiedene Sprachen und ermöglicht damit eine **Internationalisierung**. Ebenfalls zur Internationalisierung gehört die Aufnahme eines Objekts der Klasse `java.util.Locale` in jede GUI-Klasse. Nähere Angaben zur Internationalisierung finden Sie im Kapitel »AVPlus – Internationalisierung und Lokalisierung«, S. 387.

Abb. 12.8-1 stellt einen Teil der zur Benutzungsoberfläche gehörenden Klassen dar. Um die Darstellung nicht zu umfangreich werden zu lassen, werden nur die Klassen dargestellt, die im Zusammenhang mit der Darstellung von Artikel-bezogenen Fenstern stehen. Auch sind nur die wesentlichen Attribute und Methoden im Diagramm enthalten. Die Einbindung der Klassen zur Darstellung der kunden- und auftragsbezogenen Fenster erfolgt analog und wird dem Leser zur Übung empfohlen.

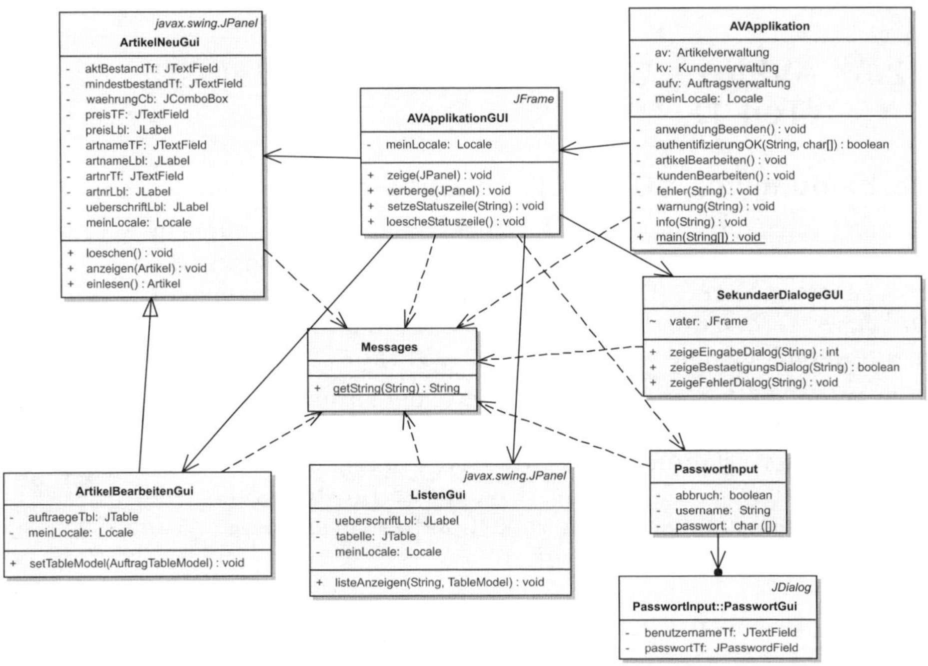

Abb. 12.8-1: Klassendiagramm GUI.

Artikeleingabe

ArtikelNeuGui

Das Fenster für die Neueingabe von Artikeln wird durch die Klasse `ArtikelNeuGui` realisiert. Als Layout wird das `FormLayout` und der dazu gehörende Layout-Manager von *JGoodies Forms* verwendet. Im Unterschied zu der Mehrzahl der gängigen Layouts kann das `FormLayout` nicht nur rein pixelorientiert arbeiten, sondern es ermöglicht eine Orientierung an logischen Einheiten, wie zum Beispiel »DLUs« (*Dialog Units*). Diese sind von der verwendeten Systemschrift abhängig und bereiten daher weniger Probleme, wenn die Anwendung später mit unterschiedlicher Auflösung oder Fontgröße verwendet werden soll. Auch ist die Definition eines Formulars, bestehend aus Zeilen und Spalten einfacher, da das `FormLayout` genau auf einer Zerlegung der Benutzungsoberfläche in Zeilen und Spalten basiert.

Um mit `FormLayout` arbeiten zu können, müssen Sie die Bibliothek `formsrt.jar` aus *JGoodies Forms* in Ihr Java-Projekt einbinden! In Eclipse erweitern Sie dazu in den Eigenschaften des Projekts den Java-Erstellungspfad.

`ArtikelNeuGui`

```
package de.w3l.anw.avplus.gui;
import com.jgoodies.forms.layout.CellConstraints;
import com.jgoodies.forms.layout.FormLayout;
import de.w3l.anw.avplus.applikationslogik.Artikel;
import de.w3l.anw.utility.Geld;
import java.awt.BorderLayout;
import java.util.Locale;
.....
public class ArtikelNeuGui  extends javax.swing.JPanel
{
...
  // Der GUI braucht ein Locale, damit Beträge korrekt
  // ausgegeben werden (mit Dezimalpunkt oder
  // Dezimalkomma)
  private Locale meinLocale;

  public ArtikelNeuGui(Locale locale)
  {
        super();
        this.meinLocale = locale;
        initGUI();
  }

  /**
     * Aufbau der Benutzungsoberfläche: Belegen des JPanels
     * mit verschiedenen Oberflächenelementen.
     */
  private void initGUI()
  {
        try
        {
          BorderLayout thisLayout = new BorderLayout();
          this.setLayout(thisLayout);
          this.setPreferredSize(
                new java.awt.Dimension(529, 390));
          ueberschriftPnl = new JPanel();
          this.add(ueberschriftPnl, BorderLayout.NORTH);
          ueberschriftLbl = new JLabel();
          ueberschriftPnl.add(ueberschriftLbl);
          ueberschriftLbl.setText(Messages
                 .getString("AV.ART_INP"));
          ueberschriftLbl.setFont(
                new java.awt.Font("Dialog",1, 22));
          ueberschriftLbl.setHorizontalAlignment(
                SwingConstants.CENTER);
          schaltflaechenPnl = new JPanel();
          this.add(schaltflaechenPnl, BorderLayout.SOUTH);
          okBtn = new AVSchaltflaeche();
```

```
            schaltflaechenPnl.add(okBtn);
            okBtn.setText(Messages.getString(
                  "AV.BTN_SAVENQUIT"));
            okBtn.setActionCommand("SAVENQUIT");
            okBtn.setPreferredSize(
                  new java.awt.Dimension(140, 30));
...
            felderPnl = new JPanel();
            this.add(felderPnl, BorderLayout.CENTER);

            // felderPnl besteht aus 12 Spalten (1. Parameter
            // des Konstruktors) und aus 7 Zeilen (2. Parameter
            // des Konstruktors). Eine zusätzliche Angabe von
            // "grow" bedeutet, dass die Zeilen bzw. Spalten
            // wachsen können, wenn die zur Verfügung stehende
            // Fläche größer wird.
            //
            // Der Aufbau der Zeilen ist wie folgt: leer,
            // Führungstext 1, leer, Eingabefeld 1 (40, 1, 24),
            // leer, Führungstext 2, leer, Eingabefeld 2 (65,
            // 65), leer
            //
            // Die Eingabefelder für Artikelnummer und
            // Mindestbestand nehmen den gesamten Raum von
            // Eingabefeld 1 ein. Das Eingabefeld für den Preis
            // nimmt nur den ersten Teil des ersten Eingabefelds
            // ein. Teil 2 bleiben für Leerstelle und
            // Drop-Down-Liste. Aktueller Bestand nimmt nur den
            // ersten Teil von Eingabefeld 2 ein, während
            // Artikelbezeichnung beide Teile einnimmt.
            FormLayout felderPnlLayout = new FormLayout(
              /* Angabe der Spalten */
              "5dlu, max(p;5dlu), 5dlu, 40dlu, 1dlu, 24dlu, 5dlu, " +
              "max(p;5dlu), 5dlu, 65dlu, min(p;65dlu):grow, 5dlu",
              /* Angabe der Zeilen */
              "10dlu, max(p;5dlu), 5dlu, max(p;5dlu), 5dlu, " +
              "max(p;5dlu), 10dlu");
            felderPnl.setLayout(felderPnlLayout);
            felderPnl.setBorder(new LineBorder(
                    new java.awt.Color(0, 0, 0), 1, false));
            felderPnl.setPreferredSize(new java.awt.Dimension(
                    509, 221));
            artnrLbl = new JLabel();

            // Das JLabel artnrLbl wird auf das felderPnl
            // gesetzt und zwar in die zweite Spalte und die
            // zweite Zeile. Dabei nimmt es genau eine Zelle in
            // x-Richtung und eine Zelle in y-Richtung ein.
            felderPnl.add(artnrLbl, new CellConstraints(
                    "2, 2, 1, 1, default, default"));
            artnrLbl.setText(Messages.getString("AV.ARTNR"));
            artnrLbl.setFont(new java.awt.Font("Dialog", 1, 12));
            artnrLbl.setHorizontalAlignment(SwingConstants.RIGHT);
            artnrTf = new JTextField();
            felderPnl.add(artnrTf, new CellConstraints(
                    "4, 2, 3, 1, fill, default"));
```

```
            artnrTf.setFont(new java.awt.Font("DialogInput", 0,
                    12));
            artnrTf.setHorizontalAlignment(SwingConstants.RIGHT);
            artnrTf.setName("KNR");
...
  }
...

     // Methoden für d. Kommunikation zwischen Model und View

  /**
     * Anzeigen eines Model-Objekts im View
     *
     * @param art anzuzeigender Artikel
     */
  public void anzeigen(Artikel art)
  {
        getArtnrTf().setText("" + art.getArtikelnr());
        getArtnameTF().setText(art.getArtikelbezeichnung());
        getPreisTF().setText(
                Geld.getBetragMitKomma(art.getPreis(),
                        meinLocale));
        getMindestbestandTf().setText(
                "" + art.getMindestbestand());
        getAktBestandTf().setText("" + art.getBestand());
  }

  /**
     * Rückgabe der Daten vom View als Model-Objekt
     *
     * @return neuer Artikel
     * @throws java.text.ParseException
     */
  public Artikel einlesen() throws java.text.ParseException
  {
        int artikelnr =
                Integer.parseInt(getArtnrTf().getText());
        return new Artikel(artikelnr, getArtnameTF().getText(),
                new Geld(getPreisTF().getText(), meinLocale,
                        (String) getWaehrungCb().
                                getSelectedItem()),
                Integer.parseInt(getMindestbestandTf().getText()),
                Integer.parseInt(getAktBestandTf().getText()));
  }
...
}
```

Artikel ändern – visuelle Vererbung

Betrachtet man die beiden Fenster für die Neueingabe bzw. die Änderung und Löschung eines Artikels, so stellt man fest, dass beide Fenster sehr ähnlich sind. Dies ist verständlich, da bei einer Änderung normalerweise alle Felder des Artikels anzuzeigen sind und (mit Ausnahme der Artikelnummer) auch geändert werden können. Allerdings kann es vor der Änderung oder Löschung

`ArtikelBearbeitenGui`

eines Artikel wichtig sein, zu wissen, ob dieser Artikel bereits in Aufträgen verwendet wird. Gegenüber dem reinen Eingabefenster ist also für das Änderungs- bzw. Löschfenster eine Erweiterung der auszugebenden Information erforderlich.

visuelle Vererbung

Um Doppelarbeiten bei der Implementierung zu sparen, leitet sich das Fenster für Änderungen und Löschungen aus dem Fenster für die Neueingabe ab. Dieser Prozess der »visuellen Vererbung« (englisch *visual inheritance*) eines neuen Fensters aus einem bestehenden wird durch den verwendeten GUI-Builder »Jigloo« innerhalb gewisser Grenzen unterstützt. Leitet man die Fensterklasse für Änderungen `ArtikelBearbeitenGui` aus der Klasse für Neueingaben `ArtikelNeuGui` ab, so kann der GUI-Builder die Vaterklasse mit ihren Elementen grafisch darstellen und erlaubt die Ergänzung weiterer Oberflächenelemente. In der Abb. 12.8-2 sehen Sie die Darstellung der Klasse `ArtikelBearbeitenGui` im GUI-Builder. Zu erkennen ist, dass sich die Klasse aus `ArtikelNeuGui` ableitet. Alle von dort geerbten Attribute sind durch ein vorgestelltes »I« gekennzeichnet, Elemente, die im Rahmen der Vererbung ergänzt wurden, wie z. B. `auftraegeTbl` tragen diese Kennzeichnung nicht.

```
public class ArtikelBearbeitenGui extends ArtikelNeuGui
{

  /**
  private static final long serialVersionUID =

  private JSplitPane jSplitPanel;

  private JScrollPane jScrollPanel;

  private JTable auftraegeTbl;

  private AVSchaltflaeche loeschenBtn;

  public ArtikelBearbeitenGui(java.util.Locale meinLocale)
  {
    super(meinLocale);
    initGUI();
  }
```

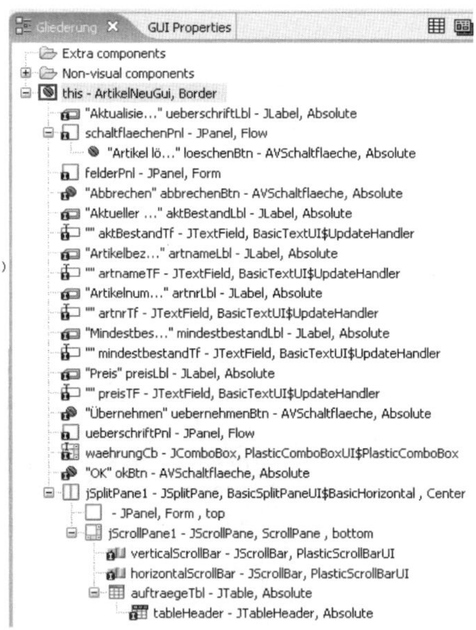

Abb. 12.8-2: Auftragsverwaltung visuelle Vererbung.

Der GUI-Builder hat bei Verwendung der Vererbung aber kleinere Probleme bei der grafischen Darstellung der erzeugten Oberflächenelemente: So werden z. B. die Schaltflächen teilweise nicht in der richtigen Reihenfolge angezeigt.

Insgesamt erleichtert die Verwendung der Vererbung aber auch bei der grafischen Benutzungsoberfläche die Arbeit und führt darüber hinaus zu einer besseren Konsistenz zwischen den Fenstern.

Grundfenster und Menüleiste

AVApplikationGUI

Die Klasse `AVApplikationGUI` ist die zentrale Klasse bei der Bildung der *View*-Komponente. Durch sie wird der grundlegende `JFrame` zur Verfügung gestellt. Sie baut die Menüleiste mit den Menüs auf und initialisiert die später anzuzeigenden Fenster und die Statuszeile. Durch Anwendung der Methode `show(JPanel panel)` durch den *Controller* kann dann später durch Wahl des entsprechenden `panel`-Parameters der passende Dialog innerhalb des bereitgestellten Fensters angezeigt werden.

Auslagern von Texten

Texte auslagern

Texte werden in Menüs nicht direkt eingetragen, sondern durch Anwendung der Klassenmethode `getString(String key)` aus der Klasse `Messages`. Diese Klasse wurde durch die Entwicklungsumgebung (Eclipse, verwendet wurde Version 3.2.0, deutsch) automatisch erzeugt, indem man in einer Klasse die Funktion `Quelle --> Zeichenfolgen auslagern ...` benutzt. Texte, die vorher direkt im Quellcode der Klasse standen, werden durch `getString(...)`-Aufrufe mit dem passenden Code ersetzt. Die Textfolgen selbst werden standardmäßig in einer Datei mit dem Namen `messages.properties` gespeichert. Die erfolgte Auslagerung des Textes wird auch durch den Kommentar `//$NON-NLS-1$` deutlich gemacht.

```
package de.w3l.anw.avplus.gui;
...
public class AVApplikationGUI extends JFrame
{
...
  // Ein GUI braucht ein Locale, damit Zahlen korrekt mit
  // Dezimalpunkt oder Dezimalkomma (je nach Land)
  // ausgegeben werden können
  Locale meinLocale;

  JMenuBar menu = new JMenuBar();

  // Menue Auftragsverwaltung
  JMenu mAV = new JMenu(Messages.getString(
        "AVApplikationGUI.Anwendung")); //$NON-NLS-1$

  JMenuItem miAVDrucken = new JMenuItem(Messages.getString(
        "AVApplikationGUI.Drucken")); //$NON-NLS-1$

  JMenuItem miAVExit = new JMenuItem(Messages.getString(
        "AVApplikationGUI.Beenden")); //$NON-NLS-1$
```

```
  // Menue Kunden
  JMenu mKunden = new JMenu(Messages.getString(
        "AVApplikationGUI.Kunden")); //$NON-NLS-1$

  JMenuItem miKdAnlegen = new JMenuItem(Messages.getString(
        "AVApplikationGUI.Anlegen")); //$NON-NLS-1$

  JMenuItem miKdSuchen = new JMenuItem(Messages.getString(
        "AVApplikationGUI.Suchen")); //$NON-NLS-1$
...
  // Statuszeile
  JLabel lblStatuszeile = new JLabel(" ");

  // PopUps für Sekundär-Dialoge
  SekundaerDialogeGUI sekGui;

  // Panel zur Anzeige des Artikeleingabe-Dialogs
  ArtikelBearbeitenGui artikelBearbeitenGui;

  // Panel zur Anzeige des Artikel-Bearbeiten-Dialogs
  ArtikelNeuGui artikelNeuGui;

  // Allgemeines Panel zur Anzeige von Listen
  ListenGui listenGui = new ListenGui(meinLocale);

  // Panel zur Anzeige des Kunden-Eingabe-Dialogs
  private KundeNeuGui kundeNeuGui;

  // Panel zur Anzeige des Kunden-Bearbeiten-Dialogs
  KundeBearbeitenGui kundeBearbeitenGui;

  // Panel zur Anzeige des Auftrag-Eingabe-Dialogs
  AuftragNeuGui auftragNeuGui;

  // Welches Formular wird gerade angezeigt?
  private JPanel angezeigtesFormular = null;

  public AVApplikationGUI(Locale meinLocale)
  {
        super(Messages.getString(
                "AVApplikationGUI.Titel")); //$NON-NLS-1$
        setSize(600, 450); //Groesse Applikationsfenster
        this.meinLocale = meinLocale;
        kundeNeuGui = new KundeNeuGui(meinLocale);
        kundeBearbeitenGui = new KundeBearbeitenGui(meinLocale);
        artikelNeuGui = new ArtikelNeuGui(meinLocale);
        artikelBearbeitenGui =
                new ArtikelBearbeitenGui(meinLocale);
        auftragNeuGui = new AuftragNeuGui(meinLocale);

        // Menü AV aufbauen
        mAV.add(miAVDrucken);
        mAV.add(miAVExit);
        menu.add(mAV);
...
        // Menubar setzen
```

```
        setJMenuBar(menu);

        // Default-Close-Operation setzen
        this.setDefaultCloseOperation(JFrame.DO_NOTHING_ON_CLOSE);

        // Statuszeile einfügen
        add(lblStatuszeile, BorderLayout.SOUTH);

        // Als Vater der Sekundärdialoge eintragen
        sekGui = new SekundaerDialogeGUI(this);

        // Fenster anzeigen
        setVisible(true);
  }

  public void zeige(JPanel form)
  {
        if (angezeigtesFormular!= null)
          this.remove(angezeigtesFormular);

        this.add(form, BorderLayout.CENTER);
        angezeigtesFormular = form;
        loescheStatuszeile();
        this.setVisible(true);
        this.repaint();
  }
...
}
```

Darstellung von Listen

ListenGui

`ListenGui` ist die Klasse, die zur Darstellung sämtlicher Listen in der Anwendung verwendet wird. Sämtliche Listen-Fenster zeigen eine Tabelle an, bestehend aus einem Tabellenkopf und einer Menge von Tabellenzeilen. Die verschiedenen anzuzeigenden Tabellen unterscheiden sich aber lediglich hinsichtlich ihres Inhalts. Da der Inhalt aber über das `TableModel` zu einer bestehenden `JTable` geliefert werden kann, reicht ein Listenfenster, bei dem ein Austausch des *TableModels* möglich ist, völlig aus. Die Methode `listeAnzeigen(String ueberschrift, TableModel daten)` steuert die anzuzeigende Listenüberschrift und das zu verwendende *TableModel*.

```
package de.w3l.anw.avplus.gui;
import javax.swing.table.DefaultTableModel;
import javax.swing.table.TableModel;
...

public class ListenGui extends javax.swing.JPanel
{
...
  private JScrollPane tabellenPnl;
  private JLabel ueberschriftLbl;
  private JPanel ueberschriftPnl;
```

```
private JTable tabelle;
private Locale meinLocale;

public ListenGui(Locale meinLocale)
{
      super();
      this.meinLocale = meinLocale;
      initGUI();
}

private void initGUI()
{
      try
      {
        BorderLayout thisLayout = new BorderLayout();
        this.setLayout(thisLayout);
        this.setPreferredSize(new java.awt.Dimension(426, 300));
        {
              ueberschriftPnl = new JPanel();
              this.add(ueberschriftPnl, BorderLayout.NORTH);
              {
                ueberschriftLbl = new JLabel();
                ueberschriftPnl.add(ueberschriftLbl);
                ueberschriftLbl.setText("Listenüberschrift");
                ueberschriftLbl.setFont(new java.awt.Font(
                        "Dialog", 1, 22));
                ueberschriftLbl.setHorizontalAlignment(
                      SwingConstants.CENTER);
              }
        }
        {
              tabellenPnl = new JScrollPane();
              this.add(tabellenPnl, BorderLayout.CENTER);
              // FlowLayout felderPnlLayout = new FlowLayout();
              tabellenPnl.setBorder(new LineBorder(
                      new java.awt.Color(0, 0, 0), 1, false));
              tabellenPnl.setPreferredSize(
                      new java.awt.Dimension(511,238));
              {
                TableModel tabelleModel =
                        new DefaultTableModel(new String[][] {
                                { "One", "Two" }, { "Three", "Four"
                                new String[] { "Column 1", "Column
                tabelle = new JTable();
                tabellenPnl.setViewportView(getTabelle());
                tabelle.setModel(tabelleModel);
              }
        }
      }
      catch (Exception e)
      {
        e.printStackTrace();
      }
}
...
/**
```

```
     * Methoden zum Anzeigen der Liste.
     *
     * @param ueberschrift  Schlüssel für anzuzeigende Überschrift
     * @param daten Model für Daten
     */
  public void listeAnzeigen(String ueberschrift,
         TableModel daten)
  {
       getUeberschriftLbl().setText(
              Messages.getString(ueberschrift));
       getTabelle().setModel(daten);
       this.repaint();
  }
}
```

12.9 AVPlus - OOP und Anbindung der GUI (Teil 2) **

Die *Model*-Klassen

Model

Wie bereits im ersten Teil erläutert, wird das Model in erster Linie durch die Fachklassen der Applikationslogik gebildet, die sich im Paket `applikationslogik` befinden. Für die Anzeige einzelner Objekte, wie z. B. der Anzeige eines einzelnen Kunden oder Artikels, sind die »normalen« Fachklassen auch ausreichend.

Sind allerdings Listen mit den Daten mehrerer Objekte anzuzeigen, so kann diese Aufgabe durch die Container-Klassen, wie sie im Kapitel »AVPlus – OOD und OOP des Fachkonzepts (Teil 1)«, S. 320, vorgestellt wurden, nicht direkt gelöst werden: Da die Container-Klassen nicht alle Objekte direkt im Zugriff haben, sondern diese nur bei Bedarf aus der Datenhaltungsschicht holen, kann die Container-Klasse nicht selbst das *Model* bilden, wenn eine Teilmenge aller Objekte mit bestimmten Eigenschaften gefragt ist (z. B. die Menge aller Artikel, deren Mindestbestand unterschritten wurde). Stattdessen bietet die Container-Klasse eine spezielle »finde«-Methode an, die die entsprechende Teilmenge der Objekte liefert. Die Teilmenge der Objekte wird dann Bestandteil eines Objekts aus einer eigenen *Model*-Klasse und kann von dieser über die entsprechenden Methoden an die Benutzungsoberfläche geliefert werden. Diese Vorgehensweise wird am Beispiel der Liste aller Artikel mit Unterdeckung deutlich gemacht.

Beispiel: Artikel mit Unterdeckung

Artikel mit Unterdeckung

Wenn der Benutzer den Menüoption `Artikel --> Liste Bestand kleiner Mindestbestand` auswählt, erhält er eine Liste aller Artikel, für die der Wert des Attributs `mindestbestand` größer als der der des Attributs `bestand` ist (Abb. 12.9-1).

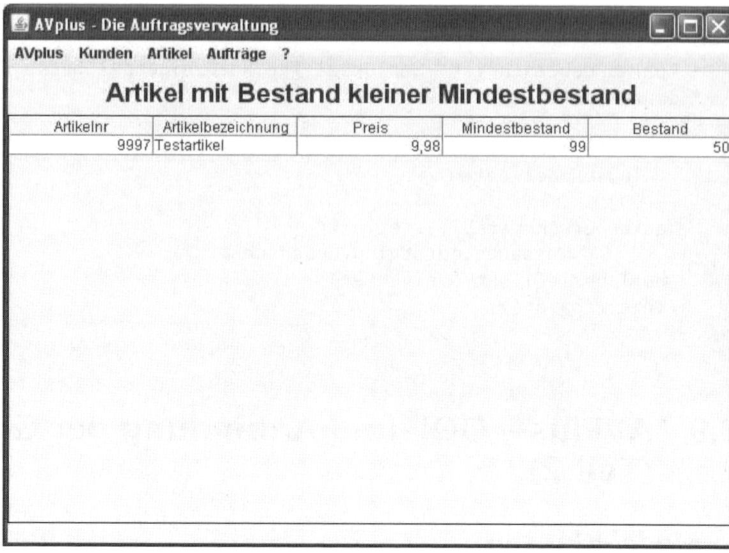

Abb. 12.9-1: Fenster zur Anzeige von Artikellisten.

Die Klasse `Artikelverwaltung` hat allerdings nicht alle Artikel direkt im Zugriff, weil das möglicherweise sehr viele sein können. Zum Holen aller Artikel, deren Bestand kleiner als der Mindestbestand ist, greift sie auf die Methode `findeKleinerMindestbestand` aus der Schnittstelle `ArtikelDAO` bzw. deren Implementierung `ArtikelSqlDao` zurück. Zurück kommt letztendlich ein `Vector` von Artikeln, der an ein neu kreiertes `ArtikelTableModel`-Objekt übergeben wird. Dieses dient dann der entsprechenden Liste auf dem Bildschirm als *Model*.

Das Sequenzdiagramm in Abb. 12.9-2 stellt den Ablauf dar.

Umgesetzt in Java-Quellcode sieht dies so aus, dass `AVApplikation` zunächst das `ArtikelTableModel`-Objekt erzeugt und dieses anschließend als *Model* über den Aufruf der Methode `listeAnzeigen(...)` der Klasse `ListenGui` zur Grundlage der Anzeige macht:

`TableModel setzen`

```
// Menuepunkt Artikel --> Liste Bestand kleiner
// Mindestbestand
view.miArtLiUnterdeckung
 .addActionListener(new ActionListener()
  {
    public void actionPerformed(ActionEvent arg0)
    {
    try
    {
      view.listenGui.listeAnzeigen("AV.H_ARTSHORT",
        new ArtikelTableModel(av
         .findeArtikelMitUnterdeckung(),
          meinLocale));
```

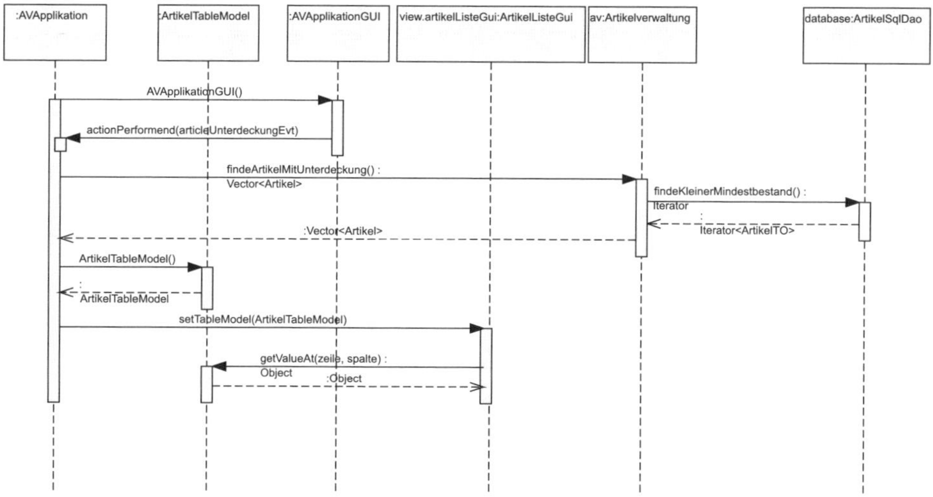

Abb. 12.9-2: Sequenzdiagramm zur Liste »Artikel mit Unterdeckung«.

```
      view.zeige(view.listenGui);
    }
    catch (Exception ex)
    {
      fehler(Messages.getString(Messages
       .getString("AV.E_ARTLIST"))
        + " " + ex.toString());
    }
    }
  });
```

ArtikelTable Model

ArtikelTableModel leitet sich aus der abstrakten Klasse AbstractTableModel ab und muss daher mindestens die Methoden getRowCount(), getColumnCount() und getValueAt(...) implementieren. Da in der vorliegenden Implementierung eine »ordentliche« Liste mit Überschriften und einer passenden Formatierung gewünscht wird, werden zusätzlich die Methoden getColumnClass(...) und getColumnName(...) überschrieben. Darüber hinaus beinhaltet ein ArtikelTableModel-Objekt auch wieder ein Locale, sodass für eine benutzergerechte Ausgabe von Dezimaltrennern gesorgt werden kann. Durch das zusätzliche Überschreiben von isCellEditable(...) wird im Beispiel verhindert, dass Elemente der ausgegebenen Liste verändert werden können.

ArtikelTable Model

```
package de.w3l.anw.avplus.applikationslogik;

import java.util.Locale;
import java.util.Vector;
import javax.swing.table.AbstractTableModel;
import de.w3l.anw.utility.Geld;

public class ArtikelTableModel extends AbstractTableModel
```

```
{
...
  Vector<Artikel> artikel;
  Locale meinLocale;

  public ArtikelTableModel(Vector<Artikel> artikel,
          Locale locale)
  {
        this.artikel = artikel;
        meinLocale = locale;
  }

  @Override
  public Class<?> getColumnClass(int columnIndex)
  {
        Class<?> klasse = Integer.class;
        if (columnIndex == 1)
          klasse = String.class;
        return klasse;
  }

  public int getColumnCount()
  {
        return 5;
  }

  @Override
  public String getColumnName(int columnIndex)
  {
        switch (columnIndex)
        {
        case (0):
          return "Artikelnr";
        case (1):
          return "Artikelbezeichnung";
        case (2):
          return "Preis";
        case (3):
          return "Mindestbestand";
        case (4):
          return "Bestand";
        }
        return null;
  }

  public int getRowCount()
  {
        return artikel.size();
  }

  public Object getValueAt(int rowIndex, int columnIndex)
  {
        Artikel art = artikel.get(rowIndex);
        switch (columnIndex)
        {
        case (0):
```

```
            return "" + art.getArtikelnr();
          case (1):
            return art.getArtikelbezeichnung();
          case (2):
            return Geld.getBetragMitKomma(art.getPreis(),
                   meinLocale);
          case (3):
            return "" + art.getMindestbestand();
          case (4):
            return "" + art.getBestand();
          }
          return "Fehler";
    }

    @Override
    public boolean isCellEditable(int rowIndex,
            int columnIndex)
    {
          // Verändern der Werte ist nicht erlaubt!
          return false;
    }
}
```

Die *Controller*-Klasse `AVApplikation`

Erzeugen der Model- und View-Objekte

Controller

Die letzte (aber entscheidende) Komponente des MVC-Konzepts, der *Controller*, wird durch die Klasse `AVApplikation` gebildet. Diese kontrolliert den Ablauf der Anwendung, indem sie auf Benutzeraktionen reagiert, die Methoden zur Ausführung der gewünschten Aktionen anstößt und die Aktivierung der entsprechenden Fenster steuert. In der Fallstudie initialisiert `AVApplikation` auch die Anwendung, indem sie in ihrer `main`-Methode für die Erzeugung und Initialisierung der *Model*- und *View*-Komponenten sorgt.

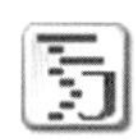

AVApplikation

```
package de.w3l.anw.avplus.gui;

import java.awt.event.*;
import java.text.DateFormat;
import java.util.Currency;
import java.util.Date;
import java.util.Locale;

import javax.swing.JTextField;
import javax.swing.event.TableModelEvent;
import javax.swing.event.TableModelListener;

import de.w3l.anw.avplus.applikationslogik.*;
import de.w3l.anw.utility.*;

/**
 * Controller- und Starter-Klasse für die Applikation
```

```
 */
public class AVApplikation
{
  // Haupt-View-Komponente erzeugen; Die gesamte Anwendung
  // arbeitet mit dem DefaultLocale
  private Locale meinLocale = Locale.getDefault();

  private AVApplikationGUI view =
          new AVApplikationGUI(meinLocale);

  // Model-Komponenten erzeugen
  private Artikelverwaltung av =
          Artikelverwaltung.getInstance();

  private Kundenverwaltung kv =
          Kundenverwaltung.getInstance();

  private Auftragsverwaltung aufv =
          Auftragsverwaltung.getInstance();

  // Table-Model für Auftragspositionen bei
  // Auftragseingabe
  private AuftragspositionTableModel aposTM;
...
}
```

Registrieren der Ereignis-Beobachter

Im Konstruktor von `AVApplikation` muss für jede Benutzer-Aktion, auf die reagiert werden soll, ein entsprechender `EventListener` erzeugt und registriert werden. Je nach Art des Ereignisses, auf das zu reagieren ist, kann die Implementierung von verschiedenen Listener-Schnittstellen erforderlich sein.

Anwendung beenden

Der folgende Code-Abschnitt aus `AVApplikation` erzeugt eine neue (anonyme) Klasse, welche die Schnittstelle `ActionListener` implementiert und registriert diese für die Menüoption `AV --> Anwendung beenden`. Klickt der Benutzer die entsprechende Menüoption an, so wird `actionPerformed()` aufgerufen, was wiederum dafür sorgt, dass der Benutzer in einem Sekundärdialog gefragt wird, ob er die Anwendung tatsächlich beenden will.

```
  // Menuepunkt AV --> Beenden
  view.miAVExit.addActionListener(new ActionListener()
  {
    public void actionPerformed(ActionEvent arg0)
    {
      anwendungBeenden();
    }
  });
....
  /**
   * Beenden der Anwendung. Hier müssen alle
   * "Aufräumarbeiten" (Schließen der DB...) erledigt
   * werden.
```

```
 */
private void anwendungBeenden()
{
  if (view.sekGui.zeigeBestaetigungsDialog(Messages
     .getString("AV.Q_FINISH"))) //$NON-NLS-1$
    System.exit(0);
}
```

Auftrag erfassen FocusListener

Das Warten auf Benutzeraktionen per `actionPerformed()` ist nicht in jedem Fall ausreichend. So soll z. B. bei der Eingabe eines Auftrags bzw. einer Auftragsposition nach der Eingabe einer Kundennummer bzw. einer Artikelnummer der passende Kunde bzw. Artikel gesucht werden und die wesentlichen Stammdaten sollen angezeigt werden, z. B. der Name des Kunden. Dafür muss überwacht werden, wann im entsprechenden Feld des Fensters die Eingabe eines Wertes abgeschlossen wurde. Dies ist dann der Fall, wenn die Schreibmarke das Feld wieder verlässt, das Feld also den Fokus verliert. Eine entsprechende Listener-Schnittstelle steht mit `FocusListener` zur Verfügung. Über die Methode `focusLost()` kann auf den Verlust des Fokus reagiert werden. Dies zeigt der nachfolgende Auszug aus dem Quellcode der inneren Klasse `AuftragNeuListener`, die neben ihrer Rolle als `FocusListener` auch als *Listener* für Benutzeraktionen (`ActionListener`) und die Veränderung der Auftragspositionstabelle (`TableModelListener`) auftritt.

AuftragNeu Listener

```
class AuftragNeuListener implements ActionListener,
  FocusListener, TableModelListener
{
  public void actionPerformed(ActionEvent arg0)
  {
  ...
  }

  public void focusGained(FocusEvent arg0)
  {
    // Erst beim Focusverlust werden wir aktiv.
  }

  public void focusLost(FocusEvent arg0)
  {
    JTextField werWarEs =
      (JTextField) arg0.getComponent();
    int eingabe;
    if (werWarEs == view.auftragNeuGui.getKundennrTf())
    {
      try
      {
        eingabe = Integer.parseInt(werWarEs.getText());
        // Kundennummer wurde eingegeben
        Kunde k1 = kv.finden(eingabe);
        view.auftragNeuGui.getNameTf().setText(
          k1.getName());
```

```
    }
    catch (Exception ex)
    {
      view.auftragNeuGui.getNameTf().setText("");
      fehler(Messages.getString("AV.E_CUST_INP_ERR"));
    }
  }
  else
  {
    if (werWarEs == view.auftragNeuGui.getArtikelnrTf())
    {
      try
      {
        eingabe = Integer.parseInt(werWarEs.getText());
        // Artikelnummer wurde eingegeben:
        // Artikel suchen ...
        Artikel a1 = av.finden(eingabe);
        // ... und Artikelbezeichnung und Einzelpreis
        // eintragen
        view.auftragNeuGui.getBezeichnungTf().setText(
          a1.getArtikelbezeichnung());
        view.auftragNeuGui.getEinzelpreisTf().setText(
          Geld.getBetragMitKomma(a1.getPreis(),
            meinLocale));
      }
      catch (Exception ex)
      {
        view.auftragNeuGui.getBezeichnungTf().setText(
          ""); //$NON-NLS-1$
        fehler(Messages.getString("AV.E_ART_INP_ERR"));
      }
    }
    else
    {
      if (werWarEs == view.auftragNeuGui.getMengeTf())
      {
        try
        {
          eingabe =
            Integer.parseInt(view.auftragNeuGui
             .getMengeTf().getText());
          Geld einzelpreis =
            new Geld(view.auftragNeuGui
             .getEinzelpreisTf().getText(),
              meinLocale,
              (String) view.auftragNeuGui
               .getWaehrungCb()
               .getSelectedItem());
          if (einzelpreis!= null)
            view.auftragNeuGui.getGesamtpreisTf()
             .setText(
                Geld.getBetragMitKomma(einzelpreis
                 .multiplizieren(eingabe),
                  meinLocale));
        }
        catch (Exception ex)
```

```
            {
              fehler(Messages.getString("AV.E_QUANT_ERR"));
            }
          }
        }
      }
    }

    public void tableChanged(TableModelEvent arg0)
    {
      int column = arg0.getColumn();
      int row = arg0.getFirstRow();
      if (column == 0)
      {
        // In der Löschen-Spalte wurde geklickt
        Auftragsposition a =
          aposTM.getAuftragsposition(row);
        if (a!= null)
        {
          if (view.sekGui.zeigeBestaetigungsDialog(Messages
           .getString("AV.Q_ORD_POS_DEL"))) { //$NON-NLS-1$
            // Auftragsposition soll gelöscht werden
            aposTM.removeAuftragsposition(row);
            // Auftragsgesamtsumme aktualisieren
            view.auftragNeuGui
             .getAuftragssummeTf()
             .setText(
                Geld
                 .getBetragMitKomma(
                    aposTM
                     .getTotalAmount((String) view.auftragNeuGui
                       .getWaehrungCb()
                       .getSelectedItem()),
                    meinLocale));
          }
        }
        view.repaint();
      }
    }
    ...
  }
```

Sekundärdialog: Authentifizierung des Benutzers

Sekundärdialoge

Bevor die Oberfläche angezeigt und für Benutzerinteraktionen freigegeben wird, ist zunächst zu überprüfen, ob der Benutzer die Anwendung überhaupt benutzen darf und welche Rechte er besitzt. Dies geschieht durch den Aufruf eines modalen Sekundärdialogs `PasswortInput`, der die Eingabe von Benutzername (zur Identifizierung) und Passwort (zur Authentisierung) fordert. Diese Aktion wird als erstes im Konstruktor von `AVApplikation` gestartet:

```
...
public AVApplikation()
{
 boolean benutzerOK = false;
 do
 {
  // Die Applikation startet in jedem Fall mit der
  // Authentifizierung (Benutzername/Passwort) des
  // Benutzers.
  PasswortInput pi = new PasswortInput(view);
  if (pi.getAbbruch())
  {
   // Benutzer- und Passworteingabe durch Benutzer
   // abgebrochen. Anwendung beenden
   anwendungBeenden();
  }
  // Nachschauen, ob Benutzername und Passwort
  // zusammenpassen
  benutzerOK =
    authentifizierungOK(pi.getUsername(), pi
     .getPasswort());

  if (!benutzerOK)
   fehler(Messages.getString("AV.E_USERNAMEPASSWORD"));
 }
 while (!benutzerOK);
...
}
```

Starten der Anwendung

Starten der Anwendung

Auch das Starten der Anwendung wird durch den *Controller* in dessen main()-Methode durchgeführt. Bei der Initialisierung der Oberfläche ist darauf zu achten, dass diese innerhalb des **EDT** durchgeführt wird (vgl. »Dann die Praxis: Swing und Nebenläufigkeit«, S. 284).

```
public static void main(String[] args)
{
  // Initialisierung im Event Dispatcher Thread,
  // da die Oberfläche mit Swing realisiert wird.
  Runnable initialisierer = new Runnable()
  {
    public void run()
    {
      new AVApplikation();
    }
  };
  EventQueue.invokeLater(initialisierer);
}
```

12.10 AVPlus – Anwendungslogik & Datenhaltung (Teil 1) **

Verbindung von Applikationslogik und Datenhaltung

DAO-Muster

Mit den Klassen und Schnittstellen des Pakets `avplus.dao` wird eine Softwareschicht bereitgestellt, die als Bestandteil des **DAO-Musters** (vgl. »Das einfache DAO-Muster«, S. 256) der Verbindung von Applikationslogik und Datenhaltungsschicht dient und gleichzeitig dafür sorgt, dass beide Schichten möglichst unabhängig voneinander implementiert werden können.

Das DAO-Muster wird implementiert, indem das Paket `avplus.dao` in Form von Schnittstellen die Signatur aller Methoden festlegt, die durch die Datenhaltungsschicht bereitgestellt werden. Einen Überblick über diese Schnittstellen und weitere Klassen dieses Pakets finden Sie im letzten Teil dieses Kapitels.

Allgemeine Methoden der Datenhaltungsschicht

Die Datenhaltungsschicht muss Methoden zum Speichern, Laden, Aktualisieren und Löschen aller Objekte aus Klassen, deren Objekte dauerhaft gespeichert werden sollen, zur Verfügung stellen. Dies geschieht über die Methoden `create`, `read`, `update` und `delete` (»CRUD-Methoden«).

Schlüsselvergabe

Weiterhin müssen bei betriebswirtschaftlichen Anwendungen die Objekte aus den unterschiedlichen Fachklassen im Allgemeinen mit einem eindeutigen Schlüssel versehen werden, der oft numerisch ist (z. B. die Kundennummer zur eindeutigen Identifizierung von Objekten aus der Klasse `Kunde`).

Bei der Vergabe dieser eindeutigen Schlüssel wird zwischen der **internen** und der **externen Schlüsselvergabe** unterschieden. Eine externe Schlüsselvergabe geschieht durch den Benutzer, während bei einer internen Vergabe ein eindeutiger Schlüssel durch das System bereitgestellt werden muss. Relationale Datenbanksysteme haben oft eingebaute Mechanismen zur Generierung interner Schlüssel. Aber selbst wenn diese Mechanismen in einem konkreten Datenbanksystem nicht zur Verfügung stehen, kann bei numerischen Schlüsseln über eine einfache Abfrage der größte bislang vergebene Schlüssel abgefragt werden. Dieser bildet dann eine ausreichende Basis zur Generierung eines neuen eindeutigen Schlüssels, indem der Zahlenwert des bislang größten Schlüssels einfach um eins erhöht wird. Die Datenhaltungsschicht kann daher auf einfache Art eine Methode `int nextKey()` anbieten, die interne Schlüssel generiert. Sollen für bestimmte Anwendungsklassen keine internen Schlüssel generiert werden, so wirft die Methode `nextKey()` eine entsprechende `DAOException`. Dies gilt für die Klassen `Artikel` und `Kunde`, die ausschließlich mit externer Nummernvergabe arbeiten.

Iterator

Da betriebswirtschaftliche Anwendungen oft mit großen Datenmengen umgehen müssen, kann es erforderlich sein, dass die Datenhaltungsschicht nicht alle Objekte auf einmal liefert, sondern dass diese nacheinander durchlaufen werden können. Diese Dienstleistung wird in Java normalerweise durch einen Iterator zur Verfügung gestellt.

Entkopplung durch Schnittstellen

Der Wunsch nach loser Kopplung zwischen Applikationslogik und Datenhaltung kann erreicht werden durch die Anwendung des **DAO-Musters** (siehe »Das einfache DAO-Muster«, S. 256). Es handelt sich um ein Entwurfsmuster, das den Zugriff auf Datenquellen so kapselt, dass die angesprochene Datenquelle ausgetauscht werden kann, ohne den aufrufenden Code zu ändern. Insbesondere enthält der aufrufende Code keine SQL-Anweisungen und weiß auch nicht, ob das DAO SQL oder eine andere Technik verwendet, um die Daten zu beschaffen.

Allgemeine DAO-Schnittstellen

Bei Einsatz des DAO-Musters kennt die Applikationslogik nur eine Schnittstelle der Datenhaltungsschicht und wird gegen diese programmiert. In der Fallstudie müssen Objekte unterschiedlicher Klassen (Artikel, Kunden, Aufträge) dauerhaft gespeichert werden. Für jede dieser Klassen ist eine Schnittstelle erforderlich, die die »CRUD-Methoden« bereitstellt. All diese Schnittstellen sind jedoch bis auf die Klasse der jeweils benutzten Transfer-Objekte (siehe »AVPlus – Anwendungslogik & Datenhaltung (Teil 2)«, S. 363) identisch. Es wird daher zunächst eine allgemeine Schnittstelle `DAO` vereinbart, die die Signatur der oben genannten Methoden mit »allgemeinen« Transfer-Objekten spezifiziert. Diese allgemeine Schnittstelle wird dann später durch kunden-, artikel- oder auftragsbezogene DAO-Schnittstellen erweitert, falls dies erforderlich sein sollte. Ähnliches gilt für die allgemeine Schnittstelle `TransferObject`. Diese enthält die Signatur von Methoden, die für Transfer-Objekte allgemein gelten. Die konkreten kunden-, artikel- und auftragsbezogenen Transfer-Objekte bzw. deren Klassen implementieren alle die Schnittstelle `TransferObject`.

Die Möglichkeit zur Verwendung der Daten in einem Iterator wird über die Erweiterung der Schnittstelle `Iterable` erklärt.

Schnittstelle DAO

Schnittstelle DAO

```
package de.w3l.anw.avplus.dao;
public interface DAO extends Iterable<TransferObject>
{
  public void create(TransferObject objekt)
         throws DAOException;

  public TransferObject read(int key) throws DAOException;

  public void update(TransferObject objekt)
         throws DAOException;

  public void delete(int key) throws DAOException;

  /**
     * Generiert bei interner Nummernvergabe den nächsten
     * Schlüssel. Soll nur eine externe Nummernvergabe
     * erfolgen, so wird eine DAOException geworfen.
     */
  public int nextKey() throws DAOException;
}
```

Drei Anmerkungen zur Schnittstelle DAO:

- Die Objekte, die gespeichert bzw. von der Datenhaltungsschicht wieder zurückgewonnen werden sollen, treten in Form von Objekten aus Klassen auf, welche die Schnittstelle TransferObject implementieren. Durch Verwendung dieser Schnittstelle, die später durch spezifische Transfer-Objekt-Klassen für Kunden, Artikel und Lieferanten implementiert wird, gelingt es, die allgemeinen Methoden, die die Datenhaltungsschicht in jedem Fall bereitstellen soll, unabhängig von der Klasse der gespeicherten Objekte zu halten. Auf die konkreten Transfer-Objekt-Klassen wird noch später in diesem Kapitel eingegangen.
- Da bei der Datenspeicherung prinzipiell Fehler auftreten können (z. B. Datenbank nicht verfügbar), werfen alle Methoden eine *Exception*, die aus der selbst definierten Klasse DAOException stammt.
- DAO erweitert zusätzlich die Schnittstelle Iterable und stellt damit die Methode iterator() zur Verfügung, die ein Iterator-Objekt zurückliefert, mit dessen Hilfe anschließend alle gespeicherten Objekte (einer Fachklasse) durchlaufen werden können.

Spezielle DAO-Schnittstellen

Erweiterte DAO-Schnittstellen

In vielen Fällen sind die allgemeinen Methoden, die durch DAO spezifiziert werden, nicht für alle Klassen von Fachobjekten ausreichend. So soll etwa für die Fachklassen Artikel bzw. Artikelverwaltung die Methode findeArtikelMitUnterdeckung() zur Suche aller Artikel, deren Mindestbestand unterschritten ist, durch eine entsprechende Anfrage an die Datenbank gelöst werden. Dies ist effizienter als erst alle Artikel aus der Datenbank zu laden und dann darauf zu untersuchen, ob ihr Mindestbestand unterschritten wurde. Da die Applikationslogik-Schicht »SQL-frei« sein soll, muss die DAO-Schnittstelle eine entsprechende Methode anbieten, die durch die oben genannte Methode aus `Artikelverwaltung` genutzt werden kann.

Schnittstelle `ArtikelDao`

`ArtikelDAO`

Als Erweiterung von `DAO` wird eine Schnittstelle `ArtikelDAO` definiert, die neben dieser Methode alle weiteren Methoden aufführt, die spezifisch für den Datenbankzugriff bei Artikeln sind:

```
package de.w3l.anw.avplus.dao;
/**
 * In dieser Schnittstelle sind alle Methoden aufgeführt,
 * die für ein ArtikelDAO zusätzlich zu den
 * Standard-Methoden realisiert werden müssen.
 */
public interface ArtikelDAO extends DAO
{
  /**
   * Alle Artikel (als Artikel-Transferobjekte)
   * zurückliefern, deren Bestand kleiner als der
   * Mindestbestand ist.
   */
  public java.util.Iterator<ArtikelTO> findeKleinerMindestbestand();
}
```

Da bereits bekannt ist, dass von der Methode `findeKleinerMindestbestand()` nur Artikel zurückgeliefert werden können, erscheint hier als Parameter des zurückgelieferten Iterators die Klasse `ArtikelTO`, die eine Implementierung der Schnittstelle `TransferObject` darstellt.

Artikel mit Unterdeckung suchen

Die Implementierung der Methode `findeArtikelMitUnterdeckung()` aus `Artikelverwaltung` nutzt die neue Methode aus `ArtikelDAO` wie folgt:

```
  public Vector<Artikel> findeArtikelMitUnterdeckung()
      throws ArtikelException
  {
    try
    {
      Vector<Artikel> ergebnis = new Vector<Artikel>();

      // Die Aufgabe wird delegiert an d. Datenhaltungsschicht,
      // weil dieser bessere Instrumente zum gezielten Suchen
      // von Datensätzen zur Verfügung stehen (z. B. SQL).
      // datenquelle ist das ArtikelDAO-Objekt, mit dessen
      // Hilfe auf dieDatenhaltungsschicht zugegriffen wird.
      Iterator<ArtikelTO> it =
          datenquelle.findeKleinerMindestbestand();
```

```
      while (it.hasNext())
      {
        ergebnis.add(new Artikel(it.next()));
      }
      return ergebnis;
    }
    catch (Exception ex)
    {
      throw new ArtikelException(
          "Artikel mit Unterdeckung nicht abrufbar.");
    }
  }
```

KundeDAO und AuftragDAO

KundeDAO, AuftragDAO

Für Kunden und Aufträge wird die Schnittstelle DAO ähnlich zu KundeDAO bzw. AuftragDAO erweitert. Für Aufträge wird insbesondere eine Methode erforderlich mit deren Hilfe man zu einer Auftragsnummer die zugehörigen Auftragspositionen lesen kann:

```
package de.w3l.anw.avplus.dao;
import java.util.Iterator;

public interface AuftragDAO extends DAO
{
  public java.util.Vector<AuftragspositionTO> readDetails(
      int key) throws DAOException;

  public Iterator<AuftragTO> findeAuftraegeZuArtikel(
      int artikelnr) throws DAOException;

  public Iterator<AuftragTO> findeAuftraegeZuKunde(
      int kundennr) throws DAOException;
}
```

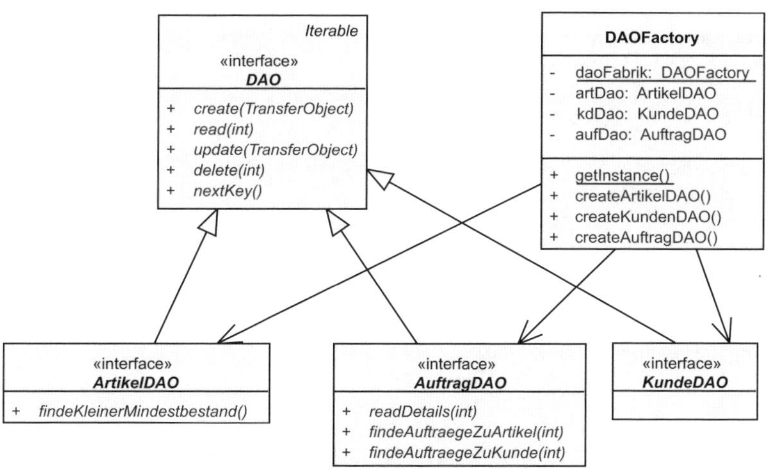

Abb. 12.10-1: Klassendiagramm DAO Hierarchie.

Objekte aus einer Schnittstelle?

Wenn eine Klasse, wie z. B. `Artikelverwaltung`, gegen die DAO-Schnittstelle programmiert werden soll, ergibt sich natürlich sofort das Problem, dass von einer Schnittstelle keine Objekte erzeugt werden können. Die nutzende Klasse benötigt aber Zugriff auf Objekte, mit denen die Methoden der Schnittstelle ausgeführt werden sollen.

Fabrikmuster

Eine Möglichkeit zur Lösung dieses Problems liegt in der Anwendung des Fabrikmusters: Die Objekte werden nicht von der Schnittstelle erzeugt, sondern eine Klasse bietet eine **Fabrikmethode** an, mit deren Hilfe passende Objekte »vom Band laufen«.

Diese Fabrik wird durch die Klasse `DAOFactory` gestellt. Die Fabrik entscheidet, welches Objekt geliefert werden soll und sie weiß, wo sie die entsprechenden Objekte bekommt: Objekte, die die passende Erweiterungsschnittstelle von `DAO` erfüllen, werden durch Aufruf der Methoden `createArtikelDAO()`, `createKundenDAO()` und `createAuftragDAO()` aus `DAOFactory` geliefert.

Die Objekte selbst sind Exemplare der Klassen `ArtikelSqlDao`, `KundeSqlDao` und `AuftragSqlDao`. Diese Klassen sind allerdings abhängig von der verwendeten Speicherungstechnik und der Datenbank. Sie werden daher auch nicht mehr im Paket `auftragsverwaltungDAO` untergebracht. Immerhin wurde aber erreicht, dass nur die Fabrik wissen muss, woher die Datenzugriffsobjekte tatsächlich stammen. Die Realisierung dieser Datenbank-abhängigen Softwareschicht wird beschrieben in »AVPlus – OOP der Datenhaltungsschicht«, S. 366.

Fabrikklasse `DAOFactory`

Fabrikklasse DAOFactory

```
package de.w3l.anw.avplus.dao;
import de.w3l.anw.avplus.sqldao.*;

public class DAOFactory
{
  private static DAOFactory daoFabrik = null;

  // In den drei folgenden Attributen merken wir uns einmal
  // erzeugte DAO-Objekte. Pro Anwendungsklasse ist nur ein
  // DAO-Objekt erforderlich, um auf die
  // Datenhaltungsschicht zuzugreifen.
  private ArtikelDAO artDao = null;
  private KundeDAO kdDao = null;
  private AuftragDAO aufDao = null;

  /**
   * DAOFactory ist als Singleton implementiert, da nur eine
   * Fabrik erforderlich ist, um alle konkreten DAO-Implementie-
   * rungen vom Band laufen zu lassen. Die statische Methode
   * getInstance() liefert das einzige Exemplar.
```

```
   */
  public static synchronized DAOFactory getInstance()
  {
    if (daoFabrik == null)
      daoFabrik = new DAOFactory();
    return daoFabrik;
  }

  /**
   * Diese Klasse muss konkrete Implementierungen liefern
   * und muss dafür natürlich auch die konkreten
   * ArtikelDAOs, KundenDAOs, ... kennen.
   */
  public synchronized ArtikelDAO createArtikelDAO()
  {
    if (artDao == null)
      artDao = new ArtikelSqlDAO();
    return artDao;
  }

  public synchronized KundeDAO createKundenDAO()
  {
    if (kdDao == null)
      kdDao = new KundeSqlDAO();
    return kdDao;
  }

  public synchronized AuftragDAO createAuftragDAO()
  {
    if (aufDao == null)
      aufDao = new AuftragSqlDAO();
    return aufDao;
  }
}
```

Eine abschließende Bemerkung zur Fabrik: Da nur ein Fabrik-Objekt benötigt wird, implementiert die Klasse `DAOFactory` das **Singleton-Muster** (nähere Informationen finden Sie unter [Balz06]).

12.11 AVPlus – Anwendungslogik & Datenhaltung (Teil 2) **

Die Klassen der Transfer-Objekte

Transfer-Objekt-Klassen

Die **Transfer-Objekte** hängen eng mit dem DAO-Muster zusammen. Ziel ist es, Artikel-, Kunden- und Auftragsdaten durch den Einsatz von Transfer-Objekten aus der Applikationsschicht zur Datenhaltungsschicht, die sich möglicherweise auf einem anderen Computersystem befindet, zu transportieren. Die Transfer-Objekt-Klassen werden ebenfalls im Paket `auftragsverwaltungDAO` definiert.

Die Schnittstelle `TransferObject` gibt dabei Methoden vor, die durch alle Transfer-Objekt-Klassen zu implementieren sind. Da ein Transfer-Objekt für Objekte aus unterschiedlichen Fachklassen verschiedene Datenstrukturen transportieren muss, gibt es für jede Fachklasse, deren Objekte dauerhaft gespeichert werden sollen, eine entsprechende Klasse, die `TransferObject` implementiert. Für den Transport der dauerhaft zu speichernden Objekte aus den Fachklassen `Artikel`, `Kunde`, `Auftrag` und `Auftragsposition` werden damit die konkreten Transfer-Objekt-Klassen `ArtikelTO`, `KundeTO`, `AuftragTO` und `AuftragspositionTO` erforderlich (vgl. Abb. 12.11-1).

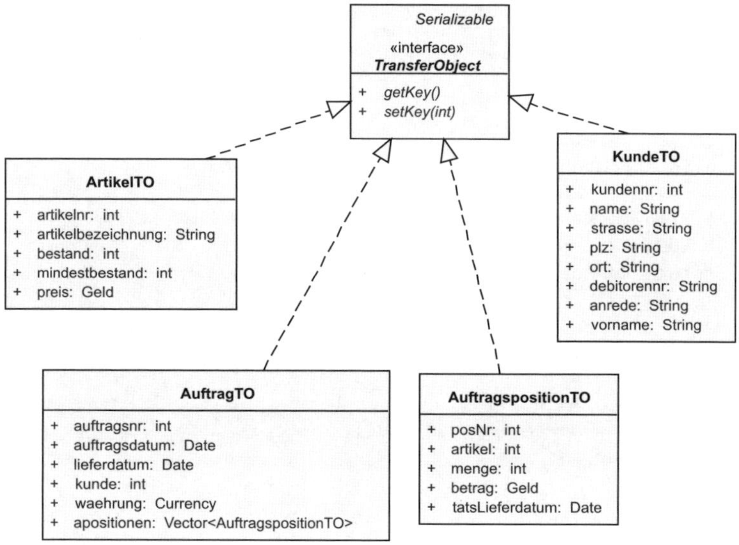

Abb. 12.11-1: Klassendiagramm Hierarchie der Transferobjekte.

Transfer-Objekt-Klassen bieten im Allgemeinen keine Methoden. Um aber bei der Realisierung der Datenspeicherung Gemeinsamkeiten bei Methoden für die Speicherung und das Laden von Objekten aus verschiedenen Klassen nutzen zu können, werden die Methoden `getKey()` und `setKey(int newKey)` in der Schnittstelle `TransferObject` vorgegeben und müssen dann in den Transfer-Objekt-Klassen realisiert werden.

Schnittstelle `TransferObject` und implementierende Klassen

Schnittstelle `TransferObject`

Im Folgenden wird der Quellcode der Schnittstelle `TransferObject` und als Beispiel für eine konkrete Transfer-Objekt-Klasse der Quellcode der Klasse `ArtikelTO` gezeigt.

```
package de.w3l.anw.avplus.dao;
import java.io.Serializable;

/**
 * Vorgaben für alle Transfer-Objekt-Klassen
 */
public interface TransferObject extends Serializable
{
  /**
   * Den numerischen Schlüssel eines Transfer-Objekts
   * liefern.
   */
  public int getKey();

  /**
   * Den numerischen Schlüssel eines Transfer-Objekts
   * ändern.
   */
  public void setKey(int newKey);
}
```

Klasse ArtikelTO

ArtikelTO

```
package de.w3l.anw.avplus.dao;
import de.w3l.anw.utility.*;

/**
 * Eine Hilfsklasse zum Transport von Daten zwischen einer
 * technologiespezifischen Implementierung (z.B. JDBC) und
 * der Artikel-Fachklasse. Auf diese Weise muss die JDBC-
 * spezifische Implementierung die Fachklasse nicht kennen.
 */
public class ArtikelTO implements TransferObject
{
  private static final long serialVersionUID =
      -1451446324745479570L;

  public int artikelnr;
  public String artikelbezeichnung;
  public int bestand;
  public int mindestbestand;
  public Geld preis;

  public int getKey()
  {
    return artikelnr;
  }

  public void setKey(int newKey)
  {
    artikelnr = newKey;
  }
}
```

Alle Klassen des Pakets `avplus.dao`

Abb. 12.11-2 zeigt alle Klassen des Pakets `avplus.dao`, das die Verbindung zwischen der Applikationslogik und der Datenhaltungsschicht realisiert, im Überblick. Zu den bereits erläuterten DAO- und Transfer-Objekt-Klassen kommt noch eine Klasse `DAOException` zur Behandlung von Fehlern hinzu.

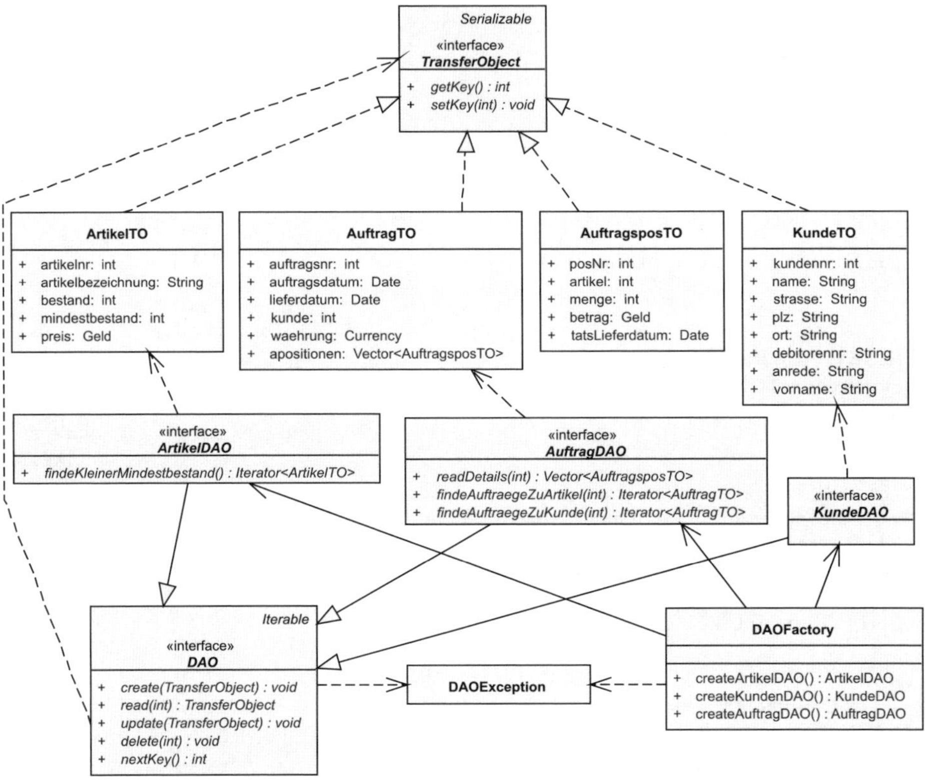

Abb. 12.11-2: Klassendiagramm Paket DAO.

12.12 AVPlus – OOP der Datenhaltungsschicht **

Aufgabe der Datenhaltungsschicht ist es, alle Methoden zur permanenten Speicherung von Objekten aus Fachklassen bereitzustellen. Da die Datenhaltungsschicht als ein Bestandteil des DAO-Musters auftritt, muss sie die Methoden implementieren, die durch die DAO-Schnittstellen im Paket `avplus.dao` definiert sind. Durch den Einsatz von Vererbungsmechanismen werden Gemeinsamkeiten beim Speichern und Laden von Objekten unterschiedlicher Fachklassen genutzt.

OOP der Datenhaltung

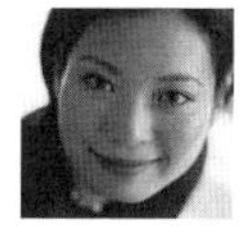

Alle Klassen der Datenhaltungsschicht werden von Frau Anton in das Paket avplus.sqldao gelegt. Die bereitzustellenden Methoden werden dabei durch die Schnittstelle DAO und ihre Erweiterungen ArtikelDAO, KundeDAO und AuftragDAO vorgegeben. Diese Schnittstellen sind beschrieben im Kapitel »AVPlus – Anwendungslogik & Datenhaltung (Teil 1)«, S. 357. Für jede dieser Schnittstellen wird im Paket avplus.sqldao genau eine Klasse zur Implementierung bereitgestellt (siehe Tab. 12.12-1).

Klasse	... implementiert Schnittstelle	Kommentar
SqlDAO	DAO	Delegiert alle Implementierungsteile, die abhängig von der Struktur der Transfer-Objekt-Klassen sind, an die entsprechende Unterklasse.
Artikel SqlDAO	ArtikelDAO	Unterklasse von SqlDAO; stellt artikelspezifische Implementierungen der abstrakten Methoden bereit.
Kunde SqlDAO	KundeDAO	Unterklasse von SqlDAO; stellt kundenspezifische Implementierungen der abstrakten Methoden bereit.
Auftrag SqlDAO	AuftragDAO	Unterklasse von SqlDAO; stellt auftragsspezifische Implementierungen der abstrakten Methoden bereit; muss auch die Verarbeitung von Auftragspositionen übernehmen.

Tab. 12.12-1: SQL-DAO-Klassen und -Schnittstellen.

Hinzu kommt die Klasse SqlDaoIterator, die den von DAO versprochenen Iterator bereitstellt.

Alle fünf Klassen des Pakets zeigt die Abb. 12.12-1. Die Klasse SqlDAO enthält eine Reihe von abstrakten Methoden. In den abgeleiteten Klassen werden diese implementiert. Aus Gründen der Übersichtlichkeit sind diese Methoden bei den abgeleiteten Klassen im Diagramm nicht aufgeführt.

Relationales Datenbanksystem

Java DB

Frau Anton entscheidet sich für den Einsatz des Datenbanksystems Java DB (siehe »Persistenz mit relationalen Datenbanksystemen«, S. 245).

Objekt-relationale Abbildung

Bei einer **objekt-relationalen Abbildung** geht es darum, die dauerhaft zu speichernden Objekte eines Softwaresystems zusammen mit den zwischen Ihnen bestehenden Beziehungen auf

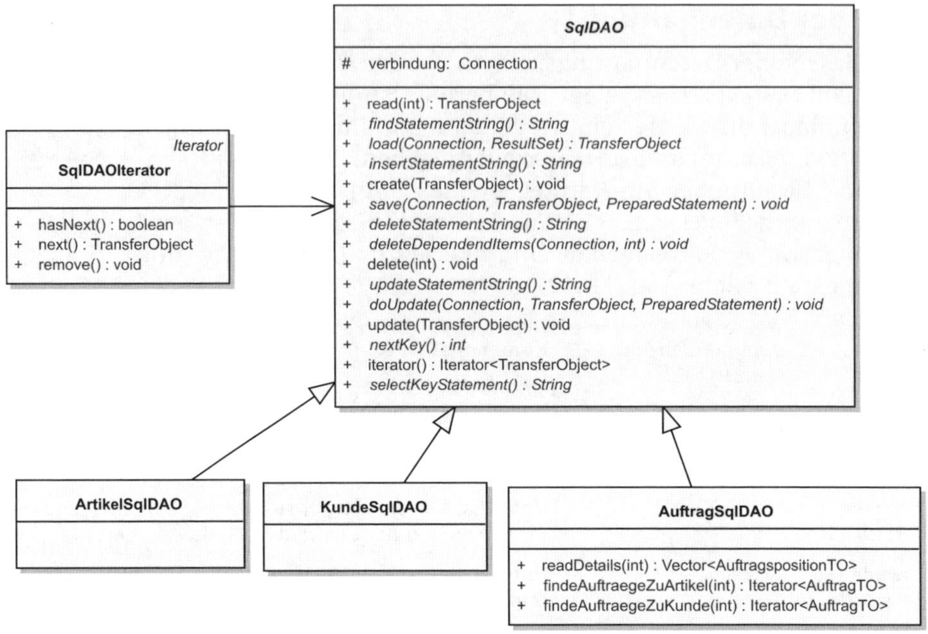

Abb. 12.12-1: Klassendiagramm des Pakets avplus.sqldao.

die Tabellen einer relationalen Datenbank abzubilden. Dabei sind drei Teilprobleme zu lösen:

1. Es muss festgelegt werden, wie die Identität eines Objekts, die in einer objektorientierten Anwendung durch die Arbeitsspeicheradresse des Objekts gegeben ist, auch im Datenbanksystem erhalten bleibt, wo Arbeitsspeicheradressen keine Rolle spielen.
2. Es muss festgelegt werden, auf welche Spalte(n) in welchen Datenbanktabellen die Attribute einer Klasse abgebildet werden.
3. Beziehungen zwischen Objekten, die in Java durch entsprechende Referenzen auf die beteiligten Objekte realisiert werden (also letztendlich durch Referenzen, die auf eine Stelle im Arbeitsspeicher zeigen), müssen in der Datenbank erhalten bleiben.

Identität von Objekten

Das erste Teilproblem ist bei AVplus – wie bei der Mehrzahl der betriebswirtschaftlich-administrativen Anwendungen – dadurch gelöst, dass für fast alle Fachklassen gefordert wird, dass deren Objekte über einen eindeutigen Schlüssel verfügen (z. B. braucht jeder Kunde eine eindeutige Kundennummer). Aus fachlicher Sicht darf es keine zwei Objekte einer Fachklasse geben, die denselben Schlüssel verwenden. Der eindeutige Schlüssel kann daher zur Objektidentifizierung verwendet werden und damit die Arbeitsspeicheradresse ersetzen. In AVplus wird vereinfachend angenommen, dass der eindeutige Schlüssel für alle Fachklassen numerisch ist und durch einen `int`-Wert abgebildet werden kann.

Abbildung Attribute

Das zweite Teilproblem wird in AVplus wie folgt gelöst: Jedes fachliche `Artikel`-Objekt wird gegenüber der Datenhaltungsschicht durch ein `ArtikelTO`-Objekt repräsentiert und dieses wiederum wird durch einen Datensatz in der Tabelle `Artikel` abgebildet. Analog gilt dies für Objekte aus der Fachklasse `Kunde`. Im Allgemeinen wird dabei jedes Attribut in `Artikel` bzw. `ArtikelTO` und `Kunde` bzw. `KundeTO` durch genau ein entsprechendes Attribut in der zugehörigen Tabelle gespeichert. Lediglich für Attribute, die in Java nicht durch einen einfachen Datentyp implementiert werden und für die es in SQL keine Entsprechung gibt, muss mehr Aufwand betrieben werden (siehe auch »Relationale Datenbanksysteme und SQL«, S. 246).

Beziehungen von Objekten

Das dritte Teilproblem beinhaltet die Handhabung von Beziehungen zwischen Objekten: Wenn ein Attribut nicht durch einen einfachen Datentyp abgebildet wird, stellt es eigentlich eine Referenz auf ein anderes Objekt dar. Für eine Speicherung gibt es vier Möglichkeiten:

Möglichkeit 1

- Zur Repräsentation des Objekts, auf das referenziert wird, gibt es in SQL einen entsprechenden Datentyp. Das Attribut aus der Klasse wird dann direkt in einer Spalte der Zieltabelle gespeichert.
  Wird beispielsweise bei einem Auftrag, repräsentiert durch ein `AuftragTO`-Objekt, das Attribut `Auftragsdatum` auf die Java-Klasse `java.util.Date` abgebildet, so verweist jedes `Auftrag`-Objekt auf ein `Date`-Objekt. Da es in SQL mit `Date` eine einfache Datentyp-Entsprechung für `Date`-Objekte gibt, wird entschieden, das Auftragsdatum direkt in der Tabelle `Auftrag` zu speichern.
  Ähnliches gilt für das referenzierte `java.util.Currency`-Objekt zur Angabe der Währung, in der ein Auftrag erfasst wurde. Dieses kann mittels der `Currency`-Methoden `getCurrencyCode()` einfach in einen String verwandelt und gespeichert werden. Umgekehrt kann aus dem String unter Verwendung der Klassenmethode `getInstance(String currencyCode)` einfach wieder ein `Currency`-Objekt gewonnen werden.

Möglichkeit 2

- Zur Repräsentation des Objekts, auf das referenziert wird, gibt es in SQL *keinen* entsprechenden Datentypen. Da das Objekt aber nur einfach auftritt und nur in Abhängigkeit vom referenzierenden Objekt existieren soll, kann eine komplexere Repräsentation in Form von mehreren Spalten in die Zieltabelle integriert werden.

Soll beispielsweise bei einem Artikel, repräsentiert durch ein `ArtikelTO`-Objekt, das Attribut `preis` gespeichert werden, das ein Objekt der Klasse `Geld` darstellt, so ist keine Speicherung des `Geld`-Objekts in einer eigenständigen Tabelle erforderlich, vielmehr ist es ausreichend, das Objekt in Form der drei Spalten `betrag` (der Betrag ohne Berücksichtigung des Dezimalkommas), `nks` (die Anzahl der Dezimalstellen) und `wkz` (der Währungscode als ISO-String), die jeweils SQL-Datentypen verwenden, in die Zieltabelle zu integrieren.

Möglichkeit 3

- Das Attribut ist einfach (z. B. Kundennummer) und das referenzierte Objekt (z. B. Kunde) kann unabhängig vom referenzierenden Objekt (z. B. Auftrag) existieren. Eventuell kann dasselbe Objekt sogar von mehreren unterschiedlichen Ausgangsobjekten referenziert werden (so kann z. B. derselbe Kunde in verschiedenen Aufträgen erscheinen). Eine direkte Einbettung des referenzierten Objekts in die Zieltabelle nicht möglich. Für die Klasse, aus der das referenzierte Objekt stammt, ist eine eigenständige Tabelle in der Datenbank anzulegen und das referenzierte Objekt dort mit einem eindeutigen Schlüssel (z. B. der Kundennummer) abzulegen. Ein Bezug zwischen beiden Datensätzen wird dann über die **referenzielle Integrität** hergestellt (im Datensatz in der Auftragstabelle steckt als Fremdschlüssel der Artikelschlüssel).

Möglichkeit 4

- Beim in der Datenbank abzulegenden Attribut handelt es sich *nicht* um ein einfaches Attribut. Vielmehr wird Bezug auf eine offene Anzahl von Fremdobjekten genommen.
So nimmt z. B. ein Objekt der Klasse `AuftragTO` über das Attribut `apositionen` (ein `Vector`) Bezug auf beliebig viele Auftragspositionen. Da die Anzahl der Objekte, auf die referenziert wird, unterschiedlich sein kann, kann man die Auftragpositionen *nicht* direkt in die Auftragstabelle der Datenbank einbetten. Auch hier wird also für die Klasse der referenzierten Objekte eine separate Tabelle notwendig. Der Bezug zwischen beiden Tabellen wird hergestellt, indem der Schlüssel der Tabelle, aus der referenziert wird (im Beispiel `Auftrag`), als ein Teilschlüssel in die Tabelle, auf die referenziert wird (im Beispiel `Auftragsposition`) übernommen wird.

Abbildung Fachklassen

Die Abb. 12.12-2 zeigt zusammengefasst, wie Fachklassen auf Transfer-Objekt-Klassen und diese wiederum auf Datenbanktabellen abgebildet werden.

Struktur der relationalen Datenbank

Die relationale Datenbank für AVplus besteht aus den vier Tabellen `Artikel`, `Kunde`, `Auftrag` und `Auftragsposition`, die jeweils Objekte aus der korrespondieren Fachklasse aufnehmen. Die Struktur

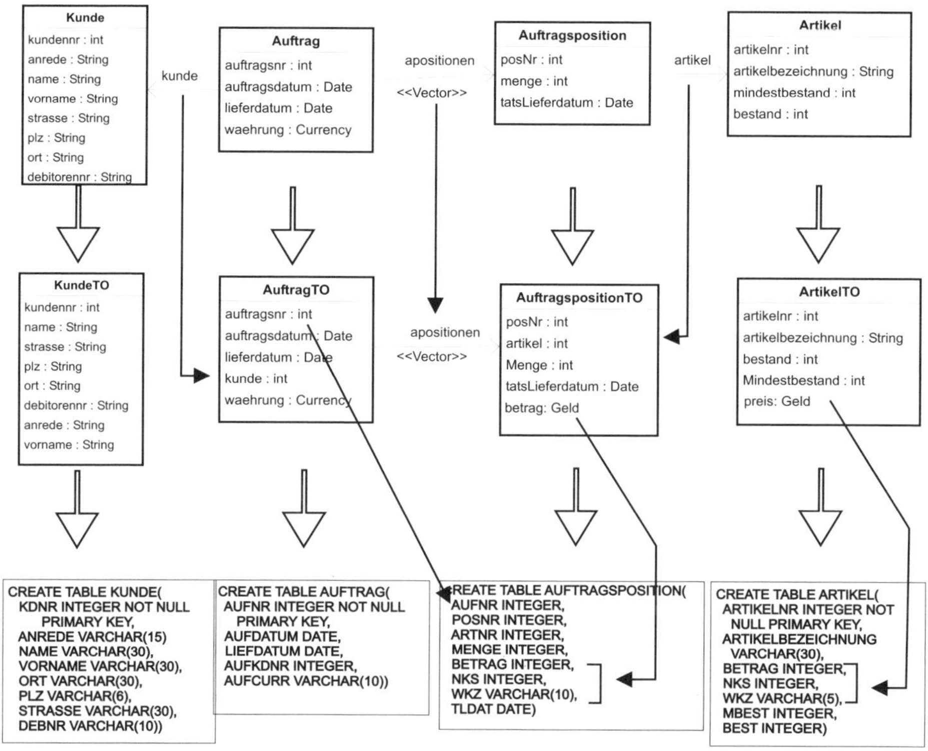

Abb. 12.12-2: Objekt-relationale Abbildung.

der Tabellen und die SQL-Anweisung zu ihrem Aufbau ist bereits aus der Abb. 12.12-2 ersichtlich:

Datenbank-schema

```
create table artikel(
        artikelnr int not null primary key,
        artikelbezeichnung varchar(30),
        betrag int,
        nks int,
        wkz varchar(5),
        mbest int,
        best int);
create table kunde(
        kdnr int not null primary key,
        kanrede varchar(30),
        kname varchar(30),
        kvorname varchar(30),
        ort varchar(30),
        plz varchar(6),
        strasse varchar(30),
        debnr varchar(10));
create table auftrag(
        aufnr int not null,
/* automatische genierung mittels:
 *  aufnr int generated always as identity
```

```
 *      (start with 1, increment by 1),
 * siehe auch nachfolgender Text.
*/
        aufdatum date,
        liefdatum date,
        aufkdnr int,
        aufcurr varchar(10),
        primary key(aufnr));
create table auftragsposition(
        aufnr int,
        posnr int,
        artnr int,
        menge int,
        betrag int,
        nks int,
        wkz varchar(10),
        tldat date,
        primary key(aufnr, posnr));
```

Erzeugung fortlaufender Auftragsnummern

fortlaufende Nummern

Auftragsnummern (Attribut AUFNR aus Tabelle AUFTRAG) sollen automatisch durch das System generiert werden. Der JDBC 3-Standard bietet bei der Definition eines Attributs an, durch den Zusatz `generated always as identity` für eine automatische Generierung von Werten für das entsprechende Attribut durch das Datenbanksystem zu sorgen. Dabei können auch ein Startwert und ein Inkrement angegeben werden. So könnte man z.B. in der Tabelle `Auftrag` für eine automatische Erzeugung der fortlaufenden Auftragsnummern sorgen (siehe auskommentierte Zeilen im oben stehenden SQL-Skript). Allerdings hat diese Methode der Schlüsselgenerierung zwei Nachteile:

- Bei Verwendung des Konstrukts steht die Auftragsnummer erst *nach* dem Speichern des Auftrags in der Datenbank zur Verfügung. Während der Eingabe kann also noch keine Auftragsnummer angezeigt werden.
- Das Konstrukt ist nicht bei allen JDBC-fähigen Datenbanken verfügbar.

nextKey()

Aus diesen Gründen wird in AVplus auf eine Generierung des Schlüssels durch die Datenbank verzichtet. Ein neuer Schlüssel wird jeweils durch Aufruf der Methode `nextKey()` aus `AuftragSqlDao` erzeugt. Beim Erzeugen des einzigen Objekts aus `AuftragSqlDao` wird zunächst die bislang größte vergebene Auftragsnummer aus der relationalen Datenbank gelesen und im Attribut `maxAufnr` abgelegt. Bei jedem Aufruf von `nextKey()` wird der Wert um 1 erhöht und zurückgeliefert.

```
@Override
public synchronized int nextKey() throws DAOException
{
  // Die Methode wird als synchronized deklariert, um
```

```
    // Fehler bei der Schlüsselvergabe zu vermeiden.
    if (maxAufnr < 0)
      throw new DAOException(
          "Fehler bei Schlüsselgenerierung");
    return ++maxAufnr;
  }
```

Aufgabenverteilung zwischen der Klasse SqlDAO und ihren Unterklassen

SQLDAO-Klassen

Um den Implementierungsaufwand möglichst gering zu halten, werden die Implementierungsteile, die in den SQLDAO-Klassen `ArtikelSqlDAO`, `KundeSqlDAO` und `AuftragSqlDAO` identisch sind, in die gemeinsame abstrakte Oberklasse `SqlDAO` ausgelagert. Diese Klasse stellt also Code für alle Methoden zur Verfügung, die eine Zusammenarbeit mit JavaDB unabhängig von der verwendeten Fachklasse ermöglichen. Dies trifft für die beiden folgenden Aufgaben zu:

- Öffnen einer Verbindung zum Datenbanksystem
- Bereitstellen eines Zwischenspeichers (*Cache*) um Datenbankzugriffe einzusparen

Die Lösungen für andere Aufgaben (z. B. Finden und Lesen eines Objekts aus der Datenbank) sind nur zu einem Teil allgemeiner Natur und können daher nicht alleine durch `SqlDAO` abgewickelt werden. In diesem Fall wird der allgemeine Lösungsteil in einer Methode aus `SqlDAO` ausgeführt. Diese Methode ruft für die Bereitstellung des fachklassen-spezifischen Anteils der Lösung eine abstrakte Methode aus der eigenen Klasse auf, die dann in der fachklassen-spezifischen Spezialisierung von `SqlDAO`, also z. B. in `ArtikelSqlDao` entsprechend implementiert werden muss. Weil `SqlDAO` abstrakte Methoden enthält, kann die Klasse natürlich selbst auch nur abstrakt sein.

Schablonenmethode

Die Aufgabenverteilung zwischen der abstrakten Oberklasse `SqlDAO` und ihren konkreten Unterklassen stellt übrigens eine Anwendung des Entwurfsmusters **Schablonenmethode** dar und vermeidet die Verdopplung von Code.

Aufgabenverteilung beim Lesen von Objekten aus der DB

`SqlDAO` stellt die Methode `TransferObject read(int key)` zum Lesen von Fachklasse-Objekten (repräsentiert durch Transfer-Objekte) aus der Datenbank über einen eindeutigen Schlüssel bereit.

Diese Methode überprüft zunächst, ob das gewünschte Objekt nicht vielleicht schon aus der Datenbank geladen wurde und im

Cache bereitsteht. In diesem Fall ist ein Datenbankzugriff unnötig und das Transfer-Objekt aus dem Cache kann sofort geliefert werden. Im anderen Fall jedoch ist es erforderlich, mittels einer SQL-SELECT-Anweisung den entsprechenden Datensatz aus der passenden Datenbanktabelle zu holen, in ein Transfer-Objekt zu packen und den Cache zu synchronisieren.

Die erforderliche SELECT-Anweisung hängt davon ab, welche Art von Objekt aus der Datenbank zu holen ist, d. h., zum Holen eines Kunden-Objekts ist eine andere SELECT-Anweisung erforderlich als zum Holen eines Artikel-Objekts.

Auch das Verpacken der geholten Daten in ein Transfer-Objekt ist für Kunden und Artikel unterschiedlich. read löst dieses Problem, indem an den kritischen Stellen die abstrakten Methoden findStatementString() und load(...) aufgerufen werden, die in der entsprechenden Unterklasse von SqlDao passend überschrieben werden müssen.

Die Abb. 12.12-3 stellt den Ablauf »Holen eines Artikels« nochmals in Form eines Sequenzdiagramms dar. Beachten Sie bitte, dass das Diagramm eigentlich fehlerhaft ist, da ArtikelDao eine Schnittstelle und SqlDAO eine abstrakte Klasse ist und daher beide keine Objekte erzeugen können. Das Sequenzdiagramm ist aber dennoch geeignet, das Zusammenspiel der Schnittstellen und Klassen beim Lesen von Objekten aus der Datenbank zu verdeutlichen.

SqlDAO

SqlDAO

Nachfolgend sehen Sie die Realisierung von read() aus SqlDao und die dazu gehörenden Realisierungen von insertStatementString() und load(...) aus den Unterklassen ArtikelSqlDao und AuftragSqlDao:

```
package de.w3l.anw.avplus.sqldao;
import java.util.*;
import java.sql.*;
import de.w3l.anw.avplus.dao.*;

/**
 * Die Klasse SqlDAO soll alle Methoden bereitstellen, die
 * in der Schnittstelle DAO im Paket de.w3l.anw.avplus.dao
 * spezifiziert wurden. Alles, was allgemein für alle
 * Fachklassen bzw. Transfer-Objekt-Klassen realisiert
 * werden kann, wird direkt in SqlDAO implementiert. Da
 * Teile der Realisierung dieser Methoden aber davon sind,
 * mit welche Fachklassen bzw. Transfer-Objekt-Klassen
 * gearbeitet wird, enthält SqlDAO eine Reihe von abstrakten
 * Methoden, die durch entsprechende Kindklassen realisiert
 * werden müssen.
 * Zur Speicherung verwenden SqlDAO und deren Kindklassen
 * die relationale Datenbank JavaDB, die über
```

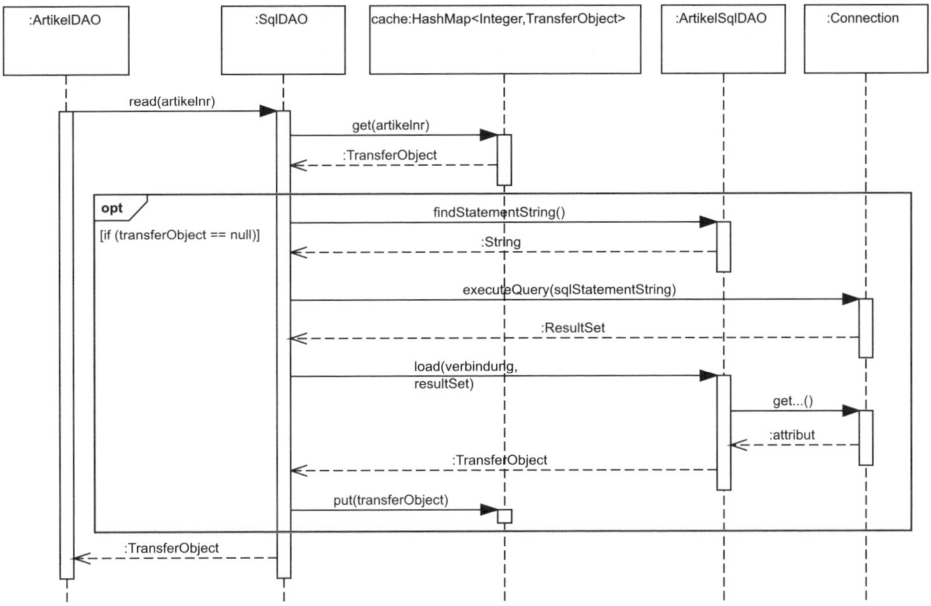

Abb. 12.12-3: Vereinfachtes Sequenzdiagramm für die Methode `read(artikelnr)` von `ArtikelDao`. Man beachte, dass `ArtikelDao` eine Schnittstelle und `SqlDao` eine abstrakte Klasse ist. Das Sequenzdiagramm ist daher eigentlich nicht korrekt. Es verdeutlicht aber den Zusammenhang zwischen den Schnittstellen und den Klassen.

```
 * JDBC-Mechanismen eingebunden wird.
 */
public abstract class SqlDAO implements DAO
{
  protected Connection verbindung;
  protected HashMap<Integer, TransferObject> cache;
  // cache spart Zugriffe auf das Datenbanksystem
...
  /**
   * Methode zum Finden eines Objekts anhand des Schlüssels
   * im Speicher oder aus der Datenbank. Ist das Objekt
   * weder im Speicher noch in der Datenbank vorhanden, wird
   * null zurückgeliefert.
   */
  public TransferObject read(int key) throws DAOException
  {
    TransferObject result = cache.get(key); // Zunächst im
    // Cache suchen
    if (result!= null)
      return result;
    try
    {
      // Das Objekt ist noch nicht im Speicher, laden aus
      // der DB
      PreparedStatement findStatement =
```

```
        verbindung
           .prepareStatement(findStatementString());
      ResultSet rs = null;
      findStatement.setInt(1, key);
      rs = findStatement.executeQuery();
      if (rs.next())
      {
        // Es gibt ein Objekt
        result = load(verbindung, rs);
        cache.put(key, result);
      }
      return result;
    }
    catch (Exception ex)
    {
      ex.printStackTrace();
      throw new DAOException(ex.toString());
    }
  }
  /**
   * Abstrakte Methode, die einen String zurückliefern muss,
   * der als Grundlage für ein PreparedStatement dienen
   * kann, wenn über einen eindeutigen numerischen Schlüssel
   * gesucht wird. Muss in der Kindklasse implementiert
   * werden.
   */
  public abstract String findStatementString();
  /**
   * Abstrakte Methode zum Laden eines Objekts aus dem
   * Recordset rs Erzeugt ein Objekt aus einer Kindklasse
   * von TransferObject. Die Connection verbindung wird
   * mitgegeben, damit eventuelle weitere Anfragen für
   * abhängige Objekte gestellt werden können. Muss in der
   * Kindklasse implementiert werden.
   */
  public abstract TransferObject load(
      Connection verbindung, ResultSet rs)
      throws DAOException;
...
}
```

Unterklasse `ArtikelSqlDAO`

ArtikelSqlDAO

`ArtikelSqlDAO` leitet sich aus der abstrakten Klasse `SqlDAO` ab und implementiert deren abstrakte Methoden spezifisch für Artikel-Objekte. `insertStatementString()` und `load(...)` werden wie folgt realisiert:

```
package de.w3l.anw.avplus.sqldao;
import java.sql.PreparedStatement;
import java.sql.ResultSet;
import java.sql.Connection;
import java.sql.SQLException;
import java.util.Currency;
import java.util.Iterator;
import java.util.Vector;
```

```
import de.w3l.anw.avplus.dao.*;
import de.w3l.anw.utility.Geld;

public class ArtikelSqlDAO extends SqlDAO implements
    ArtikelDAO
{
...
  @Override
  public String insertStatementString()
  {
    return "INSERT INTO ARTIKEL VALUES(?,?,?,?,?,?,?)";
  }
  @Override
  public ArtikelTO load(Connection verbindung, ResultSet rs)
      throws DAOException
  {
    try
    {
      ArtikelTO result = new ArtikelTO();
      result.artikelnr = rs.getInt(1);
      result.artikelbezeichnung = rs.getString(2);
      result.preis =
          new Geld(rs.getLong(3), rs.getInt(4), Currency
             .getInstance(rs.getString(5)));
      result.mindestbestand = rs.getInt(6);
      result.bestand = rs.getInt(7);
      return result;
    }
    catch (Exception ex)
    {
      throw new DAOException(ex.toString());
    }
  }
...
}
```

Unterklasse AuftragSqlDAO

AuftragSqlDAO

Die Implementierung der Methode `load()` ist in `AuftragSqlDAO` etwas komplexer, da auch die Auftragspositionen geladen werden müssen:

```
package de.w3l.anw.avplus.sqldao;
import java.sql.PreparedStatement;
import java.sql.ResultSet;
import java.sql.Connection;
import java.sql.SQLException;
import java.util.Iterator;
import java.util.Vector;
import java.util.Currency;
import de.w3l.anw.avplus.dao.*;
import de.w3l.anw.utility.Geld;

public class AuftragSqlDAO extends SqlDAO implements
    AuftragDAO
{
```

```
...
  @Override
  public String findStatementString()
  {
    return ("SELECT AUFNR, AUFDATUM, LIEFDATUM, AUFKDNR, AUFCURR "
        + "FROM AUFTRAG WHERE AUFNR=?");
  }
  private String findDetailsStatementString()
  {
    return ("SELECT AUFNR, POSNR, ARTNR, MENGE, BETRAG, NKS, WKZ, "
        + "TLDAT FROM AUFTRAGSPOSITION WHERE AUFNR=? "
        + "ORDER BY POSNR ASC");
  }
...
  @Override
  public AuftragTO load(Connection verbindung, ResultSet rs)
      throws DAOException
  {
    try
    {
      int key = rs.getInt(1);

      // Zuerst die Auftragspositionen holen, wenn
      // vorhanden
      Vector<AuftragspositionTO> apos = readDetails(key);

      AuftragTO result =
          new AuftragTO(rs.getInt("AUFNR"), rs
             .getDate("AUFDATUM"),
             rs.getDate("LIEFDATUM"),
             rs.getInt("AUFKDNR"), Currency.getInstance(rs
                .getString("AUFCURR")), apos);
      return result;
    }
    catch (Exception ex)
    {
      throw new DAOException(
          "Auftrag-LOAD fehlgeschlagen: " + ex.toString());
    }
  }
...
}
```

Einfügen, Aktualisieren und Löschen

create update delete

Die Implementierung der Methoden `create` zum Einfügen, `update` zum Aktualisieren und `delete` zum Löschen von Datensätzen erfolgt mit einer Aufgabenteilung analog zur Aufgabenverteilung bei der `read` -Methode. Auf den Quellcode der genannten Methoden soll daher an dieser Stelle nicht weiter eingegangen werden.

Bereitstellen eines Iterators

Iterator

Die Klasse `SqlDAO` und ihre Unterklassen sollen einen **Iterator** bereitstellen, damit es möglich ist, alle Datensätze zu durchlaufen, ohne diese auf einmal in einen Vector oder eine ähnliche Arbeitsspeicher-Datenstruktur laden zu müssen. Viele Unternehmen haben einige zehntausend Artikel und/oder Kunden zu verwalten und erzeugen eine fünf- oder sechsstellige Anzahl von Aufträgen im Jahr. Alle Datensätze in den Speicher zu holen, wenn jeweils nur auf wenige Datensätze zugegriffen werden soll, ist daher nicht sinnvoll.

SqlDAO implementiert die Methode `Iterator<TransferObject> iterator()`, die mit `Iterator<TransferObject>` ein Objekt zurückgibt, das aus der Klasse `SqlDaoIterator` stammt, die `Iterator` implementiert. Mit den Methoden `hasNext()` und `next()` kann das Iterator-Objekt dann durchlaufen werden.

Die Aufgabenteilung zwischen `SqlDAO` und den Unterklassen verwendet wieder das Entwurfsmuster »Schablonenmethode«: `SqlDAO` realisiert alles, was allgemein machbar ist und die Unterklassen steuern über die Implementierung der abstrakten Methoden aus `SqlDAO` ihre spezifischen Anteile bei.

Die Realisierung von `iterator()` erzeugt unter Verwendung der Implementierung der abstrakten Methode `selectKeyStatement()` eine SELECT-Anweisung, welche die Schlüssel aller Datensätze einer Tabelle liefert und damit später auf Anstoß von `next()` (aus `SqlDaoIterator`) unter Verwendung der `read`-Methode aus `SqlDAO` jeweils ein Transfer-Objekt bereitstellen kann.

SqlDAO

```
/* Ausschnitt aus SqlDAO */
/**
 * Einen Iterator über alle Objekte zurückliefern.
 *
 * @see java.lang.Iterable#iterator()
 */
@SuppressWarnings("unchecked")
public Iterator<TransferObject> iterator()
{
  try
  {
    ResultSet rs =
        verbindung.createStatement().executeQuery(
            selectKeyStatement()); // abstrakte Methode
    Vector<Integer> allKeys = new Vector<Integer>();
    while (rs.next())
    {
      allKeys.add(rs.getInt(1));
    }
    return new SqlDAOIterator(this, allKeys);
  }
  catch (Exception ex)
  {
    return null;
  }
}
/**
```

```
  * Abstrakte Methode, die ein SELECT-Statement zur
  * Rückgabe der Schlüssel aller Datensätze einer Tabelle
  * liefern muss.
  */
 public abstract String selectKeyStatement();
```

ArtikelSqlDao implementiert die abstrakte Methode selectKeyStatement() wie folgt:

ArtikelSqlDao

```
  @Override
  public String selectKeyStatement()
  {
    return "SELECT ARTIKELNR FROM ARTIKEL ORDER BY ARTIKELNR ASC";
  }
```

SqlDaoIterator

Die Klasse SqlDaoIterator implementiert die Schnittstelle java.util.Iterator und realisiert damit einen Iterator für alle DAO-Klassen:

```
package de.w3l.anw.avplus.sqldao;
import java.util.Iterator;
import java.util.NoSuchElementException;
import java.util.Vector;
import de.w3l.anw.avplus.dao.TransferObject;

public class SqlDAOIterator implements Iterator
{
  private SqlDAO dao = null;
  private Vector<Integer> rs = null;
  private int index = 0;

  public SqlDAOIterator(SqlDAO dao, Vector<Integer> rs)
  {
    this.dao = dao;
    this.rs = rs;
  }
  public boolean hasNext()
  {
    return (rs.size() > index);
  }
  public TransferObject next()
  {
    try
    {
      return ((dao.read(rs.get(index++))));
    }
    catch (Exception ex)
    {
      throw new NoSuchElementException();
    }
  }
  public void remove()
  {
    // not supported
    throw new UnsupportedOperationException();
  }
}
```

Spezielle Finde-Methoden

Spezielle Finde-Methoden

Als letztes Beispiel wird die Realisierung für die spezielle Finde-Methode `findeKleinerMindestbestand()` aus `ArtikelSqlDao` gezeigt, die eine Auflistung aller Artikel ermöglichen soll, deren Mindestbestand unterschritten ist (vgl. »AVplus – Pflichtenheft und Glossar«, S. 298, Anforderung /F24a/).

Auch hier ist wieder ein iteratives Durchlaufen der ausgewählten Artikel gewünscht, sodass ein Iterator-Objekt zurückgeliefert werden soll. Da diese spezielle Finde-Methode ausschließlich für Artikel gilt, hat sie keine Bestandteile, die in `SqlDAO` realisiert werden können. Die Realisierung findet daher vollständig in `ArtikelSqlDAO` statt. Das zurückgelieferte Iterator-Objekt kann aber genauso verwendet werden, wie der Iterator aus `SqlDAO`.

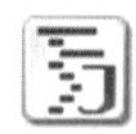

ArtikelSqlDao

```
public Iterator<ArtikelTO> findeKleinerMindestbestand()
{
  try
  {
    ResultSet rs = this.verbindung
           .createStatement().executeQuery(
                "SELECT ARTIKELNR FROM ARTIKEL " +
                "WHERE BEST < MBEST");
    Vector<Integer> allKeys = new Vector<Integer>();
    while (rs.next())
    {
      allKeys.add(rs.getInt(1));
    }
    return new SqlDAOIterator(this, allKeys);
  }
  catch (Exception ex)
  {
    return null;
  }
}
```

12.13 AVPlus – Berechtigungssteuerung ***

Nicht jeder Benutzer darf jede Funktion eines Anwendungssystems mit allen zur Verfügung stehenden Daten ausführen. Damit dies im Anwendungssystem gesteuert und überwacht werden kann, ist es erforderlich, Berechtigungen an die Benutzer zu vergeben und diese Berechtigungen vor und während der Ausführung einer Funktion zu überwachen.

Berechtigungssteuerung in betriebswirtschaftlichen Anwendungen

Berechtigung

In einem Anwendungssystem stellt eine **Berechtigung** eine Erlaubnis dar, eine definierte Funktion mit einer möglicherweise eingegrenzten Menge an Daten durchzuführen. Insbesondere betriebswirtschaftliche Anwendungen mit einem großen Umfang an Funktionen, die aus unterschiedlichen Bereichen stammen, und die einem größeren Benutzerkreis zugänglich sind, müssen Möglichkeiten bieten, die Wirkungskreise einzelner Benutzer einzuschränken. Gerade beim Einsatz in großen Unternehmen, bei denen oft eine beträchtliche Arbeitsteilung vorliegt, ist dies wichtig.

Beispiele

- Neue Artikel dürfen nur durch den Leiter der Produktplanung angelegt werden.
- Neue Kunden werden durch Vertriebsmitarbeiter angelegt. Dabei darf ein Mitarbeiter, der für den Vertrieb Inland zuständig ist, nur Kunden aus dem Inland anlegen, ein Mitarbeiter aus dem Vertrieb Ausland entsprechend nur Kunden aus dem Ausland.
- Die Mitarbeiter aus dem Vertrieb dürfen alle Felder im Stammsatz eines Kunden mit Ausnahme des Feldes Debitorennummer pflegen. Dieses Feld darf nur von Mitarbeitern der Debitorenbuchhaltung verändert werden

Komponenten eines Berechtigungssystems

Berechtigungssystem

Damit ein Berechtigungssystem seine Hauptaufgabe »Wer darf was womit machen?« erfüllen kann, benötigt es mindestens Komponenten zur Erfüllung der folgenden Teilaufgaben:

- Sichere **Identifizierung des Benutzers**: Das System muss erkennen können, mit wem es zu tun hat. Die am meisten verbreitete Lösung ist die Abfrage einer Benutzerkennung. Damit das rechtmäßige Führen der Benutzerkennung nachvollzogen werden kann, wird geheimes Wissen in Form eines Kennworts abgefragt. Es können aber auch andere Mechanismen, wie z.B. das Einlesen biometrischer Daten (Fingerabdruck, Iris- oder Retinadaten, Stimme, ...) und deren automatische Zuordnung zu einer Person herangezogen werden.
- **Zuordnung von Berechtigungen zu Funktionen des Anwendungssystems**: Es muss definiert werden, welche Berechtigung zur Durchführung einer Funktion benötigt wird. Die Hinterlegung (und Überprüfung) kann entweder im Quelltext der entsprechenden Funktion selbst oder in einer separaten Komponente erfolgen.
- **Zuordnung von Berechtigungen zum Benutzer**: Nachdem die Identität des Benutzers sichergestellt wurde, müssen ihm genau die Berechtigungen zugeordnet werden, die er zur Erledigung seiner Aufgaben braucht. Je nach erforderlichem Grad an Differenzierung können die Berechtigungen mehr

oder weniger fein sein: Eine einfache Differenzierung benötigt vielleicht nur eine Unterscheidung zwischen lesenden und schreibenden Tätigkeiten, während eine komplexere Differenzierung einem Benutzer den Gebrauch einer bestimmten Funktion nur für eine eingeschränkte Menge von Objekten genehmigt (z. B. »Darf das Feld Debitorennummer für alle inländischen Kunden pflegen«).

- **Überprüfen auf Vorhandensein einer Berechtigung**: Soll eine Funktion ausgeführt werden, muss vor ihrer Ausführung überprüft werden, ob der Benutzer die erforderliche Berechtigung oder ggf. auch eine weitergehende Berechtigung hat. Kann der Benutzer keine passende Berechtigung nachweisen, ist die Ausführung der Funktion abzulehnen.

Skizze eines Berechtigungssystems

Im Folgenden wird skizziert, wie die Komponenten eines Berechtigungssystems für die Fallstudie aussehen könnten. Bis auf die Komponente zur sicheren Identifizierung von Benutzern in Form einer kombinierten Benutzername/Kennwort-Abfrage, deren Implementierung weiter unten separat erläutert wird, ist keine der Komponenten in der Implementierung bislang vorhanden.

Berechtigung und Aktivitaet

Zunächst braucht man ein Element, mit dessen Hilfe man in der Lage ist, Berechtigungen zu definieren. Dafür wird eine Klasse `Berechtigung` definiert, deren Objekte jeweils eine Kombination aus einem `Berechtigungselement`-Objekt und einem `Aktivitaet`-Objekt darstellen. Die Aktivität legt fest, was gemacht werden darf, während das Berechtigungselement bestimmt, womit die Aktivität durchgeführt werden kann.

Beispiel 1a

Aktivität ist »Schreiben« und Berechtigungselement ist »Kunde.debitorennr«. Die Berechtigung erlaubt damit das Schreiben des Attributs `Kunde.debitorennr`. Diese Berechtigung wird im Folgenden mit `(Schreiben, Kunde.debitorennr)` angegeben.

Rolle

Da die direkte Zuweisung von Berechtigungen zu Benutzern zu umständlich ist, weil jedem Benutzer einerseits eine sehr hohe Zahl an Berechtigungen zuzuweisen ist und andererseits Benutzer mit gleichen oder ähnlichen Aufgabenbereichen eine Vielzahl identischer Berechtigungen erhalten würden, liegt es nahe, Berechtigungen zu größeren Einheiten zusammenzufassen, sodass die Kombination für bestimmte Aufgabenbereiche passt. Diese Kombination von Berechtigungen für einen Aufgabenbereich wird als `Rolle` bezeichnet. Natürlich kann jede Berechtigung in mehr als einer Rolle vorkommen.

Beispiel 1b

Die im Beispiel 1a genannte Berechtigung (Schreiben, Kunde.debitorennr) wird (gemeinsam mit einer Vielzahl weiterer Berechtigungen) der Rolle »Debitorenbuchhalter« zugeordnet, da es zu den Aufgaben eines Debitorenbuchhalters gehört, die Debitorennummer von Kunden zu pflegen.

`Benutzer`

Damit Benutzer mit ihren Stammdaten (z. B. Id, Kennwort, Kontaktdaten), ihren Berechtigungen und ggf. sonstigen Daten festgehalten werden können, wird eine Repräsentation der wesentlichen Eigenschaften eines Benutzers im System benötigt. Dies wird durch Objekte der Klasse `Benutzer` gegeben. Jedem Benutzer werden ein oder mehrere Rollen zugewiesen, wodurch er seine Berechtigungen erhält. Das Zuweisen von mehr als einer Rolle wird erforderlich, wenn durch einen Benutzer mehr als ein Aufgabenbereich abgedeckt wird.

Beispiel 1c

Der Benutzer mit der Id »mueller« (Herr Müller) ist Mitarbeiter der Abteilung Buchhaltung. Da sein Aufgabengebiet die Verwaltung von Debitoren umfasst, wird ihm die Rolle `Debitorenbuchhalter` zugewiesen.

`Benutzerverwaltung`

Die Verwaltung aller Benutzer erfolgt mit Hilfe der Containerklasse `Benutzerverwaltung`. Es gibt Methoden zum Einfügen, Finden, Aktualisieren und Löschen von Benutzern. `Benutzerverwaltung` selbst stützt sich über sein zugehöriges DAO-Objekt auf die dem Gesamtsystem zugrundeliegende Datenbank ab.

Identifizierung

Die sichere Identifizierung eines Benutzers erfolgt durch das Zusammenspiel von `Benutzerverwaltung` und `Benutzer`: Zunächst wird unter Verwendung der Methode `finde(...)` aus `Benutzerverwaltung` das Benutzer-Objekt gesucht, das zum eingegebenen Benutzernamen passt. Ist ein solches vorhanden, wird als zweiter Schritt durch Anwendung der Methode `passwordOK` aus `Benutzer` geprüft, ob das eingegebene Kennwort richtig ist.

Berechtigungsprüfung

Die Überprüfung auf Erlaubnis zur Durchführung einer bestimmten Aktivität verwendet die Methode `darfIchDas(...)` aus `Benutzer`. Als Parameter wird die Menge der erforderlichen Berechtigungen entgegengenommen. Dann wird geprüft, ob die Rollen des Benutzers die erforderlichen Berechtigungen beinhalten.

Beispiel 1d

Ein Benutzer identifiziert sich mit der Id »mueller« und dem Kennwort »geheim«. `finde(..)` kennt diesen Benutzer und antwortet mit dem Benutzerobjekt für den Benutzer Müller. Das Benutzerobjekt wiederum überprüft, ob das Kennwort »geheim« in Ordnung ist.
Später will der Benutzer Müller die Nummer eines Debitoren ändern. Durch die Anwendung der Methode `darfIchDas(...)`

wird überprüft, ob die Rollen des Benutzers Müller die erforderliche Berechtigung `(schreiben, Kunde.debitorennr)` enthält. Da dies der Fall ist, wird die Aktivität erlaubt.

Die Abb. 12.13-1 stellt die Klassen des skizzierten Berechtigungssystems nochmals im Überblick dar.

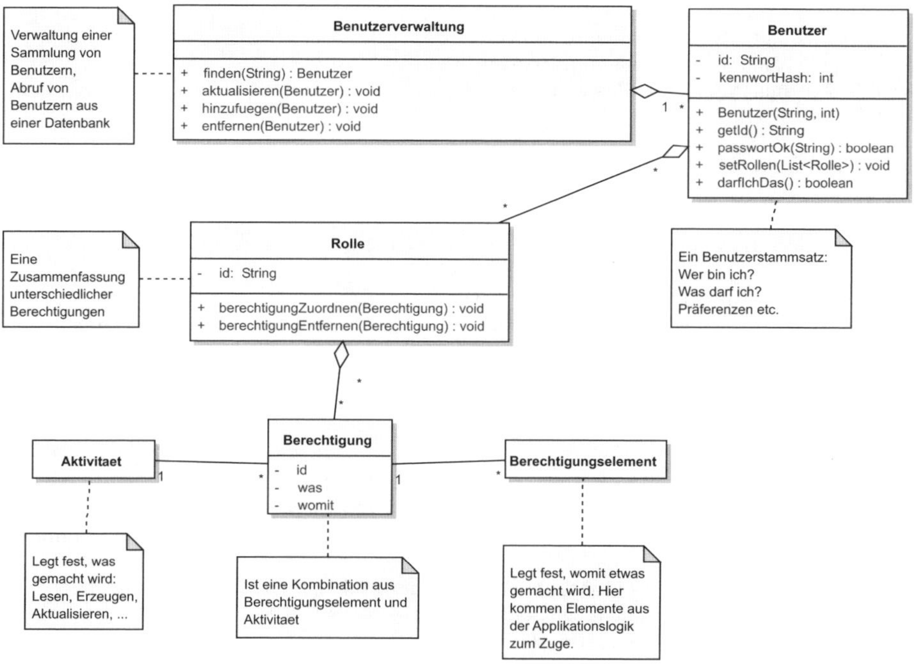

Abb. 12.13-1: Klassendiagramm des skizzierten Berechtigungssystems.

In der skizzierten Form ist das Berechtigungssystem noch nicht in den Quellcode der Anwendung AVplus integriert.

Anmerkungen zur Identifizierung von Benutzern durch Id und Kennwort

Bei der Implementierung der Benutzeridentifizierung durch Id und Kennwort stellen sich zwei Herausforderungen:

- Wie können Id und Kennwort eingegeben werden, ohne dass das Kennwort bei der Eingabe für Dritte lesbar ist?
- Wie kann das Ablegen des Kennworts eines Benutzers im Klartext vermieden werden und wie ist trotzdem eine Überprüfung gegen das eingegebene Kennwort möglich?

Verdeckte Eingabe Kennwort

Die Eingabe von Id und Kennwort geschieht unter Verwendung eines Objekts der Klasse `PasswortInput` aus dem GUI-Paket. Diese verwendet die innere Klasse `PasswortGui`, die die grafische Oberfläche für die Eingabe von Benutzernamen und Passwort bereitstellt. `PasswortGui` enthält ein Eingabefeld aus der Swing-Klasse `JPasswordField`, das eine verdeckte Eingabe des Kennworts ermöglicht. Das Kennwort kann anschließend durch die Methode `getPassword()` im Klartext aus dem Eingabefeld gelesen werden. Damit ist das erste Problem gelöst.

Auszug aus der Klasse `PasswortInput`:

PasswortInput

```
package de.w3l.anw.avplus.gui;
import javax.swing.JDialog; ....
public class PasswortInput
{
    /**
         * Innere Klasse zur Darstellung des GUIs für die
         * Benutzerauthentifizierung
         */
    class PasswortGui extends JDialog
    {...        }
    private PasswortGui pg;
    private boolean abbruch; // Will der Benutzer abbrechen?
    private String username;
    private char[] passwort;

    public PasswortInput(Frame vater)
    {
        pg = new PasswortGui(vater);
        // Aktionsabhörer für den OK-Knopf hinzufügen
        pg.okSchaltflaeche.addActionListener(new ActionListener()
    {...        });
        // Aktionsabhörer für den Abbrechen-Knopf hinzufügen
        pg.abbrechenSchaltflaeche.addActionListener(
                new ActionListener() {...       });
        pg.setVisible(true);
    }
    public boolean getAbbruch()
    {
        return abbruch;
    }
    public String getUsername()
    {
        return username;
    }
    public char[] getPasswort()
    {
        return passwort;
    }
}
```

Ablegen des Kennworts

Das zweite Problem liegt in der Vermeidung der Speicherung des Benutzerkennworts im Klartext. Als Lösung könnte man das Kennwort verschlüsselt ablegen. Das hat allerdings den Nachteil, das jemand, der in den Besitz des Schlüssels gelangt, die Kennwörter aller Benutzer entschlüsseln kann. Eine andere Möglichkeit liegt in der Anwendung einer **Hashfunktion**: Diese bildet einen Wert aus einer großen Quellmenge (im Beispiel Zeichenketten, die Kennwörter im Klartext darstellen) auf einen Wert aus einer kleineren Zielmenge (z. B. Bitfolge einer bestimmten Länge) so ab, dass es (fast) unmöglich ist, aus dem Ergebnis der Funktion wieder auf das Ausgangsargument zu schließen. Weiterhin muss gewährleistet sein, dass die Funktion gut streut, dass also unterschiedliche Ausgangswerte in der überwiegenden Mehrzahl der Fälle auch auf unterschiedliche Zielwerte abgebildet werden. Legt man nicht das Kennwort im Klartext, sondern nur dessen Hashwert ab, so kann eine Überprüfung auf Korrektheit eines eingegebenen Kennworts stattfinden, indem auf dieses dieselbe Hashfunktion angewendet wird und das Ergebnis anschließend mit dem abgelegten Hashwert verglichen wird. Umgekehrt kann aber aus dem abgelegten Wert nicht auf das Kennwort geschlossen werden. Damit ist also auch eine Lösung für das zweite Problem gefunden. In der vorliegenden Implementierung ist die Benutzung einer Hashfunktion allerdings noch nicht integriert.

12.14 AVPlus – Internationalisierung und Lokalisierung ***

Dieses Kapitel gibt einen Überblick über die Aufgaben, die im Zusammenhang mit der Internationalisierung und Lokalisierung der Auftragsverwaltung gelöst werden müssen. Neben der Umschaltung einer Anwendung auf verschiedene Sprachen umfassen diese auch die Verwendung unterschiedlicher Währungen, Maßeinheiten und Formate.

Was bedeutet Internationalisierung und Lokalisierung?

Internationalisierung & Lokalisierung

Die Begriffe »Internationalisierung« und »Lokalisierung« einer Anwendung hören sich zunächst sehr gegensätzlich an, hängen aber tatsächlich inhaltlich sehr eng zusammen. Unter **Lokalisierung** versteht man die Anpassung einer Anwendung an die Gegebenheiten einer Region, die sich hinsichtlich verschiedener Kriterien von anderen Regionen unterscheiden kann. **Internationalisierung** bedeutet die Herstellung von Lokalisierbarkeit. Es geht darum, Anwendungen so zu erstellen, dass sie nicht nur in einem Land oder in einer Sprachregion eingesetzt werden können, sondern effizient und ohne nachträgliche Anpassungen im Quellcode für unterschiedliche Länder und Regionen einsetzbar gemacht werden können.

I18N & L10N

Internationalisierung wird bei der Softwareentwicklung oft mit dem Akronym »I18N« abgekürzt (als Abkürzung des englischen Begriffs *internationalization*, der mit »I« beginnt und mit »N«

endet und dazwischen 18 Buchstaben hat). Nach derselben Vorgehensweise wird »Lokalisierung« (englisch *Localisation*) zu »L10N«.

Faktoren der Lokalisierung

Unterschiede zwischen Regionen können z. B. möglich sein bei folgenden Kriterien:

- Sprache in der Anwendung und in der Online-Hilfe
- Währung
- Zahlensymbole und Schriftzeichen
- Zahlenformate
- Kalender und Datumsformate
- Maßeinheiten
- Aufbau und Format von Postleitzahlen, Adressen, Telefonnummer
- Anrede und Titel von Personen
- Papierformate usw.

Während diese Faktoren noch vergleichsweise einfach bei der Implementierung einer Anwendung berücksichtigt werden können, indem man z. B. unterschiedliche Zahlenformate unterstützt und in Abhängigkeit vom Kontext des Anwenders automatisch das passende Format wählt, ist die Berücksichtigung kultureller Unterschiede weitaus schwieriger. Bekanntermaßen ist z. B. das Kopftuch im Islam ein religiöses Symbol, während dies für das Christentum nicht gilt. Die unbedachte Verwendung oder auch Nicht-Verwendung eines entsprechenden Bilds in einer multimedial gestalteten Online-Hilfe kann also durchaus zu Problemen führen.

Internationalisierung und Lokalisierung von Java-Anwendungen

Wie man aus der Vielzahl der Einflussfaktoren, die bei der Lokalisierung eine Rolle spielen, leicht schließen kann, ist der Wunsch nach Lokalisierbarkeit einer Anwendung schon beim Entwurf zu berücksichtigen. Einen umfangreichen Katalog, welche Faktoren wie bei einer Java-Anwendung berücksichtigt werden können, finden Sie auf der Webseite Java Internationalisierung (`http://java.sun.com/javase/technologies/core/basic/intl/`).

Regionen

`Locale`

Über Objekte der Klasse `java.util.Locale` lassen sich in einem Java-Programm Regionen abbilden, die sich hinsichtlich von Sprache oder sonstigen lokalisierungsrelevanten Kriterien voneinander unterscheiden.

Der Konstruktor von `Locale` nimmt wahlweise einen, zwei oder drei Parameter entgegen: Im Minimum ist die Sprache mitzuteilen, optional kommen nacheinander Land und ggf. die Kennzeichnung einer Variante hinzu. Alle drei Parameter sind Zeichenketten:

```
Locale(String language)
Locale(String language, String country)
Locale(String language, String country, String variant)
```

ISO-Codes

Sprache und Land sind über entsprechende ISO-Schlüssel anzugeben, dabei wird der Sprachcode durch die ISO-Norm 639–1 (http://www.loc.gov/standards/iso639-2/php/code_list.php) und der Ländercode durch die ISO-Norm 3166 (http://www.iso.org/iso/country_codes/iso_3166_code_lists.htm) vorgegeben.

Default-Locale

Aus seiner Laufzeitumgebung kann ein Java-Programm abfragen, welche Sprache und Länderkennzeichnung als Defaultwert vorgegeben sind. Durch Verwendung der statischen Methode `static Locale getDefault()` kann das vorgegebene `Locale`-Objekt abgefragt werden.

Beispiel

In Deutschland liefert das Code-Fragment

```
System.out.println("Verwende Locale: " +
java.util.Locale.getDefault().toString());
```

die Ausgabe

```
Verwende Locale: de_DE
```

Es ist also als Sprache Deutsch (de) und als Land Deutschland (DE) voreingestellt.
Nach einer Umstellung der Regions- und Sprachoptionen (Windows XP) des Computers auf ein anderes Land und eine andere Sprache, z. B. USA und Englisch wird entsprechend `en_US` zurückgeliefert.

An Programmstellen, an denen eine explizite Unterscheidung zwischen verschiedenen Regionen notwendig ist, sollte man auf ein Objekt aus `Locale` zurückgreifen, das die für den Benutzer gültige Region enthält. In AVPlus haben alle Klassen im GUI-Umfeld Zugriff auf ein entsprechendes `Locale`-Objekt, das beim Start der Anwendung in der Klasse `AVApplikation` gesetzt wird. Anschließend können Ein- und Ausgaben gemäß der Konventionen der Vorgaberegion erfolgen, z. B. könnte das Programm für `de_DE` die Anreden »Frau«, »Herr«, »Frau Dr.« und »Herr Dr.« vorgeben, während für das `Locale de_AT` auch »Herr Geheimrat«, ... erforderlich werden können.

Ressourcenbündel

ResourceBundle

Damit die Unterscheidung zwischen unterschiedlichen Regionen nicht explizit (z. B. durch if-Abfragen) im Programmcode vorgenommen werden muss, bietet es sich an vielen Stellen an, die Komponenten, in denen sich Regionen unterscheiden, in so genannte »Ressourcenbündel« (*resource bundles*) zu packen. Dies sind Dateien, die im Dateisystem abgelegt werden. Auch zur Abbildung von Ressourcenbündeln in Form von Objekten gibt es mit `java.util.ResourceBundle` eine vorgegebene Klasse.

Ein `ResourceBundle`-Objekt für das `Default-Locale` kann mittels der statischen Methode `static ResourceBundle getBundle(String baseName)` erzeugt werden. `baseName` gibt dabei vor, wie der Name des Ressourcenbündels ohne `Locale`-Kürzel lautet.

Die parameterlose Methode `getBundle()` geht bei der Suche nach einer Ressourcenbündel-Datei, die zum gewünschten `Locale` passt, stufenweise vor:

1 Zunächst wird nach einer für das `Default-Locale` genau passenden Datei gesucht. Ist z. B. das Ressourcenbündel `messages` für das `Locale de_DE` erforderlich, so wird nach der Datei `messages_de_DE.properties` gesucht. Ist diese nicht vorhanden, wird mit Stufe 2 fortgefahren.
Anmerkung: Eine *Property*-Datei stellt eine Menge von Schlüssel-Wert-Paaren zur Verfügung. Über einen Schlüssel (z. B. »AV.NAME«) kann auf einen Wert (z. B. »AVPlus – Die Auftragsverwaltung«) zugegriffen werden.
2 In der zweiten Stufe wird nach einem Ressourcenbündel gesucht, das Ressourcen in der gewünschten Sprache bereitstellt (unabhängig vom Land). Gesucht wird also im Beispiel nach der Datei `messages_de.properties`.
3 Hat auch die zweite Stufe keinen Erfolg gebracht, wird in der dritten Stufe nachgesehen, ob überhaupt ein sprachen- und länderneutrales Ressourcenbündel vorhanden ist. In der Fallstudie wird also nach der Datei `messages.properties` gesucht.

Dieses stufenweise Vorgehen bei der Suche nach dem passenden Ressourcenbündel muss bei der Einrichtung der *Property*-Dateien berücksichtigt werden: Sollen bei einer Anwendung z. B. in jedem Fall deutsche Ressourcen zur Verfügung stehen, so können diese in die sprachen- und länderneutrale *Property*-Datei gepackt werden. Für jede Sprache bzw. für jede Kombination aus Sprache und Land, für die dann gesonderte Ressourcen zur Verfügung stehen sollen, wird dann eine separate *Property*-Datei für die gewünschte Sprache oder die gewünschte Sprache-Land-Kombination angelegt.

`Messages`

In der Fallstudie werden durch die Klasse `Messages` Meldungen gemäß des Default-Locales ausgegeben. Für Benutzer aus dem englischen Sprachraum sollen Meldungen in englisch zur Verfügung stehen. Für alle anderen Benutzer werden deutsche Meldungen ausgegeben.

Es sind zwei *Property*-Dateien zu erzeugen: In `messages_en.properties` finden sich die Meldungen für den englischen Sprachraum. In `messages.properties` finden sich die Meldungen in Deutsch für alle übrigen Benutzer.

`messages_en.properties`

Nachfolgend sehen Sie einen Ausschnitt aus der Datei `messages_en.properties` mit englischen Meldungen:

```
AV.NAME=AVplus - Order management
AV.D_USERNAME=Username
AV.D_PASSWORD=Password
AV.D_CONFIRM=Please confirm...
AV.D_OKBUTTON=OK
AV.D_CANCELBUTTON=Cancel
```

Nach Umstellung des Systems auf das Gebietsschema »Englisch/USA« meldet sich die Auftragsverwaltung wie in Abb. 12.14-1 dargestellt.

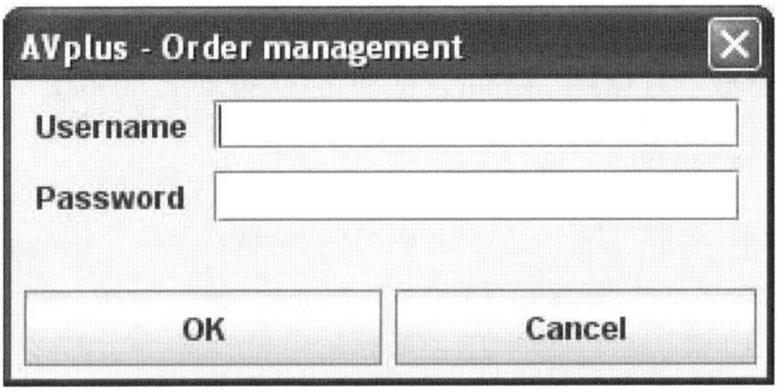

Abb. 12.14-1: Anmeldedialog der Auftragsverwaltung in englischer Sprache.

Die Verwendung eines nicht englischen Gebietsschemas, also z. B. »Französisch/Frankreich« führt zur Ausgabe deutscher Meldungen, da diese in der länder- und sprachneutralen *Property*-Datei hinterlegt sind und keine genauer passende *Property*-Datei vorhanden ist (Abb. 12.14-2).

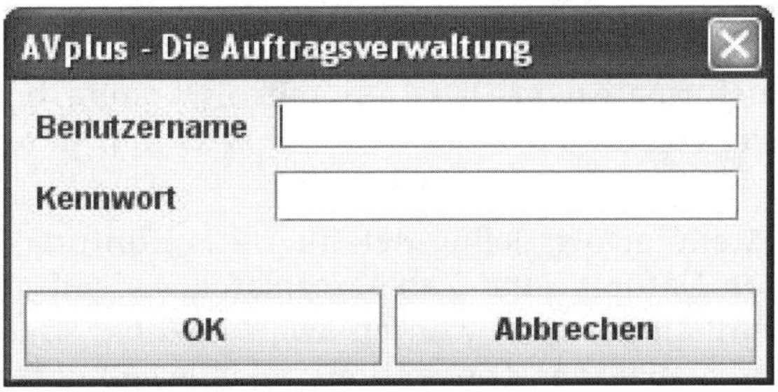

Abb. 12.14-2: Anmeldedialog der Auftragsverwaltung bei Vorgabe französischer Sprache, wenn das Default-Ressourcenbündel deutsch ist und kein französisches Ressourcenbündel vorhanden ist.

Einbinden des Ressourcenbündels

Das Ressourcenbündel wird von der Klasse `Messages` eingebunden. Diese erzeugt zunächst ein Ressourcenbündel-Objekt, das dem gegebenen `Default-Locale` entspricht. Anschließend stellt `Messages` in Form der statischen Methode `getString(String key)` eine Möglichkeit zur Verfügung, anhand eines Schlüssels auf die gewünschte Meldung zuzugreifen. `getString` stützt sich dabei direkt auf die gleichnamige Methode aus `RessourceBundle` ab:

Messages

```
package de.w3l.anw.avplus.gui;
import java.util.MissingResourceException;
import java.util.ResourceBundle;

public class Messages
{
  // Im Paket-Verzeichnis
  // de.w3l.anw.avplus.gui liegen
  // die Property-Dateien mit
  // dem Namen messages_xx_XX-properties.
  private static final String BUNDLE_NAME =
      "de.w3l.anw.avplus.gui.messages";
  private static final ResourceBundle RESOURCE_BUNDLE =
      ResourceBundle.getBundle(BUNDLE_NAME);
  private Messages()  {  }

  public static String getString(String key)
  {
    try
    {
      return RESOURCE_BUNDLE.getString(key);
    }
    catch (MissingResourceException e)
    {
      return '!' + key + '!';
    }
  }
}
```

Lokalisierung von Formaten

Lokalisierung von Formaten

Da Java von vornherein für den internationalen Einsatz entwickelt wurde, bringt es viele der benötigten Zahlen-, Kalender- und Datumsformate von Haus aus mit. Es kommt bei der Ein- und Ausgabe von Zahlen- und Datumswerten nur darauf an, die passenden Formatierer zu verwenden.

An dieser Stelle erfolgt keine detaillierte Einführung in die Benutzung von Datums- und Zahlenformaten. Es soll aber exemplarisch deutlich gemacht werden, wie es gelingt, Datums- und Zahlenwerte gemäß der Konventionen des jeweiligen Benutzers ein- oder auszugeben.

lokalisierte Ausgabe Datum

Bei der Eingabe eines Auftrags soll das Feld Auftragsdatum mit dem aktuellen Datum, formatiert entsprechend der Region des Benutzers, ausgegeben werden.

Es wird zunächst ein `Date`-Objekt erzeugt, welches das aktuelle Datum enthält. Durch ein `DateFormat`-Objekt erfolgt dann die Formatierung gemäß dem `Default-Locale`, bevor dann die eigentliche Ausgabe durchgeführt wird:

```
/* Ausschnitt aus AVApplikation */
// Aktuelles Datum passend für Benutzer-Locale
// in Kurzform bei Auftragsdatum eintragen
DateFormat df = DateFormat.getDateInstance(
    DateFormat.SHORT, meinLocale);
view.auftragNeuGui.getAuftragsdatumTf()
 .setText(df.format(new java.util.Date()));
```

lokalisierte Ausgabe Zahlen

Bei der lokalisierten Ausgabe von Zahlen ist die unterschiedliche Verwendung der Trennzeichen zu beachten: Während bei uns ein Komma Vor- und Nachkommastellen einer Zahl trennt und ein Punkt zur Strukturierung großer Zahlen dient, ist es im englischsprachigen Raum genau umgekehrt: Aus »1.234,56« wird »1,234.56«.

Eine entsprechende Formatierung von Zahlen gelingt unter Anwendung der Klasse `NumberFormat`. Mittels `NumberFormat.getInstance(locale)` kann ein Formatierer erzeugt werden, der Zahlen passend zum verwendeten `locale` formatiert. Von der statischen Hilfsmethode `Geld.getBetragMitKomma(geld, locale)` wird ein Geldbetrag `geld` als String mit dem zu `locale` passenden Dezimaltrennzeichen zurück gegeben.

```
/* Ausschnitt aus Geld */
  public static String getBetragMitKomma(Geld geld,
          Locale locale)
  {
        return NumberFormat.getInstance(locale).format(
               geld.betragAlsDouble());
  }
```

Abschließende Bemerkungen zur Lokalisierung

Nachträgliche Lokalisierung

In der Praxis wird die Mehrzahl der Anwendungen nicht von vornherein auf Lokalisierbarkeit ausgelegt. Nachträglich ist es allerdings meist nur möglich, Lokalisierbarkeit hinsichtlich einiger weniger Kriterien herzustellen.

Eine grundlegende Internationalisierung, wie z. B. das Auslagern aller Meldungs- und Oberflächentexte in *Property*-Dateien ist zwar auch im Nachhinein oft mit vertretbarem Aufwand zu erreichen, da moderne Werkzeuge (wie z. B. Eclipse) hier Unterstützung bieten (siehe »Auslagern von Texten« in Kapitel »AVPlus – OOP und Anbindung der GUI (Teil 1)«, S. 337). Eine Internationalisierung, die womöglich auch kulturelle Aspekte umfasst, ist jedoch ein größeres Unterfangen, das von vornherein bei der Planung und dem Entwurf eines Softwareprodukts berücksichtigt werden muss.

13 Exkurs: XML *

Was ist XML?

XML bedeutet *EXtensible Markup Language*. Es ist eine Auszeichnungssprache, die eine gewisse Ähnlichkeit mit HTML besitzt. XML wurde jedoch *nicht* dazu entworfen, um Websites zu erstellen, sondern um Daten zu beschreiben. Im Gegensatz zu HTML sind die Markierungen *(tags)* nicht vorgegeben, sondern müssen selbst definiert werden.

Dieser Exkurs führt Sie in einige Techniken ein, die sich unter der Bezeichnung XML zusammenfassen lassen:

- »Was ist XML?«, S. 395
- »XML-Dokument«, S. 396
- »DTD – Teil 1«, S. 400
- »DTD – Teil 2«, S. 403
- »XML-Schema – Teil 1«, S. 407
- »XML-Schema – Teil 2«, S. 411
- »XML und Java «, S. 418

Was Sie brauchen

Damit Sie mit XML arbeiten können, benötigen Sie nur einen Browser und einen einfachen Texteditor. Als Browser werden der Firefox oder der Internet Explorer empfohlen. Empfehlenswerter als ein einfacher Editor ist ein XML-Editor, mit dem man Fehler viel schneller finden kann. Ein komfortabler XML-Editor ist beispielsweise der XMLSpy-Editor (`http://www.altova.com/`), dessen *Home Edition* kostenlos erhältlich ist. Einfache XML-Daten können aber auch in der Entwicklungsumgebung Eclipse bearbeitet werden.

13.1 Was ist XML? *

XML ist eine Auszeichnungssprache mit frei wählbaren Markierungen *(tags)*. Ein syntaktisch korrektes XML-Dokument ist wohlgeformt. Die Datenstruktur für ein XML-Dokument wird durch DTDs oder XML-Schemata beschrieben. Entspricht das XML-Dokument der vorgegebenen Struktur, dann ist es gültig.

Unter dem Begriff XML fasst man eine ganze Reihe von Techniken zusammen. Außer XML selbst gehören dazu DTDs, XML-Schemata und XSLT-*Stylesheets*.

XML

XML benutzt Markierungen *(tags)* in spitzen Klammern zur Auszeichnung von Dokumenten. In einem XML-Dokument können *beliebige* Markierungen verwendet werden. Eine Überschrift könnte man in XML wie folgt auszeichnen:

```
<headline>Titel</headline>.
```

DTD

In XML kann vom Entwickler selbst definiert werden, welche Markierungen erlaubt sind und wie sie ineinander geschachtelt sein dürfen. Diese Angaben werden in der sogenannten **DTD** *(Document Type Definition)* festgelegt. Hier lässt sich beispielsweise angeben, wie die Elemente ineinander geschachtelt sein müssen, ob Wiederholungen auftreten und ob Elemente optional sind.

XML-Schema

Eine Alternative zur DTD ist das **XML-Schema**. Es legt ebenfalls fest, wie ein XML-Dokument aufgebaut sein soll. Im Gegensatz zu den DTDs ermöglicht es, Datentypen zu definieren. Außerdem ist ein XML-Schema selbst ein XML-Dokument.

XML-Parser

XML-Parser sind Programme, die ein XML-Dokument lesen und analysieren. Zusammen mit der Spezifikation der Sprache XML selbst wurden auch die Anforderungen an einen **XML-Parser** definiert. Es werden zwei Stufen der »Korrektheit« unterschieden:

- Ein XML-Dokument ist **wohlgeformt** *(well formed)*, wenn es die syntaktischen Regeln von XML einhält. Dazu gehört beispielsweise, dass zu jeder öffnenden Markierung eine schließende Markierung vorhanden sein muss.
- Ein XML-Dokument ist **gültig** bzw. valide *(valid)*, wenn seine Struktur der zugehörigen DTD-Datei oder alternativ dem referenzierten XML-Schema entspricht. Ein gültiges Dokument ist immer wohlgeformt.

Die Prüfung auf Gültigkeit bietet eine erhebliche Vereinfachung bei der Entwicklung von XML-basierten Anwendungen. Wenn ein gültiges XML-Dokument vorliegt, dann kann sich das benutzende Programm darauf verlassen, dass es bestimmte Elemente in einer definierten Reihenfolge vorfindet. Dadurch wird die Fehlerbehandlung wesentlich vereinfacht. XML-Entwicklungsumgebungen (z. B. XMLSpy, aber auch Eclipse) enthalten Parser, um die Prüfung auf Wohlgeformtheit und Gültigkeit sehr einfach durchzuführen.

Einsatz

XML ist heute die Standardsprache für den Austausch von Daten zwischen verschiedenen Anwendungen. XML ermöglicht es, dass inkompatible Anwendungen und Datenbanken einfach ihre Daten austauschen können und dass dieser Austausch auch über das Internet möglich ist.

13.2 XML-Dokument *

Ein XML-Dokument beginnt immer mit einer XML-Deklaration und besteht aus einer Baumstruktur von Elementen. Es sind einfache Elemente, strukturierte Elemente und leere Elemente möglich. Zu jedem Element können beliebig viele Attribute angegeben werden. Element- und Attributnamen müssen nach festgelegten Regeln gebildet werden.

In XML legt der Entwickler fest, wie Markierungen benannt werden. Ein XML-Dokument definiert die reinen Daten – es legt nicht fest, wie sie angezeigt werden.

Fallbeispiel `xml/adressen.xml`

Als XML-Dokument könnte ein Adressbuch wie folgt aussehen:

```
<?xml version ="1.0" encoding="UTF-8"?>
<adressbuch>
<!-- Einfaches Adressbuch -->
  <adresse>
    <vorname>Marie</vorname>
    <nachname>Risser</nachname>
    <strasse>Kastanienweg 48</strasse>
    <plz>12340</plz>
    <ort>Klein-Winkelshausen</ort>
    <email>marie@mrisser.de</email>
  </adresse>
  <adresse>
    <vorname>Helen</vorname>
    <nachname>Schmidt</nachname>
    <strasse>Rosenstraße 34</strasse>
    <plz>24024</plz>
    <ort>Groß-Winkelshausen</ort>
    <email>helen@schmidt4711.de</email>
  </adresse>
</adressbuch>
```

Wenn Sie einen neueren Browser verwenden, dann können Sie die XML-Datei direkt ausführen. Der Internet Explorer (Version 6) und der Firefox (Version 2) zeigen die Baumstruktur des XML-Dokuments an), weil diese Browser einen integrierten XML-Parser besitzen.

XML-Deklaration

Jedes **XML-Dokument** beginnt mit einer **XML-Deklaration**, die mindestens die verwendete Version der XML-Spezifikation nennen muss. Diese Angabe bestimmt, welche XML-Spezifikation das vorliegende XML-Dokument erfüllen muss:

```
<?xml version="1.0"?>
```

Da XML-Dokumente Texte enthalten, sollte außerdem festgelegt werden, *wie* Zeichen codiert werden. Häufig verwendete Codierungen sind ISO-8859–1 (auch Latin 1 genannt) und UTF-8 *(8-bit Unicode Transformation Format)*. Wird kein Zeichensatz angegeben, dann wird UTF-8 als Vorgabe verwendet:

```
<?xml version="1.0" encoding="UTF-8"?>
```

Elemente

Elemente

XML-Dokumente bestehen aus Elementen. Ein **Element** besteht aus einer Anfangsmarkierung, dem eigentlichen Elementinhalt und einer Endemarkierung. Eine PLZ wird beispielsweise durch das Element `<plz>12340</plz>` spezifiziert. Der Inhalt dieses Elements ist die Zeichenfolge 12340, die durch Anfangs- und Endemarkierung geklammert wird. Daher werden Elemente auch als **Container** bezeichnet.

Elementname

Für die Elementnamen gibt es einige Vorschriften:

- Der Name muss mit einem Buchstaben, einem Unterstrich oder einem Doppelpunkt beginnen.
- Danach dürfen als zusätzliche Zeichen Ziffern, Bindestrich und Punkt verwendet werden.
- Den Doppelpunkt sollten Sie möglichst nicht verwenden, weil er das Namensraum-Präfix vom Elementnamen trennt. Namensräume ermöglichen es, den gleichen Elementnamen für unterschiedliche Elemente zu verwenden. Sie werden in dieser Einführung nicht weiter behandelt.
- Die Zeichenfolge »xml« ist reserviert und darf nicht am Anfang eines Namens verwendet werden.
- Die Länge eines Namens ist nicht begrenzt.
- Groß- und Kleinschreibung werden unterschieden.

einfache Elemente

Bei einfachen Elementen besteht der Inhalt aus einer Zeichenkette.

strukturierte Elemente

Außer den einfachen Elementen können auch strukturierte Elemente definiert werden, die selbst wieder Elemente enthalten, die sowohl einfache als auch strukturierte Elemente sein können. Diese Elemente müssen korrekt ineinander geschachtelt sein.

Beispiel

Strukturieres Element mit zwei einfachen Elementen:

```
<name>
  <vorname>Marie</vorname>
  <nachname>Risser</nachname>
</name>
```

leere Elemente

Neben Elementen mit Inhalt gibt es auch leere Elemente. Beispielsweise könnte eine Adresse um die Angabe `<beruflich></beruflich>` erweitert werden. Zwischen Anfangs- und Endemarkierung steht keine Information. Dieses Element sagt aus, dass es sich bei einer Adresse um einen beruflichen Kontakt handelt. Ein Inhalt ist hier *nicht* notwendig. Für inhaltslose Elemente wird im Allgemeinen eine Kurzform verwendet, z. B. `<beruflich/>`.

Wurzelelement

Jedes XML-Dokument besitzt ein **Wurzelelement**. Das ist dasjenige Element, das alle anderen Elemente enthält. Bei dem obigen Adressbuch ist `adressbuch` das Wurzelelement. Jedes XML-Dokument bildet daher eine Baumstruktur von Elementen.

Attribute

Jedes einfache oder strukturierte Element in einem XML-Dokument – auch ein leeres Element – kann beliebig viele **Attribute** enthalten. Sie werden in der Anfangsmarkierung durch Name-

Wert-Paare angegeben. Beispielsweise könnte zu einer Adresse angegeben werden, wann sie ins Adressbuch eingetragen wurde. Attributwerte sind Zeichenketten, die in doppelten oder einfachen Anführungszeichen stehen.

Attributname

Für die Bildung von Attributnamen gelten die gleichen Vorschriften wie für Elementnamen. Innerhalb einer Markierung muss jeder Attributname eindeutig sein. Es ist jedoch erlaubt, den gleichen Attributnamen in verschiedenen Elementen zu verwenden.

mehrere Attribute

Werden in einer Anfangsmarkierung mehrere Attribute (Name-Wert-Paare) aufgeführt, dann müssen sie durch ein Leerzeichen getrennt werden. Die Reihenfolge ist beliebig.

Beispiele

Elemente mit Attributen:

```
<adresse erfasst_am="2005-07-17"
         aktualisiert_am="2005-10-11">    ...
</adresse>
<beruflich kunde="ja"/>
```

Elemente oder Attribute?

Attribute sind dafür gedacht, Informationen über Elemente anzugeben. In der Praxis kann eine Information oft sowohl als Unterelement eines Elements als auch durch ein Attribut des Elements dargestellt werden. Will man eine grobe Faustregel für die Benutzung haben, sollte man Elementen den Vorzug geben. Der Zugriff auf Elemente ist technisch etwas einfacher. Außerdem können für Elemente jederzeit Unterelemente definiert werden.

Kommentare

Kommentare werden wie folgt gekennzeichnet:

```
<!-- Dies ist ein Kommentar -->
```

Sie dürfen an jeder beliebigen Stelle des XML-Dokuments vorkommen, jedoch *nicht* vor der XML-Deklaration und innerhalb einer Markierung. Kommentare dürfen sich auch über mehrere Zeilen erstrecken. Die Zeichenfolge »--« darf im Kommentar nicht verwendet werden.

Syntax

Hier finden Sie das Wichtigste zur XML-Syntax noch einmal im Überblick:

- XML unterscheidet zwischen Groß- und Kleinschreibung.
- In XML muss zu jeder Anfangsmarkierung eine Endemarkierung existieren.
- Bei inhaltslosen Elementen kann statt `<tag></tag>` die Kurzform `<tag/>` verwendet werden.
- Jedes XML-Dokument muss ein Wurzelelement besitzen, das alle anderen Elemente enthält.
- Alle Elemente müssen korrekt ineinander geschachtelt sein.
- Jedes Element kann beliebig viele Attribute als Name-Wert-Paare besitzen.
- Attributwerte müssen immer in Anführungszeichen stehen.

Markup-Zeichen

Weil die Zeichen <, >, &, " und ' zur Auszeichnung von XML-Dokumenten verwendet werden, bietet XML dafür Ersatzdarstellungen an, wenn sie innerhalb von Zeichenketten benötigt werden:

- & für das kaufmännische Und & *(ampersand)*
- ' für das einfache Anführungszeichen ' *(apostrophe)*
- " für das doppelte Anführungszeichen " *(quotation mark)*
- < für das Kleiner-als-Zeichen < *(less than)*
- > für das Größer-als-Zeichen > *(greater than)*

Fallbeispiel xml/adressen1.xml

Das Beispiel adressen.xml wird um Attribute und ein leeres Element erweitert:

```
<?xml version="1.0" encoding="UTF-8"?>
<!-- Adressbuch mit Attributen  -->
<adressbuch>
  <adresse erfasst_am="2006-07-17"
           aktualisiert_am="2006-09-17">
    <vorname>Marie</vorname>
    <nachname>Risser</nachname>
    <strasse>Kastanienweg 48</strasse>
    <plz>1234</plz>
    <ort>Klein-Winkelshausen</ort>
    <email>marie@mrisser.de</email>
  </adresse>
  <adresse>
    <vorname>Helen</vorname>
    <nachname>Schmidt</nachname>
    <strasse>Rosenstraße 34</strasse>
    <plz>2424</plz>
    <ort>Groß-Winkelshausen</ort>
    <email>helen@schmidt4711.de</email>
    <beruflich/>
  </adresse>
</adressbuch>
```

Führen Sie die Datei adressen1.xml in einem neueren Browser aus. Ergänzen Sie jedes Element adresse um das Element bemerkung, das zusätzlich das Attribut aktualisiert_am besitzt. Wählen Sie geeignete Daten. Prüfen Sie, ob die geänderte Datei korrekt angezeigt wird.

13.3 DTD – Teil 1 *

Die DTD definiert die gültige Struktur für XML-Dokumente. Hier wird festgelegt, wie Elemente und Attribute verwendet werden dürfen. Jedes Element wird durch <!ELEMENT Elementname Inhaltsmodell> beschrieben.

Die **DTD** *(Document Type Definition)* legt fest, wie ein XML-Dokument aufgebaut sein muss. Eine DTD kann entweder innerhalb des XML-Dokuments oder in einer externen Datei definiert werden. Eine DTD definiert sozusagen die Grammatik-Regeln für ein XML-Dokument. Entspricht ein XML-Dokument diesen Regeln, dann ist es gültig, ansonsten ungültig.

Fallbeispiel `dtd/adressen1.dtd`

Für das Adressbuch kann eine DTD folgendermaßen aussehen:

```
<!ELEMENT adressbuch (adresse+)>
<!ELEMENT adresse (vorname?, nachname, strasse, plz, ort,
                   email?, beruflich?)>
<!ELEMENT vorname (#PCDATA)>
<!ELEMENT nachname (#PCDATA)>
<!ELEMENT strasse (#PCDATA)>
<!ELEMENT plz (#PCDATA)>
<!ELEMENT ort (#PCDATA)>
<!ELEMENT email (#PCDATA)>
<!ELEMENT beruflich EMPTY>
```

Kommentare

Kommentare werden in einer DTD genau wie in einem XML-Dokument angegeben:

```
<!-- Das ist ein Kommentar -->
```

Elemente

Jedes Element des XML-Dokuments muss in der Dokumenttyp-Definition durch `<!ELEMENT Elementname Inhaltsmodell>` beschrieben werden. Tab. 13.3-1 zeigt die in dieser Einführung verwendeten Inhaltsmodelle der Elemente einer DTD im Überblick.

Inhaltsmodell	Erklärung
(#PCDATA)	Das Element enthält nur Zeichenketten.
EMPTY	Das Element besitzt keinen Inhalt.
Struktur	Das Element besteht aus weiteren Elementen.

Tab. 13.3-1: Inhaltsmodelle einer DTD.

#PCDATA

Die Definition `<!ELEMENT vorname (#PCDATA)>` sagt aus, dass es sich um ein einfaches Element vom Datentyp `#PCDATA` handelt. PCDATA steht für »*parsed character data*« und bedeutet, dass dieses Element nur reinen Text ohne weitere Markierungen enthalten und nicht aus weiteren Elementen bestehen darf. Die Angabe »#« sagt aus, dass es sich um ein vordefiniertes Schlüsselwort handelt. #PCDATA ist der einzige Datentyp, der in einer DTD für die Definition einfacher Elemente zur Verfügung steht.

leere Elemente

In einer DTD kann auch festgelegt werden, dass ein Element keinen Inhalt besitzt. Es wird durch `EMPTY` gekennzeichnet. Beispielsweise wird in der DTD definiert, dass es sich bei `beruflich` um ein leeres Element handelt:

```
<!ELEMENT beruflich EMPTY>
```

Iteration

Die Angabe `<!ELEMENT adressbuch (adresse+)>` sagt aus, dass ein Adressbuch aus mehreren Adressen bestehen kann, jedoch mindestens ein Element enthält. Soll auch ein leeres Adressbuch, d. h. ohne Adresse, erlaubt sein, so schreibt man:

```
<!ELEMENT adressbuch (adresse*)>
```

Sequenz, optionale Elemente

Jede Adresse besteht aus einer Sequenz von Elementen, die durch `<!ELEMENT adresse (vorname?, nachname, strasse, plz, ort, email?)>` beschrieben wird. Die hier vorgegebene Reihenfolge muss im XML-Dokument eingehalten werden. Sind dort die Elemente in anderer Reihenfolge aufgeführt, dann ist das XML-Dokument nicht gültig. Das Fragezeichen nach `vorname` und `email` gibt an, dass diese Elemente optional sind. Elemente ohne Kennzeichnung sind Pflichtelemente in der Sequenz. Fehlen sie im XML-Dokument, dann ist es ungültig.

Fallbeispiel dtd/adressen1.xml

Das folgende XML-Dokument referenziert die oben eingeführte DTD:

```
<?xml version ="1.0" encoding="UTF-8"?>
<!DOCTYPE adressbuch SYSTEM "adressen1.dtd">
<adressbuch>
  <adresse>
    <vorname>Marie</vorname>
    <nachname>Risser</nachname>
    <strasse>Kastanienweg 48</strasse>
    <plz>1234</plz>
    <ort>Klein-Winkelshausen</ort>
    <email>marie@mrisser.de</email>
  </adresse>
  <adresse>
    <vorname>Helen</vorname>
    <nachname>Schmidt</nachname>
    <strasse>Rosenstraße 34</strasse>
    <plz>2424</plz>
    <ort>Groß-Winkelshausen</ort>
    <email>helen@schmidt4711.de</email>
    <beruflich/>
  </adresse>
</adressbuch>
```

Dokumenttyp-Deklaration extern

Die Zeile

```
<!DOCTYPE adressbuch SYSTEM "adressen.dtd">
```

wird als **Dokumenttyp-Deklaration** bezeichnet. Sie verweist im XML-Dokument auf die DTD, die in der Datei `adressen1.dtd` enthalten ist. Stimmt der hier angegebene Elementname (adressbuch) nicht mit dem Namen des Wurzelelements überein, dann ist das XML-Dokument bereits ungültig. Die DOCTYPE-Deklaration muss nach der XML-Deklaration und vor dem ersten Element stehen.

SYSTEM, PUBLIC

Die Angabe SYSTEM sagt aus, dass es sich um eine private DTD handelt. Die darauf folgende URL gibt an, wo sich diese DTD befindet. Eine private DTD ist nicht öffentlich zugänglich. Mit

`PUBLIC` wird eine öffentliche DTD gekennzeichnet, die für die allgemeine Verwendung zur Verfügung steht.

Dokumenttyp-Deklaration intern

Es ist auch möglich, die DTD direkt in der Dokumenttyp-Deklaration anzugeben:

```
<!DOCTYPE adressbuch [...DTD... ]>
```

Beispiel

Für das Adressbuch ergibt sich folgende interne Dokumenttyp-Deklaration:

```
<!DOCTYPE adressbuch [
<!ELEMENT adressbuch (adresse+)>
<!ELEMENT adresse (vorname?, nachname, strasse, plz, ort,
                   email?, beruflich?)>
<!ELEMENT vorname (#PCDATA)> ...
<!ELEMENT email (#PCDATA)>
<!ELEMENT beruflich EMPTY>
]>
<adressbuch>
  <adresse> ... </adresse>  <adresse> ... </adresse>
</adressbuch>
```

Erweitern Sie das XML-Dokument und die zugehörige DTD um die optionalen Elemente `titel` und `telefon` sowie das leere Element `istFreund`. Prüfen Sie, ob ein gültiges XML-Dokument vorliegt.

13.4 DTD - Teil 2 *

In einer DTD kann festgelegt werden, dass ein strukturiertes Element mehrere alternative Inhalte annehmen kann. Durch Kombination aller Operatoren können komplexe Strukturen entstehen.

Elemente definieren

Alternativen

Man kann definieren, dass ein Element mehrere alternative Inhalte annehmen kann. In runden Klammern werden alle Alternativen aufgezählt und durch den senkrechten Strich voneinander getrennt. Bei jeder Alternative handelt es sich um ein Element, das in der DTD definiert werden muss: `<!ELEMENT element (element1 | element2)>`

Beispiel

Beispielsweise kann ein Element `telefon` definiert werden, das entweder die Nummer eines Handys oder eines Festnetzanschlusses enthält:

```
<!ELEMENT telefon (mobil | festnetz)>
<!ELEMENT mobil (#PCDATA) >
<!ELEMENT festnetz (#PCDATA)>
```

Gültige XML-Elemente sind beispielsweise:

```
<telefon>  <mobil>0170/123456</mobil>
</telefon> ...
<telefon>   <festnetz>022222/343434</festnetz>
</telefon>
```

Soll eine Telefonliste definiert werden, die sowohl mobile als auch Festnetz-Anschlüsse enthält (evtl. auch keinen!), kann die DTD wie folgt erweitert werden:

```
<!ELEMENT telefonliste (telefon*)>
```

Sie definiert folgenden validen XML-Ausschnitt:

```
<telefonliste>
  <telefon> <mobil>0170/123456</mobil>
  </telefon>
  <telefon> <festnetz>022222/343434</festnetz>
  </telefon>
  <telefon> <festnetz>02345/565656</festnetz>
  </telefon>
</telefonliste>
```

Die Tab. 13.4-1 zeigt, welche Operatoren in einer DTD für die Definition von strukturierten Elementen verwendet werden können. Durch eine geschickte Kombination lassen sich sehr komplexe Strukturen definieren.

Operator	Erklärung
`<!ELEMENT e1 (e2, e3)>`	Element e1 besteht aus den Elementen e2 und e3 in dieser Reihenfolge.
`<!ELEMENT e1 (e2+)>`	Element e1 besteht aus mehreren Elementen e2, jedoch mindestens aus einem.
`<!ELEMENT e1 (e2*)>`	Element e1 besteht aus mehreren Elementen e2, eventuell auch aus keinem.
`<!ELEMENT e1 (e2?)>`	Element e1 besteht aus keinem oder einem Element e2.
`<!ELEMENT e1 (e2|e3)>`	Element e1 besteht entweder aus dem Element e2 oder dem Element e3.

Tab. 13.4-1: Operatoren für strukturierte Elemente in einer DTD.

Attribute definieren

Attributliste

Für ein Element können beliebig viele Attribute definiert werden. Sie werden nacheinander in der Attributliste aufgeführt, wobei die Reihenfolge keine Bedeutung hat. Das bedeutet, dass die Attribute im XML-Dokument in anderer Reihenfolge vorkommen dürfen als in der Attributliste der DTD. Die Listendefinition kann sowohl vor als auch nach dem Element stehen, zu dem die Attribute gehören. Es gilt folgende Syntax:

```
<!ATTLIST Elementname
          Attributname1 Attributtyp1 Vorgabedeklaration1
          Attributname2 Attributtyp2 Vorgabedeklaration2
>
```

Beispiel

Das Element `adresse` besitzt die optionalen Attribute `erfasst_am` und `aktualisiert_am`:

```
XML: <adresse erfasst_am = "2006-07-17"
              aktualisiert_am = "2006-09-17" >
DTD: <!ATTLIST adresse erfasst_am CDATA #IMPLIED
                       aktualisiert_am CDATA #IMPLIED >
```

Attributtypen

In einer DTD können zehn verschiedene Attributtypen angegeben werden, von denen in dieser Einführung nur zwei verwendet werden: `CDATA` und Aufzählungstyp.

CDATA

Die Angabe CDATA beschreibt den Typ des Attributs und sagt aus, dass der Attributwert eine Zeichenfolge enthält.

Aufzählung

In einer Aufzählung werden alle Werte aufgeführt, von denen das Attribut genau einen annehmen kann.

Beispiel Aufzählung

Folgende Deklaration definiert für das Element `adresse` das Attribut `kontakt`, das genau einen der aufgeführten Werte annehmen muss.

DTD: `<!ATTLIST adresse kontakt (freund | verein | beruf ) #REQUIRED >`

XML: `<adresse kontakt="freund">`

Vorgabedeklaration

Für die Vorgabedeklaration stehen vier Angaben zur Verfügung, von denen hier drei verwendet werden: `#IMPLIED`, `#REQUIRED` und ein Attributwert.

#IMPLIED

Die Vorgabedeklaration `#IMPLIED` definiert ein optionales Attribut. Für das zugehörige Element im XML-Dokument kann ein Attribut angegeben werden oder es kann fehlen.

#REQUIRED

Die Vorgabedeklaration `#REQUIRED` definiert ein Pflichtattribut. Das entsprechende Element im XML-Dokument muss dieses Attribut besitzen. Andernfalls ergibt bei der Überprüfung *kein* valides XML-Dokument.

Attributwert

Als Vorgabedeklaration kann auch ein Attributwert angegeben werden. Dann nimmt das Attribut im XML-Dokument diesen Wert an, wenn im XML-Dokument kein Wert angegeben wird. Das Attribut im XML-Dokument besitzt immer einen Wert – entweder den in der DTD vorgegebenen oder den im XML-Dokument eingetragenen. Daher entfällt die Angabe `#IMPLIED` bzw. `#REQUIRED`.

Beispiel

Im Adressbuch kann man vermerken, in welcher Sprache die Kontaktdaten erfasst sind. Das Attribut `sprache` sagt hier aus, dass als Voreinstellung die deutsche Sprache gilt:

```
DTD: <!ATTLIST adresse sprache CDATA "deutsch" >
XML: <adresse sprache="englisch"> ...< /adresse>
```

Tab. 13.4-2 zeigt die in dieser Einführung verwendeten Vorgabedeklarationen für Attribute im Überblick.

Deklaration	Erklärung
"Attributwert"	Wert, den das Attribut erhält, wenn im XML-Dokument kein Wert angegeben wird.
#IMPLIED	Die Angabe des Attributwerts ist optional und es ist keine Voreinstellung angegeben.
#REQUIRED	Das Attribut muss im XML-Dokument einen Wert erhalten und darf keine Voreinstellung besitzen.

Tab. 13.4-2: Vorgabedeklaration in einer DTD.

Fallbeispiel dtd/adressen2.dtd

Mit den eingeführten Sprachkonzepten können Sie die DTD beispielsweise wie folgt erweitern:

```
<!ELEMENT adressbuch (adresse+)>
<!ELEMENT adresse (vorname?, nachname, strasse, plz, ort,
          email?, beruflich?, telefonliste)>
<!ELEMENT vorname (#PCDATA)>
<!ELEMENT nachname (#PCDATA)>
<!ELEMENT strasse (#PCDATA)>
<!ELEMENT plz (#PCDATA)>
<!ELEMENT ort (#PCDATA)>
<!ELEMENT email (#PCDATA)>
<!ELEMENT beruflich EMPTY>

<!ELEMENT telefonliste (telefon*)>
<!ELEMENT telefon (mobil | festnetz)>
<!ELEMENT mobil (#PCDATA) >
<!ELEMENT festnetz (#PCDATA)>
<!ATTLIST adresse
   erfasst_am CDATA #IMPLIED
   aktualisiert_am CDATA #IMPLIED>
<!ATTLIST adresse
   kontakt (freund | verein | beruf ) #REQUIRED>
<!ATTLIST adresse sprache CDATA "deutsch">
```

dtd/adressen2.xml

Das folgende XML-Dokument verwendet die oben eingeführte DTD:

```
<?xml version="1.0" encoding="UTF-8"?>
<!DOCTYPE adressbuch SYSTEM "adressen2.dtd">
<adressbuch>
  <adresse erfasst_am="2006-07-17"
           aktualisiert_am="2006-09-17"
           kontakt="freund">
    <vorname>Marie</vorname>
    <nachname>Risser</nachname>
    <strasse>Kastanienweg 48</strasse>
```

```
      <plz>12340</plz>
      <ort>Klein-Winkelshausen</ort>
      <email>marie@mrisser.de</email>
      <telefonliste>
        <telefon> <mobil>0170/123456</mobil>
        </telefon>
        <telefon> <festnetz>022222/343434</festnetz>
        </telefon>
      </telefonliste>
    </adresse>

    <adresse kontakt="beruf">
      <vorname>Helen</vorname>
      <nachname>Schmidt</nachname>
      <strasse>Rosenstraße 34</strasse>
      <plz>24024</plz>
      <ort>Groß-Winkelshausen</ort>
      <email>helen@schmidt4711.de</email>
      <beruflich/>
      <telefonliste>
        <telefon> <festnetz>02345/565656</festnetz>
        </telefon>
        <telefon> <festnetz>02345/565657</festnetz>
       </telefon>
     </telefonliste>
    </adresse>
  </adressbuch>
```

Führen Sie das XML-Dokument mit XMLSpy aus. Was wird im Browser für das Attribut `sprache` angezeigt?

13.5 XML-Schema - Teil 1 **

Ein XML-Schema wird verwendet, um die gültige Struktur eines XML-Dokuments zu beschreiben und verwendet selbst XML-Syntax. Es wird in eine separate Datei geschrieben, die im XML-Dokument referenziert wird.

Ein **XML-Schema** legt fest, wie ein XML-Dokument aufgebaut sein muss. Im Unterschied zur DTD ist ein Schema selbst ein XML-Dokument, das auf Wohlgeformtheit geprüft werden kann. Es wird in eine separate Datei mit der Dateiendung `.xsd` geschrieben.

Aufbau

Da ein XML-Schema ein XML-Dokument ist, beginnt es mit der XML-Deklaration, die die XML-Version und den Zeichensatz definiert. Das Wurzelelement eines Schemas ist immer `<xs:schema>`. An dieser Auszeichnung erkennt der Parser, dass es sich nicht um ein »normales« XML-Dokument, sondern um ein Schema handelt. Ein XML-Schema besitzt somit folgenden Aufbau:

```
<?xml version="1.0" encoding="UTF-8"?>
<xs:schema xmlns:xs="http://www.w3.org/2001/XMLSchema">...
</xs:schema>
```

Namensraum

Das Attribut xmlns (XML namespace) ermöglicht die Deklaration von Namensräumen. Auf den Attributnamen folgt ein Doppelpunkt und dann ein beliebiges Kürzel für den Namensraum, z. B. xmlns:xs. Allen Elementen, die in einem Namensraum definiert sind, wird dieses Kürzel als Präfix hinzugefügt. Dadurch kann der gleiche Elementname mehrfach verwendet werden und besitzt in Abhängigkeit vom jeweiligen Namensraum eine unterschiedliche Bedeutung.

Präfix xs

Im Wurzelelement des XML-Schemas wird als Präfix xs verwendet. Das Präfix ist prinzipiell frei wählbar. Häufig wird für XML-Schemata auch das Präfix xsd verwendet. Wichtig ist, dass eine korrekte URL-Referenz angegeben wird. Für ein XML-Schema muss die URL http://www.w3.org/2001/XMLSchema lauten.

Schema referenzieren

Im XML-Dokument teilt die folgende Angabe dem XML-Prozessor mit, wo sich das Schema befindet, das für die Validierung verwendet werden soll:

```
<adressbuch xmlns:xsi=
          "http://www.w3.org/2001/XMLSchema-instance"
          xsi:noNamespaceSchemaLocation="adressen.xsd"> ...
</adressbuch>
```

Die Angabe adressbuch kennzeichnet das Wurzelelement des XML-Dokuments und "adressen.xsd" gibt den aktuellen Dateinamen einschließlich des kompletten Pfades für das XML-Schema an. In diesem Fall liegt die XSD-Datei im gleichen Verzeichnis wie das XML-Dokument, das sie referenziert.

Elemente

Jedes Element, das im XML-Dokument verwendet wird, muss im XML-Schema deklariert werden. Es werden einfache und komplexe Elemente unterschieden. Jedes Element wird in der folgenden Syntax beschrieben:

```
<xs:element name="elementname" .... >
```

einfache Elemente

Einfache Elemente dürfen weder andere Elemente noch Attribute enthalten.

Beispiel

Hier wird das Element vorname vom Typ String deklariert:

```
<xs:element name="vorname" type="xs:string" />
```

Standardtypen

XML-Schemata geben eine breite Palette von Standardtypen vor, die ebenfalls mit dem Präfix xs beginnen. Dazu gehören:

- xs:string für Zeichenketten.
- xs:decimal für dezimale Zahlen beliebiger Genauigkeit, wobei die Ziffern nach dem Dezimalzeichen einschließlich dieses Zeichens entfallen können.

- xs:integer für ganze Zahlen beliebiger Größe.
- xs:float für Gleitkommazahlen (einfacher Genauigkeit).
- xs:boolean für logische Werte true und false.
- xs:date für ein Kalenderdatum in dem Format jjjj-mm-dd.

komplexe Elemente

Komplexe Elemente bestehen im Allgemeinen aus mehreren Elementen. Auch wenn ein Element ein Attribut enthält, muss es im XML-Schema als komplexes Element deklariert werden. Beispielsweise bildet eine Adresse ein komplexes Element. Dies wird durch das Element <xs:complexType> ausgedrückt. Die darin geschachtelte Markierung <xs:sequence> fordert, dass die enthaltenen Elemente genau in der vorgegebenen Reihenfolge vorliegen müssen. Verwenden Sie <xs:sequence> zunächst wie hier angegeben. Eine detailliertere Erklärung finden Sie in »XML-Schema – Teil 2«, S. 411.

Beispiel

```
<xs:element name="adresse">
  <xs:complexType>
    <xs:sequence>
      <xs:element name="vorname" type="xs:string"/>
      <xs:element name="nachname" type="xs:string"/>      ...
    </xs:sequence>
  </xs:complexType>
</xs:element>
```

komplexer Datentyp

Für komplexe Elemente kann auch ein neuer Typ definiert und dem Element zugewiesen werden. Diese Form besitzt den Vorteil, dass ein komplexer Datentyp einmal definiert und dann beliebig oft referenziert werden kann. Man spricht auch von **benannten Datentypen**, während Typen ohne Namen als **anonyme Typen** bezeichnet werden. XML-Schemata mit benannten komplexen Datentypen führen im Allgemeinen zu einer übersichtlicheren Darstellung. Daher sollten Sie diese Form der Schema-Definition bevorzugen.

Beispiel

Für den Datentyp der Adresse ergibt sich folgende Deklaration:

```
<xs:complexType name="adresseType">
  <xs:sequence>
    <xs:element name="vorname" type="xs:string"/>
    <xs:element name="nachname" type="xs:string"/>    ...
  </xs:sequence>
</xs:complexType>
```

Dieser Typ wird wie folgt verwendet:

```
<xs:element name="adresse" type="adresseType"/>
```

Häufigkeit von Elementen

Mit minOccurs kann man in einem XML-Schema festgelegen, wie oft ein Element mindestens vorkommen muss. Als Voreinstellung gilt der Wert 1. Es bildet das Gegenstück zu maxOccurs, das die maximale Anzahl von Elementen festlegt. Auch hier gilt als Voreinstellung der Wert 1.

Beispiel

Ein Adressbuch soll mindestens eine und kann beliebig viele Adressen enthalten. Dies wird im XML-Schema durch folgende Angabe definiert:

```
<xs:complexType name="adressbuchType">
  <xs:sequence>
    <xs:element name="adresse" type="adresseType"
                maxOccurs="unbounded"/>
  </xs:sequence>
</xs:complexType>
```

leere Elemente

Auch leere Elemente werden in einem XML-Schema als komplexe Elemente definiert. Analog zu den Elementen mit Inhalt kann deren Häufigkeit angegeben werden.

Beispiel

Beispielsweise wird ein optionales leeres Element `<beruflich/>` in einem Element vom Typ `adressType` wie folgt definiert:

```
<xs:complexType name="adresseType">
  <xs:sequence>   ...
    <xs:element name="beruflich" minOccurs="0">
      <xs:complexType />
    </xs:element>
  </xs:sequence>
</xs:complexType>
```

Fallbeispiel schema/ adressen1.xml

Es wird ein Schema für folgendes XML-Dokument entwickelt:

```
<?xml version ="1.0" encoding="UTF-8"?>
<!-- Adressbuch V. 1  -->
<adressbuch xmlns:xsi=
            "http://www.w3.org/2001/XMLSchema-instance"
            xsi:noNamespaceSchemaLocation="adressen1.xsd">
<adresse>
  <vorname>Marie</vorname>
  <nachname>Risser</nachname>
  <strasse>Kastanienweg 48</strasse>
  <plz>12340</plz>
  <ort>Klein-Winkelshausen</ort>
  <email>marie@mrisser.de</email>
</adresse>
<adresse>
  <vorname>Helen</vorname>
  <nachname>Schmidt</nachname>
  <strasse>Rosenstraße 34</strasse>
  <plz>24024</plz>
  <ort>Groß-Winkelshausen</ort>
  <email>helen@schmidt4711.de</email>
  <beruflich/>
</adresse>
</adressbuch>
```

schema/
adressen1.xsd

XML-Schema für das Adressbuch:

```
<?xml version="1.0" encoding="UTF-8"?>
<xs:schema xmlns:xs="http://www.w3.org/2001/XMLSchema">

<xs:complexType name="adresseType">
  <xs:sequence>
    <xs:element name="vorname" type="xs:string"
                minOccurs="0"/>
    <xs:element name="nachname" type="xs:string"/>
    <xs:element name="strasse" type="xs:string"/>
    <xs:element name="plz" type="xs:string"/>
    <xs:element name="ort" type="xs:string"/>
    <xs:element name="email" type="xs:string"
                minOccurs="0"/>
    <xs:element name="beruflich" minOccurs="0">
      <xs:complexType />
    </xs:element>
  </xs:sequence>
</xs:complexType>
<xs:complexType name="adressbuchType">
  <xs:sequence>
    <xs:element name="adresse" type="adresseType"
                maxOccurs="unbounded"/>
  </xs:sequence>
</xs:complexType>
<xs:element name="adressbuch" type="adressbuchType"/>
</xs:schema>
```

Prüfen Sie die XML-Datei `adressen1.xml` auf Wohlgeformtheit und Gültigkeit. Was passiert, wenn das Element `<beruflich>` im XML-Dokument einen Inhalt erhält? Lassen Sie die Angabe `<xs:complexType />` bei der Schema-Definition des leeren Elements weg. Was passiert?

Ändern Sie das XML-Schema `adressen1.xsd` so ab, damit sich mit folgenden Änderungen noch eine gültige Validierung ergibt: Keine Adresse vorhanden, optionaler Vorname, maximal 2 Vornamen, beliebig viele E-Mail-Adressen, zusätzlich eine optionale Telefonnummer und Erweiterung der Adresse um das Land.

13.6 XML-Schema - Teil 2 **

In einem komplexen Element können die Kompositoren `<xs:sequence>`, `<xs:all>` und `<xs:choice>` definieren, ob die enthaltenen Elemente in fester oder beliebiger Reihenfolge vorkommen oder ob sie eine Auswahl bilden.

Elemente definieren

Kompositoren

Bei den bisher eingeführten Schemata wurde innerhalb von komplexen Strukturen die Angabe `<xs:sequence>` verwendet. In XML-

Schemata sind noch weitere Kompositoren möglich. Insgesamt stehen zur Verfügung:

- <xs:sequence>
- <xs:choice>
- <xs:all>

festgelegte Reihenfolge

Mit dem Kompositor <xs:sequence> können Sie definieren, dass die Elemente in einer komplexen Struktur nur in der festgelegten Reihenfolge stehen dürfen.

Beispiel Strukur

Vorname und Nachname sollen im XML-Dokument in dieser Reihenfolge stehen:

```
<xs:complexType name="adresseType">
  <xs:sequence>
    <xs:element name="vorname" type="xs:string"/>
    <xs:element name="nachname" type="xs:string"/>
  </xs:sequence>
</xs:complexType>
```

Beispiel Iteration

Auch für die einzelnen Adressen in einem Adressbuch wird der Kompositor <xs:sequence> verwendet, da diese Daten ebenfalls in einer festgelegten Reihenfolge stehen müssen:

```
<xs:complexType name="adressbuchType">
  <xs:sequence>
    <xs:element name="adresse" type="adresseType"
                maxOccurs="unbounded"/>
  </xs:sequence>
</xs:complexType>
```

Alternativen

Der Kompositor <xs:choice> ist zu verwenden, wenn mehrere Alternativen zur Wahl stehen.

Beispiel

Beispielsweise besteht ein Element vom Typ `telefonType` entweder aus dem Element `mobil` oder aus dem Element `festnetz`:

```
<xs:complexType name="telefonType">
  <xs:choice>
    <xs:element name="mobil" type="xs:string"/>
    <xs:element name="festnetz" type="xs:string"/>
  </xs:choice>
</xs:complexType>
```

beliebige Reihenfolge

Mit dem Kompositor <xs:all> können Sie definieren, dass die Elemente in einer komplexen Struktur in beliebiger Reihenfolge stehen dürfen. Jedes enthaltene Element darf nur einmal vorkommen.

Beispiel

```
<xs:complexType name="personType">
  <xs:all>
    <xs:element name="vorname" type="xs:string"/>
    <xs:element name="nachname" type="xs:string"/>
```

```
  </xs:all>
</xs:complexType>
```

Für einfache Elemente kann zusätzlich zum Elementtyp eine Voreinstellung definiert werden. Dieser Wert wird verwendet, wenn im XML-Dokument kein Wert angegeben wird.

Voreinstellungen für Elemente

Beispielsweise kann die Adresse um das Element `land` erweitert werden, das mit Deutschland vorbelegt wird, weil dies für die meisten Adressen zutrifft:

Beispiel

```
<xs:element name="land" type="xs:string" default="Deutschland"
/>
```

Einfache Datentypen

Außer den vorgegebenen Standardtypen und den komplexen Typen können einfache Typen definiert werden. Elemente vom einfachen Datentyp dürfen weder Kindelemente noch Attribute besitzen. Einfache Typen werden wie komplexe Typen bei der Deklaration der Elemente referenziert.

Einfache Typen werden mithilfe von Einschränkungen *(restrictions)* aus den Standardtypen abgeleitet. Auch der Standardtyp `integer` wird aus dem Standardtyp `decimal` durch eine Einschränkung abgeleitet, indem die Anzahl der zulässigen Nachkommastellen auf Null gesetzt werden.

Einschränkungen

Beispielsweise kann ein Typ `plzType` auf der Basis ganzer Zahlen definiert werden:

Beispiel

```
<xs:simpleType name="plzType">
  <xs:restriction base="xs:integer" >
  </xs:restriction>
</xs:simpleType>
```

Und so wird der Typ im Element referenziert:

```
<xs:element name="plz" type="plzType"/>
```

Einschränkungen bieten noch mehr Möglichkeiten. Man kann damit beispielsweise den Wertebereich für numerische Elemente festlegen.

Wertebereich festlegen

Hier wird für den Typ `ageType` der Wertebereich auf 1 bis 99 eingeschränkt:

Beispiel

```
<xs:simpleType name="ageType">
  <xs:restriction base="xs:integer">
    <xs:minInclusive value="1"/>
    <xs:maxInclusive value="99"/>
  </xs:restriction>
</xs:simpleType>
```

Länge festlegen

Für Elemente vom Typ <xs:string> kann man die minimale und maximale Länge definieren.

Beispiel

Ein Element vom Typ passwortType muss mindestens sechs und darf höchstens 20 Zeichen enthalten:

```
<xs:simpleType name="passwortType">
  <xs:restriction base="xs:string" >
    <xs:minLength value="6" />
    <xs:maxLength value="20" />
  </xs:restriction>
</xs:simpleType>
```

Aufzählung

Mithilfe der Angabe <xs:enumeration> kann man festlegen, dass ein Element nur konkrete Werte annehmen darf.

Beispiel

Das folgende Schema definiert einen Typ kontaktType mit den aufgeführten Werten:

```
<xs:simpleType name="kontaktType">
  <xs:restriction base="xs:string">
    <xs:enumeration value="freund"/>
    <xs:enumeration value="verein"/>
    <xs:enumeration value="beruf"/>
  </xs:restriction>
</xs:simpleType>
```

Facetten

Die eingeführten Eigenschaften werden auch als einschränkende **Facetten** bezeichnet. Sie können jeweils für die angegebenen Datentypen verwendet werden:

- xs:string - minLength, maxLength, enumeration
- xs:decimal - minInclusive, maxInclusive, enumeration
- xs:integer - minInclusive, maxInclusive, enumeration
- xs:float - minInclusive, maxInclusive, enumeration
- xs:date - minInclusive, maxInclusive, enumeration

Attribute definieren

Attribute

In einem XML-Schema können wie in einer DTD Attribute deklariert werden. Besitzt ein Element Attribute, muss es im XML-Schema als komplexes Element spezifiziert werden. Das gilt auch dann, wenn das Element selbst keine Kindelemente, sondern nur Attribute enthält. Für ein Element können beliebig viele Attribute definiert werden. Sie werden nacheinander aufgeführt, wobei die Reihenfolge keine Rolle spielt. Das bedeutet, dass die Attribute im XML-Dokument in anderer Reihenfolge vorkommen dürfen als im XML-Schema. Sie werden nach folgendem Schema definiert:

```
<xs:complexType name="...">
  <xs:sequence>    ...
  </xs:sequence>
  <xs:attribute name="name1" type="..." use="..."/>
```

```
  <xs:attribute name="name2" type="..." use="..."/>
</xs:complexType>
```

Als Attributwerte sind nur einfache Datentypen zulässig, d. h. die Standardtypen oder die simpleTypes, die oben eingeführt wurden. Attribute können keine komplexen Strukturen bilden.

Attributtypen

Man kann mit use="optional" angeben, dass ein Attribut optional ist. Pflichtattribute müssen mit use="required" definiert werden. Erfolgt keine dieser Angaben, dann handelt es sich um ein optionales Attribut.

use

Beispiel

Bei folgendem Ausschnitt aus einem XML-Dokument besitzt das strukturierte Element adresse die optionalen Attribute erfasst_am und aktualisiert_am:

```
<adresse erfasst_am="2005-07-17"
         aktualisiert_am="2006-09-17">
  <vorname>Marie</vorname>
  ...
</adresse>
```

Dieser XML-Ausschnitt wird durch folgendes Schema definiert:

```
<xs:element name="adresse">
  <xs:complexType>
    <xs:sequence>
       <xs:element name="vorname" type="xs:string"/>        ...
    </xs:sequence>
    <xs:attribute name="erfasst_am" type="xs:date"/>
    <xs:attribute name="aktualisiert_am" type="xs:date"/>
  </xs:complexType>
</xs:element>
```

Analog zu Elementen können auch für Attribute Voreinstellungen definiert werden. Wird dem Attribut im XML-Dokument kein Wert zugewiesen, dann gilt die Voreinstellung.

Voreinstellungen für Attribute

Beispiel

Hier wird im XML-Schema beispielsweise festgelegt, dass für das optionale Attribut sprache die Voreinstellung deutsch gilt:

```
<xs:complexType name="adresseType">
  <xs:sequence>
    <xs:element name="vorname" type="xs:string"
                minOccurs="0"/>      ...
  </xs:sequence>  ...
  <xs:attribute name="sprache" type="xs:string"
                default="deutsch"/>
</xs:complexType>
```

Ist im XML-Dokument kein Wert angegeben, gilt diese Voreinstellung. Ebenso kann der voreingestellte Wert überschrieben werden. Gültige XML-Elemente sind:

- <adresse sprache="englisch">... </adresse>

- `<adresse>... </adresse>` : hier gilt per Voreinstellung `spra-che="deutsch"`

Fallbeispiel

Das Adressbuch wird um komplexe Elemente, mehrere Attribute und selbst definierte einfache Typen erweitert.

schema/adressen2.xml

In dem XML-Dokument wird das komplexe Element `telefonliste` hinzugefügt und das Element `adresse` erhält mehrere Attribute:

```
<?xml version="1.0" encoding="UTF-8"?>
<!-- Adressbuch V. 2  -->
<adressbuch xmlns:xsi=
            "http://www.w3.org/2001/XMLSchema-instance"
            xsi:noNamespaceSchemaLocation="adressen2.xsd">
<adresse erfasst_am="2006-07-17"
         aktualisiert_am="2006-09-17"
         kontakt="freund">
  <vorname>Marie</vorname>
  <nachname>Risser</nachname>
  <strasse>Kastanienweg 48</strasse>
  <plz>12340</plz>
  <ort>Klein-Winkelshausen</ort>
  <email>marie@mrisser.de</email>
  <telefonliste>
    <telefon> <mobil>0170/123456</mobil>
    </telefon>
    <telefon> <festnetz>022222/343434</festnetz>
    </telefon>
  </telefonliste>
</adresse>
<adresse kontakt="beruf">
  <vorname>Helen</vorname>
  <nachname>Schmidt</nachname>
  <strasse>Rosenstraße 34</strasse>
  <plz>24024</plz>
  <ort>Groß-Winkelshausen</ort>
  <email>helen@schmidt4711.de</email>
  <telefonliste>
    <telefon><festnetz>02345/565656</festnetz>
    </telefon>
    <telefon><festnetz>02345/565657</festnetz>
    </telefon>
  </telefonliste>
</adresse>
</adressbuch>
```

schema/adressen2.xsd

Und so wird das Schema definiert, zu dem das obige XML-Dokument gültig ist:

```
<?xml version="1.0" encoding="UTF-8"?>
<xs:schema xmlns:xs="http://www.w3.org/2001/XMLSchema">
<xs:simpleType name="plzType">
  <xs:restriction base="xs:string" >
    <xs:minLength value="5" />
```

```
      <xs:maxLength value="5" />
    </xs:restriction>
  </xs:simpleType>
  <xs:simpleType name="kontaktType">
    <xs:restriction base="xs:string">
      <xs:enumeration value="freund"/>
      <xs:enumeration value="verein"/>
      <xs:enumeration value="beruf"/>
    </xs:restriction>
  </xs:simpleType>
  <xs:complexType name="telefonType">
    <xs:choice>
      <xs:element name="mobil" type="xs:string"/>
      <xs:element name="festnetz" type="xs:string"/>
    </xs:choice>
  </xs:complexType>
  <xs:complexType name="telefonlisteType">
    <xs:sequence>
      <xs:element name="telefon" type="telefonType"
          minOccurs="0" maxOccurs="unbounded"/>
    </xs:sequence>
  </xs:complexType>
  <xs:complexType name="adresseType">
    <xs:sequence>
      <xs:element name="vorname" type="xs:string"
                  minOccurs="0"/>
      <xs:element name="nachname" type="xs:string"/>
      <xs:element name="strasse" type="xs:string"/>
      <xs:element name="plz" type="plzType"/>
      <xs:element name="ort" type="xs:string"/>
      <xs:element name="email" type="xs:string"
                  minOccurs="0"/>
      <xs:element name="telefonliste"
                  type="telefonlisteType"/>
    </xs:sequence>
    <xs:attribute name="erfasst_am" type="xs:date"
                  use="optional"/>
    <xs:attribute name="aktualisiert_am" type="xs:date"
                  use="optional"/>
    <xs:attribute name="kontakt" type="kontaktType"
                  use="required"/>
    <xs:attribute name="sprache" type="xs:string"
                  default="deutsch"/>
  </xs:complexType>
  <xs:complexType name="adressbuchType">
    <xs:sequence>
      <xs:element name="adresse" type="adresseType"
                  maxOccurs="unbounded"/>
    </xs:sequence>
  </xs:complexType>
  <xs:element name="adressbuch" type="adressbuchType"/>
</xs:schema>
```

Prüfen Sie die XML-Datei `adressen2.xml` auf Wohlgeformtheit und Gültigkeit. Was wird im Browser für das Attribut `sprache` angezeigt?

Schema vs. DTD

XML-Schemata dienen einem ganz ähnlichen Zweck wie DTDs. Sie besitzen aber eine Reihe von Vorteilen und werden wohl die DTDs zukünftig ersetzen. Der größte Vorteil besteht darin, dass XML-Schemata selbst XML-Dokumente sind, die entsprechend auf Wohlgeformtheit geprüft werden können. Sie können genauso verarbeitet werden wie alle XML-Dokumente. Außerdem bieten XML-Schemata die Möglichkeit, Datentypen für Elemente und Attribute zu definieren sowie Wertebereiche und Muster für Zeichenfolgen zu spezifizieren. Diese Eigenschaften sind besonders wichtig, wenn es um die Kommunikation zwischen Anwendungen geht.

13.7 XML und Java **

In Java gibt es mit den APIs JAXP *(Java API for XML Processing)* und JAXB *(Java Architecture for XML Binding)* unterschiedliche Möglichkeiten mit XML-Dateien oder XML-Datenströmen umzugehen: SAX *(Simple API for XML)* eignet sich für das ereignisgesteuerte *parsen* großer XML-Dateien. DOM *(Document Object Model)* erlaubt es, ein XML-Dokument als eine große Datenstruktur im Arbeitsspeicher zu sehen, auf deren Komponenten beliebig lesend und schreibend zugegriffen werden kann. SAX und DOM bilden, zusammen mit einer XSLT-Schnittstelle *(XML Stylesheet Language for Transformations)*, JAXP. JAXB schließlich erlaubt eine einfache Abbildung zwischen einem Java-Objektgraphen und einem XML-Dokument.

JAXP – *Java API for XML Processing*

SAX

Der historisch älteste Ansatz liegt in der Verwendung von **SAX** (*Simple API for XML*). SAX ist Bestandteil von **JAXP** und gehört damit zur *Java Standard Edition*. SAX stellt eine API bereit, unter deren Verwendung XML-Daten sequenziell gelesen und verarbeitet werden können. Ein SAX-Parser (`javax.xml.parsers.SAXParser`) liest den Datenstrom und löst beim Auftreten vordefinierter Situationen ein Ereignis (*event*) aus. Vordefinierte Situationen sind z. B.

- Start oder Ende des Gesamtdokuments,
- Start oder Ende eines XML-Elements oder
- Auftreten von Fehlern, z. B. bezüglich Wohlgeformtheit oder Gültigkeit.

Das Ereignis muss vom nutzenden Programm verarbeitet werden. Dies geschieht, indem das Programm die Schnittstellen `ContentHandler`, `DTDHandler`, `EntityResolver` und `ErrorHandler` (alle Schnittstellen finden sich im Paket `org.xml.sax`) implementiert. Da in der Realität aber meist nicht auf alle Situationen reagiert werden muss, gibt es mit `org.xml.sax.helpers.DefaultHandler` eine Klasse, die die genannten Schnittstellen mit einer Standardimplementierung versieht. Um einzelne Methoden mit speziellen Implementierungen zu versehen, kann eine Klasse sich aus `DefaultHandler` ableiten und die gewünschten Methoden überschreiben.

SAX erlaubt nur einen lesenden Zugriff auf den XML-Datenstrom. Veränderungen sind nicht möglich. Dadurch, dass nur sequenziell auf die Daten zugegriffen werden kann, muss der SAX-Nutzer zusätzliche Datenstrukturen vorsehen, damit erkannt werden kann, an welcher Stelle des Gesamtdokuments sich die Verarbeitung gerade befindet. Der große Vorteil von SAX liegt darin, dass zu keinem Zeitpunkt das komplette Dokument in den Arbeitsspeicher geladen werden muss. Auch die Verarbeitung sehr großer XML-Dokumente stellt daher für SAX kein Problem dar.

DOM

Eine weitere Möglichkeit ist die Verwendung von **DOM** (*Document Object Model*) bzw. der zugehörigen API. DOM ist ebenfalls Bestandteil von JAXP. Mittels der DOM-API wird aus dem kompletten XML-Dokument ein Objekt erzeugt, das die Baumstruktur des XML-Dokuments widerspiegelt. Das Objekt stellt eine Implementierung der Schnittstelle `org.w3c.dom.Document` dar. Über die dort definierten Methoden kann sowohl lesend als auch schreibend auf alle Knoten (Schnittstelle `org.w3c.dom.Node`) des Baums zugegriffen werden. Auch eine Reihe von Methoden zur Navigation zwischen den Knoten werden bereitgestellt. Der große Vorteil des DOM liegt darin, dass einfach auf beliebige Teile eines Dokuments zugegriffen werden kann. Auch kann (anders als bei SAX) das Dokument einfach verändert werden. Sehr große Dokumente können mit DOM allerdings nur schwer verarbeitet werden, da sie komplett in den Arbeitsspeicher geladen werden müssen. Ein weiterer Nachteil liegt darin, dass DOM die XML-Daten zwar in ein Objekt umformt, dabei unabhängig vom Inhalt des XML-Datenstroms allerdings immer ein `Document`-Objekt erstellt wird. Es ist also nach wie vor eine Aufgabe des nutzenden Programms aus dem `Document`-Objekt spezifischere Objekte zu erzeugen. Wird z. B. eine XML-Datei gelesen, die eine Reihe von Aufträgen mit jeweils mehreren Auftragspositionen enthält, so müssen aus dem `Document` für die weitere Verarbeitung Objekte aus den entsprechenden Fachklassen (im Beispiel `Auftrag` und `Auftragsposition`) erzeugt werden. Diese »Umformungslogik«

muss zudem angepasst werden, wenn sich der Aufbau des XML-Dokuments ändert.

JAXB

In Java 6 wurde zur vereinfachten XML-Verarbeitung **JAXB** *(Java Architecture for XML Binding)* in den Grundumfang der Java-API eingegliedert. Dieses Rahmenwerk verbindet XML-Dokumente mit Java-Objektgraphen und umgekehrt. So lassen sich Java-Objektgraphen sehr einfach in XML-Dokumente umwandeln und XML-Dokumente einfach über einen Java-Objektgraphen bearbeiten. Die entsprechenden Klassen und Schnittstellen sind im Paket `javax.xml.bind` zu finden.

Korrespondenz zwischen Java-Objektbaum und XML-Struktur

Das Verbinden zwischen dem Java-Quellcode und der Struktur einer XML-Datei kann auf zwei Arten erfolgen:

Annotationen

- Am einfachsten ist es, eine bereits vorhandene Java-Klasse einfach mit den benötigten JAXB-Annotationen zu versehen. Über die **Annotationen** wird ausgedrückt, zu welchen Bestandteilen eines XML-Dokuments Objekte bzw. deren Attribute korrespondieren und welche Umwandlungen ggf. vorzunehmen sind. Die Annotationen befinden sich im Paket `javax.xml.bind.annotation`.
- Die zweite Möglichkeit des Verbindens erfolgt über ein entsprechendes XML-Dokument, in dem die Informationen für das JAXB-Rahmenwerk konfiguriert werden.

Im Folgenden wird nur die Variante mit den JAXB-Annotationen besprochen.

Beispiel 1

Eine einfache Bücherliste soll in Form einer XML-Datei übertragen werden. Die Bücherliste besteht aus einem oder mehreren Büchern, wobei zu jedem Buch ein Titel und ein Autor angegeben werden soll. Das folgende XML-Schema beschreibt die Bücherliste:

`Bücherliste.xsd`

```
<?xml version="1.0" encoding="UTF-8"?>
<schema xmlns="http://www.w3.org/2001/XMLSchema"
   targetNamespace="http://www.w3l.de/Bücherliste"
   xmlns:bl="http://www.w3l.de/Bücherliste"
   elementFormDefault="qualified">
   <element name="buecherliste" type="bl:Buecherliste" />
   <complexType name="Buecherliste">
      <sequence>
         <element name="buch" type="bl:Buch" minOccurs="1"
            maxOccurs="unbounded" />
      </sequence>
```

```
    </complexType>
    <complexType name="Buch">
        <sequence>
            <element name="titel" type="string" />
            <element name="autor" type="string" />
        </sequence>
    </complexType>
</schema>
```

Eine Korrespondenz zu den Klassen `Buecherliste` und `Buch` kann über die folgenden Annotationen hergestellt werden:

Buecherliste

```
/* Ausschnitt aus Buecherliste */

@XmlAccessorType(XmlAccessType.FIELD)
// Spezifiziert, welche Attribute bei der
// Abbildung berücksichtigt werden sollen.
// FIELD bedeutet alle nicht transienten Attribute.
@XmlType(name = "Buecherliste", propOrder = { "buch" })
// Beschreibt den Typ 'Buecherliste' selbst.
// Eine Bücherliste besteht aus einer Sequenz,
// die eine Liste von buch-Elementen enthält
@XmlRootElement
// bei buecherliste handelt es sich um das
// Wurzelelement des gesamten XML-Dokuments
public class Buecherliste
{
    @XmlElement(required = true)
    /* Element, dass vorhanden sein muss. */
    protected List<Buch> buch; ...
}
```

Buch

```
/* Auszug aus Buch */
@XmlAccessorType(XmlAccessType.FIELD)
@XmlType(name = "Buch", propOrder = { "titel", "autor" })
// Ein Buch-Element ist eine Sequenz aus
// titel und autor
public class Buch
{
    @XmlElement(required = true)
    // String wird auf den in XML Schema vorhandenen
    // vordefinierten Typ 'string' abgebildet.
    protected String titel;
    @XmlElement(required = true)
    protected String autor; ...
}
```

XML-Schema und annotierter Java-Quellcode

Um ein Programm zu konstruieren, dass JAXB verwendet, ist es ausreichend, entweder vorhandenen Quellcode mit JAXB-Annotationen zu versehen oder eine vorhandene XML-Schema-Datei zu nehmen und daraus die annotierten Java-Dateien zu generieren. Die entsprechenden Werkzeuge sind im JDK vorhanden.

xjc

Mittels **xjc** können aus einer Schemabeschreibung passende annotierte Klassen erzeugt werden:

xjc Bücherliste.xsd generiert aus der Schemadatei annotierte Dateien für die Klassen Bücherliste und Buch sowie zwei weitere Klassen, auf die hier nicht näher eingegangen wird.

schemagen

Anders herum kann durch die Benutzung von schemagen aus dem annotierten Java-Quellcode eine XML-Schema-Datei generiert werden. Die Angabe der Klasse, die zur Wurzel des XML-Dokuments korrespondieren soll, ist dabei ausreichend:

schemagen -cp. de/w3l/xml/Buecherliste.java erzeugt eine XSD-Datei mit der Bezeichnung schema1.xsd und dem folgenden Inhalt:

```
<?xml version="1.0" encoding="UTF-8" standalone="yes"?>
<xs:schema version="1.0" xmlns:xs="http://www.w3.org/2001/XMLSchema">
   <xs:element name="buecherliste" type="Buecherliste" />
   <xs:complexType name="Buecherliste">
      <xs:sequence>
         <xs:element name="buch" type="Buch" maxOccurs="unbounded" />
      </xs:sequence>
   </xs:complexType>
   <xs:complexType name="Buch">
      <xs:sequence>
         <xs:element name="titel" type="xs:string" />
         <xs:element name="autor" type="xs:string" />
      </xs:sequence>
   </xs:complexType>
</xs:schema>
```

Umwandeln eines Objektbaums in ein XML-Dokument

Marshalling

Der Prozess der Umwandlung eines Objektbaums in ein XML-Dokument wird als *Marshalling* bezeichnet. Der Prozess läuft in drei Teilschritten ab:

1 Zuerst ist ein Objekt der zentralen Klasse JAXBContext (aus javax.xml.bind) zu erzeugen und zu initialisieren. Dabei müssen Informationen über die Struktur des Objektgraphen oder des XML-Dokuments übergeben werden. Dazu kann entweder eine entsprechend annotierte Klasse oder ein durch ein XML-Schema beschriebenes Dokument verwendet werden.

2 Im nächsten Schritt kann unter Verwendung des Kontext-Objekts mittels createMarshaller()ein Marshaller erzeugt werden. Für das Marshaller-Objekt können anschließend noch verschiedene Eigenschaften gesetzt werden, z. B. um die Ausgabe benutzerfreundlich zu formatieren (Marshaller.JAXB_FORMATTED_OUTPUT).

3 Im dritten Schritt verwendet der *Marshaller* zum »Einpacken« des Objektbaums in ein XML-Dokument die Methode marshal(objekt,ziel). Je nach Typ des Arguments ziel kann das erzeugte XML-Dokument in unterschiedlicher Form auf-

treten, z. B. als Datei oder als org.w3c.dom.Node-Objekt (siehe oben).

Beispiel 1a
Marshalling

Im diesem Beispiel wird zunächst ein Objekt aus der Klasse Buecherliste erzeugt. Anschließend werden zwei Buch-Objekte kreiert und in die Bücherliste eingefügt. Danach wird der gesamte Objektbaum in eine XML-Datei geschrieben.

```
package de.w3l.xml;
import java.io.FileWriter;
import javax.xml.bind.*;

public class Einpacker
{
  public static void main(String[] args)
  {
    // Java-Objektbaum in eine XML-Datei schreiben
    // Schritt 0: Erzeugen des Objektbaums
    Buecherliste meineListe = new Buecherliste();
    Buch buch = new Buch();
    buch.autor = "Heide Balzert";
    buch.titel = "UML 2 kompakt";
    meineListe.getBuch().add(buch);
    buch = new Buch();
    buch.autor = "Helmut Balzert";
    buch.titel = "Java 5 objektorientiert programmieren";
    meineListe.getBuch().add(buch);
    try
    {
      // Schritt 1: Neuen Kontext (hier mit Hilfe der
      // Java-Klasse) erstellen, die zur Wurzel des
      // XML-Dokuments korrespondiert.
      JAXBContext kontext =
          JAXBContext.newInstance(Buecherliste.class);

      // Schritt 2: Erzeugen eines Marshaller-Objekts, das
      // das eigentliche Einpacken des Objektbaums in ein
      // XML-Dokuments übernimmt.
      Marshaller einpacker = kontext.createMarshaller();

      // Um die Ausgabe "menschenfreundlicher" zu gestalten,
      // können noch ein paar Eigenschaften des Marshallers
      // beeinflusst werden.
      einpacker.setProperty(
          Marshaller.JAXB_FORMATTED_OUTPUT, true);
      einpacker.setProperty(Marshaller.JAXB_ENCODING,
          "ISO-8859-1");

      // Schritt 3: Start des Marshallers mit dem
      // Objektbaum. Es sind verschiedene Senken möglich.
      // Hier wird eine Datei verwendet.
      einpacker.marshal(meineListe, new FileWriter(
          "de/w3l/xml/Bücherliste.xml"));
    }
    catch (Exception ex) { ex.printStackTrace(); }
```

```
    }
}
```

Nach Ausführen des Programms erhält man folgende XML-Datei:

```
<?xml version="1.0" encoding="ISO-8859-1" standalone="yes"?>
<buecherliste xmlns="http://www.w3l.de/Bücherliste">
    <buch>
        <titel>UML 2 kompakt</titel>
        <autor>Heide Balzert</autor>
    </buch>
    <buch>
        <titel>Java 5: Objektorientiert programmieren</titel>
        <autor>Helmut Balzert</autor>
    </buch>
</buecherliste>
```

Einlesen eines XML-Dokuments in einen Objektbaum

Unmarshalling

Der Prozess der Umwandlung eines XML-Dokuments in einen Java-Objektbaum wird als *Unmarshalling* bezeichnet. Der Prozess läuft sehr ähnlich zum *Marshalling* ab. Es sind ebenfalls drei Schritte notwendig.

1 Erzeugen und Initialisieren des `JAXBContext`-Objekts
2 Erzeugen eines *Unmarshallers* unter Verwendung des Kontext-Objekts mittels `createUnmarshaller()`.
3 Einlesen des XML-Dokuments und Umwandeln in einen Objektbaum mittels der Methode `unmarshal(..)`. Je nach Argument der Methode können XML-Daten aus einer Datei, aus einem `org.w3c.dom.Node`-Objekt (siehe oben) oder aus anderen Quellen eingelesen werden.

Beispiel 1b
Unmarshalling

Die im Beispiel 1a erzeugte XML-Datei wird wieder eingelesen und in ein `Buecherliste`-Objekt umgewandelt. Anschließend werden die Daten der enthaltenen Bücher ausgegeben.

```
package de.w3l.xml;
import java.io.File;
import java.util.List;
import javax.xml.bind.*;

public class Auspacker
{
  public static void main(String[] args)
  {
    try
    {
      // Schritt 1: Neuen Kontext (hier mit Hilfe der
      // Java-Klasse) erstellen, die zur Wurzel des
      // XML-Dokuments korrespondiert.
      JAXBContext kontext =
```

```
        JAXBContext.newInstance(Buecherliste.class);

      // Schritt 2: Erzeugen eines Unmarshaller-Objekts, das
      // das eigentliche Auspacken des XML-Dokuments
      // übernimmt.
      javax.xml.bind.Unmarshaller auspacker =
        kontext.createUnmarshaller();

      // Schritt 3: Start des Unmarshallers mit einem
      // XML-Dokument. Dieses kann aus verschiedenen Quellen
      // stammen. Hier wird eine Datei verwendet.
      Object einObjekt = auspacker.unmarshal(new File(
            "de/w3l/xml/Bücherliste.xml"));

      // Schritt 4: Casten in die gewünschte Klasse. Mittels
      // Get-Operationen kann anschließend auf den Inhalt
      // zugegriffen werden.
      Buecherliste meineListe = (Buecherliste) einObjekt;
      List<Buch> listeVonBuch = meineListe.getBuch();
      for (int i = 0; i < listeVonBuch.size(); i++)
      {
        Buch buch = listeVonBuch.get(i);
        System.out.print(buch.getAutor() + ": ");
        System.out.println(buch.getTitel());
      }
    }
    catch (Exception ex)  { ex.printStackTrace(); }
  }
}
```

Die Ausführung des Programms erzeugt die folgende Ausgabe:

```
Heide Balzert: UML 2 kompakt
Helmut Balzert: Java 5: Objektorientiert programmieren
```

Gegenüberstellung von JAXP und JAXB

Alle drei beschriebenen Arten der Verbindung von XML und Java haben ihre Daseinsberechtigung:

- SAX kann immer dann verwendet werden, wenn es darum geht, sehr große XML-Dokumente ausschließlich lesend zu verarbeiten.
- DOM kann ein XML-Dokument komplett in den Arbeitsspeicher lesen und über definierte Navigationsoperationen auf alle Knoten des Dokumenten-Baums zugreifen. Darüber hinaus können Inhalt und Struktur des Baums verändert werden und der Baum kann ohne Aufwand wieder in ein XML-Dokument verwandelt werden. Nur der Aufbau einer Objekthierarchie muss durch den DOM-Nutzer geschehen.
- JAXB löst dieses Problem, indem es ein *Mapping* zwischen Java-Klassen/Objektstrukturen und einer XML-Struktur definiert. Mit dem Einlesen eines XML-Dokuments wird dann der

zugehörige Objektgraph direkt aufgebaut. Umgekehrt kann eine Objektstruktur direkt in einem XML-Dokument abgelegt werden. Allerdings sind Veränderungen der Struktur eines XML-Dokuments zur Laufzeit hier nicht mehr ohne Weiteres möglich.

Ein Anwendungsbeispiel, das JAXB verwendet, finden Sie im Kapitel »Technische Anwendungen«, S. 427.

14 Technische Anwendungen **

Technische Anwendungen überdecken – zumindestens von der Benutzungsoberfläche – ein breiteres Spektrum als kaufmännisch/administrative oder Büro-Anwendungen. Häufig dienen technische Anwendungen dazu, Produktionsprozesse zu überwachen und zu steuern. Der Produktionsprozess wird dazu in der Regel auf der Benutzungsoberfläche angezeigt. Sensoren sind oft die Eingabegeräte für technische Anwendungen. Es ist daher in der Regel nicht oder nur eingeschränkt möglich, aus einem OOA-Modell einer technischen Anwendung eine Benutzungsoberfläche methodisch abzuleiten oder zu generieren. Außerdem sind oft neue Interaktionselemente erforderlich, die erst erstellt werden müssen.

Als Fallstudie für eine technische Anwendung wird im Folgenden eine Wetterstation betrachtet, die ihre Daten sowohl lokal als auch aus dem Internet erhält:

Den kompletten Quellcode der Wetterstation finden Sie im kostenlosen E-Learning-Kurs zu diesem Buch.

Bitte beachten Sie, dass eine Partner-ID und ein Schlüssel zum Bezug der Wetterdaten aus dem Internet benötigt werden (siehe »Wetterstation – Anwendungslogik«, S. 436).

14.1 Wetterstation – Pflichtenheft, OOA und GUI **

Pflichtenheft

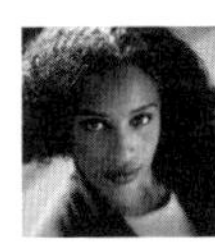

Die Firma WebSoft erhält den Auftrag, eine Wetterstation zu programmieren, die folgendes Pflichtenheft erfüllt:

/1/ Die Wetterstation soll Wetterdaten in einer grafisch anspruchsvollen Form darstellen, wobei die Benutzungsoberfläche an herkömmliche, analoge und digitale Anzeigegeräte erinnern soll.

/2/ Es sollen Wetterdaten für einen Ort angezeigt werden. Neben dem Namen des Ortes, sowie des Längen- und Breitengrad sollen die folgenden Daten angezeigt werden: Datum und Uhrzeit der Messung, Temperatur, Luftfeuchte, Taupunkt, gefühlte Temperatur, Luftdruck, Windgeschwindigkeit und Windrichtung, UV-Wert (als Index-Wert zwischen 1 = »minimal« und 10 = »extrem hoch«) und ein zusammenfassender Wetterstatus, der in Piktogrammform angezeigt werden soll. Weiterhin sollen für den Ort die Zeitpunkte von Sonnenauf- und -untergang, die zum jeweiligen Datum gehören, angezeigt werden.

/3/ Die Wetterdaten sollen beim Beenden der Anwendung in einer ortsspezifischen Datei gespeichert werden. Wird die Anwendung »Wetterstation« erneut für denselben Ort gestartet, sollen die Vergangenheitsdaten aus der Datei gelesen und anschließend um aktuelle Daten aus dem Internet ergänzt werden.

/4/ Die Wetterdaten werden über das Internet per **HTTP** in Form einer XML-Übertragung von The Weather Channel (`http://www.Weather.com`) bezogen. Der Bezieher der Daten, d. h. die Wetterstation, muss sich gegenüber dem Datenlieferanten durch Angabe einer Benutzerkennung und eines Schlüssels ausweisen. Weiterhin sind bestimmte »Geschäftsregeln«, wie die Einhaltung zeitlicher Abstände zwischen den Datenabrufen, zu beachten. Benutzerkennung (»PartnerId«) und Schlüssel, sowie Abrufadresse und -parameter sind in einer Konfigurationsdatei zu speichern und können dort verändert werden.

/5/ Die Wetterstation zeigt Daten für genau einen Ort an, da eine gleichzeitige Anzeige mehrerer Orte durch den Datenlieferanten nicht erlaubt wird. Der anzuzeigende Ort soll aber über eine Konfigurationsdatei verändert werden können. Für den Ort sollen die geografische Länge und Breite als Dezimalzahl ausgegeben werden.

/6/ Alle Wetterdaten – mit Ausnahme des Luftdrucks – sollen datensatzweise für jeweils einen Messzeitpunkt angezeigt werden, wobei der Tag und die Uhrzeit über entsprechende Auswahllisten einstellbar sein sollen. Weiterhin kann der Benutzer die Daten vorwärts und rückwärts »durchblättern«.

/7/ Die Luftdruckwerte in mbar (Millibar) sollen zusätzlich für den ausgewählten Tag als Verlaufskurve dargestellt werden können. Die Darstellung soll so erfolgen, dass der dargestellte Luftdruckbereich sich an die vorliegenden Messwerte anpasst (also der Raum für die Darstellung gut genutzt wird).

/8/ Die Wetterstation soll eine Digitaluhr zur Anzeige der aktuellen Zeit (Stunde:Minute:Sekunde) beinhalten.

/9/ Die Wetterstation muss in der Hauptanzeige auf die Datenherkunft hinweisen sowie ein Logo des Datenlieferanten anzeigen. Durch Anklicken des Logos soll ein Webbrowser mit der

Website des Datenlieferanten angezeigt werden. In die URL des Aufrufs der Website ist die Benutzerkennung zu integrieren.

Objektorientierte Analyse

OOA-Modell

Da es lediglich darum geht, Wetterdaten für verschiedene Orte festzuhalten, besteht das Klassendiagramm des Fachkonzepts nur aus den beiden Klassen `Wetter` und `Ort` (Abb. 14.1-1).

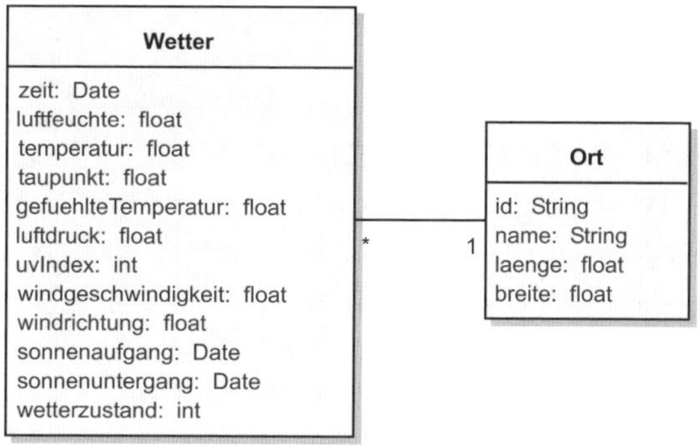

Abb. 14.1-1: Klassendiagramm objektorientierte Analyse.

Benutzungsoberfläche

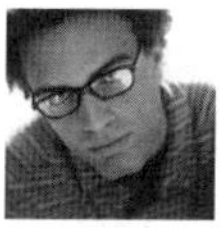

Um die Wünsche des Auftraggebers zu erfüllen, recherchiert die Firma WebSoft einige »nostalgische« Wetterstationen und unterbreitet dem Auftraggeber mehrere Vorschläge. Die Abb. 14.1-2 zeigt die vom Auftraggeber nach mehreren Iterationen genehmigte Benutzungsoberfläche.

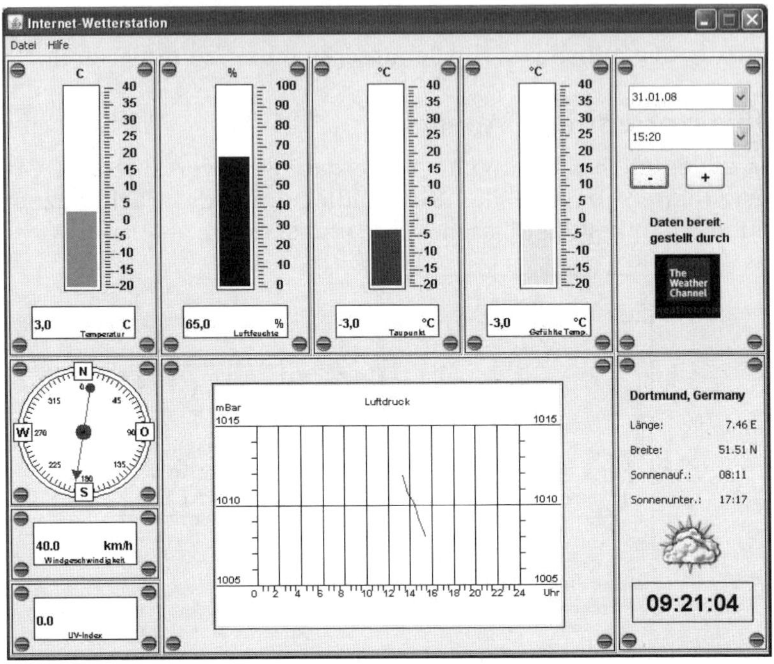

Abb. 14.1-2: Benutzungsoberfläche der Wetterstation.

14.2 Wetterstation – OOD **

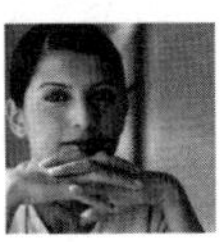

Als grundlegende Architektur bietet sich für diese Anwendung eine Drei-Schichten-Architektur an (siehe auch »AVplus – Architektur und Komponenten«, S. 307).

GUI-Schicht

Die Benutzungsoberfläche wird von einer Klasse `WetterGUI` gesteuert.

Anwendungs-Schicht

Um die einzelnen Wetterdatenobjekte der Klasse `Wetter` zu verwalten, kommt zu den aus der Analyse bekannten Fachklassen `Wetter` und `Ort` die Klasse `WetterContainer` hinzu. Neben der reinen Verwaltung einer Sammlung von Wetterdatenobjekten muss diese Klasse auch Dienstleistungen, wie z. B. die Auflistung aller Tage, für die Wetterdaten vorliegen oder die Auflistung aller Zeitpunkte für die Daten an einem bestimmten Tag zur Verfügung stehen, bieten.

Weiterhin wird mit der Klasse `Wetterquelle` eine Klasse benötigt, die die Verbindung zu einem Lieferanten von Wetterdaten im Internet herstellt.

Datenhaltungs-Schicht

Zum Speichern der Daten werden die Serialisierungsmechanismen von Java verwendet. Das Paket `datenhaltung` besteht nur aus einer einzigen Klasse `Objektdatei`. Ein weiteres Paket ruft die Daten aus der XML-Datenquelle ab. Dieses Paket `xml` enthält die Klasse `Weather`, die den »JAXB«-Mechanismus (vgl. »XML und Java«, S. 418) nutzt, um XML-Daten in Java-Objekte umzuwandeln.

Das OOD-Modell zeigt die Abb. 14.2-1.

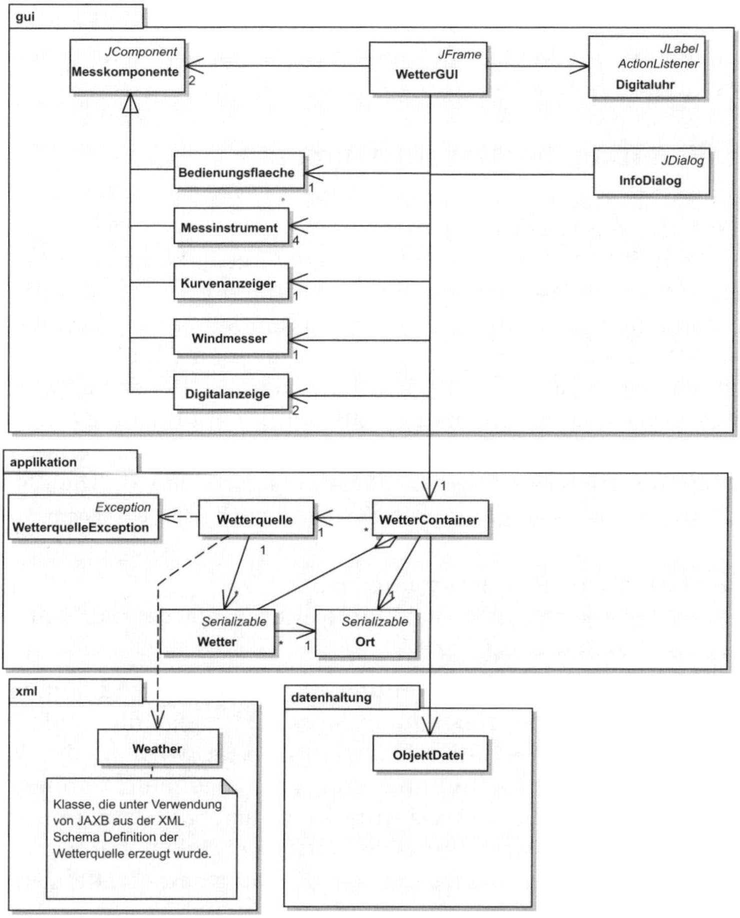

Abb. 14.2-1: OOD-Klassendiagramm der Wetterstation.

14.3 Wetterstation - GUI **

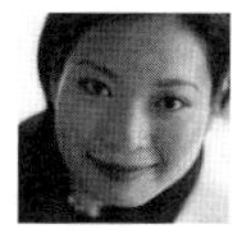

Die Oberfläche der Wetterstation soll Anzeigeinstrumente für verschiedene Wetterwerte möglichst homogen integrieren. Um ein einheitliches Aussehen zu erreichen, werden die Klassen für alle Instrumente aus einer gemeinsamen Basisklasse abgeleitet.

Anwendungsfenster Wetterstation

Die Grundfläche der Wetterstation besteht aus einem Swing-`Frame`, der eine Titelleiste, die Menüleiste und den eigentlichen Inhaltsbereich zur Verfügung stellt. Im Inhaltsbereich sollen Instrumente für die unterschiedlichen Arten von Wetterdaten untergebracht werden. Die Station soll insgesamt aussehen wie ein Rahmen mit einem vorgegebenen Rastermaß, in den nach Bedarf Messinstrumente eingesetzt werden können.

Realisierung der Messinstrumente

Oberklasse `Messkomponente`

`Messkomponente`

Für die Wetterstation werden neuartige Anzeigekomponenten benötigt, die standardmäßig *nicht* zur Verfügung stehen. Damit alle Komponenten ein einheitliches Aussehen haben, wird zunächst eine Klasse `Messkomponente` deklariert, die einen einheitlichen 3D-Rahmen sowie als rustikales Extra zur Verstärkung des Eindrucks eines eingeschraubten Instruments ein Schraubenbild in allen vier Ecken des Rahmens zur Verfügung stellt. Konkrete Messinstrumente leiten sich aus der Klasse `Messkomponente` ab. Die Klasse selbst ist eine Unterklasse der abstrakten Klasse `JComponent`.

Unterklassen von `Messkomponente`

Unterklassen `Messkomponente`

Aus `Messkomponente` leiten sich alle weiteren Klassen zur Darstellung von Rahmeneinsätzen ab:

- `Messinstrument` zur Darstellung eines analogen Säulenmessinstruments: Mit steigendem Messwert steigt die Säule, bei fallenden Werten fällt sie. `Messinstrument` wird in der Wetterstation zur Darstellung von verschiedenen Temperaturen (tatsächliche Temperatur, Taupunkt, gefühlte Temperatur) und zur Darstellung der Luftfeuchtigkeit benutzt. Zusätzlich zeigt `Messinstrument` den als Säule dargestellten Messwert auch digital an.
- `Digitalanzeige` dient der digitalen Anzeige eines Messwerts mit Einheit. `Digitalanzeige` wird in der Wetterstation verwendet zur Anzeige der Windgeschwindigkeit und des UV-Index.
- `Windmesser` zur Darstellung der Windrichtung auf einer kreisförmigen, kompassähnlichen Skala.
- `Kurvenanzeiger` zur Darstellung eines Werteverlaufs über einen Zeitraum. Die Einheiten, der Wertebereich und die Skalierung von x- und y-Achse können bei der Erzeugung eines Objekts mitgegeben werden, das Koordinatengitter wird automatisch auf die zur Verfügung stehende Fläche umgerechnet. Um der Anforderung **/7/** aus dem »Pflichtenheft«, S. 427, gerecht zu werden, bestimmt die Komponente vor dem Zeichnen auto-

matisch den Maximal- und Minimalwert über alle darzustellenden Messwerte und wählt dann den zur Darstellung der Werte passenden Ausschnitt der y-Achse. In der Wetterstation wird der Kurvenanzeiger zur Darstellung des Luftdruckverlaufs eines Tages benutzt.

- `Bedienungsflaeche` zur Aufnahme von Bedienungselementen. Hier werden die Elemente zur Auswahl des Tages bzw. des Zeitpunkts der Wetteranzeige und der Plus- und Minus-Knopf zum Durchblättern der Wetterdaten untergebracht.

Da einige Anzeigekomponenten mehrmals benötigt werden, ist es sinnvoll, sie von vornherein so zu parametrisieren, dass sie auch in anderen Kontexten (z.B. andere Farbdarstellung, andere Einheiten, andere Beschriftungen) verwendet werden können. Die Attribute der Anzeigekomponenten zeigt die Abb. 14.3-1.

`paintComponent`

Das einheitliche Aussehen aller Komponenten wird durch Redefinition der geerbten Methode `paintComponent()` erreicht. Dadurch kann das Aussehen des Elements selbst bestimmt werden. Es tritt kein Flackern auf, da die Methode `paint`, die `paintComponent` aufruft, die **Doppelpufferverwaltung** (*double buffering*) verwenden kann: Bilder werden zunächst in einem Hilfsspeicher gezeichnet und erst nach ihrer Fertigstellung komplett in den Anzeigebereich übertragen.

Anzeige von Webseiten

Link auf Datenlieferanten

In der Bedienungsfläche zur Auswahl des anzuzeigenden Messzeitpunkts wird weiterhin ein Logo des Datenlieferanten als `ImageIcon`-Objekt `providerBild` angezeigt. Das `ImageIcon` wird auf das `JButton`-Objekt `bilderflaeche` aufgetragen. Ein Klick auf das `ImageIcon`- und damit auf das `JButton`-Objekt führt über die Aktivierung der `actionPerformed`-Methode zum Aufruf des Webbrowsers mit der Startseite des Datenlieferanten.

Anzeige HTML

Auch wenn es nach einer relativ simplen Aktion klingt: Die Startseite des Datenlieferanten unabhängig von der verwendeten Plattform anzuzeigen, ist keine ganz einfache Aufgabe:

- Die elementarste (und plattformunabhängigste) Realisierung besteht darin, dass die Anwendung die HTML-Seite selbst »rendert«, d.h. anzeigt. Man kann `JTextPane`-Objekte zum Rendern von HTML-Seiten verwenden. Diese Möglichkeit bringt nur bei einfachen HTML-Seiten akzeptable Resultate.
- Eine bessere Möglichkeit liegt im Öffnen des nahezu immer vorhandenen Webbrowsers. Seit Java 6 ist es auch möglich, den Standardbrowser plattformunabhängig mit einer per Parameter übergebenen URL zu starten. Dazu ist ein Objekt der

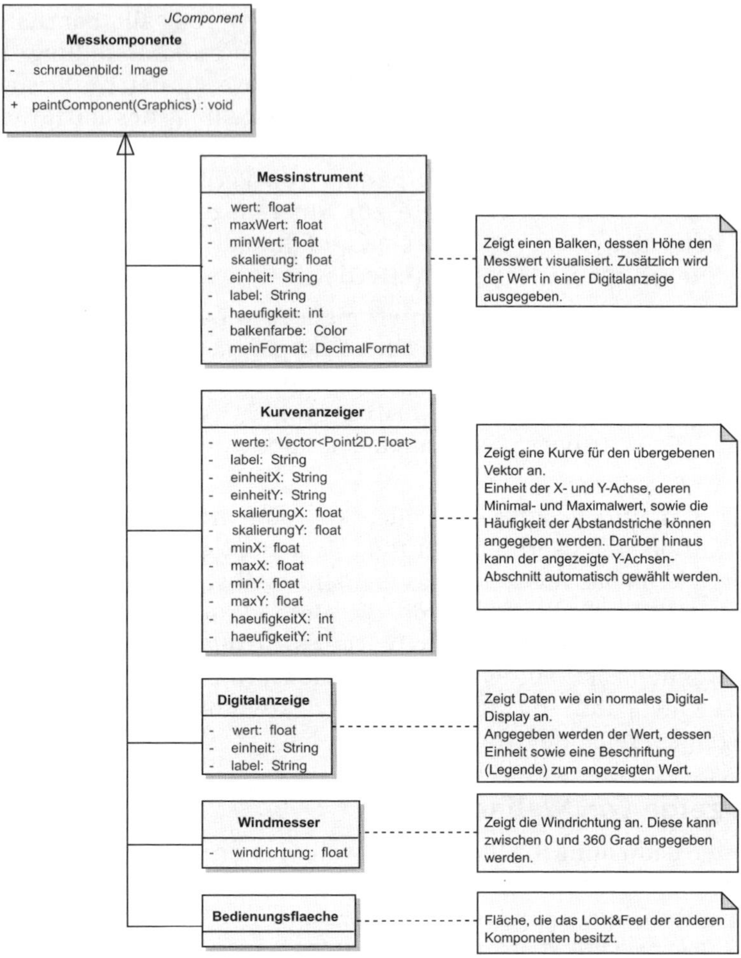

Abb. 14.3-1: Klassendiagramm Messkomponente.

Klasse `java.awt.Desktop` und die Methode `browse` zu benutzen. Diese Möglichkeit wird hier verwendet.

- Will man das Problem in einer früheren Java-Version lösen, so kann man auf die Klasse `Runtime` zurückgreifen. Diese erlaubt es, mittels der Methode `exec` einen Prozess außerhalb der JVM zu starten. Allerdings sieht der Prozessaufruf für verschiedene Plattformen unterschiedlich aus, sodass man hier die Plattformunabhängigkeit verliert.

ab Java 6

```
// Aufruf des Standard-Webbrowsers der verwendeten
// Plattform für die Internetseite des
// Wetterdatenlieferanten. Funktioniert ab Java 6
private void ausfuehrenBilderflaecheAktion(
    ActionEvent event)
```

```
{
  try
  {
    Desktop.getDesktop().browse(
        new URI(Anwendungsparameter
           .getParameter("HTTPSERVER_URL")));
  }
  catch (Exception ex)
  {
    ex.printStackTrace();
  }
}
// Aufruf des Standard-Webbrowsers für die Plattform
// Windows für die Internetseite des Wetterdatenlieferanten.
// Funktioniert auch für frühere Java-Versionen.
private void ausfuehrenBilderflaecheAktion(
    ActionEvent event)
{
  try
  {
    Runtime.getRuntime().exec(
        "rundll32 url.dll,FileProtocolHandler "
           + Anwendungsparameter
              .getParameter("HTTPSERVER_URL"));
  }
  catch (Exception ex)
  {
    System.err.println("Browserstart nicht möglich!");
  }
}
```

Alternative Möglichkeit vor Java 6

Weitere GUI-Komponenten

Anzeige Digitaluhr

Als weitere Anzeigekomponente kommt ein `Digitaluhr`-Objekt hinzu. Die Digitaluhr wird in der gewünschten Darstellungsform »HH:MM:SS« als gerahmtes `JLabel`-Objekt in der Messkomponente `eineOrtsinformation` angezeigt (siehe »Wetterstation – Nebenläufigkeit«, S. 450).

Neben den Anzeigekomponenten gibt es ein Datei- und ein Hilfemenü. Da Laden und Speichern der Wetterdaten automatisch beim Starten bzw. Beenden der Anwendung geschieht, findet sich im Dateimenü nur eine Menüoption zum Beenden der Anwendung.

Das Hilfemenü enthält nur eine Menüoption `Info`, dessen Aktivierung zur Anzeige eines `InfoDialog`-Objekts führt. `InfoDialog` leitet sich aus der Swing-Klasse `JDialog` ab.

14.4 Wetterstation – Anwendungslogik **

Übersicht

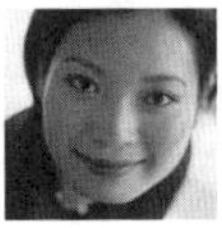

Im Paket `de.w3l.anw.wetterstation.applikation` finden sich die Klassen, die zur Realisierung der Anwendungslogik verwendet werden (Abb. 14.4-1). Diese sind:

- `Ort` zur Repräsentation eines Ortes, für den Wetterdaten gesammelt werden sollen. Zu einem Ort gehören ein eindeutiger Identifizierer, ein Name und die Angabe des Längen- und Breitengrades als Fließkommazahl.
- `Wetter` zur Repräsentation eines einzelnen Wetterdatensatzes. Zu einem Wetterdatensatz gehören die Angabe des Ortes und der Zeit, für die der Datensatz gültig ist.
- `WetterContainer` zur Bereitstellung von zusammengehörenden Wetter-Objekten in einem Container. Ein `WetterContainer` stellt auch die Verbindung zur Datenhaltungsschicht zwecks dauerhafter Speicherung der Wetterdaten her, indem er auf ein `ObjektDatei`-Objekt referenziert, das bei der Speicherung der zu einem Ort gehörenden Wetterdaten in Dateiform benutzt wird. Außerdem wird über das Attribut `meineWetterquelle` ein Objekt der Klasse `Wetterquelle` bereitgestellt, wodurch der `WetterContainer` neue Wetterdaten beziehen kann.
- `Wetterquelle` bietet mit der Methode `Wetter holeAktuellesWetter(Ort ort)` die Möglichkeit, Wetterdaten aus dem Internet zu beziehen und diese in ein `Wetter`-Objekt umzuwandeln. `Wetterquelle` bedient sich dazu einer weiteren Klasse `Weather` aus dem Paket `xml`, das die Umwandlung der XML-Daten in Java-Objekte unter Verwendung des JAXB-Mechanismus erledigt.
- `WetterquelleException` dient der Signalisierung von Ausnahmebedingungen, die im Zusammenhang mit dem Bezug der Wetterdaten auftreten können (z. B. keine Verbindung).

Regeln für die Verwendung der Wetterdaten

Wetterdaten von *The Weather Channel*

Die hier verwendeten Wetterdaten werden von der US-amerikanischen Firma *The Weather Channel* über die Internetseite The Weather Channel (`http://www.Weather.com`) angeboten. Beim Bezug der Wetterdaten entstehen *keine* Kosten, allerdings sind bestimmte Regeln, die in einem Richtlinienpapier beschrieben sind, zu beachten. Das Richtlinienpapier kann zusammen mit anderen Ressourcen (hauptsächlich Logos und Bilder), die bei der Implementierung einer Applikation benötigt werden, heruntergeladen werden (Weather.com SDK (`http://download.weather.com/web/xml/sdk.zip`)). Die wesentlichen Regeln sind (ohne Gewähr):

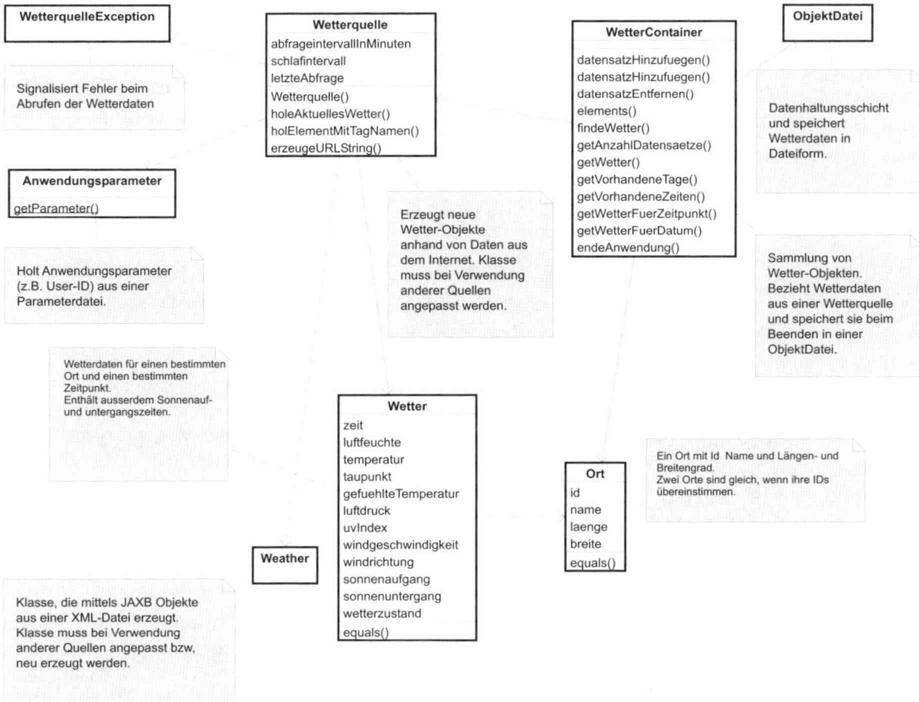

Abb. 14.4-1: Detailliertes Klassendiagramm der Applikationslogik der Wetterstation.

- Es dürfen nicht Daten für mehr als einen Ort gleichzeitig angezeigt werden.
- Wetterdaten, wie sie hier benutzt werden, dürfen *nicht* häufiger als alle 30 Minuten abgerufen werden.
- Ein Hinweis auf die Datenquelle muss in Form eines Logos vorhanden sein. Ein Klick auf das Logo führt zur Website von `weather.com`.
- Die Anwendung darf nicht mehr als 25.000 aktive Benutzer im Monat haben und muss kostenlos zu benutzen sein.

Weiterhin müssen Sie sich als Verwender der Daten registrieren (The Weather Channel - Registrierung (`https://registration.weather.com/ursa/profile`)). Sie erhalten eine Partner-ID und einen dazu gehörenden Schlüssel. Beide Daten müssen in die Datei `wetterstation.properties` eingepflegt werden. Die Datei finden Sie im Verzeichnis `de.w3l.anw.wetterstation`. Partner-ID und Schlüssel müssen beim Abruf der Daten angegeben werden.

Wenn Sie die Anwendung verändern oder eine eigene Anwendung erstellen, beachten Sie bitte die Regeln des Datenanbieters.

URL

Die Wetterdaten werden über **HTTP** abgerufen. Die **URL** des Aufrufs muss Angaben zum gewünschten Ort, zu der Art der Wetterdaten und zum Benutzer der Daten enthalten. Im Fallbeispiel sorgt die private Methode `erzeugeURLString` der Klasse `Wetterquelle` für eine korrekt zusammengebaute URL, welche Partner-ID, Schlüssel, ID des gewünschten Ortes, Art der gewünschten Wetterdaten und andere Angaben enthält.

Beispiel

Für den Ort Dortmund lautet die URL zum Abruf der aktuellen Wetterbedingungen, wobei die Werte im metrischen System angegeben werden sollen (Partner-ID `par` und Schlüssel `key` wurden verändert) wie folgt:

```
http://www.weather.com/local/GMXX0024?
cc=*&unit=m&prod=xoap&par=1234567890&key=0123456789abcdef
```

XML & JAXB

Als Antwort auf die Anfrage erhalten Sie eine **XML**-Datei, deren Inhalt wieder in ein `Wetter`-Objekt überführt werden muss. Im Fallbeispiel wird dazu **JAXB** (siehe »XML und Java «, S. 418) verwendet. Dabei wird zunächst ein `Weather`-Objekt erzeugt. Anschließend wird dieses Objekt benutzt, um ein `Wetter`-Objekt zu erzeugen (siehe »Wetterstation – XML-Daten«, S. 442).

Der nachfolgende Code stellt einen Ausschnitt aus der Klasse `Wetterquelle` dar.

Wetterquelle

```
package de.w3l.anw.wetterstation.applikation;
import de.w3l.anw.wetterstation.gui.Anwendungsparameter;
import de.w3l.anw.wetterstation.xml.Weather;
...

public class Wetterquelle
{
   private int abfrageintervallInMinuten = 30;

   // eine Minute warten
   private int schlafintervall = 1000 * 60;

   // Zeitpunkt der letzten Abfrage
   public Date letzteAbfrage = null;

   public Wetterquelle()
   {
      abfrageintervallInMinuten =
          Integer.parseInt(Anwendungsparameter
             .getParameter("ABFRAGEINTERVALL"));
   }

   /**
   * Holt für den angegebenen Ort einen neuen Datensatz. Da
   * Wetterquellen wie z. B. weather.com in ihren
   * Lizenzbedingungen Mindestpausen (z. B. 30 Minuten)
   * zwischen den Abfragen vorsehen, wird die Abfrage
   * entsprechend verzögert, wenn die Mindestpause noch
```

```
* nicht erreicht wurde.
*/
public Wetter holeAktuellesWetter(Ort ort)
    throws WetterquelleException
{
   Wetter neuesWetter = null;
   if (letzteAbfrage!= null)
   {
      letzteAbfrage.setTime(letzteAbfrage.getTime()
          + (abfrageintervallInMinuten * 60000));
   }
   else
   {
      letzteAbfrage = new Date();
   }
   // Jetzt warten, bis Daten geliefert werden dürfen
   while (new Date().before(letzteAbfrage))
   {
      try
      {
         Thread.sleep(schlafintervall);
      }
      catch (Exception ex)
      {
         ex.printStackTrace();
      }
   }
   // Es dürfen wieder Daten geliefert werden
   try
   {
      URL url = new URL(erzeugeURLString());
      // Daten von der URL mittels JAXB einlesen

      // Zunächst muss ein JAXBContext-Objekt erzeugt
      // werden, das die annotierte Klasse kennt. Dies
      // geschieht durch die statische Methode newInstance.
      // Die Klassen, die dem Kontext bekannt sein müssen,
      // werden als Parameter hinzugefügt.
      JAXBContext kontext =
          JAXBContext.newInstance(Weather.class);

      // Der Unmarshaller ist der eigentliche "Auspacker".
      // Er kann aus der XML-Datei Objekte erzeugen. Wir
      // erzeugen zunächst einen Unmarshaller für den
      // vorgegebenen Kontext.
      Unmarshaller importierer =
          kontext.createUnmarshaller();

      // Jetzt kann der Unmarshaller tätig werden. Wir
      // erhalten ein (Weather-)Objekt
      Object einObjektGraph = importierer.unmarshal(url);

      // Mit xmlWetter erhält man ein Weather-Objekt
      Weather xmlWetter = (Weather) einObjektGraph;

      neuesWetter = new Wetter();
```

```
// OrtsID der gelesenen Wetterdaten holen
String ortsId = xmlWetter.getLoc().getId();

if (ortsId!= null)
{
   if (ort!= null)
   {

      // Es gibt bereits einen Ort. Nun ist zu
      // prüfen, ob die ID dieses Ortes mit den
      // eingelesenen Daten übereinstimmt.
      if (!(ort.getId().equals(ortsId)))
         throw new WetterquelleException(
             "Daten für falschen Ort angefordert");
      neuesWetter.setOrt(ort);
   }
   else
   {
      // Noch kein Ort vorhanden, also den
      // gerade gelesenen nehmen
      neuesWetter.setOrt(new Ort(ortsId, xmlWetter
         .getLoc().getDnam(), xmlWetter.getLoc()
         .getLon(), xmlWetter.getLoc().getLat()));
   }
}
else
{
   // In den gelesenen Daten ist kein "id"
   throw new WetterquelleException(
       "<<id>> nicht gefunden!");
}

// Ortsdaten sind jetzt vorhanden. Wir lesen nun die
// Zeiten für Sonnenaufgang und -untergang
neuesWetter.setSonnenaufgang(new SimpleDateFormat(
    "h:m a").parse(xmlWetter.getLoc().getSunr()));
neuesWetter.setSonnenuntergang(new SimpleDateFormat(
    "h:m a").parse(xmlWetter.getLoc().getSuns()));

// Jetzt lesen wir die Zeit der letzten Messung. Da
// die Methode getLsup einen String zurückliefert,
// muss dieser in ein Zeitformat umgeformt werden.
neuesWetter
   .setZeit(new SimpleDateFormat("M/d/y h:m a")
       .parse(xmlWetter.getCc().getLsup()));

// Dann kommt die Temperatur tmp
neuesWetter.setTemperatur(xmlWetter.getCc().getTmp());

// Dann kommt die gefühlte Temperatur flik
neuesWetter.setGefuehlteTemperatur(xmlWetter.getCc()
   .getFlik());

// "icon" für den Wetterzustand holen
neuesWetter.setWetterzustand(xmlWetter.getCc()
```

```
            .getIcon());

        // Luftdruck
        neuesWetter.setLuftdruck(xmlWetter.getCc().getBar()
            .getR());

        // Luftfeuchtigkeit
        neuesWetter.setLuftfeuchte(xmlWetter.getCc()
            .getHmid());

        // Taupunkt
        neuesWetter.setTaupunkt(xmlWetter.getCc().getDewp());

        // Windgeschwindigkeit und Windrichtung
        neuesWetter.setWindgeschwindigkeit(xmlWetter.getCc()
            .getWind().getS());
        neuesWetter.setWindrichtung(xmlWetter.getCc()
            .getWind().getD());

        // Der UV-Index muss gesondert behandelt werden, da
        // gelegentlich der Wert 10+ geliefert wird. Diesen
        // zeigen wir als 11 an. Manchmal kommen andere
        // nicht-numerische Werte. In diesem Fall wird -1
        // eingetragen.
        String uvIndex = xmlWetter.getCc().getUv().getI();
        if (uvIndex.equals("10+"))
        {
            neuesWetter.setUvIndex(11);
        }
        else
        {
            neuesWetter.setUvIndex(-1);
            try
            {
                neuesWetter.setUvIndex(Integer.parseInt(uvIndex));
            }
            catch (NumberFormatException ex)
            { }
        }
    }
    catch (Exception ex)
    {
        ex.printStackTrace();
        throw new WetterquelleException(ex.toString());
    }
    return neuesWetter;
  }
...
}
```

Einbinden anderer Wetterquellen

Es gibt eine ganze Reihe von kostenlosen und kostenpflichtigen Wetterdienstleistern im Internet. Wenn Sie andere Wetterquellen benutzen wollen, muss in der Klasse `Wetterquelle` die Methode holeAktuellesWetter angepasst werden. Die Klasse Weather im Paket xml muss komplett neu erstellt werden. Da nicht alle Wetterquellen die gleichen Größen bestimmen, kann es weiterhin erforderlich werden, auch die Klasse Wetter und die Anzeige der Wetterdaten in WetterGUI anzupassen.

Eine kostenlose alternative Wetterquelle ist **METAR** (*Meteorological Aviation Routine Weather Report*). Daten stehen für viele Flughäfen zur Verfügung und umfassen Windrichtung, Sichtweite, Temperatur, Luftdruck, Wolkenformation sowie ggf. weitere Informationen. Die Daten werden normalerweise alle 30 Minuten aktualisiert. Ein Abruf der Daten als Textdatei ist z. B. per anonymen FTP möglich (Metar-Wetterdaten über ftp (ftp://tgftp.nws.noaa.gov/data/observations/metar/stations)). Dabei muss der so genannte ICAO-Code (erhältlich z. B. hier: ICAO-Codes (http://en.wikipedia.org/wiki/ICAO_airport_code)) des gewünschten Flughafens angegeben werden.

14.5 Wetterstation – XML-Daten ***

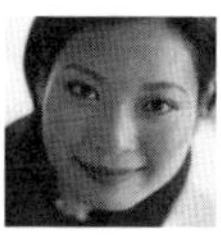

Die Wetterdaten werden von The Weather Channel (http://www.Weather.com) im **XML**-Format geliefert. Den Anwendungsentwickler stellt dies vor zwei Aufgaben:

1 Syntax und Semantik der XML-Daten muss bekannt sein.
2 XML-Daten müssen in Objekte umgeformt werden.

DTD und XSD

DTD & XSD

Die Antwort auf die erste Frage erhält man in Form eines Dokumentationspakets, das unter Weather.com SDK (http://download.weather.com/web/xml/sdk.zip) bezogen werden kann. Dieses Paket beinhaltet insbesondere die Beschreibung der XML-Daten in Form einer **DTD** (*Document Type Definition*). Allerdings ist die Beschreibung einer XML-Datei durch eine DTD einer Reihe von Beschränkungen unterworfen, weshalb in der Fallstudie mit einer **XML-Schema**-Beschreibung (XSD, *XML Schema Definition*) gearbeitet werden soll. Die Strukturbeschreibung durch eine *XML Schema Definition* hat neben den verbesserten Beschreibungsmöglichkeiten auch den Vorteil, dass die Schema-Datei als Basis einer JAXB-Implementierung benutzt werden kann.

Wetterdaten: XML-Schema

Die folgende XSD gibt eine Beschreibung der XML-Datei für die zu verarbeitenden Wetterdaten:

```
<?xml version="1.0" encoding="UTF-8"?>
<schema xmlns="http://www.w3.org/2001/XMLSchema"
 targetNamespace="http://www.weather.com/weather">
 <element name="weather">
  <complexType>
   <sequence>
```

```
<element name="head">
 <complexType>
  <annotation>
   <documentation>
    Kopf eines Wetterdatensatzes. Hier
    werden Angaben zu dem verwendeten Locale
    und zu den Maßeinheiten gemacht: ut:
    Unit temperature ud: Unit distance us:
    Unit speed up: Unit pressure ur: Unit
    rain
   </documentation>
  </annotation>
  <sequence>
   <element name="locale" type="string"></element>
   <element name="form" type="string"></element>
   <element name="ut" type="string"></element>
   <element name="ud" type="string"></element>
   <element name="us" type="string"></element>
   <element name="up" type="string"></element>
   <element name="ur" type="string"></element>
  </sequence>
 </complexType>
</element>
<element name="loc">
 <complexType>
  <annotation>
   <documentation>
    Hier folgen Angaben zum Ort, für den die
    Wetterdaten gelten sollen.
    dnam: destination name, tm: time, lat
    und lon: Breiten- und Längengrad, sunr:
    sunrise, suns: sunset, zone:
    Zeitdifferenz zu GMT
   </documentation>
  </annotation>
  <sequence>
   <element name="dnam" type="string"></element>
   <element name="tm" type="string">
    <annotation>
     <documentation>
      Uhrzeit im Format hh:mm AM/PM
      (z. B. 12:11 PM). Wir verwenden
      string als Format, da das
      Uhrzeitformat nicht dem Standard
      entspricht. Ähnliches gilt für
      sunr, suns und lsup
     </documentation>
    </annotation>
   </element>
   <element name="lat" type="float"></element>
   <element name="lon" type="float"></element>
   <element name="sunr" type="string"></element>
   <element name="suns" type="string"></element>
   <element name="zone" type="int"></element>
  </sequence>
  <attribute name="id" type="string"></attribute>
```

```
  </complexType>
 </element>
 <element name="cc">
  <complexType>
   <annotation>
    <documentation>
     cc steht für current conditions und
     stellt die eigentlichen aktuellen
     Wetterbedingungen dar. lsup: Date and
     Time of last update, obst: observation
     station, tmp: temperature, flik:
     gefühlte Temperatur, t:
     Textbeschreibung, bar: Angaben zum
     Druck, wind: Angaben zum Wind, hmid:
     Luftfeuchtigkeit, vis: Sichtweite, uv:
     Angaben zur UV-Strahlung, dewp:
     Taupunkt, moon: Angaben zur Mondphase
    </documentation>
   </annotation>
   <sequence>
    <element name="lsup" type="string"></element>
    <element name="obst" type="string"></element>
    <element name="tmp" type="int"></element>
    <element name="flik" type="int"></element>
    <element name="t" type="string"></element>
    <element name="icon" type="int"></element>
    <element name="bar">
     <complexType>
      <annotation>
       <documentation>
        r: Luftdruck
       </documentation>
      </annotation>
      <sequence>
       <element name="r" type="float"></element>
       <element name="d" type="string"></element>
      </sequence>
     </complexType>
    </element>
    <element name="wind">
     <complexType>
      <annotation>
       <documentation>
        s: Windgeschwindigkeit, d:
        Windrichtung, t:
        Windrichtung als Text, gust:
        Böen
       </documentation>
      </annotation>
      <sequence>
       <element name="s" type="int"></element>
       <element name="gust" type="string"></element>
       <element name="d" type="int"></element>
       <element name="t" type="string"></element>
      </sequence>
     </complexType>
```

```
        </element>
        <element name="hmid" type="int"></element>
        <element name="vis" type="float"></element>
        <element name="uv">
         <complexType>
          <annotation>
           <documentation>i: UV-Index</documentation>
          </annotation>
          <sequence>
           <element name="i" type="string"></element>
           <element name="t" type="string"></element>
          </sequence>
         </complexType>
        </element>
        <element name="dewp" type="int"></element>
        <element name="moon">
         <complexType>
          <annotation>
           <documentation>
            icon: Id des Icons, das die
            Mondphase anzeigt
           </documentation>
          </annotation>
          <sequence>
           <element name="icon" type="int"></element>
           <element name="t" type="string"></element>
          </sequence>
         </complexType>
        </element>
       </sequence>
      </complexType>
     </element>
    </sequence>
    <attribute name="ver" type="string"></attribute>
  </complexType>
 </element>
</schema>
```

Die XML-Datei selbst hat für den Abrufzeitpunkt 22. Januar 2008, 16:30 Uhr zum Beispiel das folgende Aussehen (Ausschnitt):

Wetterdaten: XML-Datei

```
<?xml version="1.0" encoding="ISO-8859-1"?>
<!--This document is intended only for use by authorized licensees
of The Weather Channel. Unauthorized use is prohibited.
Copyright 1995-2005, The Weather Channel Interactive, Inc.
All Rights Reserved.-->
<weather ver="2.0">
  <head>
    <locale>en_US</locale>
    <form>MEDIUM</form>
    <ut>C</ut>
    <ud>km</ud>
    <us>km/h</us>
    <up>mb</up>
    <ur>mm</ur>
  </head>
  <loc id="GMXX0024">
```

```
    <dnam>Dortmund, Germany</dnam>
    <tm>4:30 PM</tm>
    <lat>51.51</lat>
    <lon>7.46</lon>
    <sunr>8:23 AM</sunr>
    <suns>5:01 PM</suns>
    <zone>1</zone>
  </loc>
  <cc>
    <lsup>1/22/08 4:20 PM Local Time</lsup>
    <obst>Dortmund, Germany</obst>
    <tmp>5</tmp>
    <flik>2</flik>
    <t>Partly Cloudy</t>
    <icon>30</icon>
    <bar>
      <r>1024.0</r>
      <d>steady</d>
    </bar>
...
  </cc>
</weather>
```

JAXB: Erzeugen der Klasse `Weather`

Wenn die Beschreibung einer XML-Datei in Form einer XSD-Beschreibung vorliegt, so lässt sich aus dieser bei Einsatz von JAXB relativ einfach eine Klasse erzeugen, die folgende Bestandteile enthält:

- Passende Attribute zur Aufnahme der Informationen aus der XML-Datei,
- Zugriffsmethoden (`get` und `set`) zur Abfrage und Manipulation dieser Attribute,
- Annotationen, die die Umwandlung von XML in Java-Objekte und umgekehrt steuern (siehe »XML und Java «, S. 418)

Die Klasse wird unter Verwendung des Compilers »xjc« (*XML Binding Binding Compiler*) aus der XSD-Beschreibung erstellt. Die Handhabung von xjc wird beschrieben in [xjc06].

Nachfolgend sehen Sie einen kurzen Auszug aus der erzeugten Klasse, die nachträglich mit einigen Kommentaren versehen wurde.

Weather

```
// This file was generated by the JavaTM Architecture for
// XML Binding(JAXB) Reference Implementation, v2.1-b02-fcs
...
package de.w3l.anw.wetterstation.xml;
import javax.xml.bind.annotation.*;
...
@XmlAccessorType(XmlAccessType.FIELD)
@XmlType(name = "", propOrder = {
    "head", "loc", "cc"
})
```

```
//Das Wurzelelement der XML-Datei ist
// <weather>@XmlRootElement(name = "weather")
public class Weather {

    // <weather> enthält drei Unterblöcke:
    // <head>, <loc> und <cc>
    // Diese werden innerhalb der Klasse als
    // statische Unterklassen abgebildet.
    @XmlElement(required = true)
    protected Weather.Head head;
    @XmlElement(required = true)
    protected Weather.Loc loc;
    @XmlElement(required = true)
    protected Weather.Cc cc;
    @XmlAttribute
    protected String ver;
...
    public Weather.Head getHead() {
        return head;
    }
...
    public void setHead(Weather.Head value) {
        this.head = value;
    }
...
    @XmlAccessorType(XmlAccessType.FIELD)
    @XmlType(name = "", propOrder = {
        "lsup", "obst", "tmp",
        "flik", "t", "icon",
        "bar", "wind","hmid",
        "vis", "uv", "dewp",
        "moon"
    })
    public static class Cc {

        // Statische Unterklasse zur Abbildung
        // der Attribute des Blocks <cc> ... </cc>

        @XmlElement(required = true)
        protected String lsup;
        @XmlElement(required = true)
        protected String obst;
        protected int tmp;
        protected int flik;
        @XmlElement(required = true)
        protected String t;
        protected int icon;
        @XmlElement(required = true)
        protected Weather.Cc.Bar bar;
        @XmlElement(required = true)
        protected Weather.Cc.Wind wind;
        protected int hmid;
        protected float vis;
        @XmlElement(required = true)
        protected Weather.Cc.Uv uv;
```

```
        protected int dewp;
        @XmlElement(required = true)
        protected Weather.Cc.Moon moon;

        /**
         * Gets the value of the lsup property.
         * @return
         *     possible object is
         *     {@link String }
         */
        public String getLsup() {
            return lsup;
        }

        /**
         * Sets the value of the lsup property.
         * @param value
         *     allowed object is
         *     {@link String }
         */
        public void setLsup(String value) {
            this.lsup = value;
        }
                ...
    } //Ende der statischen Klasse Cc

        // Es folgen weitere statische Klassen für Head und Loc
        ....
}
```

Einbinden der annotierten Klasse

Als letzte Aktivität verbleibt das Einbinden der annotierten Klasse. Die Klasse `Weather` wird in der Klasse `Wetterquelle` in der Methode `holeAktuellesWetter` benutzt. Die Einbindung erfordert drei Aktionen, die am nachfolgenden Codefragment erläutert werden:

Wetterquelle

```
// Zunächst muss ein JAXBContext-Objekt erzeugt
// werden, das die annotierte Klasse kennt. Dies
// geschieht durch die statische Methode newInstance.
// Die Klassen, die dem Kontext bekannt sein müssen,
// werden als Parameter hinzugefügt.
JAXBContext kontext =
   JAXBContext.newInstance(Weather.class);

// Der Unmarshaller ist der eigentliche "Auspacker".
// Er kann aus der XML-Datei Objekte erzeugen. Wir
// erzeugen zunächst einen Unmarshaller für den
// vorgegebenen Kontext.
Unmarshaller importierer =
   kontext.createUnmarshaller();

// Jetzt kann der Unmarshaller tätig werden. Wir
// erhalten ein (Weather-)Objekt
```

```
Object einObjektGraph = importierer.unmarshal(url);

// Mit xmlWetter erhalten wir ein Weather-Objekt
Weather xmlWetter = (Weather) einObjektGraph;
```

Jetzt kann auf das `Weather`-Objekt unter Verwendung der definierten Methoden zugegriffen werden.

14.6 Wetterstation – Datenhaltung **

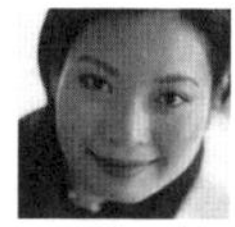

ObjektDatei

Die einmal aus dem Internet bezogenen Wetterdaten sollen auch nach dem Beenden der Anwendung erhalten bleiben. Die erforderliche persistente Datenhaltung wird mit »Java-Bordmitteln«, d. h. unter Verwendung des **Serialisierungsmechanismus**, realisiert.

Die Datenhaltungsschicht wird durch die Klasse `ObjektDatei` im Paket `de.w3l.anw.wetterstation.datenhaltung` realisiert (Abb. 14.6-1).

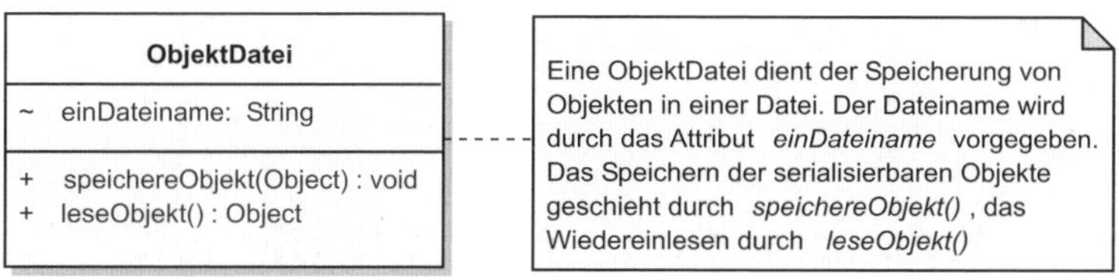

Abb. 14.6-1: Klassendiagramm der Datenhaltungsschicht.

Abspeichern

Damit die Serialisierung zur Speicherung der Wetterdaten genutzt werden kann, müssen Objekte der Klassen `Wetter` und `Ort` serialisierbar sein, also die Schnittstelle `java.io.Serializable` implementieren. Der Anstoß zum Speichern der Daten erfolgt aus der Methode `Wettercontainer.endeAnwendung`: Für das Attribut `meineWetterdaten`, das einen Vector von `Wetter`-Objekten umfasst, wird die `speichereObjekt`-Methode aus `ObjektDatei` angestoßen. Mit den `Wetter`-Objekten werden automatisch auch referenzierte `Ort`-Objekte serialisiert und abgespeichert.

Einlesen

Das Wiedereinlesen vorhandener serialisierter `Wetter`- und `Ort`-Objekte geschieht im Konstruktor von `WetterContainer`: Wird ein neuer Wettercontainer für einen Ort erzeugt, so wird zunächst überprüft, ob für diesen Ort serialisierte Wetterdaten vorliegen. Sind solche vorhanden, werden Sie durch Aufruf der Methode `leseObjekt()` aus der Klasse `ObjektDatei` eingelesen, deserialisiert (also wieder in »richtige« Wetter-Objekte umgewandelt) und dann im Wettercontainer gespeichert. Erst danach wird versucht, auf neue Wetterdaten aus dem Internet zuzugreifen.

Wetter Container

```
public WetterContainer(String dateiname)
{
   try
   {
      // Bestehende Daten lesen...
      eineObjektDatei = new ObjektDatei(dateiname);
      Vector<Wetter> geleseneWetterdaten =
          (Vector<Wetter>) eineObjektDatei.leseObjekt();
      if (geleseneWetterdaten!= null)
      {
         meineWetterdaten = geleseneWetterdaten;
      }
      int anzahlDatensaetze = getAnzahlDatensaetze();
      if (anzahlDatensaetze > 0)
         meinOrt = getWetter(anzahlDatensaetze - 1).getOrt();

      // ... und anschließend einen Datensatz hinzufügen
      datensatzHinzufuegen(meineWetterquelle
         .holeAktuellesWetter(meinOrt));
   }
   catch (Exception ex)
   {
      ex.printStackTrace();
   }
}
```

14.7 Wetterstation – Nebenläufigkeit ***

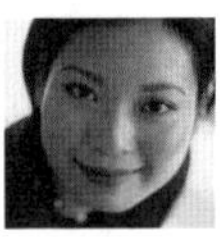

nebenläufige Aktivitäten

In der Anwendung »Wetterstation« laufen drei Aktivitäten »gleichzeitig« ab:

1 In der GUI muss auf Aktionen des Benutzers reagiert werden, z. B. auf die Auswahl eines neues Zeitpunkts, für den Wetterdaten angezeigt werden sollen.
2 Die eingeblendete Digitaluhr soll stets die aktuelle Uhrzeit anzeigen und muss daher mindestens im Sekundenrhythmus aktualisiert werden
3 Die Anwendung soll selbstständig in vorgegebenen Zeitintervallen neue Wetterdaten aus dem Internet beziehen.

Damit die »Nebenaktivitäten« 2 und 3 parallel zur Hauptaktivität 1 laufen können, werden sie als ***Threads*** programmiert.

Anzeigen der aktuellen Uhrzeit

Digitaluhr

Die Klasse `Digitaluhr` erweitert die Klasse `JLabel`, da die Digitaluhr in Form eines `JLabels` angezeigt wird. Für die periodische Aktualisierung der Digitaluhr gibt es zwei Möglichkeiten:

1 `Digitaluhr` implementiert die Schnittstelle `java.lang.Runnable` und kann damit als eigenständiger nebenläufiger *Thread* ausgeführt werden, der die Uhranzeige (und damit sich selbst) jede Sekunde automatisch aktualisiert.

2 Digitaluhr wird jede Sekunde von außen angestoßen und führt dann eine Aktualisierung der Uhrzeit durch. Der periodische Anstoß erfolgt durch ein Objekt aus der Klasse javax.swing.Timer.

In »Dann die Praxis: Swing und Nebenläufigkeit«, S. 284, wurde bereits erläutert, dass die erste Möglichkeit die **Einzelthread-Regel** verletzt. In der Implementierung der Wetterstation wird daher die zweite Möglichkeit genutzt: Das aus javax.swing.Timer erzeugte Objekt ist in den EDT integriert und stößt in einstellbaren Intervallen die Aktualisierung der Digitaluhr an. Damit der Timer die Digitaluhr anstoßen kann, muss die Klasse Digitaluhr die Schnittstelle java.awt.event.ActionListener implementieren, also die Methode actionPerformed(event) bereitstellen.

Digitaluhr

```
package de.w3l.anw.wetterstation.gui;
...
public class Digitaluhr extends JLabel implements
    ActionListener
{
...
  // Die Methode wird regelmäßig über
  // javax.swing.Timer innerhalb des EDT angestossen
  public void actionPerformed(ActionEvent arg0)
  {
    Date aktuellesDatum = new Date();
    this.setText(DateFormat.getTimeInstance().format(
        aktuellesDatum));
  }
}
```

Der regelmäßige Anstoß erfolgt, wie schon oben beschrieben, durch ein Objekt aus Timer. Für die Digitaluhr der Wetterstation geschieht dies im Konstruktor der Klasse WetterGUI:

WetterGUI: Erzeugen Timer

```
  /* Auszug aus Konstruktor WetterGui */
  // Uhr als Timer hinzufügen
  uhrflaeche = new Digitaluhr();
  uhrflaeche
   .setFont(new Font("SansSerif", Font.BOLD, 24));
  uhrflaeche.setHorizontalAlignment(Digitaluhr.CENTER);
  eineOrtsinformation.add(uhrflaeche);
  uhrflaeche.setBounds(15, 230, 120, 40);
  uhrflaeche.setBorder(BorderFactory
   .createLineBorder(Color.black));

  // Neuen Timer für uhrflaeche erzeugen,
  // der alle 950 ms angestossen wird.
  new Timer(950, uhrflaeche).start();
```

Aktualisierung der Wetterdaten

Da nach Ablauf eines bestimmten Zeitintervalls automatisch neue Wetterdaten aus dem Internet geholt werden sollen, braucht man einen weiteren *Thread*, der in einer Endlosschleife jeweils nach Ablauf einer gewissen Zeitspanne die Methode datensatzHinzufuegen für das Objekt einWetterContainer aufruft. Hier wird eine anonyme Klasse, die Runnable implementiert, zur Erzeugung des neuen *Threads* verwendet. Das Ganze passiert in der privaten Methode autoAktualisiere von WetterGUI, die im Konstruktor aufgerufen wird:

WetterGUI: Wetterdaten aktualisieren

```
  // Einen Thread aus einer neuen anonymen Klasse, die
  // Runnable implementiert erzeugen. In der run-Methode
  // werden neue Wetterdaten abgerufen.
  Thread t1 = new Thread(new Runnable()
  {
    public void run()
    {
      while (true)
      {
        try
        {
          Thread.sleep(10000);
          // mindestens 10 Sekunden schlafen, damit
          // Wetterdaten nicht zu oft abgerufen werden
        }
        catch (Exception ex)
        {   }
        // datensatzHinzufügen überwacht selbsttätig, wann
        // der nächste Datensatz abgerufen werden darf und
        // blockiert solange.
        einWetterContainer.datensatzHinzufuegen();
        wetterAktuell =
          einWetterContainer.getAnzahlDatensaetze() - 1;
        guiAktualisieren(einWetterContainer
         .getWetter(wetterAktuell));
      }
    }
  });
  t1.start();
}
```

Da datensatzHinzufuegen selbstständig auf die Einhaltung der »Geschäftsregeln« achtet, ist die Anweisung Thread.sleep(10000) eigentlich überflüssig. Sollte man aber auf eine andere Wetterquelle umsteigen, für die eine Verzögerung nicht notwendig ist, so wird über die sleep-Anweisung sichergestellt, dass sich die Anweisung nicht ausschließlich mit dem Holen von Daten beschäftigt. Sollten Sie Daten rascher als im 10-Sekunden-Abstand holen wollen, müssen Sie die sleep-Anweisung entsprechend modifizieren. Beachten Sie aber, dass der *Thread* auch den anderen Aktivitäten der Anwendung, insbesondere der Benutzungsoberfläche, noch Zeit zum Arbeiten lassen muss. Mehr zum Umgang mit Nebenläufigkeit in Java-Benutzungsoberflächen finden Sie in Kapitel »Dann die Praxis: Swing und Nebenläufigkeit«, S. 284.

15 Spielen mit (maschineller) Intelligenz **

In den letzten Jahrzehnten sind (intelligente) Spiele zu einem wichtigen Anwendungsbereich der Informatik geworden. Als Fallstudie für eine interaktive Anwendung aus dem Bereich der maschinellen Intelligenz wird das Zwei-Personen-Spiel Othello entwickelt. Das Spiel verfügt über eine grafische Oberfläche und einen Computerspieler, dessen »Intelligenz« über einen Parameter gesteuert werden kann.

Zunächst werden die Regeln des Strategiespiels Othello beschrieben sowie das Pflichtenheft und die Benutzungsoberfläche vorgestellt:

- »Othello – Pflichtenheft und GUI«, S. 453

Dann wird das OOA-Modell der Anwendung erläutert:

- »Othello – Das OOA-Modell«, S. 456

Anschließend wird das OOA-Modell um das GUI-Modell ergänzt:

- »Othello – Das OOD-Modell«, S. 458

Abschließend werden Details zu den Implementierungen der maschinellen Intelligenz und der Benutzungsoberfläche beschrieben:

- »Othello – OOP der Othello-Engine«, S. 460
- »Othello – OOP der Othello-GUI«, S. 466

Den Quellcode von Othello finden Sie im kostenlosen E-Learning-Kurs zu diesem Buch.

15.1 Othello – Pflichtenheft und GUI **

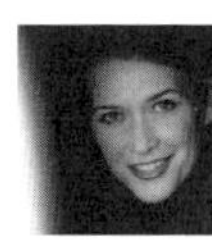

Die Firma WebSoft möchte in die Erstellung von Computer-Strategiespielen einsteigen. Damit sich die Programmierer an die grundlegenden Mechanismen gewöhnen können, soll zunächst das Spiel »Othello« als einfaches Zwei-Personen-Strategiespiel implementiert werden. Der Japaner Goro Hasegawa entwickelte 1945 dieses Spiel. Sein Vater, der Englisch-Lehrer war, schlug – wegen der Analogie zu Shakespeares Othello – den Namen Othello vor (siehe auch Wikipedia Othello (http://de.wikipedia.org/w/index.php?title=Othello_\%28Spiel\%29\&oldid=33041395)).

Othello-Regeln

Othello ist ein Brettspiel für zwei Personen, das nach den folgenden Regeln gespielt wird:

- Auf einem 8×8-Brett legen zwei Spieler abwechselnd Spielsteine, deren Seiten unterschiedlich (schwarz und weiß) gefärbt sind. Ein Spieler (»Weiß«) legt seinen Stein immer mit der weißen Seite nach oben, der andere (»Schwarz«) entsprechend mit der schwarzen.
- Zu Spielbeginn befinden sich 4 Steine – wie in der Abb. 15.1-1 angegeben – auf dem Brett.

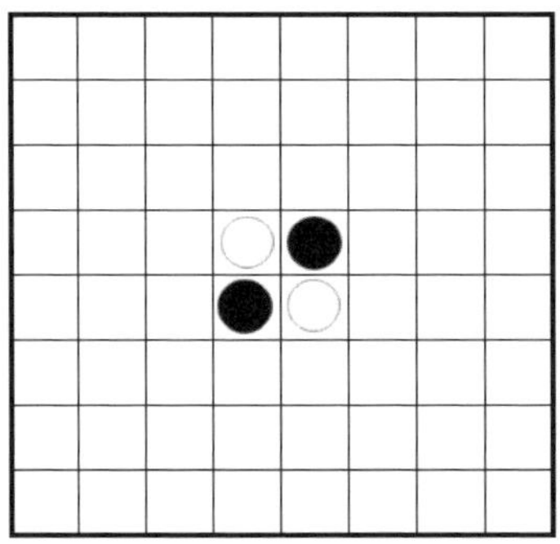

Abb. 15.1-1: Ausgangsposition beim Spiel Othello.

- Die Spieler ziehen abwechselnd, Schwarz beginnt.
- Der Spieler am Zug muss seinen Stein auf ein leeres Feld legen, das horizontal, vertikal oder diagonal an ein bereits durch den Gegner belegtes Feld angrenzt. Anschließend werden alle gegnerischen Steine umgedreht, die sich zwischen dem neuen Spielstein und dem ersten bereits gelegten Stein derselben Farbe befinden. Spielzüge, die zu keinem Umdrehen von gegnerischen Steinen führen, sind nicht erlaubt.
- Ist kein legaler Zug möglich, so muss der betreffende Spieler passen. Passen in anderen Situationen ist nicht erlaubt.
- Das Spiel ist beendet, wenn alle Felder belegt sind oder beide Spieler nur noch passen können.
- Ziel des Spiels ist es, am Ende eine möglichst große Anzahl von eigenen Steinen auf dem Brett zu haben. Der Spieler mit der Mehrheit der Steine auf dem Brett gewinnt.

Pflichtenheft

Die folgenden Vorgaben sollen bei der Implementierung von Othello eingehalten werden:

/1/ Das Programm soll ein Othello-Spiel zwischen einem Menschen und einem Computer ermöglichen. Der Computer kann alternativ mit den weißen oder mit den schwarzen Steinen spielen.

/2/ Das Programm soll über vier Spielstärken verfügen: »einfach«, »normal«, »schwierig« und »sehr schwierig«.

/3/ Während des Spiels werden die durch den menschlichen Spieler bzw. durch den Computer verbrauchten Zeiten gemessen und angezeigt.

/4/ Während des Spiels soll der Computer eine Beurteilung der Spielsituation aus seiner Sicht in Form einer Bewertungszahl geben. Negative Werte bedeuten dabei eine für den Computer nachteilige Situation, positive Werte deuten entsprechend auf eine positive Beurteilung der Situation hin.

/5/ Das Spiel soll jederzeit abgebrochen werden können.

/6/ Der Spieler zieht, indem er auf den (leeren) Platz klickt, wo der eigene Spielstein gesetzt werden soll.

/7/ Die Implementierung soll so erfolgen, dass die Computerintelligenz (im Folgenden »Othello-Engine« genannt) und die Benutzungsoberfläche (im Folgenden »Othello-GUI«) weitgehend unabhängig voneinander sind. Dies geschieht vor dem Hintergrund, dass z. B. die Othello-Engine möglichst ohne Änderungen in der Implementierung der Oberfläche ausgetauscht werden kann.

Gestaltung der Benutzungsoberfläche

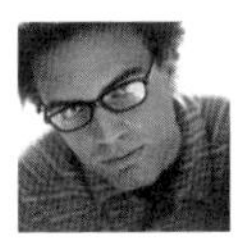

Othello soll als Anwendung realisiert werden, die in einem separaten Fenster läuft. Die Menüleiste umfasst nur die Einträge

- `Spiel` zum Starten und Beenden eines Spiels,
- `Spielstärke` zum Einstellen der gewünschten Computerspielstärke und
- `Hilfe` zum Abrufen von Spielregeln und näheren Informationen zum Spiel.

Insgesamt soll die Benutzungsoberfläche das Aussehen wie in der Abb. 15.1-2 haben.

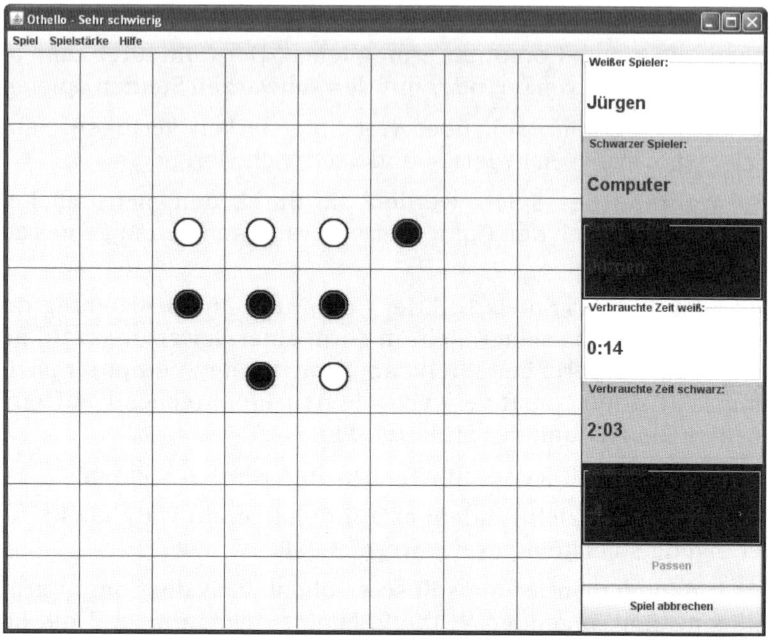

Abb. 15.1-2: Die Othello-Benutzungsoberfläche.

15.2 Othello – Das OOA-Modell **

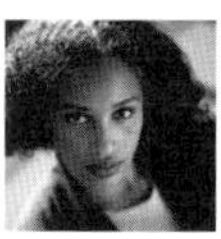

Analog wie bei anderen Softwareentwicklungen modelliert die Systemanalytikerin der Fa. WebSoft, Frau Sonnenschein, zunächst ein OOA-Modell des Spiels, d. h., sie kümmert sich nur um die »Othello-Engine« und nicht um das GUI. Das Fachkonzept spiegelt sich in dem objektorientierten Analysemodell der Abb. 15.2-1. Die eigentliche Spielintelligenz wird nur durch die zwei Klassen `Othello` und `Zug` realisiert.

Repräsentation der Spielsituation

Das Spielbrett mit den darauf befindlichen Steinen und damit die Spielsituation wird in der Klasse `Othello` einfach durch ein zweidimensionales Feld von `int`-Werten, repräsentiert durch die Variable `brett`, dargestellt. Eine Belegung mit dem Wert 1 steht dabei für einen weißen Stein an der entsprechenden Brettposition, während -1 für einen schwarzen Stein steht. Ein Wert von 0 bedeutet, dass die Position nicht belegt ist.

Damit der Othello-Engine weiß, mit welcher Farbe der Computer spielt, wird in der Variablen `computerspieler` der entsprechende `int`-Wert gespeichert.

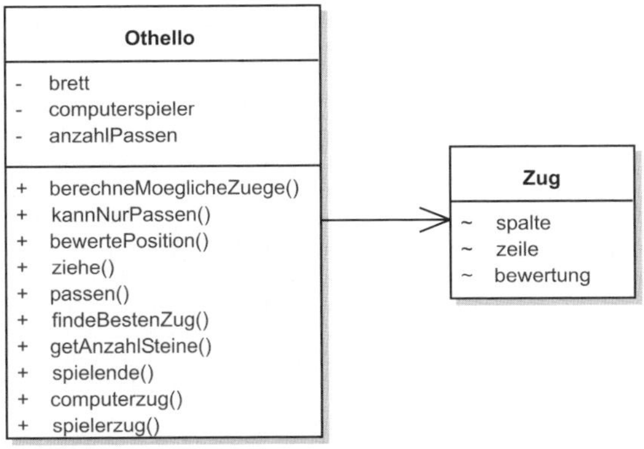

Abb. 15.2-1: Klassendiagramm Othello-Engine.

Die Bewertungsfunktion

Entscheidend dafür, wie gut (oder schlecht) ein Computer bei einem Strategiespiel abschneidet, ist die **Bewertungsfunktion**. Damit alle in einer Situation möglichen Züge miteinander verglichen werden können, ist es erforderlich, jede Situation, die sich aus der Durchführung eines Zuges ergibt, mit einer Maßgröße zu versehen, die abhängig davon ist, wie gut der jeweilige Zug ist. Durch den Vergleich der Maßgrößen wird man dann den Zug finden, der für den Computer am besten ist. Die Details zur Zugsuche werden erst im Entwurf festgelegt.

Bewertungsfunktion

Ziel bei Othello ist es, am Ende des Spiels möglichst viele Steine der eigenen Farbe, auf jeden Fall aber mehr als der Gegenspieler, auf dem Brett zu haben. Eine einfache Strategie könnte also so aussehen, dass man in jeder Situation immer den Spielzug nimmt, der zu einer möglichst hohen Differenz von eigenen Steinen abzüglich der Steine des Gegners führt. Die Bewertungsfunktion sieht in diesem Fall so aus, dass einfach die oben beschriebene Differenz gebildet wird.

Spielstrategien

Allerdings wird man nach einigen Spielen feststellen, dass es offensichtlich Positionen auf dem Spielbrett gibt, die man unbedingt besetzen sollte. Dies gilt insbesondere für die Ecken des Spielbretts, da hier liegende Steine nicht mehr die Farbe wechseln können. Auf der anderen Seite gibt es aber offensichtlich auch Positionen, deren Besetzung man vermeiden sollte, da man damit dem Gegner damit die Möglichkeit eröffnet, strategisch günstige Positionen zu erreichen. Eine intelligentere Bewertungsfunktion sollte also auch den strategischen Wert der jeweiligen Position berücksichtigen.

Die im Spiel verwendete Bewertungsfunktion berücksichtigt die unterschiedliche Nützlichkeit verschiedener Positionen durch die Verwendung einer Gewichtung. Je positiver das Gewicht ist, umso besser ist es, die Position mit einem eigenen Stein zu besetzen, je negativer das Gewicht ist, umso mehr sollte man die eigene Besetzung der Position vermeiden. Die Gewichte selbst entnimmt Frau Sonnenschein der folgenden Webseite: Othello Bewertungsmatrix (`http://www.site-constructor.com/othello/Present/BoardLocationValue.html`). Die Abb. 15.2-2 stellt die Gewichte der Spielbrettpositionen dar.

Gewichtung Brettpositionen

50	-1	5	2	2	5	-1	50
-1	-10	1	1	1	1	-10	-1
5	1	1	1	1	1	1	5
2	1	1	0	0	1	1	2
2	1	1	0	0	1	1	2
5	1	1	1	1	1	1	5
-1	-10	1	1	1	1	-10	-1
50	-1	5	2	2	5	-1	50

Abb. 15.2-2: Die Othello-Bewertungsmatrix.

15.3 Othello – Das OOD-Modell **

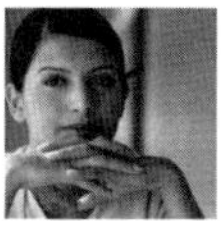

Frau Aust, die Software-Architektin der Firma WebSoft, erweitert das ihr vorgelegte OOA-Modell um GUI-Klassen. Sie achtet streng darauf, dass die GUI-Klassen »sauber« von den Fachkonzept-Klassen getrennt bleiben. Der Austausch einer Klasse in der Fachkonzept-Schicht darf z. B. keinen Einfluss auf die Funktionsfähigkeit der Klassen in der GUI-Schicht haben. Frau Aust realisiert die beiden Schichten in getrennten Paketen:

- Das Paket `de.w3l.anw.othello.gui` enthält alle Klassen, die zur Realisierung der Benutzungsoberfläche dienen.
- Das Paket `de.w3l.anw.othello.engine` enthält die Klassen zur Implementierung der »Othello-Engine«.

Die Abb. 15.3-1 zeigt das aus diesen Überlegungen entstandene OOD-Modell.

Die GUI-Klassen

Die Klasse `OthelloGUI` ist die GUI-Hauptklasse. Sie enthält die Methode `main()`, ist für die Verarbeitung von Benutzerereignissen zuständig, koordiniert das Zusammenspiel der anderen GUI-Klassen, leitet Eingaben an die »Othello-Engine« weiter und nimmt Ergebnisse zurück.

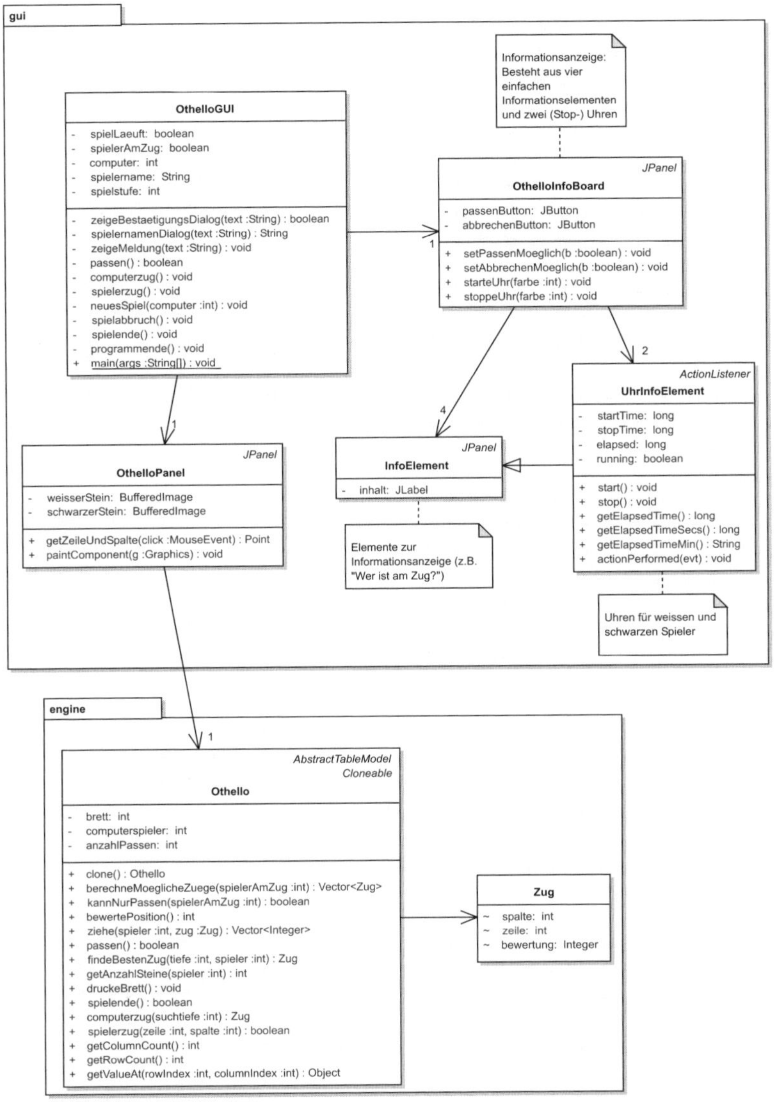

Abb. 15.3-1: Das vollständige OOD-Klassendiagramm von Othello.

Die Klasse `OthelloPanel` stellt das eigentliche Spielbrett dar. Die Verwaltung der eigentlichen Spielsituation erfolgt jedoch in der »Othello-Engine«, so dass `OthelloPanel` über die Methode `getValueAt(zeile,spalte)` der Klasse `Othello` der Engine abfragt, welche Spielsteine auf welcher Brettposition liegen. Nach dem **MVC-Muster** stellt der »Othello-Engine« also das *Model* dar, während `OthelloPanel` den *View* bildet.

Die Klasse `OthelloInfoBoard` enthält alle Elemente zur Information des Benutzers während des Spiels. Dies sind Elemente zur Anzeige des Spielers mit den weißen bzw. schwarzen Steinen, des Spielers am Zug sowie einer Bewertung der vier Objekte aus der untergeordneten Klasse `InfoElement`. Hinzu kommen zwei weitere spezielle Elemente zur Anzeige der vom weißen bzw. schwarzen Spieler bislang verbrauchten Zeit. Diese werden über Objekte der Klasse `UhrInfoElement` dargestellt, die sich aus der Klasse `InfoElement` ableitet.

15.4 Othello – OOP der Othello-Engine ***

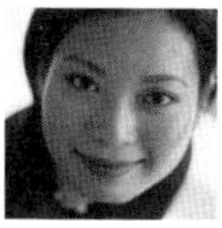

Die Anwendungsentwicklerin der Firma WebSoft, Frau Anton, realisiert die entworfenen Fachkonzeptklassen (Abb. 15.4-1).

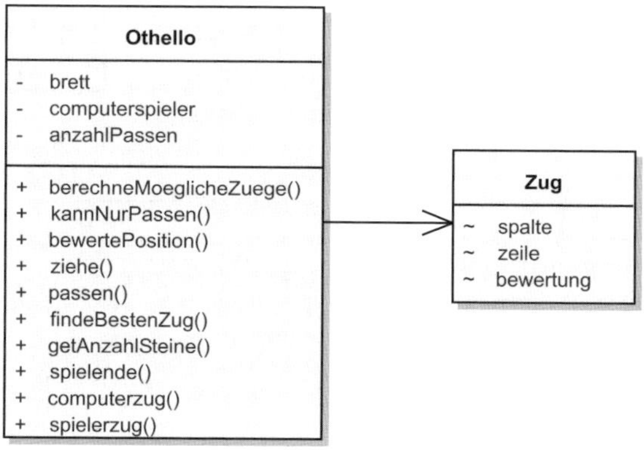

Abb. 15.4-1: Klassendiagramm Othello-Engine.

Die Klasse `Othello` ist für die eigentliche »künstliche Intelligenz« zuständig, während die Klasse `Zug` nur der Repräsentation von Zügen mit den dazu gehörenden Bewertungen von Seiten der »Othello-Engine« dient.

`Cloneable` Da beginnend mit einer Ausgangssituation für alle möglichen Züge die Folgesituationen und von diesen ausgehend wiederum deren Folgesituationen berechnet werden müssen, bis die gewünschte Berechnungstiefe erreicht wird, benötigt man Kopien der Ausgangssituation, die entsprechend des jeweiligen Zugs verändert werden dürfen. `Othello` implementiert daher die Schnittstelle `Cloneable` und stellt über `clone()` tiefe Kopien der Ausgangsituation bereit.

Nachfolgend sehen Sie einen entsprechenden Ausschnitt aus dem Quellcode:

Othello: Darstellung Spielbrett

```
package de.w3l.anw.othello.engine;
import java.util.Scanner;
import java.util.Vector;
import javax.swing.table.AbstractTableModel;

public class Othello extends AbstractTableModel implements
    Cloneable
{
  // AbstractTableModel wird erweitert, damit über
  // getValueAt() die Belegung des Spielbretts abgefragt
  // werden kann.
...
   public static final int SCHWARZ = -1;
   public static final int WEISS = 1;
   public static final int LEER = 0;
   static final int ANZ_ZEILEN = 8;
   static final int ANZ_SPALTEN = 8;

   // Bewertungsmatrix
   public static int bm[][] =
       new int[ANZ_ZEILEN][ANZ_SPALTEN];
...
   private int brett[][]; //Spielbrett
   private int computerspieler;
   // Welche Farbe spielt der Computer?

   private int anzahlPassen = 0;
   // Wie oft wurde hintereinander gepasst?

   public Othello(int farbeComputer)
   {
      Othello.fuelleBewertungsmatrix();
      brett = new int[ANZ_ZEILEN][ANZ_SPALTEN];
      for (int zeile = 0; zeile < brett.length; zeile++)
      {
         for (int spalte = 0; spalte < brett[0].length; spalte++)
            brett[zeile][spalte] = LEER;
      }
      brett[3][3] = WEISS;
      brett[3][4] = SCHWARZ;
      brett[4][3] = SCHWARZ;
      brett[4][4] = WEISS;
      computerspieler = farbeComputer;
   }

   public Othello clone()
   {
      Othello kopie = new Othello(this.computerspieler);
      for (int zeile = 0; zeile < brett.length; zeile++)
      {
         for (int spalte = 0; spalte < brett[0].length; spalte++)
            kopie.brett[zeile][spalte] = brett[zeile][spalte];
      }
      return kopie;
   }
...
```

Die Bewertungsmatrix legt Frau Anton im (statischen) Feld `bm[][]` ab. Dieses wird zu Beginn unter Verwendung der Klassenmethode `fuelleBewertungsmatrix()` gefüllt. Die eigentliche Bewertung einer Spielsituation erfolgt in der Methode `bewertePosition()`:

Othello: bewerte Position()

```
/**
* Die aktuelle Stellung auf dem Brett bewerten. Die
* Bewertung erfolgt als Summe über die mit dem jeweiligen
* Gewicht bewerteten Belegungen.
*/
public int bewertePosition()
{
   int bewertung = 0;
   for (int zeile = 0; zeile < ANZ_ZEILEN; zeile++)
   {
      for (int spalte = 0; spalte < ANZ_SPALTEN; spalte++)
      {
         bewertung +=
             (brett[zeile][spalte] * computerspieler *
              bm[zeile][spalte]);
      }
   }
   return bewertung;
}
```

Der Minimax-Algorithmus

Minimax-Algorithmus

Othello ist ein typisches Zwei-Personen-Strategiespiel, bei dem eine Situation, die für den einen Spieler günstig ist, eine ungünstige Situation für den anderen Spieler darstellt und umgekehrt. In der vorliegenden Implementierung ist die Bewertungsfunktion so ausgelegt, dass hohe Werte eine günstige Situation für den Computer bedeuten und damit ungünstig für den Spieler sind. Damit eine Situation für den Spieler vorteilhaft ist, sollte sie also einen möglichst niedrigen Wert bei Anwendung der Bewertungsfunktion liefern.

Spielbaum

Die Abb. 15.4-2 zeigt einen **Spielbaum** der Tiefe 2, also für zwei **Halbzüge**. Zur einfacheren Erläuterung wurden die Spielsituationen mit den Buchstaben A bis G gekennzeichnet.

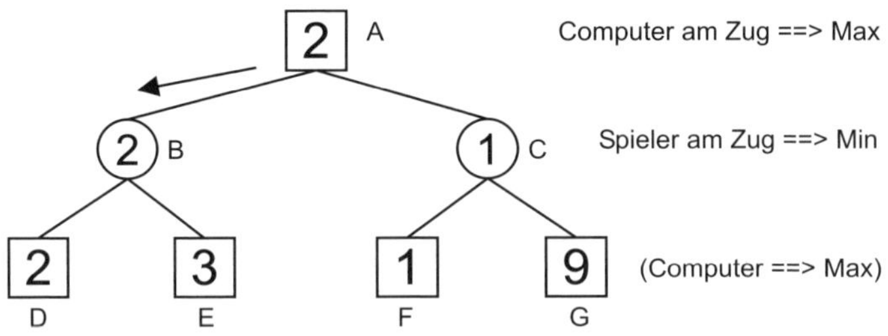

Abb. 15.4-2: Der Othello-Spielbaum.

In der Ausgangssituation A ist zunächst der Computer am Zug (dargestellt durch ein Rechteck). Er hat zwei alternative Möglichkeiten, die zu den Spielsituationen B und C führen. In jeder der kreisförmig dargestellten Situationen kann der Gegenspieler wiederum mit jeweils zwei unterschiedlichen Zügen reagieren, was zu den Situationen D und E bzw. F und G führen kann. Danach wäre wieder der Computer an der Reihe, aber da der Spielbaum nur bis zur Tiefe 2 bestimmt werden soll, werden hier die Alternativen nicht weiter ausgeführt.

Die vier alternativen Spielsituationen D bis G auf der Blattebene werden unter Verwendung der Bewertungsfunktion bewertet. In der Grafik ergeben sich von links nach rechts die Bewertungen 2, 3, 1, 9. Für den Computer ist natürlich das Erreichen der Spielsituation G mit der Bewertung 9 besonders reizvoll. Allerdings kann auf der darüber liegenden Ebene der Gegenspieler des Computers aussuchen, ob es zur Situation F mit der Bewertung 1 oder G mit der Bewertung 9 geht. Da dieser daran interessiert ist, eine möglichst niedrige Bewertung zu erzielen (zur Erinnerung: Hohe Bewertungen sind gut für den Computer, niedrige gut für den Gegenspieler), wird er den Ast wählen, der zur Spielsituation F führt. Er hat damit die mögliche Bewertung *minimiert*. Analoges gilt für den Teilbaum, der die Situationen D und E enthält: Hier wird der Gegenspieler die Situation D anstreben, da deren Bewertung 2 für ihn günstiger ist als die Bewertung 3 der Situation E. Der Knoten B erhält damit die durch Minimierung entstandene Bewertung 2.

Betrachtet man nun die Ausgangssituation am Knoten A, so hat der Computer die Auswahl zwischen zwei Zügen, die ihn zur Bewertung 2 (Knoten B) bzw. 1 (Knoten C) führen. Da er danach strebt eine möglichst hohe Bewertung zu erreichen, wählt er den Zug, der in die Spielsituation B führt und *maximiert* damit die Bewertung. Der Knoten A erhält damit die Bewertung 2 und es wird der Zug zur Spielsituation B ausgeführt.

Da das Verfahren abwechselnd Minimierungen und Maximierungen durchführt, hat es den Namen **Minimax-Verfahren** erhalten. Das Minimax-Verfahren funktioniert allerdings nur für Zwei-Personen-Spiele ohne den Einsatz von Zufallselementen (wie Würfeln) und bei vollständiger Information (d. h., Spieler und Gegenspieler können jederzeit das komplette Spiel einsehen; es gibt keine Geheimnisse).

Die Beschränkung der Tiefe des Spielbaums auf zwei und die Betrachtung von jeweils nur zwei alternativen Zügen dient übrigens nur der Anschaulichkeit des Beispiels. In der Realität werden meist tiefere Spielbäume betrachtet und auch die Anzahl der Alternativen ist meist bedeutend höher. In der hier vorliegenden

Implementierung wird je nach eingestellter Spielstärke ein Spielbaum mit zwei (»einfach«) bis acht (»sehr schwierig«) Halbzügen betrachtet. Wenn es Ihr Computer hergibt, können Sie auch noch mehr Halbzüge durchrechnen. Mehr als 60 machen allerdings keinen Sinn. Warum das so ist, dürfen Sie sich selbst überlegen.

Es gibt eine Verbesserung des Minimax-Verfahrens mit dem Namen **Alpha-Beta-Suche** (auch **Alpha-Beta-Pruning** genannt). Mehr dazu können Sie im Online-Kurs zu diesem Buch nachlesen.

Minimax-Algorithmus in Java

In der vorliegenden Implementierung wird darauf verzichtet, den Spielbaum explizit in einer Datenstruktur darzustellen. Vielmehr gehört zu jeder Spielsituation ein `Vector` von Objekten der Klasse `Zug`, der die möglichen Züge enthält. In der Methode `findeBestenZug(tiefe, spieler)` wird der beste Zug für den vorgegebenen Spieler bei Einhaltung der Tiefe im Suchbaum gesucht. Dafür werden zunächst alle möglichen Züge durch Verwendung der Methode `berechneMoeglicheZuege(spieler)` berechnet und anschließend durchgeführt. Wird dabei die maximale Suchtiefe erreicht, so liegt ein Blatt des Spielbaums vor und es kann eine Bewertung der Situation durchgeführt werden. Zurückgegeben wird dann der beste Zug mit seiner Bewertung. Wird die maximale Suchtiefe noch nicht erreicht, so ruft sich die Methode `findeBestenZug` rekursiv so lange auf, bis die maximale Suchtiefe erreicht wird. Die Bewertung einer Spielsituation, die kein Blatt ist, ergibt sich dann durch Minimierung (Spieler ist am Zug) oder Maximierung (Computer ist am Zug) auf der Menge der zurückgegebenen Züge aus den Nachfolgesituationen.

Nachfolgend sehen Sie die Implementierung in Java:

Othello: findeBestenZug

```
/**
* Findet den besten Zug nach dem Mini-Max-Algorithmus)
* Gesucht wird für den am Zug befindlichen Spieler
* innerhalb der durch tiefe vorgegebenen Anzahl von
* Halbzügen
*
* @param tiefe:
* Noch verbleibende Zahl von Halbzügen
* @param spieler:
* Wer ist am Zug?
* @return besten Zug
*/
public Zug findeBestenZug(int tiefe, int spieler)
{
   // Zunächst alle möglichen Züge berechnen
   Vector<Zug> moeglicheZuege =
       berechneMoeglicheZuege(spieler);
   int anzahlMoeglicheZuege = moeglicheZuege.size();
```

```
if (anzahlMoeglicheZuege > 0)
{
   int maxpos = -1; // enthält Index des besten Zugs aus
   // Computersicht
   int minpos = -1; // enthält Index des besten Zugs aus
   // Spielersicht

   // Alle Züge werden durchprobiert. Der beste wird
   // zurückgeliefert.
   for (int i = 0; i < anzahlMoeglicheZuege; i++)
   {
      // Mach den Zug auf einer Kopie des Bretts
      Othello brettKopie = this.clone();
      brettKopie.ziehe(spieler, moeglicheZuege.get(i));
      if (tiefe == 1)
      {
         // Unterste Ebene, jetzt bewerten
         moeglicheZuege.get(i).bewertung =
             brettKopie.bewertePosition();
      }
      else
      {
         // Wir müssen noch tiefer im Baum und rufen daher
         // findeBestenZug rekursiv auf.
         Zug besterZug =
             brettKopie.findeBestenZug(tiefe - 1, spieler
                 * (-1));
         moeglicheZuege.get(i).bewertung =
             besterZug.bewertung;
      }
      if (i == 0)
      {
         // Wir sind beim ersten möglichen Zug
         maxpos = 0;
         minpos = 0;
      }
      else
      {
         int bewertung =
             moeglicheZuege.get(i).bewertung.intValue();
         if (bewertung > moeglicheZuege.get(maxpos).bewertung
            .intValue())
            maxpos = i; // neue Maximalposition
         else if (bewertung < moeglicheZuege.get(minpos).bewertung
            .intValue())
            minpos = i; // neue Minimalposition
      }
   }
   if (spieler == computerspieler)
      // Wir brauchen den maximalen Zug
      return moeglicheZuege.get(maxpos);
   else
      return moeglicheZuege.get(minpos);
}
else
{
```

```
         // Kein Zug ausser Passen möglich
         Zug ergebnis = new Zug(PASSEN, PASSEN);
         if (tiefe == 1)
         {
            // Wir sind bei den Blättern angekommen
            ergebnis.bewertung = bewertePosition();
         }
         else
         {
            ergebnis.bewertung =
                findeBestenZug(tiefe - 1, spieler * (-1)).bewertung;
         }
         return ergebnis;
      }
   }
```

Die Klasse `Othello` enthält auch eine `main()`-Methode und als Hilfsmethode `druckeBrett()`. Beide zusammen dienen zum Test der *Engine* ohne dass eine separate grafische Oberfläche verwendet werden muss.

15.5 Othello – OOP der Othello-GUI **

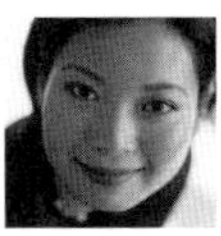

Die Anwendungsentwicklerin der Firma WebSoft, Frau Anton, analysiert das ihr vorgegebene OOD-Modell der GUI-Schicht (Abb. 15.5-1) und realisiert die einzelnen Klassen.

Othello-Spielbrett

Das Spielbrett wird durch ein Objekt der Klasse `OthelloPanel` dargestellt, die sich aus der Swing-Klasse `Panel` ableitet. Damit das Objekt weiß, an welcher Stelle welche Spielsteine anzuzeigen sind, hat es über das Attribut `othelloEngine` Zugriff auf ein `Othello`-Objekt und kann mit der Methode `getValueAt(zeile,spalte)` die Belegung des Spielbretts abfragen. Die Darstellung der Steine selbst erfolgt über die zwei `BufferedImage`-Objekte `weisserStein` und `schwarzerStein`.

Das Gitternetz des Spielbretts wird gezeichnet, indem die Methode `paintComponent(Graphics g)` aus der (indirekten) Vaterklasse `JComponent` überschrieben wird. Mittels `drawLine` bzw. `drawImage` können Gitternetzlinien und Spielsteinbilder gezeichnet werden.

Damit das Programm nach einem Mausklick in das Othello-Spielbrett erkennen kann, auf welche Spielfeld-Koordinate sich der Klick bezog, rechnet die Methode `getZeileUndSpalte` die Klickkoordinaten in Othello-Koordinaten um.

OthelloPanel

```
package de.w3l.anw.othello.gui;
import de.w3l.anw.othello.engine.Othello;
import java.awt.Color;
import java.awt.Dimension;
import java.awt.Graphics;
```

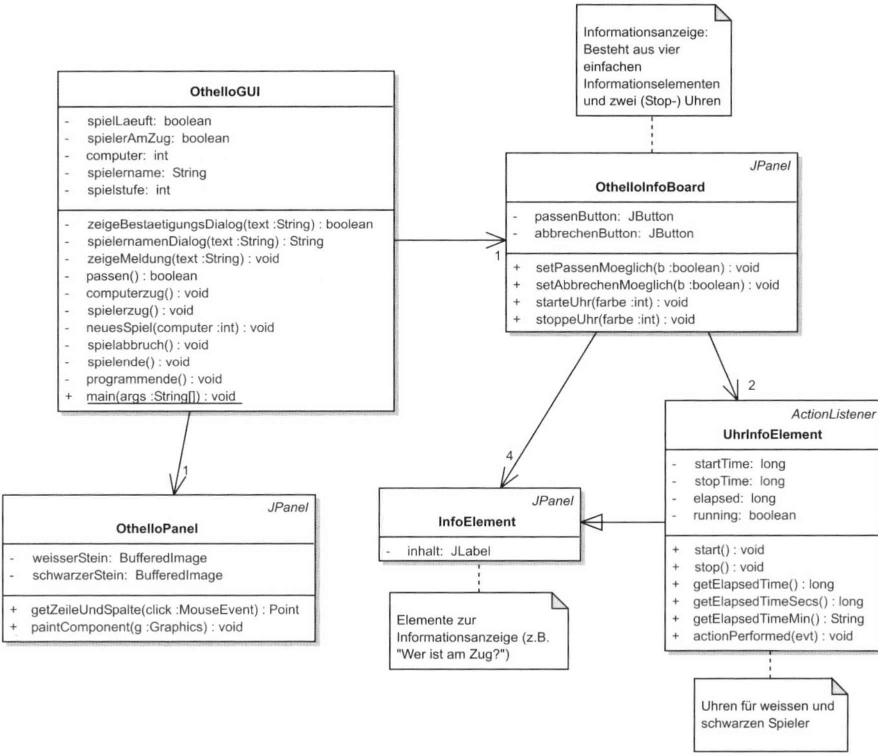

Abb. 15.5-1: Klassendiagramm Othello-GUI.

```
import java.awt.Point;
import javax.imageio.ImageIO;
import javax.swing.BorderFactory;
import javax.swing.JPanel;
import java.awt.event.MouseEvent;
import java.awt.image.BufferedImage;
import java.io.File;

public class OthelloPanel extends JPanel
{
  private static final long serialVersionUID = 1L;
  private Othello othelloEngine = null;
  private BufferedImage weisserStein = null;
  private BufferedImage schwarzerStein = null;

  /**
   * @param computer Farbe des Computers: 1 weiss, -1 schwarz
   */
  public OthelloPanel(int computer)
  {
    super();
    this.setPreferredSize(new Dimension(640, 640));
    setBorder(BorderFactory.createLineBorder(Color.black));
```

```
    othelloEngine = new Othello(computer);
    try
    {
      weisserStein =
          ImageIO.read(new File("steinWeiss.gif"));
      schwarzerStein =
          ImageIO.read(new File("steinSchwarz.gif"));
    }
    catch (Exception ex)
    {
      ex.printStackTrace();
    }
  }

  public Othello getOthelloEngine()
  {
    return othelloEngine;
  }

  public void setOthelloEngine(Othello othelloEngine)
  {
    this.othelloEngine = othelloEngine;
  }

  public Point getZeileUndSpalte(MouseEvent mausevent)
  {
    Point mausklick = mausevent.getPoint();
    return new Point(mausklick.x / 80, mausklick.y / 80);
  }

  public void paintComponent(Graphics g)
  {
    super.paintComponent(g);
    for (int x = 80; x < 640; x = x + 80)
      g.drawLine(x, 0, x, 639);

    for (int y = 80; y < 640; y = y + 80)
      g.drawLine(0, y, 639, y);

    // Die Spielsteine ausgeben:
    for (int zeile = 0; zeile < 8; zeile++)
    {
      for (int spalte = 0; spalte < 8; spalte++)
      {
        Integer wert =
            (Integer) othelloEngine.getValueAt(zeile,
                spalte);
        if (wert!= null)
        {
          if (wert.intValue() == Othello.SCHWARZ)
            g.drawImage(schwarzerStein, zeile * 80 + 20,
                spalte * 80 + 20, this);
          else
            g.drawImage(weisserStein, zeile * 80 + 20,
                spalte * 80 + 20, this);
        }
```

```
      }
    }
  }
}
```

Implementierung der Uhren

Die beiden Uhren zum Fortschreiben der verbrauchten Zeit von Spieler und Computer müssen als nebenläufige Aktivitäten realisiert werden (siehe »Exkurs: Nebenläufigkeit«, S. 277). Dies ist erforderlich, da neben dem Zählen der Sekunden ja auch noch etwas anderes passieren soll (wie zum Beispiel die Berechnung des nächsten Zugs).

Timer

Die Uhren sind Objekte der Klasse `UhrInfoElement`, welche sich aus der Klasse `InfoElement` ableitet, aber zusätzlich die Schnittstelle `ActionListener` implementiert. Dies ist erforderlich, da die Uhren unter Verwendung von `javax.swing.Timer`-Objekten regelmäßig aus dem EDT (**Event Dispatcher Thread)** angestoßen werden müssen, um die Anzeige der verbrauchten Zeit von Spieler bzw. Computer zu aktualisieren.

Über die beiden Methoden `start()` und `stop()` kann eine Zeitmessung gestartet und unterbrochen werden. Ist die Zeitmessung für eine der beiden Uhren gestoppt, so ignoriert diese alle Ereignisse, die sie vom Timer erreichen.

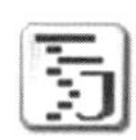

UhrInfoElement

```
package de.w3l.anw.othello.gui;
/**
 * Stellt einen Uhrenelement auf der Benutzungsoberfläche
 * dar. Um die SingleThreadRule für Swing nicht zu
 * verletzen, wird die Uhr jeweils durch einen
 * javax.swing.Timer angestoßen und muss daher die
 * Schnittstelle ActionListener implementieren.
 */
public class UhrInfoElement extends InfoElement implements
    ActionListener
{
   private static final long serialVersionUID =
       4681312459092883496L;
   private long startTime = 0;
   private long stopTime = 0;
   private long elapsed = 0;
   private boolean running = false;

   public UhrInfoElement(String ueberschrift,
       Color hintergrund)
   {
      super(ueberschrift, hintergrund);
   }

   public void start()
   {
      if (!running)
```

```
      {
         this.startTime = System.currentTimeMillis();
         this.running = true;
      }
   }

   public void stop()
   {
      if (running)
      {
         this.stopTime = System.currentTimeMillis();
         this.running = false;
         elapsed += (stopTime - startTime);
      }
   }

   // elaspsed time in milliseconds
   public long getElapsedTime()
   {
      if (running)
      {
         return (System.currentTimeMillis() -
                 startTime + elapsed);
      }
      return elapsed;
   }

   // elaspsed time in seconds
   public long getElapsedTimeSecs()
   {
      return getElapsedTime() / 1000;
   }

   public String getElapsedTimeMin()
   {
      long elapsed = getElapsedTime();
      long min = elapsed / 60000;
      long sec = (elapsed / 1000) % 60;
      if (sec < 10)
         return "" + min + ":0" + sec;
      else
         return "" + min + ":" + sec;
   }

   public void actionPerformed(ActionEvent e)
   {
      if (running)
      {
         this.setInhalt(getElapsedTimeMin());
         repaint();
      }
   }
}
```

Die Ausführung von lang laufenden Methoden in Swing

Nachdem der Spieler durch Anklicken des gewünschten Feldes im `OthelloPanel` kundgetan hat, welchen Spielzug er machen möchte, beginnt der Computer mit der Berechnung des Folgezugs. Je nach eingestellter Spielstärke kann diese Berechnung bis zu mehreren Minuten dauern.

Da die Berechnung als Reaktion auf den Mausklick des Benutzers erfolgt, liegt es nahe, den Aufruf der Berechnung in die entsprechende Ereignisbehandlungsmethode einzubauen und die Zugberechnung **direkt** im **EDT** auszuführen. In der vorliegenden Implementierung sieht dies wie folgt aus:

```
....
  meinSpielbrett.addMouseListener(new MouseAdapter()
  {
    // Der Spieler ist am Zug und hat eine Position auf
    // dem Spielbrett angeklickt
    public void mouseClicked(MouseEvent e)
    {
      if (letztesEreignis!= e && spielerAmZug)
      {
        letztesEreignis = e;
        Point klickstelle =
          meinSpielbrett.getZeileUndSpalte(e);

        if (!meinSpielbrett.getOthelloEngine()
         .spielerzug(klickstelle.x, klickstelle.y))
          zeigeMeldung("Dieser Zug ist nicht möglich!");
        else
        {
          meinSpielbrett.repaint();
          if (meinSpielbrett.getOthelloEngine()
           .spielende())
            spielende();
          else
            // Berechnung des Computerzugs
            computerzug();
        }
      }
    }

  });
....
```

Allerdings hat diese Vorgehensweise, wie schon in »Dann die Praxis: Swing und Nebenläufigkeit«, S. 284 gezeigt wurde, den Nachteil, dass die Benutzeroberfläche einfriert, weil der EDT zu lange blockiert ist.

Die folgende Implementierung von `computerzug()` blockiert den EDT längere Zeit und führt dazu, dass die Zeitanzeige für den

Computerspieler nicht aktualisiert wird und der Spieler das Spiel während der Bedenkzeit des Computers nicht abbrechen kann:

```
// Der Computer darf ziehen.
// ACHTUNG: So sollte computerzug() nicht implementiert
// werden.
private void computerzug()
{
  spielerAmZug = false;
  meinInfoBoard.stoppeUhr(-1 * computer);
  meinInfoBoard.getSpielerAmZug().setInhalt("Computer");
  meinInfoBoard.starteUhr(computer);
  meinInfoBoard.repaint();
  // Der folgende Aufruf kann lange dauern und blockiert
  // daher den EDT
  Zug computerzug =
      meinSpielbrett.getOthelloEngine().computerzug(
          spielstufe);
  meinInfoBoard.stoppeUhr(computer);
  if (computerzug!= null)
  {
    meinInfoBoard.getBewertung().setInhalt(
        "" + computerzug.getBewertung());
    if (computerzug.getZeile() == Othello.PASSEN)
    {
      // Der Computer passt
      zeigeMeldung("Ich passe!");
    }
  }
  if (meinSpielbrett.getOthelloEngine().spielende())
    spielende();
  else
  {
    // Sonst ist der Spieler jetzt dran;
    spielerzug();
  }
}
```

Der Lösungsansatz besteht darin, den lang laufenden Aufruf nicht im EDT, sondern in einem separaten *Thread* durchzuführen, das Ergebnis (den berechneten Zug) aber später wieder in den EDT einfließen zu lassen. Dies geschieht unter Verwendung der Klasse `SwingWorker` (vgl. »Dann die Praxis: Swing und Nebenläufigkeit«, S. 284).

Da die Klasse abstrakt ist, muss man eine eigene Klasse aus `SwingWorker` ableiten und dabei die abstrakte Methode `doInBackground()` implementieren, die für die Ausführung des gewünschten Code-Abschnitts im Hintergrund und außerhalb des aufrufenden *Threads* sorgt. Im konkreten Fall muss also insbesondere der Aufruf von `Othello.computerzug()` innerhalb der Implementierung von `doInBackground()` erfolgen.

Ein weiteres Problem besteht darin, dass der EDT mitbekommt, wann die Hintergrundausführung beendet ist. Weiterhin muss er auf das Ergebnis der Hintergrundausführung zugreifen können. Im konkreten Fall wird dies durch Überschreiben der Methode `done()` aus `SwingWorker` erreicht. `done()` wird im EDT ausgeführt und wird vom `SwingWorker` bei Beendigung des Hintergrundprozesses aufgerufen. In der Implementierung von `done()` kann mittels der Methode `get()` aus `SwingWorker` auf das Ergebnis der Hintergrundausführung zugegriffen werden. Damit ist auch dieses Problem gelöst.

Im konkreten Anwendungsfall wird mit der inneren Klasse `Computerzug` in `OthelloGUI` die aus `SwingWorker` abgeleitete Klasse mit den Implementierungen von `doInBackground()` und `done()` gebildet:

Computerzug

```
class Computerzug extends SwingWorker<Zug, Object>
{
  protected Zug doInBackground()
  {
    Zug computerzug =
      meinSpielbrett.getOthelloEngine().computerzug(
        spielstufe);
    return computerzug;
  }

  protected void done()
  {
    // Diese Methode wird nach Beendigung der Berechnung
    // im Event Dispatcher Thread (EDT) von Swing
    // aufgerufen. Hier folgen also alle Aktionen nach der
    // Berechnung des Computerzugs.
    try
    {
      Zug computerzug = get();
      meinInfoBoard.stoppeUhr(computer);
      if (computerzug!= null)
      {
        System.out.println(computerzug);
        meinInfoBoard.getBewertung().setInhalt(
          "" + computerzug.getBewertung());
        if (computerzug.getZeile() == Othello.PASSEN)
        {
          // Der Computer passt
          zeigeMeldung("Ich passe!");
        }
      }
      meinSpielbrett.repaint();
      if (meinSpielbrett.getOthelloEngine().spielende())
        spielende();
      else
      {
        // Sonst ist der Spieler jetzt dran;
        spielerzug();
      }
    }
    catch (Exception ex)
    {
```

```
            ex.printStackTrace();
        }
    }
}
```

In doInBackground() werden alle Aktivitäten integriert, die im Hintergrund auszuführen sind. Dies ist insbesondere der Aufruf von computerzug() aus der Klasse Othello. In done() sind alle Anweisungen anzusiedeln, die nach der Berechnung des Computerzugs auszuführen sind. Dies sind insbesondere die Aktualisierungen von Spielbrett und Info-Anzeigen. In der Methode computerzug() aus OthelloGui verbleibt nur die Erzeugung des Computerzug-Objekts und dessen Start durch Aufruf von execute():

OthelloGui.computerzug()

```
private void computerzug()
{
    spielerAmZug = false;
    meinInfoBoard.stoppeUhr(-1 * computer);
    meinInfoBoard.getSpielerAmZug().setInhalt("Computer");
    meinInfoBoard.starteUhr(computer);
    meinInfoBoard.repaint();
    (new Computerzug()).execute();
}
```

Glossar

Aliasing *(aliasing)*
Treppen-Effekt, der bei der Darstellung von schrägen oder gebogenen Linien auf dem Bildschirm entsteht. Dieser Effekt entsteht durch die quadratische Form der →Pixel und ist bei einigen Buchstaben (z. B. A) stärker ausgeprägt als bei anderen.

Annotation *(annotation)*
Liefern Angaben über das Programm, in welchem sie sich befinden, sind aber nicht Teil des Programms. Annotationen haben keinen Einfluss auf die Funktion des Programms, welches sie annotieren. In Java sind `@Deprecated` und `@Override` Beispiele für Annotationen.

Anti-Aliasing *(anti aliasing)*
Glätten des Treppen-Effekts, der aufgrund des →Aliasing entsteht. Anti-Aliasing ändert bei den Pixeln entlang der schrägen und gebogenen Linien die Farbe Schwarz in verschiedene Grautöne ab. Bei Verwendung von Farben für Linien bzw. Schriften und Hintergrund werden entsprechende Zwischentöne gebildet.

Anwendungslogik
Der Teil einer Anwendung, der Arbeitsabläufe des Anwendungsbereichs durch Programme realisiert. Die Anwendungslogik wird in der Anwendungsschicht realisiert, die zwischen der Benutzungsoberflächenschicht und der Datenhaltungsschicht (Datenbank) liegt.

API *(API;* application programming interface*)*
Ein API definiert eine Schnittstelle, über die ein Softwaresystem anderen Systemen Dienste zur Verfügung stellt. Das API trifft keine Aussage über die Realisierung dieser Dienste.

Authentifizierung *(authentication)*
Überprüfung der Echtheit bzw. der Identität einer Person oder Sache.

Beobachter-Muster *(observer pattern)*
Ein Entwurfs-Muster, das es einem Objekt (Subjekt) ermöglicht, andere Objekte (Beobachter) über Änderungen seines Zustands zu informieren, ohne sich von diesen Beobachtern abhängig zu machen. Ein Beobachter-Objekt registriert sich bei einem Subjekt-Objekt. Es implementiert eine Schnittstelle, die dem Subjekt-Objekt bekannt ist. Wenn sich der Zustand des Subjekt-Objekts ändert, informiert es alle registrierten Beobachter über diese Änderung.

Berechtigung *(authorization)*
Erlaubnis, eine definierte Funktion mit einer möglicherweise eingegrenzten Menge an Daten durchzuführen

Bewegungsdaten *(transaction data)*
Bewegungsdaten sind Daten, die sich auf konkrete Zeitpunkte beziehen. So verfügt etwa eine Rechnung über ein Rechnungsdatum. Weitere Beispiele für Bewegungsdaten sind Aufträge, Anfragen oder Versandbestätigungen. Im Gegensatz hierzu sind →Stammdaten meist über einen längeren Zeitraum gültig (z. B. Daten über ein Produkt).

Bewertungsfunktion *(evaluation function)*
Eine Bewertungsfunktion ordnet in einem Spiel der Qualität einer Spielsituation eine Maßzahl zu und ermöglicht damit den Vergleich von Situationen durch den Vergleich von deren Maßzahlen.

Customizing *(customizing)*
Bezeichnet die Anpassung einer betriebswirtschaftlichen Standardsoftware an die spezifischen Gegebenheiten des Anwenderunternehmens. Hierbei erfolgt keine Programmierung, d. h. es werden die vorgegebenen Einstellungsmöglichkeiten der Software genutzt.

DAO-Muster *(data access object pattern)*
Entwurfsmuster, das zu einer Entkopplung von Fachkonzept (auch Applikationslogik oder Geschäftslogik) und Datenhaltung führt.

Debitor *(debtor)*
Ein Debitor ist ein Vertragspartner, für den eine Leistung erbracht wird und demgegenüber deshalb eine Forderung aus Lieferung und Leistung besteht. Umgangssprachlich wird der Debitor daher auch einfach als Kunde bezeichnet.

Dialog *(dialog)*
Durch Eingabe von Steuerungsdaten steuert der Benutzer die Anwendung bzw. Anwendungen so, dass er seine Aufgaben damit erledigen kann (→Dialoggestaltung).

Dialoggestaltung *(dialog design)*
Gestaltung der Dialogstruktur und der Dialogdynamik (→Dialog) mit Hilfe von Fenstern, Web-Browsern, →Menüs und Kommandos unter Berücksichtigung der →Software-Ergonomie.

Dialogmodus *(dialog mode)*
Gibt an, welchen Beschränkungen ein →Dialog unterworfen ist. Man unterscheidet →modale Dialoge und →nicht-modale Dialoge.

Dokumenttyp-Deklaration *(document type declaration)*
Gibt in der Syntax `<!DOCTYPE Inhalt>` vor, welche Struktur ein XML-Dokument erfüllen muss. Sie kann die Dokumenttyp-Definition direkt enthalten oder auf eine externe Datei verweisen, die die DTD enthält. Die Dokumenttyp-Deklaration muss nach der XML-Deklaration und vor dem ersten Element in einem XML-Dokument stehen.

DOM *(document object model)*
Eine programmiersprachen-unabhängig formulierte Menge von Schnittstellen zum lesenden und schreibenden Zugriff auf gültige HTML- und wohlgeformte XML-Dokumente. Gleichzeitig definiert das DOM eine baumartige Speicherrepräsentation für HTML- und XML-Dokumente. In Java existiert seit der Version 1.4 mit JAXP eine Implementierung des DOM.

Doppelpufferverwaltung *(double buffering)*
Bei der Doppelpufferverwaltung wird ein Bild zunächst unsichtbar in einem Hilfsspeicher gezeichnet. Nach seiner Fertigstellung wird es dann als Ganzes in den Anzeigebereich kopiert.

Drei-Schichten-Architektur *(three-tier architecture)*
Besteht aus der GUI-Schicht (Schicht der Benutzungsoberfläche), der Fachkonzeptschicht – auch Applikationsschicht genannt – und der Datenhaltungsschicht.

Drop-Down-Menü *(drop down menu)*
Menüart, die aus einem Menütitel und zugeordneten →Menüoptionen besteht. Der Menütitel ist auf einem Menübalken angeordnet. Nach dem Anklicken bzw. Berühren eines Menütitels mit der Maus werden die zugehörigen Menüoptionen »heruntergeklappt« und können selektiert werden.

DTD *(Document Type Defintion)*
Definiert den strukturellen Aufbau einer Klasse von XML-Dokumenten. Mit Hilfe von DTDs kann die strukturelle Korrektheit von XML-Dokumenten automatisch geprüft werden.

E/A-Gestaltung
Gestaltung der Informationsein- und -ausgabe über E/A-Geräte, sodass die menschliche Art der Informationsverarbeitung berücksichtigt wird. E/A-Gestaltung ist darauf zu achten, dass Figur und Grund eindeutig wahrgenommen werden, sonst entstehen Kippfiguren (→Gestaltpsychologie).

Einzelthread-Regel *(single thread rule)*
Da Swing nicht sicher gegen Nebenläufigkeiten ist, darf in graphischen Benutzungsoberflächen nur ein →Thread, nämlich der →Event Dispatcher Thread, Aktualisierungen vornehmen. Diese Regel wird als Einzelthread-Regel bezeichnet.

Element *(element)*
Informationseinheit in einem XML-Dokument. Ein Element besteht aus der Anfangsmarkierung, dem Elementinhalt und der Endemarkierung. Die Anfangsmarkierung kann zusätzlich →XML-Attribute enthalten. Ein Sonderfall sind leere Elemente, die keinen Inhalt besitzen.

Entwurfsmuster *(design pattern)*
Gibt eine bewährte, generische Lösung für ein immer wiederkehrendes Entwurfsproblem an, das in bestimmten Situationen auftritt. Es lassen sich klassen- und objektbasierte Muster unterscheiden. Klassenbasierte Muster werden durch Vererbungen ausgedrückt. Objektbasierte Muster beschreiben in erster Linie Beziehungen zwischen Objekten.

Erfassungsfenster
Bezieht sich auf ein einzelnes Objekt einer Klasse. Jedes Attribut der Klasse wird auf ein Interaktionselement des Fensters abgebildet. Das Erfassungsfenster dient zum Erfassen und Ändern von Objekten und zum Erstellen und Entfernen von Verbindungen zu anderen Objekten.

Event Dispatcher Thread *(event dispatcher thread)*
Der EDT ist in Programmen mit graphischer Benutzungsoberfläche der Thread, der die Abarbeitung von Ereignissen und die Aktualisierung von Oberflächenelementen anstößt. Da Swing nicht »thread-safe« ist, darf nur der EDT Aktualisierungen der Benutzungsoberfläche vornehmen (vgl. →Einzelthread-Regel) (Abk.: EDT)

Fabrikmethode *(factory method)*
Entwurfsmuster, das die Erzeugung von Objekten unterschiedlicher Klassen unterstützt, ohne von ihren Implementierungen abhängig zu sein. Es wird eine Entkopplung des Aufrufers der Methode von der Erzeugung der Objekte erreicht. Für die Erzeugung der Objekte wird eine Methode realisiert, die sog. Fabrikmethode, die dem Muster seinen Namen verleiht.

Fenster *(window)*
Separat steuerbarer Bereich auf dem Bildschirm, der zur Darstellung von Objekten und/oder zur Durchführung eines Dialogs mit dem Benutzer verwendet wird /EN ISO 9241-16:1999/.

Fenstertyp *(window type)*
Für bestimmte Einsatzbereiche vorgesehenes Fenster mit bestimmten Eigenschaften. Es werden Anwendungs-, Unter-, Dialog- und Mitteilungsfenster unterschieden

Framework *(framework)*
Besteht aus einer Menge von zusammenarbeitenden Klassen, die einen wiederverwendbaren Entwurf für einen bestimmten Anwendungsbereich implementieren. Es besteht aus konkreten und insbesondere aus abstrakten Klassen. Im Allgemeinen wird vom Anwender (Programmierer) des *Frameworks* erwartet, dass er Unterklassen definiert, um das *Framework* zu verwenden und anzupassen. (Syn.: Rahmenwerk)

Gestaltpsychologie *(gestalt psychology)*
Befasst sich mit den Gestaltprinzipien der Wahrnehmung, also Regeln, nach denen sich die räumliche und/oder zeitliche Struktur wahrgenommener Gebilde richtet (Prinzip der guten Gestalt, Figur-Grund-Unterscheidung, Binnengliederung).

Glossar *(glossary)*
Definiert und erläutert Begriffe, um eine einheitliche Terminologie sicherzustellen. In der Softwaretechnik Teil einer Produkt-Definition.

GUI *(graphical user interface*; Grafische Benutzungsoberfläche*)*
Grafikbildschirm bestehend aus einer Arbeitsoberfläche und Fenstern, über die der Benutzer mit der Anwendungssoftware interagiert und kommuniziert.

Gültiges XML-Dokument *(valid XML document)*
XML-Dokument, dessen Struktur einer zugehörigen DTD oder einem XML-Schema entspricht. Ein gültiges XML-Dokument ist immer →wohlgeformt. (Syn.: valides XML-Dokument)

Halbzug
Bei einem Zwei-Personen-Strategiespiel wie Schach oder Othello werden der Zug eines Spielers und der dazu gehörende Gegenzug des Gegners jeweils als »Halbzüge« bezeichnet. Eine Runde im Spiel (Zug und Gegenzug) besteht also aus zwei Halbzügen.

Hashfunktion *(hash function)*
Eine Hashfunktion ist eine Funktion, die zu einer Eingabe aus einer üblicherweise großen Quellmenge eine kürzere Ausgabe aus einer im Allgemeinen kleineren Zielmenge erzeugt.

HTTP *(HTTP*; Hypertext Transfer Protokoll*)*
Standardprotokoll, mit dem Webseiten vom Web-Server zum Web-Browser übertragen werden. HTTP ist ein *zustandsloses* Protokoll. Nach jeder Anfrage und der zugehörigen Übertragung der Webseite an den Web-Browser wird die Verbindung vom Client zum Server wieder getrennt. HTTP hat sich bei der Übertragung von HTML-Seiten als Standard etabliert.

Identifizierung *(identification)*
Eindeutigen Erkennen einer Person oder eines Objektes.

Interaktionselement *(control, widget)*
Dient zur Ein- und/oder Ausgabe von Informationen; es werden Eingabefelder, Knöpfe, Listen und Grafiken unterschieden. (Syn.: Steuerelement)

Internationalisierung *(internationalization)*
Vorgang im Rahmen der Softwareentwicklung: Eine Anwendung wird so konstruiert, dass eine Lokalisierung, d. h. eine Anpassung an unterschiedliche Sprachen, Währungen, Datumsformate etc. möglich ist. Meist wird die gleichzeitige Nutzbarkeit unterschiedlicher nationaler Aspekte angestrebt. Für Währungen bedeutet dies z. B., dass das System mit mehreren Währungen parallel arbeiten und die Währung ineinander umwandeln kann. (Abk.: I18N)

Iterator *(iterator)*
Ein Iterator bezeichnet in der Softwareentwicklung eine Datenstruktur, mit deren Hilfe die Elemente einer Liste bzw. Menge nacheinander durchlaufen (»iteriert«) werden können. (Syn.: Cursor)

JAXB *(JAXB;* Java Architecture for XML Binding*)*
Programmierschnittstelle in Java, die es erlaubt eine direkte Bindung zwischen XML-Daten (beschrieben durch eine XML-Schema-Definition) und Java-Objekten herzustellen.

JAXP *(JAXP;* Java API for XML Processing*)*
JAXP ist eine Programmierschnittstelle (API) zur Verarbeitung von XML-Daten. Durch die Bestandteile SAX (*Simple API for XML Processing*) und DOM (*Document Object Model*) werden Möglichkeiten zum Parsen und Validieren von XML-Dokumenten angeboten.

JDBC *(JDBC;* Java Database Connectivity*)*
Standard, um aus Java-Programmen heraus auf relationale Datenbanksysteme zugreifen zu können. JDBC ist objektorientiert und plattformunabhängig.

JPA *(JPA;* Java Persistence API*)*
Schnittstellendefinition (API), um eine Abbildung zwischen Java-Objekten und Daten in relationalen Datenbanken herzustellen. Durch den Einsatz von JPA können Objekte über die Laufzeit eines Programms hinaus dauerhaft (persistent) gespeichert werden.

JPQL *(JPQL;* Java Persistence Query Language*)*
Abfragesprache innerhalb der JPA (Java Persistence API). Lehnt sich an SQL an und verfügt über ähnliche Möglichkeiten.

JUnit *(JUnit)*
JUnit ist ein *Framework* zum Testen von Java-Programmen. Es unterstützt automatisierte Tests, und die Entwicklung nach dem →Test-First-Ansatz.

Klassendiagramm *(class diagram)*
Ein Klassendiagramm ist eine Notation der objektorientierten Modellierung, mit deren Hilfe die statische Struktur eines Softwaresystems dargestellt werden kann. Wichtige Konstrukte sind Klassen mit ihren Attributen und Operationen sowie Beziehungen (Assoziationen) zwischen den Klassen.

Kontextmenü *(pop-up menu)*
Menüart, die aus →Menüoptionen (ohne Menütitel) besteht. Erscheint an der aktuellen Bearbeitungsstelle auf dem Bildschirm, z. B. gekoppelt mit dem Mauszeiger. Aufruf durch Maustaste (meist rechte Taste) oder Funktionstaste. (Syn.: pop-up-Menü, Aufklappmenü)

Kreditor *(supplier)*
Ein Kreditor ist ein Gläubiger eines Unternehmens, d. h. das Unternehmen schuldet ihm Geld. Zu den Kreditoren gehören insbesondere die Lieferanten. Da Lieferungen auf Rechnungen erst später bezahlt werden müssen, stellen sie von den Lieferanten gewährte Kredite dar.

Listenfenster
Zeigt alle Objekte der Klasse an. Im Allgemeinen enthält es von einem Objekt nur dessen wichtigste Attribute.

Lokalisierung *(localisation)*
Vorgang im Rahmen der Softwareentwicklung: Anpassung und Übersetzung von Software unter Berücksichtigung der für die Zielgruppe relevanten lokalen Verhältnisse (Abk.: L10N)

Menü *(menu)*
Zu Gruppen angeordnete →Menüoptionen, aus denen der Benutzer eine oder mehrere auswählen kann. Man unterscheidet Aktions- und Eigenschaftsmenüs.

Menüoption *(menu option)*
Teil eines Menüs, repräsentiert eine Aktion (Aktionsmenü) oder eine Eigenschaft (Eigenschaftsmenü). Die Selektion einer Menüoption bewirkt Aktionen oder die Festlegung von Eigenschaften

Metadaten *(meta data)*
Metadaten stellen Informationen über Daten dar, machen also z. B. Aussagen über deren Namen, Bedeutung und Aufbau. Da Informationen selbst wieder in Form von Daten dargestellt werden, liegen also letztendlich Daten über Daten vor.

Modaler Dialog *(modal dialog)*
Ein modaler Dialog muss beendet sein, bevor eine andere Aufgabe der Anwendung durchgeführt werden kann.

Muster *(pattern)*
Beschreibt in abstrakter Form eine bewährte Lösung und setzt sie in Bezug zur Problemstellung und zur Systemumgebung. In der OO-Welt sind Muster Strukturen von Klassen bzw. Objekten. Man unterscheidet Analysemuster (OOA-Muster) und Entwurfsmuster.

MVC-Muster *(MVC pattern)*
Entwurfsmuster, das häufig bei der Realisierung von dialogorientierten Anwendungen verwendet wird. Das Muster trennt zwischen der anwendungsinternen Repräsentation der darzustellenden Daten (*Model*), der Darstellung der Benutzungsoberfläche (*View*) und der Komponente zur Steuerung der Interaktion des Benutzers mit der Oberfläche (*Controller*). Durch die Trennung wird eine größtmögliche Unabhängigkeit zwischen der Anwendungslogik, der Darstellung von Daten auf der Benutzeroberfläche und Steuerung der Interaktion ermöglicht.

Nicht-modaler Dialog *(modeless dialog)*
Ein nicht-modaler Dialog ermöglicht es dem Benutzer, den aktuellen →Dialog zu unterbrechen, während das ursprüngliche Fenster geöffnet bleibt.

Objekt-relationale Abbildung *(object relational mapping)*
Gibt an, wie ein Klassendiagramm auf Tabellen einer relationalen Datenbank abgebildet wird. Enthält Abbildungsvorschläge für Klassen, Assoziationen und Vererbungsstrukturen. Ein weiterer Aspekt ist die Realisierung der Objektidentität in relationalen Datenbanken.

Objektdiagramm *(object diagram)*
UML-Diagramm, das Objekte und Objektbeziehungen darstellt. Objektdiagramme werden im Allgemeinen verwendet, um einen Ausschnitt des Systems zu einem bestimmten Zeitpunkt zu modellieren.

Objektorientiertes Datenbanksystem
Speichert Daten entsprechend dem →objektorientierten Datenmodell.

Objektorientiertes Datenmodell
Objekte werden mit ihren Attributen, Beziehungen (Vererbung, Assoziation, Aggregation) und Operationen gespeichert, wobei Attribute beliebige, auch selbstdefinierte Typen besitzen können.

ODBC *(ODBC*; Open Database Connectivity*)*
Standardisierte Schnittstelle für den Zugriff auf relationale Datenbanksysteme. Wurde ursprünglich von Microsoft spezifiziert, hat sich aber inzwi-

schen zu einen betriebssystemübergreifenden, allgemein akzeptierten de facto-Standard entwickelt. Siehe auch: JDBC.

OOA-Modell *(analysis model)*
Fachliche Lösung des zu realisierenden Systems, die in einer objektorientierten Notation modelliert wird. Das OOA-Modell ist das wichtigste Ergebnis der Analyse.

Persistenz *(persistence)*
Persistenz bezeichnet die Fähigkeit, Daten oder Objekte auf nicht-flüchtigen Speichermedien zu speichern, so dass diese unabhängig von einem Programm und dessen Arbeitsspeicherbelegung zur Verfügung stehen. Die Daten »überleben« also das Programm.

Pflichtenheft *(requirements specification)*
Teil einer Produkt-Definition, oft auch alleiniges Anforderungs-Dokument. Oft nur verbal beschrieben.

Pixel *(pixel)*
Kleinste Informationseinheit, die dargestellt werden kann. Pixel sind von quadratischer Form. Je mehr Pixel ein Bild enthält, desto besser ist seine Qualität. Der Begriff »Pixel« wurde aus den Wörtern »Picture Element« gebildet.

Primärdialog
→Dialog, der zur direkten Aufgabenerfüllung dient (→Sekundärdialog).

referenzielle Integrität *(referential integrity)*
Referenzielle Integrität zwischen zwei Datenbanktabellen A und B bedeutet, dass in einer Fremdschlüsselspalte in der Tabelle B, die sich auf eine Primärschlüsselspalte in der Tabelle A bezieht, nur Primärschlüsselwerte aus A (oder `null` – Werte) enthalten sein dürfen. (Syn.: referentielle Integrität)

Regressionstest *(regression testing)*
Wiederholung der bereits durchgeführten Tests nach Änderung des Programms. Er dient zur Überprüfung der korrekten Funktion eines Programms nach Modifikationen z. B. Fehlerkorrekturen.

Relation *(relation)*
Teilmenge eines kartesischen Produkts über die Wertebereiche von Attributen einer Entitäts- oder Beziehungsmenge (siehe auch →Tupel)

Relationales Datenbanksystem *(relational database system)*
Speichert Daten entsprechend dem relationalen Datenmodell. (Abk.: RDBS)

SAX *(SAX;* Simple API for XML*)*
API, die ein sequenzielles Verarbeiten von XML-Dokumenten ermöglicht, indem beim Parsen des Dokuments Ereignisse in vordefinierten Situationen ausgelöst werden, auf die ein nutzendes Programm reagieren kann.

Schablonenmethode *(template method)*
Entwurfsmuster, das die Verdopplung von Code vermeiden soll. Verfügen mehrere Klassen über identische Code-Passagen, so können diese Passagen in eine gemeinsame, abstrakte Oberklasse ausgelagert werden.

Schaltfläche *((push) button)*
Steuerelement grafischer Benutzungsoberflächen, das beim Anklicken eine Aktion auslöst (Microsoft-Terminologie). (Syn.: Druckknopf)

Sekundärdialog
Kurzzeitiger, optionaler →Dialog, der zusätzliche Informationen vom Benutzer anfordert. Eingebettet in →Primärdialoge.

Sequenzdiagramm *(sequence diagram)*
UML-Diagramm, das zeigt, wie Kommunikationspartner miteinander kommunizieren, um eine bestimmte Aufgabe zu erfüllen. Die beteiligten Kommunikationspartner werden meistens so auf der Horizontalen angetragen, dass die Nachrichtenpfeile von links nach rechts zeigen. Die Vertikale definiert die zeitliche Reihenfolge, in der die Teilaufgaben ausgeführt werden.

Serialisierung *(serialization)*
In Java: Umwandlung des Zustands eines Objekts und seiner Referenzen in eine Byte-Repräsentation sowie die entsprechende Rücktransformation (Deserialisierung) (siehe auch: Persistenz).

Singleton-Muster *(singleton pattern)*
Objektbasiertes →Entwurfsmuster, das sicherstellt, dass eine Klasse genau ein Objekt besitzt. Ermöglicht einen globalen Zugriff auf dieses Objekt.

Software-Ergonomie *(usability, software ergonomics)*
Menschengerechte Gestaltung eines Software-Arbeitsplatzes, d. h. der Anwendungssoftware und der Arbeitsoberfläche.

Spielbaum
Ein Spielbaum ist ein Baum mit zwei Typen von Knoten: Minimum-Knoten und Maximum-Knoten. Die Knoten repräsentieren Spielstellungen, die jeweils durch Züge des ersten Spielers (Maximum-Knoten) bzw. des zweiten Spielers (Minimum-Knoten) entstehen.

SQL *(SQL;* structured query language*)*
Sprache der 4. Generation, heute bei relationalen Datenbanksystemen am weitesten verbreitet und standardisiert. Umfasst Kommandos zur Datendefinition (DDL) und zur Datenmanipulation (DML) sowie Kommandos zum Vergeben von Zugriffsberechtigungen. SQL 99 erweitert das relationale Datenmodell zu einem objekt-relationalen Datenmodell.

Stammdaten *(master data)*
Stammdaten haben keinen konkreten Zeitbezug und sind oft für einen längeren Zeitraum gültig. Beispiele sind Kundendaten oder Produktbeschreibungen. Im Gegensatz dazu beziehen sich →Bewegungsdaten, wie z. B. eine Rechnung, auf konkrete Zeitpunkte (z. B. das Rechnungsdatum).

Test-First-Ansatz *(test first approach)*
Der Test-First-Ansatz geht davon aus, dass der Entwurf von Tests und deren Ausführung auch das Design des Programms vorantreibt. Bevor ein Stück eines Programms geschrieben wird, wird zuerst ein Test entworfen. Anschließend wird nur soviel Programmcode geschrieben, wie der Test verlangt. Dementsprechend findet die Programmentwicklung in einer raschen Folge von Test- und Implementierungsschritten statt.

Thread *(thread)*
Ein *Thread* stellt einen Programmpfad im Adressraum eines Prozesses dar. Durch die quasi-parallele Ausführung mehrerer *Threads* (*Multithreading*) ist die gleichzeitige Ausführung von mehreren Programmpfaden innerhalb desselben Prozesses möglich.

Tooltip *(tooltip)*
Kurztext, der in einer kleinen Box angezeigt wird, wenn sich die Maus eine bestimmte Zeit über einem Hyperlink oder einem Bild (einer Webseite) befindet. Nach kurzer Zeit wird die Erklärung dann automatisch wieder ausgeblendet.

Transfer-Objekt *(transfer object)*
Ein *transfer object* (früher auch als *value object* bezeichnet) ist ein serialisierbares Objekt, das eine Gruppe von Attributen zusammenfasst, auf die im Normalfall gemeinsam zugegriffen wird. Ein Transfer Object kann zum

Transport von komplexen Objekten zwischen verschiedenen Schichten eines Softwaresystems benutzt werden.

Tupel *(tuple)*
In einer relationalen Datenbank Element einer Relation, Zeile in einer Tabelle.

URL *(uniform resource locator)*
Im Web verwendete standardisierte Darstellung von Internetadressen; Aufbau: `protokoll://domain-Name/Dokumentpfad`.

Use Case-Diagramm *(use case diagram)*
Ein *Use Case*-Diagramm beschreibt ein Informationssystem aus Benutzersicht. Es enthält die verschiedenen Rollen von Benutzern (Akteure) und die von ihnen durchgeführten Use Cases (Anwendungsfälle). (Syn.: Anwendungsfalldiagramm)

W3C *(World Wide Web Consortium)*
Offizielle Instanz zur Standardisierung von Techniken, die das Internet betreffen. Das W3C wurde 1994 gegründet und ist eine Interessensvereinigung von Firmen und Institutionen, um die Entwicklung des Internet zu beeinflussen.

Website *(website)*
Das komplette Online-Angebot eines Anbieters (Privatperson, Organisation, Unternehmen) unter einer URL, das üblicherweise mit der Startseite beginnt. Eine Website besteht aus mindestens einer – in der Regel aber mehreren Webseiten, die über Links untereinander verknüpft sind. Die einzelnen Webseiten müssen sich dabei nicht zwangsläufig auf nur einem Server befinden (siehe auch: Web-Anwendung). (Abk.: Site)

Wohlgeformtes XML-Dokument *(wellformed XML document)*
XML-Dokument, das alle Syntaxvorschriften der XML-Spezifikation des →W3C erfüllt.

Workflow *(workflow)*
Ein Workflow ist eine vordefinierte Abfolge rechnergestützter Aktivitäten

Wurzelelement *(root element)*
Jedes XML-Dokument besitzt ein Wurzelelement. Das ist dasjenige Element, das alle anderen Elemente des XML-Dokuments enthält.

XML *(XML;* eXtensible Markup Language*)*
1 Universell einsetzbare Sprache zum Austausch strukturierter Informationen. Basiert – wie die *Standard Generalized Markup Language* (SGML) – auf der Trennung von Inhalt und Struktur.
2 Eine Sprache (oder Meta-Sprache) zur Beschreibung der inhaltlichen Struktur von Dokumenten. XML ist ein W3C-Standard und in der Industrie inzwischen weit verbreitet.

XML-Attribut *(XML attribute)*
Informationseinheit, die ein Element in einem XML-Dokument ergänzt. Attribute bestehen aus Name-Wert-Paaren und werden in die Anfangsmarkierung eines Elements eingetragen. Attributwerte sind Zeichenketten, die in Anführungszeichen stehen müssen.

XML-Deklaration *(XML declaration)*
Auszeichnung, mit der jede XML-Datei beginnen sollte. Sie beschreibt u. a. die verwendet XML-Version und den verwendeten Zeichensatz.

XML-Dokument *(XML document)*
Dokument, das der XML-Spezifikation des →W3C entspricht und somit → wohlgeformt ist.

XML-Parser *(xml parser)*
Analysiert, ob ein XML-Dokument korrekt aufgebaut ist. Dazu gehört einerseits eine rein syntaktische Prüfung *(well formed)* und andererseits die Analyse, ob das XML-Dokument der zugehörigen DTD-Datei entspricht *(valid)*.

XML-Schema *(XML schema)*
Sprache, mit der sich die Struktur und die Semantik von XML-Dokumenten beschreiben lässt. XML-Schemata sind selbst XML-Dokumente und stellen eine Verbesserung gegenüber DTDs dar.

XSLT
Technik für die Transformation von XML-Dokumenten mittels XSL.

Zusicherung *(assertion)*
Meist in Form eines booleschen Ausdrucks beschriebene Eigenschaft oder beschriebener Zustand, der an einer bestimmten Stelle eines Programms immer gilt. Im Rahmen der Verifikation kann das Eingangs- und Ausgangsverhalten eines Programms durch Anfangszusicherungen (Vorbedingung) und Endezusicherungen (Nachbedingungen) spezifiziert werden.

Literatur

[Balz93]
Balzert, Helmut; *Der JANUS-Dialogexperte, Vom Fachkonzept zur Dialogstruktur*, in: Softwaretechnik-Trends (Proceedings der GI-Fachtagung Softwaretechnik '93 in Dortmund), 1993, 1993, S. 62–72.

[Balz94]
Balzert, Helmut; *Das JANUS-System: Automatisierte, wissensbasierte Generierung von Mensch-Computer-Schnittstellen*, in: Forschung und Entwicklung, 1994, S. 22–35.

[Balz99]
Balzert, Heide; *Lehrbuch der Objektmodellierung*, Heidelberg, Spektrum Akademischer Verlag, 1999.

[Balz06]
Balzert, Helmut; *Java 5: Objektorientiert programmieren – Vom objektorientierten Analysemodell bis zum objektorientierten Programm*, Herdecke, W3L-Verlag, 2006.

[Balz08]
Balzert, Helmut; *Java 5: Der Einstieg in die Programmierung – Strukturiert & prozedural programmieren*, 2. Auflage, Herdecke, W3L-Verlag, 2008.

[BHK+96]
Balzert, Helmut; Hofmann, Frank; Kruschinski, Volker; Niemann, Christoph; *The JANUS Application Development Environment -Generating more than the User Interface*, in: J.Vanderdonckt (ed), Proceedings CADUI '96, Namur, 1996, 1996.

[BHN95]
Balzert, Helmut; Hofmann, Frank; Niemann, Christoph; *Vom Programmieren zum Generieren – Auf dem Weg zur automatisierten Anwendungsentwicklung* , in: Proceeedings der GI-Fachtagung Softwaretechnik '95 in Braunschweig, 1995, S. 126–136.

[Bloc05]
Bloch, Joshua; *Effective Java – Programming Language Guide*, 11. Auflage, Boston, Addison-Wesley, 2005.
Ausgezeichnetes Buch, das zeigt, bei welchen Java-Sprachkonstrukten welche Alternativen welche Vor- und Nachteile haben.

[DIN 9241–110:2006]
Ergonomie der Mensch-System-Interaktion – Teil 110: Grundsätze der Dialoggestaltung , Hrsg. DIN EN ISO 9241–110:2006–08, Berlin, Beuth-Verlag, 2006.

[Fowl05]
Martin Fowler; *Refactoring – Improving the Design of Existing Code*, 17. Auflage, Boston, Addison Wesley, 2005.
Ausgezeichnetes Buch, das zeigt, wie vorhandene Programme systematisch überarbeitet und verbessert werden können.

[Hofm98]
Hofmann, Frank; *Grafische Benutzungsoberflächen – Generierung aus OOA-Modellen,*, Heidelberg, Spektrum Akademischer Verlag, 1998.

[Jenz92]
Jenz & Partner; *Grafische Bediener-Oberflächen – Ein Leitfaden für das Anwendungsdesign*, Erlensee, Jenz & Partner GmbH, 1992.

[Krus99]
Kruschinski, Volker; *Layoutgestaltung grafischer Benutzungsoberflächen – Generierung aus objektorientierten Analysemodellen*, Heidelberg, Spektrum Akademischer Verlag, 1999.

[Micr93]
The GUI-Guide – International Terminology for the Windows Interface, European Edition, Redmond, Microsoft Press, 1993.

[Micr95]
The Windows Interface Guidelines for Software Design, Redmond, Microsoft Press, 1995.

[RLD90]
Rivlin, C.; Lewis, R.; Davies-Cooper, R.; *Guidelines for Screen Design*, Oxford, Blackwell Scientific Publications, 1990.

[xjc06]
xjc – Java(TM) Architecture for XML Binding Compiler, Hrsg. Sun Microsystems, 2006, `http://java.sun.com/javase/6/docs/technotes/tools/share/xjc.html`.

[Zies04]
Ziesche, Peter; *Nebenläufige & verteilte Programmierung – Konzepte, UML 2-Modellieurng, Realisierung mit Java 1.4 & Java 5*, Herdecke, W3L – Verlag, 2004.

Sachindex